"""
# Expertise in Nursing Practice:
Caring, Clinical Judgment and Ethics Second edition
Patricia Benner, Christine Tanner, Catherine Chesla

# ベナー 看護実践における専門性
達人になるための思考と行動

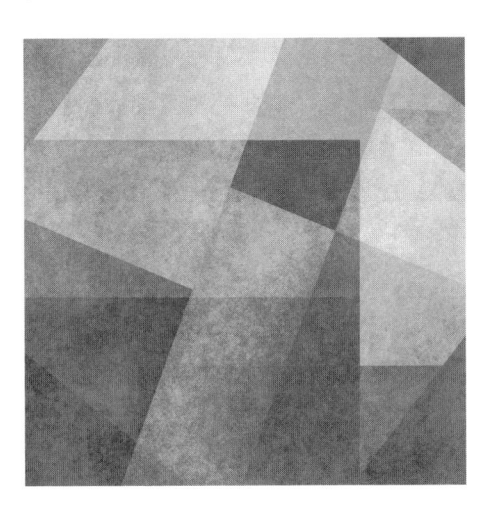

著
パトリシア ベナー
クリスティン タナー
キャサリン チェスラ

訳
早野ZITO真佐子
医療福祉ジャーナリスト

医学書院

■訳者略歴

早野 ZITO 真佐子

国際医療福祉大学大学院医療福祉ジャーナリズム領域修士課程修了．東京大学医療政策人材養成講座5期生．青山学院大学文学部英米文学科卒業．コネティカット大学，州立コネティカット大学，イリノイ大学留学．公務員，編集者，児童文学研究者・翻訳家，看護・医学英語講師，翻訳専門学校講師を経て，1993年シアトルに移住．1994年より医療・看護関連の翻訳，通訳，編集，執筆，研修企画実施．2006年帰国，東京在住．『AERA』に健康問題に関する執筆，看護関連・福祉関連専門諸誌に看護および福祉に関する執筆多数．著書・訳書に，『私は見た！　ルポ看護という仕事』『現代に読み解くナイチンゲール看護覚え書』（日本看護協会出版会），『ベナー ナースを育てる』（医学書院），『看護英会話標準テキスト』（日総研出版），『エキスパートナースとの対話―ベナー看護論・ナラティブス・看護倫理』（照林社），『ナイチンゲールと「三重の関心」』（日本看護協会出版会），その他多数．東京医療保健大学国際交流アドバイザー，医療通訳者，翻訳家，医療福祉ジャーナリスト．

Authorized translation of the original English language edition, Patricia Benner, Christine A. Tanner, Catherine A. Chesla "Expertise in Nursing Practice : Caring, Clinical Judgment & Ethics, 2nd edition" published by Springer Publishing Company, LLC, 11West 42nd Street, New York, NY, United States, Copyright ©2009 by Patricia Benner, RN, PhD, FAAN, ©First Japanese edition 2015 by Igaku-Shoin, Ltd., Tokyo, Japan.
All rights reserved. This translation published by under license. No part of this book may be reproduced or translated in any form without the prior permission of Patricia Benner.

Printed and bound in Japan

ベナー　看護実践における専門性─達人になるための思考と行動

発　行　2015年10月15日　第1版第1刷
　　　　2024年 3月15日　第1版第2刷
著　者　P. ベナー，C. タナー，C. チェスラ
訳　者　早野 ZITO 真佐子
発行者　株式会社　医学書院
　　　　代表取締役　金原　俊
　　　　〒113-8719　東京都文京区本郷1-28-23
　　　　電話　03-3817-5600（社内案内）

印刷・製本　永和印刷

本書の複製権・翻訳権・上映権・譲渡権・貸与権・公衆送信権（送信可能化権を含む）は株式会社医学書院が保有します．

ISBN978-4-260-02087-9

本書を無断で複製する行為（複写，スキャン，デジタルデータ化など）は，「私的使用のための複製」など著作権法上の限られた例外を除き禁じられています．大学，病院，診療所，企業などにおいて，業務上使用する目的（診療，研究活動を含む）で上記の行為を行うことは，その使用範囲が内部的であっても，私的使用には該当せず，違法です．また私的使用に該当する場合であっても，代行業者等の第三者に依頼して上記の行為を行うことは違法となります．

JCOPY　〈出版者著作権管理機構　委託出版物〉
本書の無断複製は著作権法上での例外を除き禁じられています．複製される場合は，そのつど事前に，出版者著作権管理機構（電話 03-5244-5088，FAX 03-5244-5089，info@jcopy.or.jp）の許諾を得てください．

# 著者略歴

＊邦訳のある文献には，邦題を付記している

**パトリシア・ベナー**　Patricia Benner

カリフォルニア州立大学サンフランシスコ校社会行動科学看護学研究科看護学名誉教授。米国看護アカデミー会員，英国王立看護協会名誉会員。著書『ベナー看護論―初心者から達人へ』(*From Novice to Expert : Excellence and Power in Clinical Nursing Practice*)は 10 か国語に翻訳され，本書の基礎となったものである。共著に『ベナー/ルーベル　現象学的人間論と看護』(*The Primacy of Caring, Stress and Coping in Health and Illness*)，編著に『ベナー解釈的現象学―健康と病気における身体性・ケアリング・倫理』(*Interpretive Phenomenology : Caring, Ethics and Embodiement in Health and Illness*)，『ベナー　看護ケアの臨床知―行動しつつ考えること』(*Clinical Wisdom and Interventions in Critical Care : A Thinking-in-Action Approach*)，カーネギー財団の研究プロジェクトに基づいた『ベナー　ナースを育てる』(*Educating Nurses : A Call for Radical Transformation*)などがある。

**クリスティン・タナー**　Christine A. Tanner

オレゴン医療科学大学（オレゴン州ポートランド）看護学部名誉教授。過去 20 年間にわたって看護における臨床判断についての研究を行い，その成果は，数多くの論文や書籍となっている。1980 年代半ばより『*Journal for Nursing Education*』の上席編集委員に就任，看護教育の改革を主張している。最近では，看護教育者チームのメンバーとして，刷新的な「看護教育のためのオレゴンコンソーシアム」の開発，実施，評価に携わった。現在，このプロジェクトに関する 2 つの研究の主任研究者，共同主任研究

者を務めている。1つは，オレゴンコンソーシアムのカリキュラムのアウトカムに焦点を当てたもので，メイヤーメモリアル・トラストおよびロバートウッドジョンソン財団の助成金を得て実施している。もう1つは，臨床教育モデルの大転換の効果に焦点を当てたもので，カイザーパーマネンテ，北西部医療財団，フォード財団，そして，教育省の中等教育修了後教育改革基金からの助成金を獲得して実施している。

**キャサリン・チェスラ**　Catherine A. Chesla
　カリフォルニア州立大学サンフランシスコ校家族看護学研究科教授。テルマ・ショウブ寄付講座倫理・スピリチュアリティ分野指名教授。大学院において，家族理論と研究，家族介入，解釈的アプローチについて教鞭をとっている。慢性疾患をもつ患者の家族の経時的な反応について，解釈的現象学アプローチ，混合法，コミュニティ基盤の参加観察法によって研究を行っている。『*Diabetes Care*』，『*Journal of Family Nursing*』，『*Research in Nursing & Health*』などの雑誌に研究および研究手法についての論文を多数執筆。現在，外国生まれの中国系米国人と米国生まれの中国系米国人を比較して2型糖尿病における家族実践の解釈的研究を多職種による研究チームで実施している。中国人コミュニティのメンバーとともに，糖尿病ケアを改善するための参加型研究プロジェクトを開始している。

# 寄稿者略歴

＊邦訳のある文献には，邦題を付記している

### ヒューバート・L・ドレイファス　Hubert L. Dreyfus

カリフォルニア州立大学バークリー校哲学科教授。人工知能の限界，および日常の社会的実践と理論と科学の関係に関する論文および教育において国際的に著名。著書には，『コンピュータには何ができないか―哲学的人工知能批判』(*What Computers Still Can't Do*, 3rd ed., 1992)，『世界内存在―『存在と時間』における日常性の解釈学』(*Being-in-the-World : A Commentary on Heidegger's Being and Time, Division I*, 1991)，『純粋人工知能批判―コンピュータは思考を獲得できるか』（スチュアート・ドレイファスとの共著）(*Mind Over Machine*, 1988)，『ミシェル・フーコー―構造主義と解釈学を超えて』（ポール・ラビノウとの共著）(*Michel Foucault : Beyond Structuralism and Hermeneutics*, 1982)，『*You Can't Get Something for Nothing : Kierkegaard and Heidegger on How Not to Overcome Nihilism*』（ジェーン・ルービンとの共著）〔*Inquiry*, 30 (1-2), March, 1987〕を含む多数の論文がある。『*Disclosing New Worlds : Entrepreneurship, Democratic Action, and The Cultivation of Solidarity*』(Cambridge, MA：MIT Press, 1997) (Spinosa, C., Flores, F.M.との共著)，およびこれに関連した『*Responses*』(2000)などがある。その他，ワラサールとマルパス (Wrathall, M.A., & Malpas, J.) 編著による，ヒューバート・ドレイファスに敬意を表したエッセイ集『*Heidegger, Authenticity, and Modernity : Essays in Honor of Hubert L. Dreyfus*』(Vol.1, pp.305-341). (Cambridge, MA：MIT Press)が出版されている。

**スチュアート・E・ドレイファス**　Stuart E. Dreyfus

　さまざまな数学的モデリングと，人工知能と人間特有のスキルとが調和しながら両立することが可能かどうかを評価するために，スキル獲得について研究している。カリフォルニア州立大学バークレー校生産工学・経営研究科において数学的モデリングの教鞭をとることに加え，認知的人間工学についての教鞭もとる。後者では，人間-コンピュータシステム設計のためのスキル獲得に対してさまざまな理論が示唆することを探究する。著書には，複数の数学の教科書，および兄ヒューバート・ドレイファスとの共著『純粋人工知能批判—コンピュータは思考を獲得できるか』(*Mind Over Machine*) がある。

**ジェーン・ルービン**　Jane Rubin

　哲学ならびに心理学の博士号を取得。カリフォルニア州サンフランシスコで心理療法士として働きながら教鞭もとる。カリフォルニア州立大学バークレー校，およびカリフォルニア州立大学サンフランシスコ校看護学部で，キルケゴール，ミシェル・フーコー，チャールズ・テイラーについて教鞭をとっている。本研究は，彼女の教授内容に大きな影響を受けている。著書に『*Narcissism and Nihilism : Kohut and Kierkegaard on the Modern Self*』(1989) がある。『*Self Psychology : Comparisons and Contrasts*』Douglas Detrick & Susan Detrick (Eds.) (1989) に執筆。ヒューバート・ドレイファス著『世界内存在—『存在と時間』における日常性の解釈学』(*Being-in-the-World : A Commentary on Heidegger's Being and Time, Division I*) に，ドレイファスとの共著で「Kierkegaard, Division II, and Later Heidegger」の章を執筆。

# 謝　辞

　本書は，看護における臨床的専門性および倫理的専門性の本質を明瞭に言語化するための最初の大規模研究でした。このプロジェクトは，まさにコミュニティによる取り組みでした。特に，このプロジェクトに対する私たちのビジョンに目を留めて，4年にわたって助成してくださったヘレン・フルド信託財団のアラン・トレンチ氏 Alan Trench とその同僚の皆さまに深く感謝いたします。カリフォルニア州立大学サンフランシスコ校およびオレゴン医療科学大学の博士課程および修士課程の多くの学生の皆さまにも，多大な貢献をいただきました。

　カリフォルニア州立大学サンフランシスコ校では，学生も研究者たちも一体となって，この研究の完成に貢献しました。バーバラ・ハーバーマン Barbara Haberman，パトリシア・フーパー Patricia Hooper，ジーナ・ロング Gina Long，そしてスーザン・ソローグ Susan Thollaug が，データ収集を支援してくれました。修士の学生であるカレン・リーズ Karen Reese はデータ分析を行ってくれました。データのマーキングと解釈には，当時博士課程に在籍していた多くの学生たち，エレナ・ボスク Elena Bosque，リサ・デイ Lisa Day，ナンシー・ドーリトル Nancy Doolittle，バーバラ・ハーバーマン，パトリシア・フーパー，マーガレット・カーニー Margaret Kearney，アンマリー・ケッセルリング Annemarie Kesselring，ヴィクトリア・レオナード Victoria Leonard，ジョアン・リアシェンコ Joan Liaschenko，ルース・マローン Ruth Malone，カレン・プレイガー Karen Plager，リー・スミス Lee Smith，ホプキンズ・スタンリー Hopkins Stanley，そして，ダフィネ・スタナード Daphne Stanard が参加してくれました。ダフィネ・スタナードとルース・マローンは，この研究から得た主要な結果を『新人から達人へ (*From Beginner to Expert*)』というビデオに記録してくれました。それは，フルド技術研究所によって製作されました。ダフィネ・スタ

ナードが，この研究の後半における記述と原稿準備の段階で，この研究に一貫性をもたせ組織化することに常に貢献してくれたことは特筆に値します。キャシー・ホーヴァス Kathy Horvath とジャネット・A・セケイトア Janet A. Secatore にも，遠距離データ収集に協力していただいたことに対して感謝いたします。また，有能なスタッフ助手，カレン・アレン Karen Allen，J.J. ホリングスワーズ J.J.Hollingsworth，ジュリー・リチャーズ Julie Richards，ベリンダ・ヤング Belinda Young，ジュリー・アルデン Julie Alden にも感謝いたします。

　オレゴン医療科学大学の教員および学生にも，研究チームに協力していただきました。同大学家族看護学准教授であるシーラ・コダデック Sheila Kodadek，当時博士課程の学生で現在はリンフィールド大学で看護学の講師をしているペギー・ウロス Peggy Wros，そして，同じく当時博士課程の学生で現在はブリティッシュコロンビア州のヴィクトリア大学看護学部の講師をしているマーサ・ヘイラー Martha Haylor からは，ポートランドにおける研究の実施に多大な貢献をいただきました。インタビュー，観察，データ収集，妥当性の評価，コーディング（コード化）と全般的な管理，データの解釈，そして初期原稿草案の準備に尽力いただきました。データ解釈には，その他多くの教員や大学院生にも参加していただきました。オレゴン医療州立大学看護学部教授のキャロライン・ホワイト Caroline White，同大学准教授のマーガレット・イムレ Margaret Imle，および当時大学院生であったモニカル・ドスタル Monical Dostal，リンダ・ブダン Linda Budan，中山洋子，ドーン・ダウリック Dawn Doutrich にもまた，データコーディングおよび解釈に大きく貢献していただきました。看護学教授パトリシア・アーチボールド Patricia Archbold，看護学講師リサ・チッカドンズ Lisa Chickadonz，そしてキャロライン・ホワイトからは，初期原稿草案に対して素晴らしい助言をしていただきました。

　インタビューを受けるスタッフの時間を提供することによって，この研究を支援してくださった病院にも深く感謝いたします。そして，とりわけ，自身の臨床でのストーリーを語ってくれた130人の看護師の皆さま

と，勤務中に私たちが観察しインタビューすることを受け入れてくれた48人の看護師の皆さまに心から感謝いたします。

　最初の研究が出版されて以来，私たちは，看護教育に対する理解と看護実践の卓越性に対して教育がもつ潜在的な影響力に対する理解を拡大し深めてきました。パトリシア・ベナーは，カーネギー財団の「教育の進展，専門職の準備教育プロジェクト（Advancement of Teaching, Preparation for the Professions Project)」に参加し，他の専門職プログラムと看護教育を比較する機会を得ました。カーネギーでの彼女の同僚，リー・シュルマン Lee Shulman，ウィリアム・サリヴァン William Sullivan，アン・コルビー Anne Colby，パット・ハッチングス Pat Hutchings と看護教育研究チームのモリー・サットフェン Molly Sutphen，ヴィクトリア・レオナード＝カーン Victoria Leonard-Kahn，そして，リサ・デイらは，ベナーの考えに挑戦し，それを拡大してくれました＊。

　クリスティン・タナー Christine Tanner は，看護教育のためのオレゴンコンソーシアムの開発，実施，評価の間たえず看護教育者たちと密接に連携して働きました。こうした同僚たちは，看護教員が毎日直面する現実に対して大きな洞察を提供し，プロジェクト・リーダーシップチームとともに，看護教育改革に対する考えを提供し，それに挑戦し，称え合い，拡大してきました。ルイーズ・ショアーズ Louise Shores，ポーラ・ガブラッド＝ハウ Paula Gubrud-Howe，アン・デルマー Ann Delmar，マギー・リンチ Maggie Lynch，ダイアン・バウアー Diane Bauer，メアリー・シュースラー Mary Schoessler，そしてヘザー・アンダーソン Heather Anderson に対しては，その明晰な思考，刺激的な意見，そして改革指向の支援に対して特別な感謝を捧げたいと思います。

---

＊訳者注：この研究は『ベナー ナースを育てる』(Benner, P., Sutphen, M., Leonard-Kahn,V., & Day, L.: EDUCATING NURSES : A call for Radical Transformation, Jossey-Bass, 2010.) としてまとめられている。

今日まで，中心的研究チーム――パトリシア・ベナー，クリスティン・タナー，そしてキャサリン・チェスラ――は，ともに研究することを楽しんできました。キャサリン・チェスラは，最初の2年間のプロジェクトの監督として素晴らしい仕事をしました。そして，その後，本格的な共同研究者としてプロジェクトに参加しました。ジェーン・ルービン，ヒューバート・ドレイファス，スチュアート・ドレイファスからは，コンサルタントとして，その専門性を有能に，そして寛大に提供していただきました。私たちは，こうしたコンサルタントが執筆した章は，別に執筆された論文として提示し，本書全体の執筆者としてコンサルタントを挙げない選択をしました。それは，彼らに，本書に書かれていることすべての責任を負わせたり，本書の原稿のすべてに目を通すという仕事の負担をかけたりしないためでした。

私たちの家族は，いつも変わらずに私たちを支援してくれました。リチャード・ベナー Richard Benner，ジョン・ベナー John Benner，リンズィ・ベナー Lindsay Benner に，リサ・ジェイコブ Lisa Jacob，ケイティー・タナー＝チッカドンズ Katie Tanner-Chickadonz に，そして，ジェフ・バンダービルト Jeff Vanderbilt，ウィリアム・バンダービルト William Vanderbilt，アンドリィーズ・バンダービルト Andries Vanderbilt に，心から感謝したいと思います。

# はじめに

　本書(原書初版)が1996年に出版されて以降,多くの議論や対話,研究,実践的プロジェクトが生み出されてきた。とりわけ,新卒の看護師に対するインターンシップやオリエンテーションのプログラムの開発に大きく貢献し,同時に,より経験のある看護師の臨床実践をさらに進展させるようなプログラムの開発にも役立ってきた。看護師免許取得前の学生に対する看護教育プログラムにおける刷新や,そのような看護教育の実態に関する広範囲な研究に対しても,広く情報や導きを提供してきた。初版は,ドイツ語とノルウェー語に翻訳され,米国やその他多くの国で,実践や教育現場で使用されてきた。

　本書で報告する研究は,スキルの獲得と看護実践に埋め込まれた知識の明瞭化を調査した三大研究のうちの1つである。第一の研究は,初版が1984年に,また第2版が2000年にアディソンウエズリー社から出版されたパトリシア・ベナーの画期的な著書『ベナー看護論—初心者から達人へ』(*From Novice to Expert : Excellence and Power in Clinical Nursing Practice*)である。第二の研究は,1994年に研究結果が発表され,本書の初版として1996年に出版されたものである。第三の研究は,1999年にその結果を発表した『ベナー　看護ケアの臨床知—行動しつつ考えること』(*Clinical Wisdom and Interventions in Acute and Critical Care : A Thinking-in-Action Approach*)である。

　これら三大研究はすべて,ドレイファスのスキル獲得モデル(ドレイファスモデル)に基づいて行われた。応用数学者であるスチュアート・ドレイファス Stuart Dreyfus と哲学者であるヒューバート・ドレイファス Hubert Dreyfus は,チェス競技者,空軍のパイロット,陸軍の戦車操縦者および指揮官を対象とした研究を行い,スキル獲得のモデルを開発した

*11*

(Dreyfus & Dreyfus, 1977；Dreyfus & Dreyfus, 1979；Dreyfus & Dreyfus, 1986）。ドレイファスモデルは発展的なもので，状況下での実践行動と経験的学習に基づいている。ドレイファス兄弟は，私たちのこれら3つの研究のそれぞれに，コンサルタントとして参加した*。

最初の研究である『ベナー看護論─初心者から達人へ』は，新卒看護師とそのプリセプターのペア21組に対するインタビューに基づいたものだ。さらに，経験のある看護師51人，新卒看護師11人，そして4年次の学生5人へのインタビューや実践現場での観察も行った。後者は，異なる教育や経験レベルにおける看護パフォーマンスの特性をさらに正確に詳細に記述するために行った。のちに『初心者から達人へ』として知られるようになったこの研究は，1978年から1981年に実施され（Benner, 1981, 1982），ドレイファスモデル（Dreyfus, 1982；Dreyfus & Dreyfus, 1979, 1986）を活用し，同時にその発展にも貢献した。ドレイファスモデルは，複雑でまだ十分な証拠で説明されていない分野における長期にわたる経験的学習を扱うものだ。このモデルは，コンピュータの専門性の連続的モデルとは対照的なものだ。コンピュータ・モデルは，秩序立ったもので，状況から切り離された要素1つずつを最初から定義し積み重ねていくものだ。一方，ドレイファスモデルは，状況に関する深い背景的（人間的）理解とその経時的関連性からスタートするものだ。このモデルは，特性的なモデルではなく状況的なものだ。焦点を当てるのは，特定の状況下における実際のパフォーマンスとその結果だ。このモデルは，特定の状況下でのパフォーマンスの変化が長時間にわたって比較されるという点において発展的なものだ。熟達したパフォーマンスを生み出す人の特性や能力に焦点を当てたり，それを同定するものではない。このモデルは，状況下における熟達した態度と知識の活用に焦点を当てている（Benner, Sutphen, Leonard-Kahn, & Day, 2010）。

他の実践領域と同じように，看護は，複雑で状況に左右される領域なので，"応用"領域に還元してしまうことは不可能だ。医学と同様に，看護実践は，複雑で，多様性があり，十分な証拠で説明されていないものだ。

つまり，臨床家は，長時間にわたって，患者の反応や臨床症状の特質における変化に注意すると同時に，関連性の変化にも注意しなければならない。病状の経過のちょっとした変化や逸脱が，患者の臨床症状の特質を劇的に変化させてしまうかもしれない。よい実践を行うには，看護師は，実践者として優れた倫理的態度を発達させていかなければならないし，科学的証拠と技術の発達がもたらす情報に基づいて，よい臨床判断を行わなければならない。看護は，医学のように科学を活用する実践だ（Montgomery, 2005）。実践はその場にあって，技術，科学，理論を活用する。実践は，そのプロセスでその専門領域の規律を形成していく。しかしながら，最終的には，実践は，実際の状況において，知識を使い，その場で機能するものでなければならない。

医学や看護の科学は幅広く，複数の学問領域を拠りどころとしている。看護や医学で要求される知識やスキルを活用するには，特定の実践状況を解釈する能力やその状況との知的対話が要求される。生化学的，物理学的，生物学的，生理学的プロセスという基礎科学，特定の治療法や技術の研究や発展，さらに臨床試験などが，医学や看護の実践で使われる関連性ある幅広い科学を形成している。

実践の改善は，実際的な経験的学習と科学的実験の両方にかかっている。根拠に基づく看護や医学では，特定の臨床状態の治療に関する最善の実践をとりまとめて推奨するために，臨床試験の結果やその他の研究の結果の統合を模索する。しかしながら，科学的意思決定の論理と個々の症例やある特有の患者グループの治療を行う実践者たちの論理は，必然的に異なる。実践者は，患者の状態の変化やそのことに関する臨床家の理解の変化を通じて，特定のことがらについて経時的に理由づけをしていく。個々の症例における実践は，十分な証拠で説明されているものではないので，つまり科学で説明できないバリエーションにも対応するものなので，関連性のある科学を知的に選択し活用するためには，実践者は説得力のある臨

---

＊ドレイファスのスキル獲得モデルに従った研究の統合は，ベナーによってなされた（2005年）。

床的論証\*を展開しなければならない。臨床家が特定の臨床例に関して説得力ある臨床判断を行うには，顕著な徴候，症状，そして治療への反応を認識する鋭い知覚が必要だ。

　患者の臨床的変化を一定の時間にわたって認識し把握するには，変化する状況下での論証という論理が必要となる（Benner, 1994d；Taylor, 1993）。臨床家は，これを，患者の傾向と病気や回復の軌跡を追うことだと理解している。これは，連続する変化のアウトカムに関する論証の一形態だ。患者の変化は，改善された，安定している，あるいは悪化しているとして，一定の時間にわたって評価されなければならない。臨床家は，これをその患者の"傾向を認識すること"とよぶ。実践には，標準化とアリストテレス Aristotle がテクネー（techne）と称した技術に影響される側面がある。バイタルサインの標準的な測定やラボの検査は，テクネーと称することのできる臨床アセスメントの事例である。しかし，そのテクネーをうまく行うための熟練と技巧は，経験に基づいていることが必須かもしれないということにも留意すべきだろう。患者特有の反応が考慮されなければならない状況，患者の顕著な変化を認識する鋭い知覚が要求される状況，関係性や判断が細やかに調整され巧みな対応が必要とされる状況などでは，テクネーとフロネーシス（phronesis）（スキル，判断，人格，英知に基づいた状況下での行動）のどちらも欠くことはできないのだ。

　優れた臨床判断と臨床的知識の中心には，特定の症例からの経験的学習が必ず存在している。誤った判断は再考され，特定の症例では修正されなければならないし，異常性と特異性が認識されなければならない。ドレイファスモデルは，この種の複雑で証拠をもって明確に説明されていない，長い時間にわたる経験的学習を扱うものである。その焦点が，特定の状況における実際のパフォーマンスやアウトカムに置かれているために，このモデルは，どちらかといえば状況的モデルといえる。特定の状況におけるパフォーマンスの変化が，経時的に比較できるという点で発展的なものだ。しかしながら，それは，優れたパフォーマンスを行う人の具体的な特性や才能に焦点を当てたり，それを認識したりするものではない。

実践としての看護には，アリストテレスのいうテクネーとフロネーシスの両方が必要だ。テクネーは，手続き的で科学的な知識によって把握されるものだ。その知識は，秩序立っていて，明白で，特定の患者のために必要なタイミングと微調整を除けば，確実なものである。これとは対照的に，フロネーシスは，実践者のコミュニティに存在している，優れた実践者が行う実際的な論証の類である。優れた実践者は，継続的に経験的学習を重ね，優れた実践のために努力し，常に実践を改善し続ける (Benner, Hooper-Kyriakidis, & Stannard, 2000；Dunne, 1997；Gadamer, 1975；MacIntyre, 1981；Shulman, 1993)。テクネー，あるいはアウトカムを生む活動というものは，手段-目的の合理性によって支配される。つまり，メーカーとかプロデューサーが，アウトカムを生み出す手段に習熟することによって，生み出されるものを支配することになる。それとは対照的に，フロネーシスは，実践の中に存在する。そのために，手段-目的の合理性のみに依存することはできない。なぜならば，人の行為は，特定の状況において善を行うための関心によって支配されるからだ。そこで行動の指針となるのは，関係性の中に存在していることと特定の人間的問題を見極めることでなければならない。

　技術と合理的で技術的な細かい知識だけでは，病気やけがで脆弱になっている人々をケアするために必要な，対人関係的・関係性的責任，洞察力，状況下での可能性に注意を向けることはできない。そこにはフロネーシスが必要となるのである。病気の人をケアする際に，手段と目的は，密接なかかわりをもつ。臨床家と患者が，お互いに心を傾け呼応し合うことによって，視野や世界が開けたり，それらを再構成したりもできる。そこに新たな可能性が生まれるのだ。

---

＊訳者注：clinical reasoning は，本邦では通常「臨床推論」と訳されるが，「推論」という言葉のイメージによって著者らの意図が誤解されることを避けるため，本書ではあえてその訳語を「臨床的論証」に統一した。著者らの意図は，けがや病気への患者の反応や，治療に対する反応について，経時的に思考し，理解し，推論し，結論を導くことのすべてを含んでいる（推論は，臨床的論証の一側面）。また，変化について経時的に行動しながら考えることで，「実践的論証（practical reasoning）」と言い換えることもできる（次頁も参照）。

ドレイファスモデルが示唆するように，経験的学習には，事前に特定された明瞭な状況下で十分に確立されている知識を巧みに適用し，テクネーを用いる熟達者としての姿勢ではなく，関心を抱いて直接的にかかわろうとする学習者の姿勢が必要なのだ。経験的学習では，開かれた姿勢とものごとにすぐに反応する姿勢が学習者に要求される。学習者がそうした姿勢をもつことによって，その学習者の実践は，時間を経るにつれて改善されていくのだ。ドレイファスモデルが指摘するように，状況に合った実践・状況へ自在に反応する実践を構築していく学習者は，過去の具体的な経験に照らし合わせて全体的状況を認識することを学ぶのである。
　私たちは，"特別な懸念事項がある症例"として状況へ対応することは，優れた実践の論理にとって非常に重要だと考える。ブルデューが指摘 (Bourdieu, 1990) するように，状況の性質を理解することは実践的論証の核であり，臨床的論証はその実践的論証の一形態である。臨床的論証とは常に，患者の状態の移り変わりや患者の状態の変化や懸念を通してずっと，特定のことがらについて経時的に論証することだ。たとえば，臨床家は，この臨床状況は，心臓の"ポンプ"不全によるものなのか，体液喪失によるものなのかを認識し，その状況の本質を明瞭にするためにさらなるアセスメントを行ったりする。
　熟達した実践者は，ものごとが暗黙の見込み通りに推移していない場合に，それを認識できるように，背景についての自分の理解を流動的または半透過的なかたちで維持することを学んでいるものだ。ブルデュー (Bourdieu, 1990) と同様に，私たちもまた，"特定の懸念事項がある症例"として状況へ対応することは，優れた実践の論理の中枢だと理解した。臨床実践は，医療チーム内で行われるものだ。たとえば，チェス競技や車の運転などといったスキルが要求される他のいくつかの状況では，熟達者が，行動を起こす前に自分の見地を明瞭に言語化する必要はない。それに対して，看護では，医師による適切な介入を得るために，症例を明確に言語化することが要求される。看護師の見地と根拠が明確に説明できなければならない。しかし，医師と看護師のどちらにも，自分の臨床的解釈を他の臨床家

に明確に伝えることが要求される。医師が不在の時に起こった緊急事態に際しては，看護師が医師の事前指示書やプロトコルを使ったり，通常の看護実践の範囲を超えて対応することもあるが，看護師はその理由を明確に言葉で説明できなければならない。そのような対応は，患者の生存のために重要である時には予期されていることであり，弁護できるものだ。予想外の状況，つまり暗に周りが抱いている全体的な期待に患者の回復が沿っていない状況，を識別することは，熟達者の実践の証でもある。このことは，1984年の『ベナー看護論―初心者から達人へ』での研究内容を検証しさらに拡大した本研究を読むにあたって，背景に存在する情報として欠くことができない。

　初心者（novice）段階のスキル獲得は，看護では一般的に，看護学生の臨床教育初年度において生じる。初心者段階の教育を凝縮したものをここに挿入する。看護学生はスキル獲得において初心者レベルのままで卒業できる，という誤解を払拭したいと思う。初心者レベルのままで，看護学校での学業を終え，看護の資格試験であるNCLEX-RN（National Council Licensure Examination-Registered Nurse）を受けることなど，誰にもできるはずがない！　1996年の研究では，学士課程の学生を研究対象とはせず，臨床実践を行っている免許を有する看護師のみを対象とした。したがって，本書では，新人（advanced beginner）――就業1年目の新卒の看護師と対照するために，スキル獲得の初心者段階をここに含めて紹介する。

## 初心者：教育初年度

　スキル獲得の初心者段階において，学生は，臨床状況への基礎的アプローチや理解に関する経験的背景を全くもっていない。たとえば，そうした学生にとって，特定の患者に対するある一定範囲の医学介入や看護介入のアートやスキルは，未体験のものだ。教育者は，初心者が認識できるような状況の特徴や属性について十分に説明しなければならない。学生に

*17*

は，明確なパラメータやガイドラインを提供する。

> 体液バランスをみるために，過去3日間の早朝の体重と毎日の水分摂取量，排出量を確認する。体重が増加し，摂取量が 500 cc 以上常に排出量を上回っているようなら，水分の貯留が考えられる。その場合には，不均衡の原因が解明されるまで水分制限を行う (Benner, 1984, p.21)。

経験ある臨床家なら，この評価は不適切，あるいは厳格すぎると考えられるあらゆる状況を即座に思い浮かべることができるだろう。しかし，異なるさまざまな臨床状態における体液バランスの重要性について学ぶまでは，初心者には，安全に進めていくための明瞭な指示が提供されるのだ。その際の原則やガイドラインには，ものごとを認識するために事前の経験を要求するようなものは含まれてはならない。規則やガイドラインは，臨床状況において，状況に埋め込まれた具体的なことがらについて学ぶために，安全な出発点を提供するものでなければならない。体液バランスは顕著なものだが，初心者が学ばなければならないのは，特定の患者の体液バランスにみられる特定の顕著さだ。

規則に支配される初心者の行動は，非常に限定されたもので柔軟性に欠ける。学生は，教科書に示された事例と実際の臨床事例とを比較したり一致させたりする訓練を受ける。実習室でマネキンを使って簡単に行うことができるスキルでも，実践では調整が必要になってくる。実際の患者は，落ち着いている場合も，非常に興奮している場合もあるので，その状況に応じて，コミュニケーションや安心感を与える態度や言葉かけなどのスキルが必要となるからだ。指導者は，患者をケアする状況の選択を注意深く行わなければならない。患者の状態が比較的安定していて，かつ変化の可能性についても指導できるような状況が必要だからだ。指導者は，学生がどのようなことを予期すべきかを予測する。そして，学生たちは，通常，標準的な看護計画に従って，計画されたケア活動を行っていく。指導者やその患者を担当する看護スタッフは，予期すべきことと禁忌を学生に明確

に提示すべきだ。学生は，特定の状況におけるバイタルサインの意味について，指導者や看護スタッフと一緒に確認しなければならない。その特定の患者に対して，一定範囲の関連のある徴候や症状を，関連性という観点から確認し評価しなければならない。多くの徴候や症状（たとえば，嗜眠状態，皮膚緊張度，精神状態など）は，さまざまな患者を診た経験ののちに初めて認識し評価することができるものだ。初心者である学生は，患者対応の経験が非常に限定されているので，将来を予測する能力も当然非常に限定されている。通常，学生は，教科書にあるような典型的な予測を頼りにしなければならない。

　ドレイファスモデルでは，初心者を"不合格の"実践者とか"欠陥がある"実践者とみなしたりしない。人間皆に共通することだが，経験と実践的知識以上のものはもち得ない新たな領域への新参者としてとらえる。学生は，必要な科学的および理論的背景を備えた最良の初心者，あるいは少なくとも積極的にかかわろうとする，良心的で，勤勉な初心者となる可能性を秘めている。そして，学生の経験レベルを考慮すれば"よくやっている"と評価される可能性もある。この段階におけるスキル獲得は，看護や医学など特定の臨床領域に埋め込まれている実践的な臨床的知識がどれほど複雑なのかを示している。初心者段階について考察する1つの方法は，その複雑さと幅の広さを認識することである。

　『ベナー看護論―初心者から達人へ』が出版されなければ，世界各地の現場で働く看護師が，臨床における専門性の獲得や看護実践の領域についての明瞭な言語化に関してどのように反応するのか，誰も予測できなかっただろう。『初心者から達人へ』は，フィンランド語，ドイツ語，日本語，スペイン語，フランス語，デンマーク語，スウェーデン語，ロシア語，オランダ語，ポルトガル語に翻訳されている。

　『ベナー看護論―初心者から達人へ』と本書は，世界各地における多くの看護学会，看護カリキュラム，多くの病院の臨床促進プログラムの情報源となってきた。看護師たちは，『ベナー看護論―初心者から達人へ』と本書『看護実践における専門性―達人になるための思考と行動』は，自分

たちが臨床における看護実践について常に知ってはいたけれども，それを明確に表現できなかったことに言葉を与えてくれたとコメントしている。

　本書は，『ベナー看護論―初心者から達人へ』(1984, 2000) で始めたプロジェクトに光を当て，それを拡大するものだと確信している。『ベナー看護論―初心者から達人へ』に多少の変更を加え，多くのニュアンスを追加した。本書では，臨床実践の獲得についてより厚みのある記述をしており，臨床的知識，臨床的探究，臨床判断，および卓越した倫理的態度の本質について，これまでよりはるかに拡大した説明を提供している。本書は，病院に勤務する看護師130人を対象として行った6年間の研究に基づいたものだ。その130人のほとんどがクリティカルケア領域の看護師である。この研究で，私たちは，看護師の主体的な行動の本質を検証することによって，その知覚と行動が，実践のコミュニティによってどのように形成されるかということについて新たな洞察を得ることができた。ここでいう主体的な行動とは，特定の臨床状況で行動するための思慮分別と可能性である。「問題や状況への積極的な取り組み」と看護スキルとして必須である患者や家族に対する「主体的なかかわりのスキル」との相違をより明瞭に理解できるようになった。これら実存的なかかわりのスキル――治療の重要な局面や回復の時期において，患者や家族との適切な距離感を知覚すること――は，経験を通じ時間を経るに従って徐々に学んでいくものだ。実際，患者や家族へのかかわりのスキルは，看護の専門性を得る上で中心的なものだと主張したい。なぜならば，脆弱な人々の健康を促進させるには，問題への取り組みと個人的かかわりという実存的スキルの両方が必要になるからである。この研究を通じて，私たちは，臨床的意思決定と倫理的意思決定の相互の結びつき，つまり，実践者個人のよいアウトカムとわるいアウトカムに関する概念や卓越性のビジョンが，どのように臨床判断と行動を形成するか，ということを理解できるようになった。

　この研究報告によりいっそうの統合性を保つために，各章の最後，そして付録Aで使われた方法論の記述の最後に解説を付記することとした。解釈のために使用したデータと方法論の提示は，この研究の正当性に密接

にかかわっているために，現在は入手可能だが，本書の初版刊行時にはまだ公表されていなかった研究データを改めて解釈して，本書に追加するということはしないことにした。ただ，更新された知見に基づいて，その新たな知識が影響を与える2つの章を加筆修正した。また，本研究が実際に実践にどのような影響を与えたかという理解も加えた。さらに，初版刊行時以降に理解するようになった示唆についても加筆した。初版刊行時以降，スキル獲得，臨床的論証，行動しながらの思考に関する研究は，それまでより拡大されてきているが，今後は，本研究がどのような場に関連性をもつのかということへの言及がなされていくだろう。

　本書としてまとめた第二の研究では，スキル獲得のそれぞれの段階*における新たな側面を発見したが，特に一人前レベル（competent）の段階が臨床での学習においては非常に重要だと考えるに至った。この段階は，学習者がパターンを認識し始めなければならない時期であり，次の中堅レベル（proficient）になるために，状況によって対応が導かれるようにならなければならない時期だからだ。また，中堅レベルの段階は，達人への移行期としてとらえるようになった。本研究では，一人前レベルから中堅レベルへの移行をコーチングするために，一人前レベルの段階における積極的な教育と学習の重要性を指摘した。一人前レベルの看護師が離職せずに定着するということは，現場における看護職全般の維持と看護実践の向上に非常に大きく貢献するものだ。一人前レベルの段階の看護師は，多くの疑問と新たな課題に遭遇する。この段階に達した看護師は，パフォーマンスが新たな域へ到達していて，文字通り新たな課題や軋轢に気づくからだ。この時期に達人レベルの看護師がコーチングを提供することは，価値ある投資だと考える。一人前レベルから中堅レベルへの移行期において，看護師がよくある困難に直面し，それゆえに最初の職場を辞めてしまえば，それは，中堅レベルや達人レベルへの移行に必要な時間を先延ばしにしてし

---

*訳者注：ベナーはスキル獲得の段階を5つのレベルで表した。①初心者レベル（novice），②新人レベル（advanced beginner），③一人前レベル（competent），④中堅レベル（proficient），⑤達人レベル（expert）。

まうだけだ。

　本研究を通して，実践の理解，変化する状況下における論証の例示，意図・意味・懸念についてのコミュニケーション，実践を記憶し対話するコミュニティの創出において，ナラティブの共有，あるいはストーリーを語ることが果たす役割がより明瞭になった。実際の臨床事例についてのナラティブは，看護実践の核である日常の臨床やケアリングの知識を明らかにする。そのストーリーを語り，それについて議論することによって，看護師の懸念，恐れ，希望，会話，問題が明らかにされ，保存されていく。ストーリーは，直線的なものではなく，どちらかといえば挿話や余談に入っていくことを許すもので，前向きの思考と回顧的思考の両方をとらえる。なぜなら，語る人がそのストーリーの結末を知っているからだ。ゆえに，ナラティブは，変化する状況下で起こる実践的な臨床的論証をよりよくとらえることができる。実践者たちは，初心者から熟達した実践者へと成長するにつれて，社会に根づいた実践の中での経験を通じて，顕著で重要な臨床状況についてのナラティブと記憶を構築していくものだ，ということを私たちは学んだ。経験を通して，さまざまな具体的な状況は整合性をもつようになり，実践者が，改善や悪化の感覚を発達させたり，類似と相違を認識したりするのに役立つようになる。また，共通する意義と実践に参加しているという感覚を発達させるのにも役立つ。他の人の実践のナラティブを聞くことによって，実践者たちは，繰り返し起こる顕著で重要な状況や共通する臨床実態と課題（問題）を認識できるようになる。

　本書の読者の中には，実際のできごとについての一人称の経験についての臨場感あふれるナラティブは，他と全く共通性がなく，主観的で，一般化するのは不可能だ，と誤った推測をしている人もいるかもしれない。しかし，ナラティブ理解の論理は，実践的知識と実践的論証に適合するものであり（Benner, Sutphen, Leonard-Kahn, & Day, 2010；Sullivan & Rosin, 2008），社会的に組織化された実践の中で繰り返し起こる状況を理解するのに大いに役立つものである。それは，生物学において，ある特定の動物の一般的な生の営み，特異性，習性，またその動物のスタイルやその動物

が状況に関連して起こす行動などを理解するためには，その動物の生息地と個体の生の軌跡を理解することが必要だということに似ている。臨床実践においても，同僚の臨床家が一般的に繰り返し起こる臨床状況をどうとらえ，それらにどう向き合っているかを理解するためには，同じような理解のプロセスが必要になる。このレベルの知識は，一般的なものと，個別の状況下での臨床的論証の特異性・行動・緊急性との間にある溝を埋めるものとなる。公式の抽象的で一般的な知識は必要だ。しかし，どんな専門職的実践においても，それだけでは十分ではない。たとえば，根拠に基づいた臨床研究から一般化できることを活用するには，実践者は，その特定の状況にどの根拠がどのような関連性をもっているのかを識別しなければならない。ナラティブは一般的に，特に読者がそのナラティブが生じる領域についての知識をもっている場合は，非常に有効だ。ナラティブがもつ意味について読者グループ内に異見はあるかもしれないが，語る人が設定したストーリーの状況の範囲内で考えるように指導された場合は，読者グループは，そのナラティブの意味について非常に高いレベルの同意に達することができる。それは，ピアレビューで行われる臨床促進プログラムで実証されている。『ベナー看護論—初心者から達人へ』刊行後の25年間に，看護実践とそれを取り巻く状況は大きく変わった。看護の核となるケアリング実践については，看護師不足のまっただ中の1984年に明確に記述された。ケアリング実践とは，単なる感傷や態度などではなく，熟達した関係性と実践のノウハウだという新たな認識で，明瞭に記述された。それは，教師や看護師など女性の職業に埋め込まれた知識が，認識され始めた時期でもあった。1984年，看護師免許を有しない補助的スタッフは，まだ病院にはあまりいなかった。そして，医療のシステムは比較的安定していた。商業主義と商品化の流れは，医療業界にすでに入り始めていたが，2009年のそれと比較すれば，まだまだよちよち歩きの状態だった。本書の初版が刊行された1996年，医療は，非常に不確かな医療改革のまっただ中にあった。医療費の削減が，治療や診断のための検査などにおいてではなく，主としてケアの領域で模索され実行されていた時期だったため，

本書の初版は，ケアの質に対する重要な道しるべになると考えた。1996年は，医療費を削減するために，それまで看護師が行っていた多くの仕事を担わせるべく，教育レベルの低い人を雇用し訓練するという傾向が頂点に達していた。ただ，さすがにこのやり方には，患者のモニタリングと安全においては限界があるという認識はいくらかあった。持続的なモニタリングと機敏な臨床判断が必要とされる不安定な患者の病態管理では，看護師の"その患者を知る"能力（Tanner, Benner, Chesla, & Gordon, 1993）を失うことなしに，また患者の変化について早期の重要な警鐘を認識する専門性を失うことなしに，他者に委譲できる仕事はほとんどない。
　急性期ケアにおける実践は，1996年当時よりはるかに複雑なものになっている。一般内科外科病棟に勤務する看護師に関するイーブライトらの研究（Ebright, 2003, 2004）は，たえず優先順位を入れ替えながら行う仕事，数多くの解釈なしでは遂行するのが難しい仕事，そしてそのような試練が看護判断や患者ケアに否定的な影響を与える可能性について指摘している。ポーター‐オグレイディ（Porter-O'grady, 2001）は，看護において何をどう教えるかということに大きな変更を加えなければ，既に存在しなくなった実践に対する準備教育を行い続けることになるだろう，と警告している。
　本書は，西洋的伝統においてふたをしてしまいがちなこと，つまり，熟練したノウハウは，単なる知識の適用ではなく，それ自体が1つの知識の形態だ，ということを明らかにするものだ。経験を積んだ臨床家は，教室では身につけることができない種の知識を習得している。本書が，科学や科学技術を教えたいという強い願いによって覆い隠されてしまいがちな，隠れている臨床的知識と臨床的探究を明らかにすることを期待している。私たちは科学や科学技術をおとしめようとしているのではない。規律ある探究や倫理的態度のための場をつくることを模索しているだけだ。そういったものが，個々の患者や家族のためのケアリング実践において，科学や科学技術を安全に提供することにつながるのだ。私たちは，変化する状況下における実践的な論証を教える，より大きく正当な場を創出したいと思っている。

1996年に原書初版が刊行されて以来，本書の研究者は皆，それぞれに研究を継続している。パトリシア・ベナーは，本書の適時性と重要性は，自身がカーネギー財団の依頼で行った研究によって確認されたと述べている。ベナーらは，複雑で，責任が重く，リスクが多く潜む看護という仕事に対して，現在の看護師は十分な教育を受けてはいないということを，その研究で教育の側から例証した。看護師のストーリーは，看護師が熟練したノウハウを高度なレベルで実践する時に，どのようなことを達成することが可能で，また，そこにはどのような危険が潜んでいるのかを明らかにしてくれる。本書は，学校から現場へと移行する時期の教育プログラムをより効果的なものにする道筋を提供するものだ。また，新卒看護師の教育のために活用される教育プログラムの必要性だけでなく，一人前レベルや中堅レベルの看護師や仕事に復帰したいと思っている看護師のための教育プログラムの必要性も例証している。第6章で，ジェーン・ルービン Jane Rubin は，看護師側の誤解が，臨床判断とは，よく定義された選択肢のうちどれが妥当かを単に合理的に推測することだ，と看護師に考えさせてしまいかねないと指摘し，それがどのように起こるかを説明している。そして，そうした誤解は，いくぶん，合理的で技術的なやり方で考えられるあまりに狭義な教育に原因があるとしている。臨床的論証に対するこれらの狭い教育的アプローチでは，かかわりのスキルを見過ごしたり，患者の臨床上の問題やそれらの問題のために患者が抱え込む苦悩を認識したり解釈したりする上での関係性の側面を見過ごしがちだ。

看護教育改革の必要性を長く主張してきたクリスティン・タナー Christine Tanner も，オレゴン州における新たな教育システムであるオレゴン看護教育コンソーシアム (The Oregon Consortium for Nursing Education；OCNE) を開発する際に，この仕事（本書）の重要性と適時性を悟った (Gubrud-Howe et al., 2003；OCNE, 2008；Tanner et al., 2008)。OCNE は，オレゴン医療科学大学と同州の複数のコミュニティカレッジ*の協働の結

---

*訳者注：米国全州に存在する州立の短期大学(543ページの訳者注も参照)。

果，生まれた新たな看護教育制度だ。OCNE は，看護教育の力量を拡大していくこと，持ち上がってきた医療ニーズによりよく対応できるようカリキュラムを変革すること，看護実践におけるスキル獲得と学習するという科学の進展に関して，本研究を頼りにしながら実践分野のために適切な教育方法を活用すること，そして，今日の実践の現実を反映するように臨床教育を改革することを決めている。OCNE のプロジェクトは，新たな教育法の開発とそれを試すフィールドにまで本研究を拡大適用しながら，オレゴン州全域で看護教育に携わる教員たちと協働するすばらしい機会を提供している。

『ベナー看護論―初心者から達人へ』と同じように，本研究は，スキル獲得の研究であると同時に，臨床看護の知の本質を研究に基づいて明瞭に表現している。この研究は，それ自体，医学，ソーシャルワーク，教育，作業療法学，理学療法学など他の実践領域にも関連性をもっていることを証明している。すべての事例は看護を中心としたものだが，科学・科学技術・倫理によって導かれる原理原則に基づいた実践から，積極的な論証を通じて蓄積された実践知によって導かれる対応に基づいた実践への前進は，他のあらゆる領域の実践者にも関連性をもつものであり認識されうるものだろう。それは，実践を行う看護師の専門性（知識，判断，技など）の形成にいたる実際的な実践の記録である。

## 研究概要

本書は，1988 年から 1994 年にかけて実施した，急性・重症ケア病棟で提供された看護実践の解釈的研究に基づいたものである。研究は，パトリシア・ベナーとクリスティン・タナーによって計画され，ヘレン・フルド信託財団に研究助成金を申請した。計画段階からかかわった共同研究者は，ヒューバート・ドレイファスとスチュアート・ドレイファスであった。その看護実践研究へのアプローチについて，ここにごく短い概要を示

す。研究の設計および実施における，私たちの関心と行動に関する詳細な議論は付録 A に示した。

研究を構成した4つの主な目的は，以下の通りである。

- 達人の実践に埋め込まれた実践的知識を明らかにすること
- クリティカルケア看護の実践におけるスキル獲得の本質を記述すること
- 看護実践における専門性を開発するにあたって，組織上の障害物と資源（リソース）になるものを同定すること
- 専門性の開発を促す教育的戦略の確認に着手すること

他のあらゆる解釈的研究と同様に，このプロジェクトは，初期においては，この4つの指針となる目的によって構成されたが，それに縛られるものではなかった。これからの数ページで，この主要な設問に関する研究結果を説明し，研究の初期の目的をはるかに超越した中心的テーマとナラティブを明らかにする。

研究デザインは，看護実践のすべての側面が可視化されるようにするには，その実践にどのような方法でアプローチすべきかという関心の影響を受けた。この研究デザインでは，私たちが以前に行った看護実践（Benner 1984a；Benner & Wrubel, 1989）と臨床判断（Benner & Tanner, 1987；Tanner, 1989, 1993）に関する解釈的研究から学んだことをさらに拡大した。また，他に関心を抱いたのは，人生のさまざまな段階にいて抱える疾患もさまざまな患者に対して，異なるレベルの看護師によって，地理的状況もタイプもさまざまな組織で提供される実践に近づくことだった。

クリティカルケア領域の看護師の日常の実践とスキルに接触するために，解釈的現象学（interpretive phenomenology）（研究のより詳細な説明については付録 A を参照）を活用した。この方法を用いた目的は，研究対象となった看護師の実践にみられる意味と行動に関する特徴的なパターンを説明することであった。その際には，研究対象となった看護師がどのような

状況の中で働いているか，またその経歴や特別な関心事などを考慮した。形式や一般的な実践の特徴を把握することではなく，むしろ，情報提供者の看護師にみられる意味と行動に固有で顕著なパターンを明瞭にすることを試みた。このアプローチは，以下の特徴をもつ。

(a)実践のナラティブを収集するために，既に検証されている形式を使う。
(b)テキストから理論的に抽出したものに焦点を当てるのではなく，情報提供者から直接得たテキストから解釈される意味や関心事に焦点を当てる。
(c)解釈において仲裁が必要な論争が生じた場合，継続的に情報源に立ち戻って自己批判的で自己修正的な姿勢をとる。
(d)複数の読み手が同意し，総意として承認した解釈を創出する（Benner, 1994b；Packer & Addison, 1989；van Manen, 1990）。

　本研究の情報提供者は，米国の最西部の2地域に位置する7病院と東部1地域に位置する1病院，計8病院における集中治療室（ICU）と一般病棟で実践している130人の看護師で構成されている。看護師は，新生児集中治療室（NICU），小児集中治療室（PICU），成人対象の集中治療室に勤務している者から選ばれた。成人対象の集中治療室で働く看護師は，外科系集中治療室（SICU），内科系集中治療室（MICU），冠疾患集中治療室（CCU），そして一般集中治療室にそれぞれ同じくらいの割合で分布するように選んだ。私たちは比較的同質なグループをサンプルとしたので，対象となった看護師の98％は最低でも学士号を取得していた。選ばれた看護師たちが勤務する病院は，大半は第3次救急病院であったが，なかには地域病院，および退役軍人病院もあった。
　看護師たちは，それぞれ期待されたレベル（新人から達人）から上司によって選ばれた。その際に，上司には経験年数を考慮に入れるように依頼した。そして，経験年数5年以上の看護師の場合，その実践の質を考慮し

て選択するように依頼した。新人および一人前レベルの看護師の場合は，実践のばらつきは自然に把握できるだろうと予測した。しかし，経験を積んだ看護師の場合，指導者あるいは師長に，実践5年以上の看護師で，非常に優れていると考えられる看護師と，同じくらいの経験をもち安全であるがケアの提供については模範的とまではいえないと考えられる看護師を特定してもらうことによって，ばらつきを把握することにした。最終的には，経験1年以内の看護師25人，経験2〜5年の看護師35人，経験5年以上で達人と認識できる看護師44人，経験5年以上で実践経験は積んでいると考えられるが達人とは認識できない看護師26人で構成された(情報提供者の詳細については付録Bを参照)。

　クリティカルケアを必要とする患者をケアする看護師の日常の経験とスキルに接近するために，ナラティブ・インタビューと参加観察という2つの主要なアプローチを使った。ナラティブ・インタビューでは，同じくらいの看護実践を積んだ4〜6人の看護師に対する小グループインタビューを，3セッションを通じて繰り返し実施した。看護師たちには，特定の患者に対して最近行ったケアのナラティブを提示するように求めた。また，積極的に質問したり不明瞭さを明確にしたりすることによって，情報提供者から完全なナラティブが引き出されるような支援を依頼した。実践を理解するための第二のアプローチは，それぞれの病棟で直接ケアを提供する48人の看護師に対する，2〜4時間の観察だ。観察中のインタビューと直接討論は，すべて録音され，解釈のためのテキストを作成するために，一字一句忠実にテープ起こしされた。

　テキストの解釈は，以下によって構成された。

- 研究チームの一部によって行われたそれぞれのインタビューの解釈
- 特定の問題を提起した部分のテキストに関する小グループによる解釈
- 初期の質問によって解釈したものをチーム全体で検証した大グループによる解釈

解釈のプロセスでは，テキストを繰り返し検討した。テキストに記述されたもの全体を理解するために，そこに記述されたことで最も顕著で重要なことを理解するために，そして，もし詳細な記述であれば，その記述の全容を理解するために，テキストを繰り返し検討した。解釈を継続するにあたり，それぞれの患者についての個別のナラティブ，個別の看護師の全体的な看護実践，同じレベルの看護師の実践，同じ組織で実践を行う看護師の実践，そして特定のテーマに括ることができるナラティブグループなど，複数の分析が考慮された。研究チームの中の小グループは，研究の特定の側面に注意して，特定のテキストの解釈に焦点を置いた。

　看護師やその他の臨床家が実践において知っていることを，私たちは言葉で再表現できたと期待している。私たちは，脇に置かれがちなケアリング実践をここに示した。読者が本書を読むことによって，実践の社会的な価値と，看護師が行うケアリングの仕事，診断的仕事，そして治療的仕事に内在する知識とを，本当に真剣に考えなければならないと思ってくれることを期待する。また，他の領域の実践者たちが，私たちのこの対話に加わってくれることを期待する。そうすることで，私たちが一般の人々のためによりよいケアリング組織を設計することができればと願う。学校で，家族で，社会事業の場で，また法廷でも，そのような組織が設計されることを希望する。そして，弱者の保護，成長の支援，そしてよりよい市民権の促進が生じるあらゆる場所において，そのような組織が設計されることを期待したい。

# 目 次

著者略歴 ……………… 3
寄稿者略歴 …………… 5
謝辞 …………………… 7
はじめに ……………… 11

## 第1章　スキル獲得における理論と実践の関係　　1
（ヒューバート・L・ドレイファス，スチュアート・E・ドレイファス）

第1段階：初心者レベル ……………………… 13
第2段階：新人レベル ………………………… 15
第3段階：一人前レベル ……………………… 16
第4段階：中堅レベル ………………………… 19
第5段階：達人レベル ………………………… 21
解説 ……………………………………………… 30

## 第2章　現場に入る：新人の実践　　33

**新人看護師の臨床の世界** …………………… 35
　行動のための必要条件　35
　学習の源泉としての臨床状況　38
　指示され規制された臨床状況　43
　個人の能力を試す臨床状況　47

**新人看護師の臨床での主体的な行動** ……… 52
　手順に基づいた実践　53
　他者の経験と判断への依存：他者に委ねる　58
　かかわりのスキルを学ぶ　63
　医療ケアチームにおける主体的な行動　66

**教育的・環境的示唆** ………………………… 70
　新人看護師のために設計された教育とコーチングの手法　71
　看護の役割を模索する　74
　医師から適切な反応を引き出すための新人コーチング　75

臨床学習への支援的な環境　76
　要約 ……………………………………………………………………………… 78
　解説 ……………………………………………………………………………… 79

# 第3章　一人前の段階：分析・計画・直面する時期　83

　一人前になる ………………………………………………………………… 83
　臨床の世界 …………………………………………………………………… 84
　仕事を組織化する …………………………………………………………… 85
　臨床的理解を発達させる …………………………………………………… 89
　　重要な臨床上の徴候と症状を同定する　90
　　臨床状況をより全体的に理解する　94
　　将来の可能性を予期する　97
　　標準化されたケアと個別化されたケアを融合させる　98
　臨床学習と倫理的学習における感情の役割 ……………………………… 100
　　知覚的認識の資源としての感情的反応　100
　　かかわりのスキルを発達させる　103
　主体的な行動への意識 ……………………………………………………… 105
　　過剰な責任感への対処　106
　　論拠と説得力のある説明をするための臨床的知識と
　　　臨床学習を達成する　111
　経験的学習と失敗への対処 ………………………………………………… 115
　　基礎知識や科学的知識の限界と経験的学習の必要性　115
　　他者の能力への信頼の揺らぎ　119
　　延命に関する道徳的葛藤への直面　125
　　社会的ケアリングにおける危機への直面　128
　　組織的崩壊と実践やキャリアへのその影響　130
　教育的示唆 …………………………………………………………………… 132
　苦しみ，コーピング，かかわりのスキルの学習に直面する … 134
　　知覚的鋭さを向上させるためのコーチング　135
　　実践への組織上の障害に取り組む　137
　要約 …………………………………………………………………………… 138

解説 ……………………………………………………………… 139

# 第4章　中堅レベル：達人への移行期　　141

　　推移の中でのかかわりながらの論証 ……………………… 143
　　状況に感情を合わせる：なされるべきことをする ……… 147
　　変化する関連性と状況に基づいた対応 …………………… 154
　　主体的な行動 ………………………………………………… 163
　　かかわりのスキルを学ぶ …………………………………… 169
　　教育的示唆 …………………………………………………… 174
　　　　理論と実践の関係　175
　　　　反応に基づいたスキルと過剰反応　177
　　　　中堅レベルでの道徳的で主体的な行動を向上させる　178
　　　　反応に基づいた行動について教える　181
　　　　感情を合わせることとかかわりのスキル　181
　　要約 …………………………………………………………… 183
　　解説 …………………………………………………………… 184

# 第5章　達人の実践　　187

　　臨床の世界 …………………………………………………… 193
　　　　臨床状況の把握と反応を根拠とする実践　194
　　　　具現化されたノウハウ　204
　　　　全体像を見る　207
　　　　予期せぬできごとに気づく　209
　　主体的な行動 ………………………………………………… 216
　　　　かかわりのスキル　220
　　　　テクノロジーを管理し，不要なテクノロジーの侵入を
　　　　　防ぐ　224
　　　　他者とともに働き，うまくやっていく　228
　　要約 …………………………………………………………… 230
　　　　教育的示唆　231
　　解説 …………………………………………………………… 232

## 第6章 クリティカルケア看護における臨床的知識と倫理的に判断する能力の発達を妨げるもの
（ジェーン・ルービン） 235

- 実践の構造 ………………………………………………… 237
- 臨床判断 …………………………………………………… 240
- 倫理的に判断する能力 …………………………………… 251
- 臨床における倫理的で主体的な行動 …………………… 262
- 付記 ………………………………………………………… 268
- 解説 ………………………………………………………… 269

## 第7章 臨床判断 275

- ナラティブで明らかにされた臨床判断の側面 ………… 277
- 要約 ………………………………………………………… 292
- 合理的モデルが引きつけるもの ………………………… 292
- 実践的論証と臨床判断 …………………………………… 295
  - 善の概念 297
  - 人格を明らかにし，それを保つケアリング実践 304
  - 患者の反応パターンを知る 309
  - 特定の患者グループについての実践的な知識 314
- 要約 ………………………………………………………… 317
- 解説 ………………………………………………………… 319

## 第8章 社会的に埋め込まれた知識 323

- 蓄積された専門性と複数の視点の力 …………………… 326
  - 徴候や症状として重要なことを学ぶ 327
  - 患者を知り，その特定の患者の反応を学ぶ 329
  - 機器がどのように機能するのかについて
    実践的知識を獲得する 334
  - 臨床の達人を同定することによる英知の蓄積 339
  - 十分な気づきの力を維持するための蓄積された注意深さ 343
  - ナラティブを通じて他者の経験から学ぶ 347

## 具現化されたスキルとその場にどのように存在するかについての模範を示す ……… 351
具現化された知識を獲得する 352

## 要約 ……… 364

## 卓越性についての集合的なビジョンと当然と思われている実践の共有 ……… 365
臨床学習と臨床判断に関する病棟文化の影響 369
集合的英知と急速に変わりゆくテクノロジー 372
倫理的緊張感と沈黙の社会的パターン 374
医学実践のスタイル 377

## 信頼と空気の力 ……… 380
示唆 383

## 要約 ……… 384
## 解説 ……… 385

# 第9章 臨床的・倫理的専門性におけるケアリングの優位性と経験・ナラティブ・コミュニティの役割 389

## ナラティブのテーマ ……… 395
構成的・持続的ナラティブ 396

## 学習のナラティブ ……… 403
経験に心を開くということ，振り返るということ，"覆される"ということについてのナラティブ 403
かかわりのスキルを学ぶナラティブ 405
幻想から目覚めさせられたナラティブ 409
死と苦しみに対峙することについてのナラティブ 414
解放のナラティブ 415

## ナラティブの機能とコミュニティ ……… 417
## 実践の性質と機能 ……… 420
## 解説 ……… 427

## 第10章　熟達した日常の倫理的態度を教え学ぶ際に専門性の現象学が示唆すること
（ヒューバート・L・ドレイファス，スチュアート・E・ドレイファス，パトリシア・ベナー）　429

### 熟慮するということ ………………………………………… 446
### 具体性と一般性を考慮する上での熟達した倫理的態度の関連性 … 448
### 専門性の現象学が医療倫理に示唆すること ………………… 458
### 解説 ………………………………………………………… 463

## 第11章　看護師−医師の関係：臨床的知識の交渉　465

### 職種間の境界の不明瞭化 …………………………………… 473
### 形式的な科学知識の台頭による臨床的知識の失墜 ………… 480
### 経験の役割 ………………………………………………… 486
### 疾患の人間的側面，苦しみ，痛み，恐れ，軋轢を隠す ……… 493
### 交渉のスキル ……………………………………………… 496
臨床状況の把握　496
医師を知ること　498
論拠と説得力のある説明を行うスキル　501

### 要約と結論 ………………………………………………… 504
### 解説 ………………………………………………………… 506

## 第12章　基礎看護教育への示唆　511

### 学部教育におけるナラティブの役割 ………………………… 513
### 病気のナラティブの解釈 …………………………………… 516
### 臨床実践をナラティブで語る ……………………………… 519
### 新卒者からの教訓 ………………………………………… 523
形成：実践のアイデンティティ，知識，熟練したノウハウ，そして倫理的態度への期待　524

### かかわりのスキルを学習する ……………………………… 525
### 社会的に埋め込まれた実践として看護を理解する ………… 528
### 本研究が挑んだ前提 ……………………………………… 530

理論と実践の関係 ……………………………………………… 531
臨床判断の本質 ………………………………………………… 535
クリティカルシンキングと臨床的論証の融合 ……………… 537
看護教育における画期的変革に向けて ……………………… 539
　　排他的なクリティカルシンキングの強調から
　　　臨床的論証と複数の思考法へ　540
　　項目別／能力別カリキュラムから専門職教育に必要な３つの徒弟式学習の
　　　統合へ：認知的知識，実践ノウハウ，倫理的態度と形成　541
　　臨床現場と教室における教育を分離することから
　　　統合へ　541
　　教室における抽象的理論の学習とその理論の臨床への適用から，
　　　理論と実践的知識の解釈的対話の活用へ　542
　　社会化と役割を引き受けることから形成へ　542
　　不明瞭で分断された教育システムから看護学士号へとつながる
　　　明瞭な看護エントリープログラムへ　543

臨床的論証を教える …………………………………………… 544
　　臨床教育を改革する　545

倫理的態度として看護を教える ……………………………… 553
要約 ……………………………………………………………… 555

# 第13章　看護管理と実践への示唆　559

実践の崩壊に関するシステムの資源の確認 ………………… 562
　　学校から職場への移行期プログラム　562

看護管理への示唆 ……………………………………………… 566
　　スキルレベルによってケアを組織化する　567
　　異なるスキルレベルの混合配置　568
　　特定の患者グループへの専門性を発達させる　568
　　看護職ではないスタッフの信頼性のコスト　569
　　臨床学習のための専門性と風土を創出する　570

組織の設計と再構築への示唆 ………………………………… 572
チームの構築と臨床促進プログラム ………………………… 584

臨床実践の発達と学習を促進するためにナラティブを活用する …… 586
臨床学習のための組織的風土を創出する …………………………… 591
臨床的知識を発達させるような患者ケア記録を設計する …… 595
ケア提供者に再びかかわりをもたせる ………………………… 596
要約と結論 …………………………………………………………… 597
謝辞 …………………………………………………………………… 598

**付録A** 背景と手法 ………………………………………… 601
**付録B** 看護情報提供者について ……………………… 641
**付録C** インタビューおよび観察のための基礎的質問 …… 643

文献 ………………… 653
訳者あとがき ………… 673
索引 ………………… 677

装丁・本文デザイン／笠原直樹
カバー画像／©photolink‒Fotolia

# 第1章
# スキル獲得における理論と実践の関係

ヒューバート・L・ドレイファス　Hubert L. Dreyfus
スチュアート・E・ドレイファス　Stuart E. Dreyfus

　私たちのいう看護の理論とは，主として看護学校で，学生に伝授された医学および看護の「科学的知識」と，主として現場や経験によって獲得された「経験則」の両方を含む。「医学の科学的知識」という言葉は，ほぼ文字通りを意味する。その知識は，主として化学と生物学という科学に依存し，さまざまな侵襲的な活動が引き起こす化学的濃度と生物学的事象の変化などを予測するものだ。典型的な経験則は，「もしあなたが以下のような現象を観察したなら，以下のような行動をとるべきだ」という形で示される。これらは，優れた看護実践の原則でもある。優れた看護実践は，長い間にわたって熟成された経験に基づくものだが，一般的に単に科学用語だけで分析するには複雑すぎる全体的な状況に対応するものだ。

　その優れた看護実践とは，同僚や指導者から達人とみなされる経験を積んだ看護師の現場における実際の行為を意味する。この熟達した対処行動は，理論を適用した結果，生じるものだろうか？　それとも，経験によって教えられるものは，いっそう精練され功緻になっていく理論以上の何かなのだろうか？　もし，そうならそれは何なのか？　それはどのようにして生まれるのだろうか？　それはどのように奨励され報われるべきだろう

1

か？　これらが，本書で取り組む論点である。

　論点をごく簡単にまとめると，理論の伴わない実践は，看護など複雑な対応を要する領域において十分に熟達した行為を生み出すことはできないが，実践の伴わない理論は，それ以下の結果しか生み出せないということだ。つまり，新卒看護師がそのスキルを発達させる時，理論と実践は，相互に支援的なブートストラッピング（bootstrapping）*のプロセスに組み込まれているのだ。その両方が育まれ尊重されたときにのみ，完璧な専門性（expertise）を実現できるのである。

　論理と実践の関係，理性と直観との関係は，古代ギリシャにおいて西洋の視点から人間であることを最初に定義した時以来，私たちの文化にかかわってきた。そして，そうとは認識されないことがしばしばなのだが，ギリシャで発生したとされる医学という科学は，この文化的な自己決定の始まりにおいて非常に重要な役割を担った。また，2000年後の現代世界において，看護実践は，二重の側面をもっている。それは，西洋人がどのようにして西洋人になったかを理解する上で，非常にユニークな立場にあるということを示してくれる。さらに，ケアリング実践としての看護は，理論を超越して，人間的意味が危険にさらされる時に，理性的理論によっては決して把握し得ない直観のようなものが必要とされるということを示してくれる。したがって，看護実践は，2000年ほどにわたる西洋の思考が否定しようとしがちだったこと，つまり，理論は実践に依存しているもので，理性は直観を要求するものだ，ということを明らかにしてくれる。

　看護実践で例証される理論と実践の関係，そして理性と直観の複雑な関係を理解するには，ヒポクラテスHippocratesが医学を民間の知恵から癒しの科学的アートへと移行しようとした時期まで遡らなければならない。同じ頃，ヒポクラテスより9年遅れて紀元前469年に生まれたソクラテスSocratesは，医学がその唯一の例であったこの新たな知的業績を理解しようとしていた。紀元前400年頃，物理学・天文学・幾何学が日常の実際的な測定や計算などから離れ，思想家たちは，こうした新たな専門領域の何が特別なのかということを問うようになった。ソクラテスによって導き出

され，またその後の哲学的伝統によってさらに洗練されたその答えは，これらの新たな専門領域は理論に基盤を置いているということだった。理論には5つの基本的特性がある。最初の3つは，ソクラテスによって定義された。

(1)「明示性」。理想的には，理論は，直観や解釈に基づくべきではなく，理性的な人なら誰でも理解できるように完璧に記述されるべきである。

(2)「普遍性」。理論は，どのような時でも，どのような場においても真実でなければならない。

(3)「抽象性」。理論は，特定の事例を参照にすることを必要とすべきではない。

プラトンによる『エウテュプロン (*Euthyphro*)』の中で，ソクラテスは，倫理的行為は抽象的で普遍的な原理に基づかなければならないと推測した時，これらの必須条件を前提とした。そこで，預言者エウテュプロンに，敬虔について明示的で，普遍的で，抽象的な定義を提供することによって自分の行為を正当化するようにと言い，エウテュプロンが事例と自己特有の直観に基づいて説明しようとした時，それを怒って拒絶した。

デカルト (Descartes 1641/1960) とカント (Kant, 1963) が，さらに以下の2つの必須条件を加えることによって，ソクラテスの理論の説明を完成させた。

(4)「記述性」。理論は，脈絡には関係ない要素で記述されなければならない。私たちは現在ではそれを，特性，要因，属性，データポイント，手がかりなどと称しているが，人間の関心，伝統，組織を参照していない隔離できる要素で記述されなければならない。

(5)「体系化」。理論は，非脈絡化された要素が，規則や法則によってそれぞれに関連づけられる新たな統一体でなければならない。

---

*訳者注：ブートストラッピングとは，靴にひもをかけることで，編み上げ靴のひもを1つひとつ順々に下からかけていって上まで編み上げていくイメージからつくられた用語。ここでは理論と実践を積み重ねていくプロセスを示す。

プラトン Plato は，洞窟の比喩＊で５つすべての特性を表現した。理論家は，明示的要素と抽象的要素の関係を理解するために，日常の，知覚的，社会的世界から自分の知識の対象を引き離さなければならない。この場合の対象は，イデアである。すべての脈絡から解き放たれて，要素は独自の体系を形成する。プラトンのすべてのイデアは善のイデアによって構成されている。プラトンは，日常的な理解は，暗示的で，具体的で，局所的で，全体的であり部分的でもあると考えた。それとは対照的に，理論は，明示的で，抽象的で，普遍的で，１つの新しい全き統合体に組織化される要素を包含する。

　問われたもう１つの質問は，こうした新しい理論的領域が日常の実践にどう関係するのかということだった。この質問に答えるのに，最も好まれた事例は医学だった。純粋に抽象的な物理学，天文学，幾何学とは違い，ヒポクラテスは，医師たちに何をすべきかを示す理論をもっていると主張した。それゆえ，ソクラテスはヒポクラテスを尊敬し，哲学者が研究するための知識モデルとして新しい医学を提示したのだ。ヒポクラテスは，その返礼として「哲学的な医師は神に似ている」と述べた。こうして，ソクラテスは，医師のような理論に基づく技能は，石切りや調理のような経験則に基づいたスキルとどう違うのか，という質問を探究していくことになった。今でも私たちの生に重大な帰結をもたらしているが，彼の答えは，２つの観察から生まれていた。両方とも医学についての真の観察であった。しかし，善良な哲学者として，ソクラテスは，それらを一般化しすぎた。また，彼らの説明は，問われている行為は合理的にたどっていくことができる原理に基づいていると理解した。これらの観察を一般化して，『ゴルギアス（*Gorgias*）』（Plato, 1937）の中で，ソクラテスは，どのような技能も，"行動と理由の原理" をもっていなければならないと主張している（p.501a）。

　技能あるいは「テクネー（techne）」が，実践者によって明瞭に説明されうる理論に基づいていなければならないという主張によって，ソクラテスは，何の原理にもよっていないようにみえる直観的専門性のあらゆる形態

を除外した。たとえば，医学と異なり，調理は，「どのような方法論を適用するのかという説明を全くすることができない」(Plato, 1937, p.465a)とした。調理は"最後までただまっしぐらに進むだけで，思慮を巡らしたり計算をしたりなどしない"(p.465a)。ソクラテスは，そのような直観的能力は技能などではなく，そのような領域の熟達者は，知識など全くなく，コツを心得ているだけだと述べている。これは，直観的なバスケットボールの名選手，チェス名人，音楽家の巨匠などにもあてはまるだろう。こうした人々はみな，自分の行為を説明するのに，理論に基づいた合理的な原理を明瞭に述べることはできないのだから。

ソクラテスは，こうした熟達者は真の熟達者ではなく，第六感や幸運な推測によって群衆を喜ばせようとする機転の利く人間にすぎないと考えた。自分がしたことをなぜそうしたのか説明できる医師のような熟達者のみが，確固とした信頼のおける知識をもっていると考えた。プラトンによれば，調理師は食べ物をおいしくするコツを知っているが，どの食べ物が体によいのか，またそれはなぜかを知っているのは医師だけだ。しかし，ソクラテスはこの理論に悩まされた。なぜなら，優れた政治家，英雄，宗教心篤い預言者は，医師のような原理に基づいて行動していると主張しなかったからだ。とすると，こうした人々は，調理師と同じレベルにみえるのだ。そこで，ソクラテスは，そうした熟達者たちが，実際は理論に基づいて行動しているのかどうかを調べることにした。彼は，道徳や政治的手腕は，事実，それぞれの領域における熟達者が打ち立てた明白な原則や原理に基づいた技能だと証明できるだろうと期待した。たとえば，ソクラテスは，対話集『エウテュプロン』(Plato, 1937)の中で，預言者であるエウテュプロンは，自身が敬虔だと認識する熟達者であると推測した。ゆえに，彼に自分の敬虔さを認識する原則を尋ねればよいと考えた。「私は，敬虔であることの特性とはどういったものか知りたい…自分や他人の行為

---

*訳者注：プラトンがイデア論を説明するために考えた比喩。暗い洞窟につながれて暮らす人々は，洞窟の壁に火で照らし出された動物の影を見ているだけなのに，本物の動物を見ていると思いこみ，本質（イデア）に気がつかないこと。

を判断する指針として使えるものは何か？」(p.6e3-6)。彼は，敬虔さを理論の中に落とし込む原理を知りたかった。それがわかれば，それは知識だといえるからだ。

　エウテュプロンは，その問いに対して，他のどの専門家でもそうすると思われるような答え方をした。彼はソクラテスに自分の専門分野からの事例を示した。つまり，人間や神が誰もが敬神的だと考えるようなものごとを行った過去の神話的状況を例にあげたのだ。ソクラテスは，『ラケス(Laches)*』(Plato, 1937)でも同じ問題に直面した。そこで，ソクラテスは，勇気の熟達者と推測されるラケスに"どのような場合にも同じである，勇気とよばれるものに共通するものは何なのか？"と尋ねた(p.191e)。しかし，そこに規則はなかった。こうした答えは，ソクラテスをかの有名な結論に至らしめる。つまり，預言者や英雄が，医師が自分の処方について説明するような方法で，自分の行動に対して理論的解釈を提供する一貫した，脈絡から独立した原理を述べることができなかったために，預言者や英雄のスキルは単にコツにすぎないとしたのだ。しかも，医師でさえも，検証され完成された医学理論を生み出すことはできなかった。まだ，それを確立し始めようとしていた段階だったのだ。そのため，ソクラテスは，誰も彼の知識のための試験に合格しなかったとして，不承不承ながら，誰もまだ何も知ってはいない——西洋哲学に希望がもてるような出発点ではないと結論づけたのだった。

　そこでソクラテスを助けたのはプラトンだった。プラトンは，熟達者は，明瞭に説明することができない原理に基づいて行動しているのだと示唆した。少なくとも，道徳や数学などといった非経験的知識にかかわる分野の熟達者は，前世ではそれに関連する原理を習得していたが，今はそれを忘れてしまっているのだと主張した。哲学者の役割は，そのような道徳や数学の熟達者たちが，自分の行動の拠り所となっている原理を思い起こすよう支援することだと主張した。こうした原理は，スキルに根拠を与えるだろう。知識は，「原因と結果の論証によって確固たるものにされ」なければならない。そして「それは『想起』によってなされる」のだ(Plato,

1937, p.98a)。

　プラトン後の世代であるアリストテレスは既に，プラトンの医学の知識モデルでは，何か重要なことが欠けているのではないかと疑っていた。医師などのように，行動に対して理由を述べる能力をその専門性の証明としてみるのではなく，アリストテレスは，まさに，直近の，理由づけできない，直観的な反応こそ熟達者の名匠の特性だと考えたのである。その著『自然学 (*Physics*)』の中で，「アート (テクネー) は熟慮しない」と述べている (Physics Book Ⅱ, Ch. 8p. 200b)。さらに，アリストテレスは，たとえ，学理に普遍的な原則があったとしても，直観的スキルは，それぞれ個別の事例に原理がどのように適用されるかを見極めるために必要だ，と明確に述べている。アリストテレスは，倫理から引例して説明している。そして，それはプラトンが普遍的原理に基づいているに違いないと考えたものだ。"人間がどのくらいの間違いを犯すか，またどの時点で間違いを犯すのかという方程式を見つけるのは，その人が実際にその責めを負うまではなかなかわからない" (Aristotle, 1952, Physics Book, Ch. 8 199b)。そして，彼は次のように結論づける。"しかし，この定義の難しさは，知覚のあらゆる対象に本質的に付随している。そのような程度の問題は個々の事例の状況によるもので，そこで唯一私たちの判断の基準となるのは知覚である" (p.199b)。

　もちろん，同じことは医学にも当てはまる。理論が，具体的な症例，診断，治療と衝突する2つの分野がある。それは，経験が必要となる分野と直観が必要となる分野である。アリストテレスは正しかった。原理に基づいているが，直観と判断力のないコンピュータプログラム MYCIN や IN-TERNIST などといった専門診断システムは，熟達していない人よりもましだが，専門家の専門的知識を把握するのに失敗している。

　MYCIN の体系的評価が，アメリカ医師会雑誌 (The Journal of the American Medical Association) (Yu et al., 1979) 上で報告されている。

---

*訳者注：古代ギリシャ，アテネの将軍，政治家

MYCIN に，髄膜炎の実際の事例 10 件に関するデータを入力し，治療薬を処方するように指示した。そして，髄膜炎の治療に関する臨床報告を発表している 8 人の感染症専門家による審議会でその MYCIN の処方を評価した。この専門家グループは，MYCIN が推奨する治療薬について承認できるものは 70％だと判定した (Yu et al.)。

INTERNIST-1 に関してはさらに詳細な証拠がある。事実，このシステムを評価した記事を掲載したニューイングランド・ジャーナル・オブ・メディスン誌 (The New England Journal of Medicine) によると，「このモデルのパフォーマンスに関するその体系的評価は，人工頭脳の医療的適用の分野においては唯一のものである」(Miller, Harry, Pople, & Myers, 1982)。評価者は，「相対的重症度，疾患であらわれる異なる症状の関連性・自立性についての判断や，疾患がたどるプロセスの一時的変化を理解することに関しては，経験を積んだ臨床家のほうが，INTERNIST-1 よりはるかに能力が高かった」としている (p.476)。

医師のバーネット (G.O. Barnett, 1982) は，この評価に関する編集者コメントで，次のように賢明に結論づけている。

> おそらく，INTERNIST-1 の実験評価で最も興味深いのは，人間とコンピュータとの生産的協働が可能だということが示されたことであろう。つまり，実際の状況における臨床診断は，臨床家の医学的判断をコンピュータがもつ統計的・計算能力，そしてそこに保存された医療情報の大きなデータベースと組み合わせることによって改善されうるだろう (p.5)。

理論の結論を実際の治療として行わなければならない看護師が，この臨床判断を提供しなければならない。パトリシア・ベナー (Benner, 1984a) が指摘するように，臨床判断には，薬に関して指定された生理学的パラメータの範囲内に患者の状態を維持することなど，経験に基づいた直観力が必要となるのである。

しかしながら，プラトン的合理主義の伝統は，システム構築専門家の役

に立つだろう。彼らはすべての専門的知識の底には理論があるに違いないと主張する。ならば，診断でも治療でも，その底流にある原理を見つけ明瞭に表現することができるべきであろう。私たちは，そうした原理を方式化し，プログラムを作成し，教え，学生がそれをどのくらい理解しているか確認することで専門的知識を検証さえするであろう。しかし，規則をどのように適用するかは，人がどの時点かで判断しなければならないというアリストテレスの主張と，規則を使って開発された専門的システムは判断力をもっていないために一般的にうまく機能しないという状況は，理論をもつ専門領域においてでさえも，現実を考慮しなければならない時には，最終的に実践による直観に依存しなければならないということを示している。

医学のような理論的領域においてでさえも，直観力の役割を理解するためには，そしてその関係が看護に与える示唆を理解するためには，「スキル」の定義を見直すことが必要であり，達人がその専門性を達成した時，何を獲得するのかということを見直す必要がある。私たちは，初心者は具体的な事例から始め，その能力が高くなるにつれ，より抽象的で高度な規則を身につけるというギリシャ的見方を捨てる準備をしなければならない。もしかしたら，スキル獲得は，抽象的な原理からより具体的な個別の事例へと逆方向に進むかもしれないのだ。

以前，経験が果たす役割は，理論の精度を増す程度のものにすぎないという考えについて論じた。これは，合理的で科学的なことを重んじる西洋の文化の中で往々にしてみられがちなことだ。私たちには，些細な理論がおそらく無意識下で優れたパフォーマンスを生み出すという考え方は受け入れられない。それが間違っていると証明できるからではなく，ある意味で，それが正しいという信頼に足る議論（他の説明が存在しないという断言以上のもの）がなされてこなかったからだ。後にわかることになるが，この断定には疑問が呈された。学習中のシナプスの修復に伴う人間の脳のニューロンの活動が，経験に基づいたパフォーマンスをどのように改善させるのかということに関する理解が段々と進んできたからだ。それは，理

論的知識の獲得として適切には説明できないプロセスなのである。

　さらに，たとえば，もし，巧みさやスピードを備えている熟達した運転者が変化する状況へ対応したり，熟達した大工がその仕事を行ったりできることを前提として，原則や経験則を適用すれば，人間への優れたコーピングも行えると断定するのは，あまり妥当だとは思えない。たとえば，熟達したチェス競技者でさえ，計画，推論，さまざまな交換条件の慎重な判断が要求される難しいと思われる局面に対処しながら，1つの動きに1秒あるいはそれ以下のスピードで，非常に質の高いゲームを展開することができるのである。同様に，彼らは，チェスについての理論的な思考がほとんど必要ないと思われる簡単な計算を同時に行うように命じられても，チェスゲームを続行できるのである。

　これに加えて，コンピュータ科学者たちは，非常に膨大な量の事実，論理的推論のさまざまな原理，さらに経験則をコンピュータにプログラムすることによって，人工知能を生み出そうと30年以上も努力を重ねてきたが，成功してはいない。コンピュータがどんな人間の記憶より多くの事実を記憶し保存することができ，どんな人間よりも推論に基づいた規則を何千回もより迅速により正確に適用することができたとしても，楽観的に「エキスパートシステム」とよばれるプログラムは，人間が経験を通じて迅速で効果的な決定を行うことを学ぶ看護などの領域においては，人間の達人レベルで実践することに一貫して失敗してきている。人工知能に向けての集中的努力を通じて，規則と原理だけで構成されている人工知能が経験的テストにかけられたが，期待された水準に達しないと判断された。

　理論的な知識によって裏付けされていなくとも，十分な経験は，優れたコーピング行為を生み出すことができると考えたほうが妥当だと思える。結局のところ，動物は，先天的にもつ行動に加え，理論的知識や論証能力の恩恵がなくとも，試行錯誤の学習を通じて，巧みに環境へのコーピングを行うのである。しかし，看護などのスキルは，動物がエサを探したり敵を避けたりすることよりもはるかに複雑なものだ。卓越した看護を，明瞭に言語化できる科学的知識や経験則を獲得したり活用したりせずに，ただ

単に試行錯誤や見よう見まねだけによって体得していくのは，おそらく不可能である。私たちは，複雑なスキルの獲得に関する説明をこれから展開していくが，理論と実践の両方が，プロセスに対して同様に貢献することが必要だということを詳細に記述していきたい。

スキル獲得についての記述を展開する際に，私たちは複数の同僚とともに，看護だけでなく（もちろん，看護が本書の焦点ではあるが），チェス競技者，飛行機パイロット，自動車運転者の学習プロセスを観察し，いくつかの事例では試験的な研究も行った。さらに，私たちは，臆せずに，自分たちの学習経験のいくつかを思い起こすことにもかなり頼った。読者にも，私たちと一緒にコーピング行為の進化をたどるとともに，看護だけでなく，その他の分野におけるものであっても，自己の学習経験を思い起こし，そうした経験が私たちの記述と一致するかどうかを確かめてみるよう勧めたい。

スキル獲得の現象を注意深く研究することによって，私たちは，人は通常，スキルが改善するにしたがって，自分の仕事について質的に異なる認識の少なくとも5つの段階を通過することを発見した。そこで，私たちは，これをスキル獲得の5段階モデルとよぶことにした。これらの5段階は，より詳しく検証すれば，その中のいくつかはさらにいくつかの段階に分けられるのかもしれない。だから，この5段階分類は決定的なものではなく，私たちの研究の目的に十分なものだと判断したと理解していただきたい。もし生まれつきの能力と十分なスキル獲得の機会をもっていれば，初心者はどのようにして段々と達人になっていくのか，それを詳細に検証しようと思うので，私たちは，時に「非構造的」とよばれる最も一般的なスキルに焦点を置くことにした。そのようなスキルが発達する領域では，数えられないほどの関連性をもつ事実と特徴が見受けられるかもしれない。こうした要素が後のできごとを生み出すために，相互にどのようにかかわっていくのかは，明確にできないことがしばしばで，厳密な規則によって把握できないかもしれない。看護とは，確かにそのような環境で実施されるものだ。事実や手順などについて学ぶ看護学生は，その事実に気

づいていないかもしれないが，実際，管理者，教師，経済予測家たちですら，そのような非構造的な世界で生活しているのである．一方，チェスは，構造化された領域だ．そこでは，よく定義された関連性ある事実のセット（ボード上の駒の位置），およびルールに沿った動きとその動きが駒の位置に与える効果が決まっている．チェスで，主として膨大な数の可能性をもっぱら計算器の処理能力頼みに列挙するコンピュータが，人間の最もよいパフォーマンスに限りなく近づけるのは，この構造化されたプロパティのためである．一方，コンピュータによる計算能力，スピード，記憶力に欠けている人間の競技者は，チェスを非構造的な領域として扱い，パターン認識のような他の能力に依存して，ゲームをマスターするため連想型行為を習得していかなければならないのだ．

　非構造的領域における高度なスキルレベルが，実際の状況における非常に具体的な経験を要求するように思われる．また，何らかの状況に関しては誰でも他の人よりもより多くの経験をしている．そのために，人は同時に，ある種の状況においては他の人と比較してスキルレベルが低いかもしれないが，別の種の状況では達人だと考えられることもある．したがって，私たちが本書で用語として使う「高度な専門性（専門的知識・技能）(expertise)」とは，必ずしもスキル領域全体に適用できるものではない．しかし，少なくともあるかなり大きな領域に適用できるものである．おそらく，あらゆる領域にわたり高度な専門性を発揮できる達人看護師は存在しない．しかし，確かに多くの看護師が，看護の中の自分が得意とする領域において高度な専門性を達成しているのだ．

　専門領域において具体的経験を相当に積んでいる人でも，すべての人が高度な専門性を達成しているわけではない．チェスは，ごくわずかの人しか専門性を達成できないように設計されている．だからこそ，そこに魅力が存在するのだ．自動車は，ある人が別の人よりさらに高い運転能力をもっている可能性は常にあるが，ほとんどすべての運転者が私たちがよぶ（運転の）専門家になれるように設計されている．看護は，上記の両者の中間に位置しているように思える．嬉しいことに私たちは真の専門性に関

する多くの事例を発見したが，同時に，どれほどの経験を積んでも，自分の特別な分野においてでさえも専門性を達成したといえない看護師が存在していることもわかった。なぜそうなのか，またそれについて何がなされるべきかは，第6章においてジェーン・ルービン Jane Rubin が論じる。

　達人であるとか，あるいは私たちのスキル獲得モデルのいずれかの段階に到達しているということは，必ずしも，他の人と同じような実践ができるとか，同じような思考プロセスを示しているということを意味するものではない。私たちは，"段階（stage）"という用語を選択した。それは次のような理由からである。

(1) 人が自分のスキル領域である種の状況に直面すると，まず，私たちの5段階のうち最初の段階である"初心者（novice）"のやり方でアプローチし，次に第2段階である"新人（advanced beginner）"レベルに進むといった具合に，段々と5段階の各レベルを進んでいく。

(2) 私たちのモデルのある段階だと特徴づけられる認知プロセスを駆使する最も能力のある個人のほとんどは，それより前の段階にいるほとんどの能力ある個人よりも，より巧みなパフォーマンスを行うだろう。ここで私たちが紹介する5段階は，以後，初心者，新人，一人前（competent），中堅（proficient），そして達人（expert）とよぶこととする。

# 第1段階：初心者レベル

　通常，指導のプロセスは，教師がタスク環境を，初心者が経験がなくても認識できる脈絡のない特徴に分解することから始まる。次に初心者には，コンピュータがプログラムに従って動くように，こうした特徴に基づいた行動を決定するための規則が提供される。指導を通じて，初心者は，その状況に関する事実と特徴に基づいた結論を導き出したり，行動を決定したりするための規則を身につけていく。そうした事実や特徴は，学習し

たスキル領域での経験がなくても認識できるようなものになっている。こうした要素は，機器の読み取りなど客観的なものであったり，初心者でも前に他の領域で経験したことに基づいて認識能力を身につけていると予測されるような主観的なものであったりする。たとえば，学校で看護を勉強し始めている成人なら誰でも，心拍数など客観的な特徴に対して正式な決まりを適用しなくても，極度な興奮状態を認識することはできるだろう。そして，一貫してこういった状態を認識することはできるだろう。

　初心者に伝えられる知識は，私たちが「理論的知識 (theoretical knowledge)」とよぶものであるが，この最初の段階においてでさえも，それを適用するためのアセスメントが必要となる。たとえば，前述の極度な興奮状態などは，理論的な記述は必要ないというアセスメントが不可欠である。私たちは，この初期段階においても，既に，教えられた理論と経験を組み合わせるという高度な例をあげている。

　私たちのスキルの記述をもう少しわかりやすくするために，ほとんどどんな読者も取得していると思われるスキル，自動車運転から選んだ事例で私たちのいう特質を説明しよう。後続の章で，看護師の実際の言葉や看護師の行為についての記述などを使って，看護に関連するスキル獲得の過程を追うことにする。

　多くの他の規則同様に，自動車運転初心者は，安全運転のための車間距離の定則を提供される。他の車の後をつけて運転し，その客観的に決定されたスピード指標は速度計によって示される。もちろん，初心者は，ゾウと車をどのようにして見分けるかなどは教えられない（おそらくゾウは見分けられるほど近くで追いかけないほうが無難だろうが）。この知識はすでに取得していると考えられているからだ。面白いことに，デジタルビデオイメージなどの客観的データのみを使って，コンピュータに車とその他の物体を一貫して見分けさせるような規則はない。これは，理論だけに依存することの不十分さを示している。私たちの自動車認識力は，脳の修正プロセスを通じた経験からきているようだ。人工神経ネットワークを研究している神経生理学者や数学者が，行動の結果に基づいたシナプスの補強

と抑制に関して理解し始めている。異なる感覚的インプットを識別する能力と，インプットされた異なる種に対して異なる対応を学習する能力は，理論的訓練の最中に初心者に提供されるような規則や原則によらないということはほとんど確実だ。無意識下の規則や原則にさえもよらない。

　前述した通り，興奮した個人を識別する能力であっても，自動車をその他の動く物体と識別する能力であっても，それは，規則に基づいた推論からではなく，脳のプロセスという観点から説明できるようだ。以後，この能力について述べる際には「直観 (intuition)」という用語を使用する。私たちが理解し使用する直観は，当てずっぽうでもなければ超能力的インスピレーションでもない。それは生理学的に説明可能な能力だ。そして，私たちは，毎日のあらゆる仕事をこなすうえで，直観をいつも使用している。

# 第2段階：新人レベル

　初心者が実際の状況に対応する経験をかなり積んだ後，そのパフォーマンスは，どうにかかろうじて受け入れられるレベルに達する。これは新人学習者を「もっと客観的な事実を考慮しなければ」「より高度な規則を活用しなければ」と鼓舞すると同時に，そのスキルに何が関連しているのかというより拡大された概念を教えることになる。意義ある要素を伴う具体的な状況下での実践的経験を通じて，新人は，それらの要素があらわれた時に直観的にそれらを認識し始めるのである。そうした意義ある要素とは，指導者も学習者も客観的特徴という観点からは明確に定義することはできないものである。私たちは，こうして新たに認識される要素を，初心者が具体的な事例を見る前に認識できるスキル領域の客観的要素と区別するために，「状況的 (situational)」とよぶ。ちょうど初心者が実際に運転の仕方を学ぶ以前に多くのタイプの自動車を見ているので，自動車は運転の領域に属するものだと認識できるように，新人は，学習する領域に特有の要素を含む多くの事例を見た後に，それらを認識し始める。行動のための

規則は，現在では，客観的に認識できる要素，新たなスキル領域を学習し始める前の経験によって認識できる要素同様に，このようにして新たに学習された要素に言及するかもしれない。この段階では，そのスキルに関連していると学習者が認識する多くの新たな要素の追加によって，仕事はより難しくなったように感じられ，新人はそのスキルの複雑さに圧倒され，すべての関連要素に気づくのに要求される努力や，より複雑な規則をより多く覚えるよう要求される努力に疲れ果ててしまうこともある。

　初心者では交通量や周囲の環境に関係なく一定のスピードでギアを変更するように教えられたのだが，新人は，交通量によって必要なスピードやギアの変更を予期することを学ぶ。同時に，新人は，ギア変更の必要性を示唆するエンジンの音を認識し，スピードに加えそうした状況的側面を活用してギア変更の時期を決める。

## 第３段階：一人前レベル

　経験を積むほどに，現実の状況に関連しているかもしれないと学習者が認識できる要素の数が圧倒されるほどに多くなる。この時期には，どのような状況においても何が重要かを見極める能力がまだ欠如しているので，パフォーマンスには非常に神経を遣い，疲れ果ててしまう。学習者は，いったい誰がそのスキルを習得できるのかと途方に暮れるかもしれない。

　この問題に対処し一人前の実践能力を達成するために，人々は，指導や経験を通じて階層的視点（hierarchical perspective）を取り入れることを学ぶ。まず，計画を立てたり，視点を選択したりしなければならない。それが，その状況で重視されなければならない要素と無視できる要素を決定することになる。非常に多くの関連性ある事実や特徴の中のごくいくつかに限定して焦点を当てることによって，意思決定は容易になる。

　一人前の実践者は，関連性のある事実に基づいた，行動のために学習された規則を適用できるように，選択した計画や決定した視点のための新た

な規則や論証手順を考案しなければならない。これらの規則は，テキストや講義で初心者に提供される規則のようには簡単にはやってこない。問題は，学習者が遭遇する異なる状況が非常に多いうえに，その状況間の相違はごく微細で微妙なのだが，その1つひとつにおいて，計画や視点を決定しなければならないことだ。事実，名前をつけたり，正確に定義づけできる状況よりもさらに多くの状況が存在しているので，それぞれの状況において何をすればいいのかというリストを誰も学習者に準備してあげることはできない。したがって，一人前の実践者は，それがその特定の状況に適切かどうか確証をもてないまま，どの計画を選ぶのかを自分で決めなければならないのだ。この段階では，対処（コーピング）することは，心身が疲弊するというより，恐怖感を感じるものになる。そして，学習者は，自分の行動に非常に大きな責任を感じる。これより前の段階では，もし学習した規則がうまく機能しなければ，実践者は，自分がミスをしたと後悔するよりも，よい規則が与えられなかったからだと合理的に解釈してしまったかもしれない。もちろん，この段階では，ものごとはしばしばうまくいき，初心者にはわからない気分の高揚を経験することもあるだろう。そのため，学習者は，情緒的なジェットコースターに乗っているような感じになる。

この必要性と不確実性の組み合わせが，実践者とその環境との間に，新たなタイプの重要な関係をもたらす。規則や格率を適用しようとする初心者や新人は，自分の行為の結果に対して，ほとんど責任を感じない。もし，彼らが全くミスをせずに，不幸な結果が生じたとすれば，それは，十分に具体的に明記されなかった要素や原則のせいだと考える。一方，一人前の実践者は，考え抜いて視点や目標を選択するので，選択の結果に責任を感じ，感情的にかかわってしまうのである。明らかに成功した結果は，深い満足感を与えるので，最終的に選択された目標とか視点からとらえられた通りに遭遇した状況として鮮明に記憶される。同様に，大失敗は簡単には忘れられない。

一人前の実践者は，自分の仕事にどんどんと感情的にかかわっていくの

で，初心者や新人がするように一歩引いてみたり，私情を離れた規則遵守のスタンスをとったりするのが難しくなる。こうしたかかわりが個人的感情を挟まない規則の検証や改善を阻む原因となり，それがスキルの向上を阻んでいるように見えるかもしれないが，事実はそれとは正反対のようだ。すぐにわかることだが，初心者や新人の個人的感情を挟まない規則遵守のスタンスが，もしもかかわるというスタンスに置き換えられた場合，それはさらなる発展の段階を設定することになる。もしもリスクや責任を引き受ける恐怖に抵抗すれば，それは，停滞を生んだり，最終的には退屈，退行，引きこもりにつながっていく可能性がある。

　たとえば，一人前の自動車運転者が安全に丁寧に自動車を運転するのは，もはやつくられた規則に単純に従っているだけではない。そうではなく，運転者は目標を選択して旅を始める。たとえば，運転者がどこかへ素早く着きたいと思えば，快適さや丁寧さは，運転操作の選択であまり重要視されなくなり，少し大きなリスクを引き受けることになる。このような運転をして，その旅を迅速に事故もなく完了することができれば，誇りを感じるかもしれないが，逮捕されたり，衝突しそうになったりすると，一般的に後悔を感じるものである。もしも，その旅で，運転者が別の車を危険な方法で追い越そうとして，その別の車の運転者の迅速な行動があったために事故を避けることができたという場合，その一人前の運転者は，この経験に対して，質的に異なる2つの反応のどちらかを示すことになる。1つは，人はそのように急いだ運転をすべきではなく，急ぐように決定するのに使われた規則は修正されるべきだと認識して決意する。あるいは，安全運転の条件のための規則は，運転者が非常に安全な条件下においてのみ追い越しできるように修正されるべきかもしれないと考える。これらは，臆病と恐怖，そして私たちの定義による一人前レベルの能力によって左右される運転者のアプローチであろう。こうしたアプローチとは大変異なるやり方で反応する人もいる。他人事のように考えるのではなく，その行為の結果を深く受けとめ，どこで間違いが生じたのか，特に，なぜそのような間違いが起こったのかを自問する。もし，運転者がこのような態度

をとれば，将来，そのように急いだ運転をすることもないだろうし，同じような状況で追い越しをしようとしないだろう。そして，十分に怖い思いをして，そしてできればそれは報いのある経験となって，究極的には，その人はずっとリラックスした優れた自動車運転者となるだろう。新人の識別能力について論じた際にすでに示唆したが，運転をするという行為が，経験を通じて脳のシナプスの変化によって，無意識のうちに改善されるのは，ごく自然なことである。そして，そうした変化は，意識的な形態をとったり，無意識下での規則修正という形態さえとったりしていない。同様に，看護師が通常でない行動をとったり責任を引き受けたりしなければならない必要性に遭遇する時，最初の数回は，注目したり記憶にとどめたりしがちである。しかしながら，それを繰り返すことによって，新たな指示に対応することが要求され，比較的容易にそれをこなすことができるという期待に応じていくにつれて，かつて普通でないできごととして経験されたできごとは，段々と慣れ親しんだルーチンとなっていくのである。数回もすれば，看護師は，自分がそれを行うことができるということを学び，それほど必死に考えることもなく実施できるようになり，そうなると，それはもう記憶されるべきできごとではなくなるのである。

　過去の患者ケアからの経験的学習は，その看護師に，より大きな重要性・非重要性の識別力を発達させる力を与える。その看護師は，自分がその状況について十分に臨床を把握している時，あるいは把握していない時を判断する能力をどんどん身につけていく。そこまでくると，その看護師は，より多くの臨床体験を積んでいるので，担当する患者にすぐに起きるかもしれないできごとや必要性を予測して，その対応を計画することができるのである。

## 第4段階：中堅レベル

　前述した2つの質的に異なる経験からの学習方法の後者で特徴づけられ

たように，学習者が自分のスキルを実践するにつれて，積極的にかかわりながらできごとを経験するようになる。そして，肯定的な経験と否定的な経験の両方を通じて，対応は，行動規則に修正を加えるのではなく，脳のシナプスの変化によって，強化されたり抑制されたりするのである。これが生じるようになると，規則や原則という形で示される実践者のスキル理論は，脳のシナプスが生み出す状況の識別力に段々取ってかわられるであろう。そして，その識別力は関連する対応も伴っているものである。もしも，そしてその「もしも」があってこそ初めて可能なのだが，経験がこの非理論的方法で自分のものとして吸収されたならば，中堅レベルの能力が発達していくのである。その時，直観的行為は，理論的対応に取ってかわるのだ。

　実践者の脳が，関心と積極的なかかわりで対応したさまざまな状況を識別する能力を獲得するにつれ，学習者が一歩引き下がって計画を選択したり，その視点をとることを決断したりすることなく，計画は直観的に思い起こされ，ある局面が重要だということが顕著になる。学習者が，何がなされなければならないかを，計画的な手順を踏んでいくつか複数の選択肢の中から決定するというよりも，すぐに見抜くことができるようになると，行動は容易になりストレスも少なくなる。複雑な競争の勝者となるのではなく，ゴールが単純明快である時，自分が達成しようとしていることが適切であるかどうかについての疑いも少なくなる。事実，直観的な対応にかかわっている瞬間には，疑いは全く生じない。疑いはパフォーマンスを離れた場所で評価する時に生じるものだからである。

　私たちは，積極的にかかわる経験を積んだ実践者が，目標を達成するために何がなされるべきかをどのようにして即座に判断するのかについてではなく目標や重要な事実をどのようにして識別するかということを強調してきた。それは，行動を通じて介入する方法よりも，何が起こっているのかを識別する方法のほうがはるかに少ないからだ。中堅レベルの実践者は，考えられうる非常に多様な行動のなかから，それぞれの状況でどれがとるべき最善の対応かを即座に識別できるほどの経験をまだ十分に積んで

いないのだ．そのために，中堅レベルの実践者は，その状況の目標や重要な特徴を識別したのち何をすべきかを「決断」しなければならないのだ．そのために，実践者は，状況から一歩引いた，規則に基づいた行動の決定というレベルに戻ってしまうのである．

　雨の日，カーブに差しかかった中堅レベルの自動車運転者は，以前の経験から生み出されたシナプス的修正によって引き起こされた脳の活動のために，自分が危険なほどのスピードを出しているということを直観的に認識するかもしれない．そして，ブレーキを踏むべきか，単にアクセルを弱めるべきかを意識的に決定する．私たちは，この運転者を達人ではなく中堅であると判断する．なぜならば，行動が意識的に選択された時には，時すでに遅しかもしれないし，時間的プレッシャーのために最適な選択ができないこともあるからだ．しかし，この運転者は，確かに，一人前レベルの運転者よりもそのカーブにより安全に対応するだろう．一人前の運転者の場合，スピード，斜面の角度，そして感じられる重力から車のスピードが出過ぎていると判断するまでに，中堅の運転者よりも時間がかかるからだ．

## 第5段階：達人レベル

　達人は，成熟した実践を重ねた状況の識別に基づいて，何が達成されなければならないかを知っているだけでなく，目標をどのように達成するかも知っている．より微細でより研ぎ澄まされた識別能力は，達人を中堅レベルの実践者と区別するものである．この能力によって，達人は，計画や視点などに関してはどれも同じように見える状況間の違いを識別し，それぞれがどのような行為を要求しているのかを判断するのだ．中堅レベルの実践者の場合，かかわりについての十分な経験に基づいた行動が引き起こすシナプスの修正によって，適切と思われる対応が補強されたり，あまりうまくいかない対応は抑制されたりする．簡単にいえば，達人は，達成さ

れるべきことをわかっているだけでなく，それをどのように達成すればよいのかもわかっているのである。ものごとが普通に進んでいる場合，達人は，問題を解決したり決断したりはしない。彼らは，経験によって通常うまくいくと知っていることをただ単に実践するだけだ。そして，それらは通常うまくいくのである。

　達人レベルの自動車運転者は，例外的な瞬間を除いて，常に自動車とよばれる複雑な機械を操作していると考えるのではなく，ただ，どこかに向かって車を動かしているということを経験する。それは，ちょうど，小さな子どもが意識的に慎重に体を前に動かしていくのとは違い，普通に歩ける人が目的地に向かってただ歩いていくという経験と似ている。カーブする濡れた路面にスピードを出して差しかかった時，達人は，自分がスピードを出しすぎていることに気づくだけでなく，ブレーキやアクセルのペダルを使って適切な行為をとる。運転者はその路面に対して自分がどうかかわればよいのかを無意識下で理解して行動に移している。その運転者の無意識下の路面へのかかわりは，一歩引いた意識的な思考で破られることは決してない。

　巧みな対応についてのこの理想的なイメージは，達人は，考える必要がなく，常に正しいというふうに目に映るかもしれない。もちろん，そうではない。ほとんどの達人の行為は連続的なもので内省的なものではないが，達人中の達人は，時間が許す状況では，行動する前に考えている。しかしながら，達人は，通常，目標を選択するための規則について考えたり，とったらよいと考えられる行為を選択するために推論したりしているわけではない。むしろ，自分にとって明白に見える目標や視点，目標を達成するのに適切と思われる行動について熟考するのである。私たちは，この内省を「熟慮による合理性（deliberative rationality）」とよぶ。これについて以下に論じる。

　初心者は，ちょうどコンピュータのように厳密な規則や特徴を使いながら推論する。しかし，能力とかかわりの経験を多く積むことによって，初心者は，規則を適用して推論することなく直観的に何をすればよいのかを

判断する達人へと成長していくのである。哲学者たちは，初心者と達人が，それぞれ未知の状況に直面した場合に，どう対応するかについて正確な記述を行っている。しかしながら，これまでにも示したように，達人は，通常，「問題解決」はしない。論証もしない。経験によってうまくいくと知っていることを行う。そして，それは通常うまくいく。

　同様に，看護では (Benner, 1984a)，初心者は規則に従い，達人は直観に頼る。しかしながら，チェスや自動車運転と違い，看護では，理論的理解に頼るスキルがあるということを指摘しておかねばならない。したがって，達人看護師は，実践においては理論を活用する際に頼りにする規則はどんどん少なくなっているのに気づくだろう。実践は，経験によってだけでなく，適切な医学や看護の理論をより一層深く理解することによって，改善されていくであろう。

　西洋で非常に長い間無視されてきた実践と直観の重要性をいったん理解すると，理論が実践よりも，合理性が直観よりも優れているという伝統的なヒエラルキーを逆にしてしまいたいという誘惑にかられる。しかし，こうした用語の優位性を逆転させるということは，伝統的な思考制度の中に留まることを意味する。こうした人間の重要な能力間の関係は大変複雑で，どのようなヒエラルキーにおいても，反対の選択においてでも，容易にとらえることはできない。医学実践やその他の科学領域での実践全般と同じように，看護は理論と実践の特別な組み合わせなのである。そこでは，理論が実践を導き，実践が理論に根拠を与える。そこでは，どちらがより優秀かという哲学的な試みは無意味なのである。同様に，崩壊していたり，直観がまだ発達していない新たな分野の場合，推論は必要な指針ではあるが，合理性によって決して置き換えることのできない直観が背景にあるということを常に前提としているのである。直観的に導かれる実践が必須なゆえんである。看護は，理論的合理性のもつ力と限界の両方を特に明らかに示してくれる技能だといえよう。

　私たちは，初心者，新人，一人前の実践者が，自分の理論や規則を適用したり改善したりする際に使う推論的理由づけを「計算的合理性 (calculative rationality)」と称する。一方，時間が思考を許す場合に達人が見せる「熟慮による合理性」は，なにごとにもとらわれずに沈思する内省を意味する。このプロセスについては，他章でより詳細に述べるために，また長期的な計画などと違い，看護では瞑想的に考えこむことにあまり時間を割けないために，ごく短くふれることにとどめる。

　人は，時に，できごとの順序によって，適切な視点から状況を理解するよう導かれることがある。妥当だと思われる他の視点からではなく，ある1つの視点からあるできごとを見ると，次に起こるできごとを，別の視点を選んだ際の解釈とは全く異なる解釈でとらえることになるかもしれない。そのような解釈が複数回行われると，その状況についての見解が，もしも最初に妥当だと思われる別の視点が選択されていたら，そのことから得られる状況についての見解とは全く異なるものになってしまう。他の視点が同じように，あるいはそれ以上に妥当だと考えられる時に，1つの視点のみに凝り固まってしまうことを「トンネルビジョン（tunnel vision）」とよぶ。達人は，その状況を別の視点からも見ようとすることによって，トンネルビジョンに陥るのを回避しようとする。時に，自己反省によって，また時に他の人に相談してその他者のおそらく異なる見解に共鳴しようとしたりしながら，トンネルビジョンの回避に努める。たとえば，ある不快な患者の行為を詐病だと考える看護師は，それに続く行為を，詐病を決定づける証拠だと考えるかもしれない。結果として，実際には医学的危機が起こっていることに手遅れになるまで気づかないこともありうる。もしも，その看護師が，一歩下がって展開されている行為パターンを再考してみたり，別の看護師と話し合ってみたりしたら，その看護師は，突如として，現在起こっているできごとと過去に起こったできごとの本当の意味を理解するかもしれない。熟慮による合理性は，理論と実践の交差点に位置しているのである。それは，直観的な実践に根ざした行為を，冷静に論証しながら観察することである。そして，そこには，初心者，新人，一人前の実践者の純粋に理論に根ざした行為によって置き換えられることのない，直観を試すような，そしておそらく直観を改善させるような観察力が

あるのである。

　理論が実践と相互に作用する別の事例は，その状況が自分にとって非常に目新しく直観的対応を除外すべきだと，達人が直観的に感じる時に生じる。その達人が示す最初の反応は，異なる経験のためにその状況が未知ではない誰かの助言を求めることだろう。もし，それが不可能な場合，理論の必要性を直観的に感じ，達人は，初心者の時に新たな状況に対応するために学んだ規則と科学的知識をよび起こすだろう。新たな医学的状況は，潜在的にもっていた一人前レベルの計算された行為を誘発するだけでなく，勤務する環境での変化も生じさせる。もし，看護師が，職場の文化が異なる新しい病棟や新しい病院への異動が命じられた時，よく知っている状況であっても，それに対して以前の職場環境で達人のやり方と考えられていた方法で直観的に対応するのではなく，一人前レベルの対応を計画するほうがよいかもしれない。

　これまで，理論と実践が，驚くほど興味深くまた重要な方法で，いかに相互に作用し合うのかをみてきた。スキルを単なる理論知識であるとか，実践だけによる対応として考える人は，この複雑な状況のほとんどを見過ごしてしまうだろう。理論家から非常に高く評価されている原理原則は，詳細に検証されれば，ほとんど常に，その適用には事実と特性を必要としているように思われる。そして，そうした事実や特性の中には，実践のおかげで認識されてはいるが，理論によっては明確にされていないものもある。一方，実践は，さまざまな状況における関連ある特性や，そうした特性間の関係性と相関性について理論的な理解に関する訓練が事前に行われていなければ，ほとんど役に立たないものである。概念的で理論的なアイデアを学習することから始め，そうした概念や理論を習得することによって，学習者は，責任を安全に引き受け，経験を獲得していくことができるのである。さらに重要なことは，直観的対応を可能にするシナプス修正がこれらの規則に基づいた手順に取ってかわるようになるにつれて，最終的には経験が優先することになるという概念的知識を，脳が具体的に学習していくということが可能なのかもしれないということである。出発点に理

論がなければ，同じ経験を提供された2人の観察者は，ものごとを全く異なる見方で判断してしまうだろう。新たな一連の状況に対して，そうした観察者は，同じような訓練を受けた達人たちによって証明された総意として受け入れられた方法とは，非常に異なる方法で対応するだろう。よい実践に関する総意による同意がなければ，意義ある事後の議論は起こりえないし，グループの全体的スキルレベルの改善はほとんどみられないだろう。

　その理由を理解するためには，私たちは，まず病気（illness）と疾患（disease）を識別しなければならない。ベナーとルーベル（Benner & Wrubel, 1989）によると，「疾患」は，有機体の機能不全である。それについて，近代医学は理論を確立している。一方，「病気」は，人の身体の崩壊の体験であり，つまるところ，人の日常生活の崩壊である。ベナーらは以下のように記述している。

> 　たとえ疾患が存在しており，細胞，組織，あるいは臓器レベルで何らかの損傷が体に生じていたとしても，その人に病気の徴候やその他通常の機能の障害が見られない限り，病気の体験は存在しない。看護師は，疾患の体験と患者がその体験にもち込む意味の両方を理解できる特異な立場に置かれている。その結果，看護師は，道しるべ，解釈，コーチングなどを提供することによって，患者が病気体験を形成していく支援ができる（pp.8-9）。

前述のように，看護は，疾患と病気の両方に対処するものであるから，応用理論のパラダイムケースであるし，原則論において理論や分析学的根拠を超越した実践の傑出した事例である。

　疾患は，物理法則によって支配される物理的対象である身体の機能不全である。ゆえに，科学者としての医師というヒポクラテスのビジョンがついに確立されたということについては，誰も驚きはしないだろう。しかしながら，その医学の成功が，ケアリング実践としての看護の理論が存在しうると提案していると考えるのは，私たちの合理的文化に特徴的な過ちで

あろう。看護でいうケアリングは，病気の人の世界において残されている可能性に開かれた姿勢を保ちながらも，一方では，もはや現実的ではなくなった可能性をその人が少しずつ手放していく支援をすることで構成される。もし，古代ギリシャ人が考えたように，人間が単に合理的な動物であったならば，世界をもちそれを維持する方法に関する理論があるかもしれない。しかし，今世紀の初頭にセーレン・キルケゴール Soren Kierkegaard の実存主義思考を基にして確立された哲学の学派は，人間が身体と心の何らかの組み合わせで理解されるという考えを否定している。この学派の最も有名な哲学者であるマルティン・ハイデガー Martin Heidegger (Heidegger, 1926/1962) は，人間は自分自身が引き受けた立場によって定義され，それによってそれぞれに開かれた可能性の幅が設定されていると述べている。この見解においては，「人間という存在」は，人間が行うすべては個人的自己解釈に従ったものだという点において，特異な存在である。人生全体の意味は，基本的なもので，どのような可能性があらわれ，それがその人にとってどのような意味をなすのかということを決定する。さらに，私たちは，私たちの人生や世界の客観的で理論的な傍観者ではなく，かかわっている参加者だ。ものごとは，私たちにとって重要なこととしてあらわれる。ハイデガーは，これを，人間は，物体や動物のように固定されたプロパティをもってはいないが，人間の基本的な存在のあり方はケアである，とまとめている。ケアリングを職業とする看護によって，理解され，保存され，高められなければならないのは，こうした人間のありようなのである。ベナーとルーベル (Benner & Wrubel, 1989) は，「看護師は，患者が人間の絆と関心を維持する支援を通じて癒しを促進するのである。そして，この人間的つながりが，病気を耐えしのぐ勇気を人々に与えるのである」(p.87) と表現している。

　人間のありようは，かかわりをもつものであり全人的なものなので，それに関して抽象的で分析的な理論など存在しない。ケアリングは，実存的なスキルとよんでもいいだろう。それは，実に，ソクラテスが「コツ (knack)」とよんだものであろう。しかし，料理と異なり，それは生と死

にかかわるものであり、その人全体にかかわるものなので、コツという言葉が適切とはとても思えない。ケアリングは、疾患の理論に基づいた伝統の力を示す。その疾患の理論では、その実存的スキルにその重要性とユニークさを尊重するような伝統的な名前は与えられていない。そして、私たちは、私たちの語彙の中でそれにふさわしい適切な言葉をもち合わせていないように思う。ふさわしい言葉を探そうと懸命に努力して思い浮かぶのは、せいぜい次のようなものである。人々の世界に入ることによって人々を助ける方法としてのケアリングは、私たちが「理解（understanding）」とよぶ知識のより高等なものである。

　心理療法は、精神疾患の理論をもっていると主張するが、それは、つまり、心の科学的説明で、心の正常な機能と異常な機能についての科学的説明なのだが、気くばりに理論はないという私たちの主張とは矛盾するようにみえるかもしれない。しかしながら、実存主義の思想家が正しいとしたら、そして、私たちはそう考えるのだが、精神病理学（体の病理をモデルにしている）のハンドブックを備えもつ精神分析理論（医学理論をモデルにしている）は、決して実現しえない夢だ。これとのつながりで考えると、心理療法士は、患者をケアするうちに経験を積むので、理論的にお互いどれほど対立していようが、実践においてはどんどん似かよっていくというのは、大変興味深い。これは、心理療法士は、経験を積むに従って、理論をどんどん使わなくなるということを示唆する。一方、看護師は、その仕事は医学理論を適用することで構成されているという限りにおいては、経験と専門的知識・技能が増すに従って、理論をよりいっそう学び、適用していく。理論がどのような場合に適切かということについての知識があれば、看護師は、実存主義的スキルの原理原則を考案しようという誘惑に抗することができるはずだ。看護におけるケアリングの最新の理論は、一般的にケアについて解釈的な見地に立つ。しかし、そうだからといって、その正当性を傷つけるものではない（Benner, 1994a；Morse, Bottorff, Neander, & Solberg, 1991）。

　これは、世界を保護し維持していくことに関する敏感な感覚について何

も語るべきことはないという意味ではない。私たちは既にそのことについて多くを語ってきた。人は，人間の一般的な構成を記述し，重要なこと，可能性，そして共有される世界に住むということによってケアが構成されていると記述することができる。これが，人間の実存的説明とハイデガー (Heidegger, 1962) がよぶものである。人はまた，特定の文化，家族，個人が，彼らの世界をどのように構成しているかを詳細に説明できる。意味が共有されるので，一般的な状況において，何が重要で，どんな可能性が開かれているのか，または閉ざされているのかを提示しながら，一般的な事例を選択し記述することもできる。そうすると，より成功した介入とそうでない介入の間の質的な識別ができるようになる。また，ケアリングのスキルが，初心者を支援する格率をつくっていく段階を見ることができる。しかし，ケアリングの専門家である看護師は，自分が原理原則や精神の疑似科学によって導かれるのではないということを知っている。患者の状況の中に入っていき，参加と直観によって導かれなければならないということを知っている。

　この領域においては，プラトンが定義するような臨床的「知識」は存在しない。しかし，臨床的「理解」は存在しうるし，存在していなければならない。したがって，ケアリングでは，医学理論を「適用」する事例においてみられるように，理論が存在しないかかわりが要求される実践を発見するのである。しかしながら，疾患の治療と病気のケアとの間には重大な相違がある。医学の一般原則を適用する事例においては，看護師は科学技術を活用する活動にかかわらなければならないし，疾患が示す身体にあらわれる徴候を読み取ることを学ばなければならない。もちろん，それは規則を適用する鍵としてではなく，適切な直観的な対応を引き出すパターンとしてである。看護師は，しかし，特定の疾患を抱えた特定の身体に対して，医学の科学と技術を実践する活動にかかわるだけでなく，ケアリングにもかかわるのである。ケアリングでは，他の人間の状況を心で感じることができるためには，看護師は，患者の視点でものごとをとらえ，その状況と苦しみを受け入れることができなければならない。そしてその人が病

気を乗り越えていけるようにする気くばりが必要である。その特異な実践において，技術的なスキルと実存的なスキルが組み合わせられることによってのみ，看護師は，人と体の両方を癒すことができるのである。

　このように，看護は，実践と直観をあわせもつ必要不可欠な立場の顕著な例を理論的専門的領域において提供するという特権的立場にある。しかし，さまざまな西洋的スキルのなかでそれよりもさらに大きな特権をもつ立場に置かれているといってよいだろう。また，看護は，人間に関するいくつかの分野においては，抽象的で，客観的で，一般的な理論や分析的な合理性が全く通用しない場もあるのだということを非常に明瞭に示す領域でもある。そして，それがゆえに，看護という仕事が他に全く類をみない特異なものとなっているのである。技能（テクネー）の完璧なモデルであることに加え，看護のケアリング実践は，理論的要素が全くないスキルについてのパラダイムケースを提供するのである。

## 解説

　達人の臨床的かつ倫理的スキルの獲得と形成に関するドレイファスモデルは，どんな分野の学習においても初心者レベルから達人レベルへ進むためには，経験的学習が必要不可欠だという認識に基づいている。高度な専門性は，実践的な状況の特質を見極めるための解釈的能力を発達させること，また何がいつどのようになされなければならないかということへの巧みな反応を発達させることによって獲得できるものである。実践を構成する規則やルーチンをどんどん学んでいくことは，非常に複雑で不慣れな状況における初心者の安全と不安定な状態を支えるための一時的な手段としてのみ機能する。学生の場合，最初は，その状況全体を簡単なタスクに分けて考えるとよい。しかし，もし学生が，その状況の特質についての認識，重要性・非重要性の識別力を発達していけるようなコーチングを受けなければ，この方法はそれほど長くは機能しないだろう（Benner, Sutphen,

Leonard-Kahn, Day, 2008；2010)。状況下における学習は，実践的な臨床状況の特質を理解することによって，全体的なもの，または統合されたものとなるのである。

　看護教育者たちは，状況下での認識と特定の状況における「活用」ではなく，さまざまな状況に一般化できるような公式で抽象的な理論を追究するアカデミックな手法に強く影響を受けてきた。あらゆる専門職が，このアカデミックな領域で広く好んで使われる手法に従っている (Sullivan & Rosin, 2008)。看護教育に特に役立ってきたのは，デューイ Dewey の強い影響と経験的学習の価値だ。デューイ (Dewey, 1933) は，生涯学習として毎日の学習をより重要視するような教育の"漸進的な改革"をよびかけた。彼は，個々のスキルを個別に繰り返し練習するよりも，実際の実践状況における経験から学習することの重要性を強調した。「私は，より新しい哲学の根元的な調和は，実際の経験の過程と教育との間には親密で必要な関係が存在するという考えの中にあると思っている」(Dewey, p.100)

　さらにデューイ (Dewey, 1987) は，学習者には学ぶための準備が整っていなければならず，経験的学習のための環境はより豊かなものになりうると述べている。

> 　科学的に導き出された結論を率直に尊重する人は，その経験を否定することはできない。経験とは，分化された環境を要求する高度に有機的な生物において見られるような，非常に高度に分化した状態の下で起こるものだからである。経験が，どこでもいつでも生じるという証拠はどこにもない (p. 3)。

　デューイ (Dewey, 1987) が示唆するように，経験的学習は，どんな状況でも，誰にでも，いつでも生じるものではない。経験的学習は，パフォーマンスへのフィードバックが豊かで，経験的学習を明瞭に言語化して振り返る機会が意図的に計画されている環境において，最も多く生まれる。看護教育者たちは，経験的学習を積極的に計画し奨励する。教師たちは，学生が臨床実践の準備をしている時に経験的学習を振り返るように促す教育

的方策を活用する。また，臨地実習後のカンファレンスにおけるディブリーフィング*時でも同様の方策を使う。この時には，学生たちは，自分の経験的学習からクラスメートも学べるように，自分がその日臨床で学んだことを他の学生たちと共有するのである。

---

*訳者注：デブリーフィングともいう。将来の改善につなげるために経験を振り返り，それについて詳しく話し合うこと。

# 第2章

# 現場に入る：新人の実践

　看護においては，学校教育から専門職実践への移行は，非常に注目され多くの研究もなされてきたが（Fisher & Connelly, 1989；Kramer, 1974），新人看護師の実際の実践と臨床学習については，それほど研究されていない（Benner, 1984a；Benner & Benner, 1979）。本章では，就職後6か月以内の新卒看護師の実践を，直接患者をケアした際に自然に出てきたナラティブ，本人たちが感じている専門職としての課題や葛藤などについての自由なディスカッション，そしてその実践の観察を通じて検証した。新卒看護師の実践についての評釈は，新人の実践に関するドレイファスモデルを支持し拡大するものである（Dreyfus & Dreyfus, 1986）。また，新卒看護師の実践スキルと葛藤に関するベナーの以前の記述をさらに明瞭にするものである。

　本章では，新人看護師の実践について2つの中心的な側面を模索する。まず，新卒看護師の臨床の世界，つまり，新人看護師の前に臨床の世界はどのようなあらわれ方をするのか，そして，新卒看護師にとって突出して見える状況の局面とはどんなものかについて論じる。新人看護師は構造化されていない臨床状況に，偏見をもってはいないが，不安を抱いて入って

いく。臨床状況は，新人看護師にとって，達成しなければならないタスク（課せられた仕事）のまとまりとしてあらわれる。こうした看護師にとって，タスクとして要求されるものが自分の仕事の中心的なものとなる。そして，患者の変化する状況や家族の懸念・落胆など臨床状況のその他の側面のすべてが，新人看護師たちが焦点を当てるものの背景を形成する。また，臨床状況は新人看護師たちに，特にこれまで学校で学んできた理論的理解との関連を実践の現実から学ぶ機会を提供する。同様に，臨床での現実は，適切な知識を適切に適用することを要求し，ある程度規則正しくみえる。新人看護師の臨床の世界でその他顕著にみられる側面は，状況が個人の能力・手腕（capability）を試すものとしてあらわれることだ。この章では，新人看護師の実践に関するこれらそれぞれの側面を詳細に取り上げていく。

　次に大きな実践の側面は，新人看護師の臨床での主体的な行動（clinical agency）である。主体的な行動（agency）は，ケアする責任を引き受けることだと定義される。そして，それには，新人看護師にとっての臨床の世界を考慮した上で，その看護師がその臨床状況にどのような影響を与えるかが含まれる。新人看護師は，臨床での主体的な行動をとる。その行動は，新人というスキルレベルに特有のものである。新人は，目の前の患者ケアの状況の外的要素に導かれながら，患者ケアを行う。この外的導きには，ケア標準，病棟手順，医師や他の看護師の指示などが含まれる。さらに，過去の看護記録やそのような記録を完成させるための必要条件なども実践の指針となる。より大きな医療ケアチームの一員という役割においては，新人は，他者の専門性に非常に依存している。自己の自立的実践を示そうと努力しながらも，自分がどれほど貢献できているのかと絶えず自問している。

# 新人看護師の臨床の世界

## 行動のための必要条件

　臨床状況は，新人にとって，行動のための一連の必要条件としてあらわれる。ケアの規範と手順という視点を通してみると，患者は，新人看護師にとって，行動を必要とする問題と状態を抱える困惑するような集合体であるかのようにみえる。特に，臨床状況が複雑な場合，新人は，1人の人間としての患者に向かい合う余裕をほとんどもてない。むしろ，彼らの注意と活力は，なされるべきことがらの複雑なリストに一心に向けられ，そのリストのどれもがその状況にとって同じ程度の関連性をもっているようにみえるのである。

看護師1：Mさんという患者を担当したの。この人は肝不全で，基本的に1対1のケアが必要な患者さんだった。私は，Mさんと他にもう2人の患者を担当していたの。私はもう本当にパニック状態だった。病棟に行くと，異なる検査結果のあれこれや，この点滴，あの点滴，このチューブ，あのチューブといろいろ話が飛び交っていて。

看護師2：大忙しだったのね。

看護師1：「いったい何なの！」最初にそんなことが起こった時には，私はもう全身がこわばって，こんな感じだったわ（大きな口を開けて大きな息をのもうとする）。

看護師2：で，まだ看護計画すら開く間がなかったんでしょ。

看護師1：とにかく緊張していたわ。そして，看護計画を開いたら，そこにはものすごくたくさんのことが書かれていて，何がなんだか読解することさえできそうもなくて，私はもう本当にこんな感じだった（体をすごくこわばらせる）。

　この事例やその他の多くの新人看護師のナラティブでみられる感情的な

窒息状態は，一時的不能に陥らせるような不安感が原因だ。新人の場合，自身の実践能力についての懸念が，臨床状況を読み取り対応する能力を侵害していく。この事例のように，不安と自分が把握していた患者の初期の状態との相違から，新人は，他の看護師が提示した情報を意味ある方法で順序立てて考えることができなくなる。同様に，看護計画の中で指示された治療は，最初は意味のないごちゃ混ぜの情報のようにみえる。新人は，その患者はその時何が問題なのかという基本的な情報と，患者が看護師のケアを受けるようになった時に何がなされなければならないのかという指示で，臨床状況を把握しようとする。新人は，提示された情報をなんとか意味をなすように整理し，行動計画の概略を立てることに没頭してしまう。特に，新患やよく知らない患者の場合にはその傾向が強い。彼らは，患者の過去の体験や将来への期待などに自分のビジョンを拡大する準備はまだできていない。たとえば，前述の事例の場合，看護師は，結局は患者にうまく対応できたと報告している。それは主として，彼女が自分の不安を確認し，1つずつ順序立てて自分のケアを構成することによって，自分のシフトの終わりには指示されたすべてをこなすことができた，ということを意味している。

　そして，私は，心の中で思ったの。すごくよい夜勤だったと。それができたのが初めてだったから…私は「大丈夫。1つずつやっていけばいいんだ。人間なんだから，まず1つやって，それが終わったら次に進む，それでいいんだわ。そうすれば，いずれ全部終えることができる。落ち着いたら，もっとよく考えられるようになって，もっと簡単にできるようになるわ」（自分につぶやいた）。そして，そのシフトはとてもうまくいったの。

どのナラティブでも，新人看護師たちは，この看護師のように，患者を身体的に支えたり，技術的に支えることの詳細に注意を払っている。こうした看護師たちのナラティブで最も明白なのは，患者ケアで達成しなければならない複数の両立しそうにないタスクである。彼らの仕事は，こうし

たタスクを整理して，優先順位をつけ，完了するという関心によって形成されていく。新人看護師のナラティブは，自分の時間とエネルギーを必要とする数知れない競合するような要求に対応しようとする努力に満ちあふれている。彼らは，なすべきことがらのリストとそれらを行うスケジュールを作成することによって，自分の1日を入念に組み立てる。患者についてのストーリーは，タスクを整理し優先順位をつける新人の能力を試すので記憶に残る。これは，より経験を積んだ看護師とは対照的だ。経験を積んだ看護師の関心は，ケアの内容，複雑で変化する患者の状態，担当する患者や家族の具体的なニーズを満たすことに向いている。新人は，患者のベッドサイドを離れてからも，患者の状態そのものよりも，しなければならないことのリストに心を奪われている。

> (1日の終わりに) 疲れを感じます。そして，多分，心配や懸念も感じます。すべてちゃんと終えたかしら？ やるべきことをすべてやりとげたかしら？ 変化に早く気づいたかしら？ こんなふうに再確認しているんです。

確かに，新人看護師は，患者の健康への深い懸念を表現する。しかし，このレベルにおいては，患者によいケアを提供するという関心は，ほとんど例外なく，指示された治療と処置をすべてやりとげたかということだと解釈される。

新人看護師たちにとって臨床状況はタスクのリストである，ということの他の証拠は，彼らの成功体験のナラティブにみられる。新人看護師たちにとって，成功とは，短時間のうちにタスクを完了することを意味する。そして，患者を"良好な状態"に維持してシフトを終えることができれば，それはつまり，やり残したことがほとんどないという意味だが，達成感をもつ。たとえば，ある看護師は，担当していた男性患者が思いがけず急遽退院となった際に，在宅用の酸素療法機器を準備して，必要な患者教育も終えることができたと，とても得意げだった。臨床スキルの改善も重要視されている。スキルが改善されれば，看護師の1日の仕事の流れがよりス

ムーズになるからだ。たとえば，次の事例では，ある新人看護師は，患者を遠隔モニタリングで確認し，患者にジギタリス製剤が投与されるよう準備する能力が向上したことに満足感を得たと述べている。彼女は，このスキルが重要だと考えている。それができれば，患者のために計画した行動のスケジュールを狂わせずに済むからだ。

> こんなこと（遠隔モニタリングでとらえられる患者の変化）が起こる前にそれをキャッチできるのは嬉しい。だっていったん起こってしまうと，その日の計画がめちゃめちゃになって，どうしたらよいのかわからなくなってしまうから。そして，そんなことって，一番都合のわるい時に限って起きるんです。

新人看護師が最優先するのは，立てられたスケジュールの維持で，患者の状態の改善は，この努力の喜ばしい副作用なのである。

## 学習の源泉としての臨床状況

新人看護師の知覚的仕事のほとんどは，臨床の症状や徴候の具体的発現を認識することだ。彼らは，懸命に"みる"努力をし，理論的にしか勉強していない臨床の実態を認識しようとする。実際の呼吸困難，血液反応，低血圧といった危機的な状態は明白である。それでも，新人看護師がこれらの状態を認識するには，特に初めての場合，努力を要する。認識するということ自体に専念するあまり，新人たちは，こうした状態のあらわれ方は多様で，時間を経るに従って変化もしていくということへの理解にはあまり注意を払えない。さらに，新人は新しい状況を認識することはできるが，こうした状態をどのように管理すればよいのか必ずしもわかっていない。だから，新人には，どのような介入が必要なのかということについてのコーチングが必要である。新人のナラティブからは，彼らの臨床的理解が，部分的で抽象的だということがわかる。それは，「あらゆるチューブ

が入っている女性患者」とか「精神疾患の患者」とか「血液反応の典型的な事例」というような，かなり広い分類での臨床的理解に留まっている。

　新人看護師の学習の質は，より経験を積んだ看護師のそれとはかなり異なる。新人は，環境と同僚の知識の正当性に一定の信頼感をもっている。そのため情報を事実として吸収する。この信頼が，学習における自由度と気分の高揚の度合いを決定する。そしてそうしたものは，その状況とそれについて何が知られているかについて不確かな部分をまだ理解していない人間だけに提供されるものだ。学習における自由度はさらに助長されていく。新人たちは，自分たちがよく知らない臨床状況を管理するという責任をまだ感じていないからだ。

　次に紹介するナラティブで，ある新人看護師は，消化器の複雑な手術を受けた術後の患者について述べているが，それは，学習についての新人の"屈託のなさ"を明白に示している。彼のナラティブ全体が，興奮した情熱的な調子で語られている。

> 　とても勉強になりました。今，2人の専門看護師がかかわっています。病棟にはCNⅡ（臨床看護師Ⅱ）とCNⅢ（臨床看護師Ⅲ）が勤務していて，小児の主な消化器系の手術についてすごい知識をもっています。こうした小児外科のスタッフはみんなとても親切に助けてくれます。主治医もフェローも…つまり，私はこの3日間でものすごく多くのことを学びました。どれほどの学びになったか言葉にできないほどです。

　臨床で遭遇する新たな疾患や問題について，これほど純粋に学びを楽しむことができるのは，新人だけかもしれない。この男性看護師のコメントは（そしてそれをとりまく類例も），新人看護師にだけみられる無邪気さを示している。そして，それは，その学習について職場で適切な支援がある時にのみ，みられるものだ。新人看護師の無邪気で率直な学習は，より経験を積んだ看護師に明白にみられる複雑な問題解決のそれと好対照をなす。中堅および上級レベルの看護師は常に，臨床状況にうまく対応する際

にかかわってくる緊張と競合するような複数のリスクを評価しなければならない。新人看護師にとっては，リスクフィールドはまだ設定されていないようにみえるために，学習は，どちらかといえば，まっすぐに進むものであり，権能を与えるようなものだ。それは，発達途上にあるからかもしれない。なぜなら，新人看護師が，いったん臨床的示唆と個人的責任をより全体的に把握すると，その屈託のなさは霧散する。すると，彼らの学習は，より上級の看護師ならほとんどのような臨床状況でも予測的に感じる，競合する懸念事項によって抑制される。

　実践経験が限られているために，新人の目には，臨床状況が一時的に限界のあるものに映る。彼らは明らかに直近の日や時に焦点を当てる。一方，患者の状態のより大きな側面は，彼らの視野にはまだ入ってこない。看護師は，自分が担当する患者ケアを通じて，ある病気がたどる軌跡のさまざまな段階を経験する。新人看護師の場合，その経験には限界がある。彼らは，ある患者のある特定の日の経験を大局的な見地で考察することができない。どんな症状も反応も個別のものとしてとらえられるために，それがその疾患や回復がたどる自然な軌跡の一部としてとらえられる場合に比べ，懸念はより大きくなる。看護師が，学校教育において，病気がたどる軌跡にはどのようなことが包含されているかについて学んだとしても，回復の段階においてそれを認識し，やがて予期できるようになるには，まず臨床現場において複数の患者の回復のプロセスを実際に経験しなければならない。

　次に紹介するナラティブは，ある看護師が，自身が担当する小児患者との集中的なかかわりを通じて，骨髄移植患者はどのような病気の軌跡をたどるのかを学んだ事例を示すものだ。彼女は，その移植後の男児患者のケアをずっと担当していた。その子がストレスを感じた時には，家族の支援を求めるということも経験から知っていた。それでも，その子が彼女と話したりかかわったりすることを拒否して，どんどん引きこもっていくと，とても心配になった。それに，薬に対する反応か移植片対宿主病のせいか，その子の体の具合もひどくわるかった。40℃とか41℃といった高熱

がでた．アムホテリシンの投与を受けていたが，小さな震えや大きな震えや下痢といった症状がでていた．

> 私は心理的にどんなことがその子に起こっているのか本当に心配でした．その子は隔離病棟にいて，どんどん内に引きこもっていっていたの．そして，私たちが何をやっても内向的になっていくばかり．その子を精神疾患にしてしまわないようにするには，いったいどうしたらよいのだろう？　そればかり考えていました．

5日後，熱が引き，具合もずっとよくなると，その看護師は，その子のスタッフとかかわるパターンが驚くほど改善したことに気づいた．この経験を通じて，彼女は，その子の状態を見る時には，生理的な問題と同様に心理的な問題も考慮に入れなければならないこと，そして，そうした状態は，数日のうちに劇的に変化するということを学んだ．彼女は，骨髄移植を受けた小児患者の病気の軌跡についてより広い視野を得ることができ，この処置を受けた子どものさまざまな反応を状況の中でとらえる能力を体得した．

また，新人看護師が把握するのは，自身が目で見て理解することができる状況の側面に限定されている．彼らは，自分が"全体像（big picture）"，つまり，患者の複数の生理学的システムが相互にどのように関連しているのかを読み取ることができないという．この把握ができないことにフラストレーションを感じていて，自分の周りのより経験を積んだ看護師と同じような実践を自分ができる日を楽しみにしているようだ．しかし，現段階では，いくつもの断片が全体像のどこに位置するのかを理解するのは，ほとんどの新人看護師の能力を超えるものだ．たとえば，私たちが観察していると，ある看護師が，クレアチニンクリアランスの値をみるために24時間採尿をしなければならないと言った．なぜその検査が必要なのかと尋ねると，彼は，その検査は，24時間にわたってその患者の尿のなかにクレアチニンがどのくらい排泄されるかをみるために指示されたと淡々と答

えた。さらにあれこれ尋ねると，その看護師はやっと，私たちの質問が，その検査が患者の状態とどのような関連性をもつのかということについて尋ねていることに気づいた。そして，少し恥ずかしげに，その検査がどの生理的なシステムを評価するのかわからないので，後で"調べて"おかなければと言った。

　新人看護師のナラティブや実践では，これと同じような，患者の状態に関する分断された，あるいは部分的な把握を示すような事例がよく見受けられる。彼らの学習への熱意と情報を吸収する意欲はよくわかるのだが，そうした情報を全体的に意味ある方法でとらえる能力は，このグループではほとんど見受けられない。私たちの観察中，新人看護師たちは患者の傷を適切にケアしていたが，患者が受けた手術の種類を尋ねると，彼らは答えられなかった。しかも，その情報は，患者のカルテや看護計画の中に明確に記述されていたのだ。また，神経系のアセスメントの手順を正しく述べることができる看護師でも，目の前の患者について，そのアセスメントでみえた具体的な有意な徴候の重要性を認識することはできなかった。こうした看護師たちは，疾患や手術に関連する徴候や症状に関する多くの試験に合格していた。それでもまだ，そうした理論的学習が，複数の問題を抱える現実の患者ケアにおいて，どのようなことを意味するのか理解できないでいた。新人看護師たちは，臨床状況を部分的にしか把握できない。そのために，彼らは，重篤な患者のケアで求められる複雑な要求にうまく対応することができないのである。新人看護師が，自分の理解が部分的なものだということを認識し，自分の周りにいる達人看護師の判断を尊重しそれに頼ることによって，患者の安全は守られるのである。

> 　ときどきとても難しいと思うの。なぜって，明確な答えを認識できないから。たとえば，ある子に気管挿管をする時，私よりも知識がある看護師の場合，挿管に関する直接的な処置をすること以外にも，状況がよく見えていて，「ええ，わかりました。でも，こんなことも起こるかもしれない。あんなことも起こるかもしれない」と言ったりするかもしれない。そして，こんなことと

あんなことの違いもちゃんと判断できなければならないわ。私は，そんなことができるかどうか心配。私たちは何が最善なのか自分は知っているとつい思ってしまいがち。でも，現実には，自分が十分に理解していないさまざまなものごとが同時進行しているわ。

## 指示され規制された臨床状況

　新人看護師は，学校の基礎教育や他の臨床看護師から学んだ看護理論や実践の原理原則に依存している。彼らは，もし自分たちが身体や特定のケアの手順について十分な知識を思い起こすことができれば，臨床状況は，きちんと把握できる明確な秩序をもっている，と思っている。そして，ケアがうまくいかなかったのは，自分の知識不足や組織化する能力が十分でないからだと考える。2人の新人看護師の間で交わされた次の会話が，それを如実に示している。

看護師1：ストレスに感じるのは，看護師はいつもよい行いをして，いつでも正しい知識をもっていると期待されていること。
看護師2：そうね，その通りだわ。だって，ものごとがうまくいかない時って，1つのシステムがうまく機能していないだけでなくて，すべてのシステムに問題が生じた時なのよね。そして，あらゆることが起こっている時に患者は危機的な状態になるわけ。そこで，看護師は，問題はいったいどこにあるのかって考えなきゃならない。で，何もかもうまくいってないようなら，私たちは…どこかに答えがあるはずでしょう…でもそれはいったいどこに？　って慌てふためく。でも，答えはなかなか出てこない。
　そして，もし答えが，たとえば看護記録の中にあったとしても，それを探し当てて読まなきゃわからないわよね。でも，今，この時点ではその書類を探し出して読んでいる暇なんてないわよね。それで，「じゃあ，とにかく中毒について調べてみて。それがないかどうか調べてみるべきよ，そうすべきだと思うわ」って言ったりするわけ。

新人看護師は，もし自分が適切な知識を思い起こすことができたならば，その知識を手元にある問題に体系的に"適用する"のが自分の役目だと思っている。ほとんどの新人看護師は，臨床問題には明確にされていない変化する性質があるということをまだわかっていない。同時に，看護実践には，病棟で設定されているプロトコルや手順に含まれていない側面が多いということも理解していない。臨床問題はただ単に，"適切な"知識を要求する問題として，あるいはケアについての"適切な"手順や技術の適応を要求する問題として看護師の目の前にあらわれると思っている。新人看護師は，自分の仕事はある意味，どの臨床状況がどの知識，どの手順を要求しているかを認識することだと考えているようだ。

　新人看護師が，臨床状況を手順上の問題，あるいは理論上の問題としてとらえがちなのもそれほど驚くことではない。基礎看護教育において優勢な教育実践は，理論的知識はすべての看護実践の土台となりそれを支えるものだ，と示唆しているからだ。さらに，基礎看護教育は，現場においてその知識を適用できるような看護師を育成すべきだと示唆している。新人看護師たちは，初期の実践において，この教育哲学を実践しようとしているにすぎない。不慣れな臨床状況で自分を導くために，基礎教育とオリエンテーションを通じて得た"知識"の鉱脈を探し当てようとして懸命なのだ。

　次の事例は，新人看護師が，不確かな臨床状況においてでさえも，その状況を乗り切るために，いかに自分の知っている知識やケア手順に依存しようとするかを示している。この事例では，その看護師は，敗血症を起こしていると思われる，重篤な状態の腎臓移植患者のケアを引き継いでいる。彼女は，その患者の何が問題なのかについての明瞭な申し送りを受けずに，どんどん変化する状態にある患者のケアを引き継いだ。状態があまりよくないということを彼女が感じるきっかけは，医師が彼女にベッドサイドで患者をモニタリングするように指示したことと，ベッドサイドでは医療スタッフが慌ただしく動いていたということだけだった。

看護師：シフトのはじめに，その患者に何が起きているのかわからなくて，困りました。何かが問題だとは思ったのだけど，それが何なのかがわからなくて…

何人もスタッフが入ってきて，3人くらいの医師が指示を出し始めました。それで，私は，医師たちが私にしてほしいこと，そしてその状況下で何から優先的に行ってほしいと思っているかを懸命に理解しようとしました…でも，自分が手際よくやってないということがわかっていたから，それに，私がどんなに一生懸命努力しても，明らかに医師たちが私のやっていることに何ひとつ満足していないということもわかったから，すごくいら立っていました。私の看護指導者もそこで働いていました。私の前のシフトの看護師がとても忙しかったようで，その病室は物品が整っていなかったし，汚かったんです。こうしたことで，私は本当に気が立っていました。

そして，看護指導者といえば「ちゃんと覚えていてね。今夜あなたが一番気にかけなければならないのは呼吸器系だからね」といったコメントをしてくるのです。そんなこと，ごく基本で，彼女の酸素飽和度が落ちてきていることくらい，私だってちゃんとわかってるって思いました。私たちは，学校で，呼吸器系が最も重要…ということはいやというほど叩き込まれていましたから（笑）。

インタビュアー：彼女は敗血症性ショックになっていたのに，その時あなたはそれに気づかなかったのですね。

看護師：ええと，その疑いがあるって言われました。でも，結局はそうではなかったようです。ただ，胆泥が出ていただけでした。

インタビュアー：では，その時に，あなたは自分が行わなければならなかったことは，なぜ行われなければならなかったのか，理解していたと思いますか？

看護師：いいえ，ぜんぜん。全くわかりませんでした。医師の1人に「こうしたことをなぜしなければならないのか，教えていただけると嬉しいのですが…」と言ってみたのですが，ただ指示を出すだけで，優先順位も教えてくれません。そして，私の考えた優先順位は医師の思っているそれと違っていました。そのことで私は何日もその医師を恨みました…たった一晩で自分の自尊心が1週間もの間へたってしまうなんて…あの晩は基本的に，患者

が救命されて大丈夫だったということ以外，何ひとつうまくいきませんでした。

　この事例は，時に，新人看護師が患者の状態について最小限の把握さえしていない状態で働かなければならないということを示している。危機的な状況下では，より経験のある臨床家の指示に従う以外の選択肢はほとんどないのだ。この看護師は，与えられた複数の指示に優先順位をつけて，その仕事をこなすこと，そのうえ指示を与える医師をいかに"満足させるか"に専念していた。彼女は，自分の能力を最大限にして働きながらも，臨床状況を論理的に理解できなかったことから，フラストレーションを感じ自尊心を傷つけられていた。

　明らかにストレスに満ちた無秩序なこの現場で，看護指導者は，新人看護師の注意を患者の呼吸状態に向けさせようとした。新人看護師は，この注意を，学校で耳にタコができるほど繰り返し聞かされた"まず呼吸器系に注意すること"という"規則"をさらに反復されたと受け取った。その患者のケアにおいて，その時点で呼吸器系のモニタリングをすることがなぜ重要なのかについては気づかなかったようだ。先輩看護師の焦点を絞った注意の意図は理解せずに，この新人看護師は，医師の指示に従うことだけに注意を払い続けた。

　この患者のモニタリングと管理は，おそらくその看護師の能力範囲を超えるものだった。不幸なことに，この新人看護師には，自分の行為について客観的な視点を得るために，かかわったチームとともにそのできごとを詳細に検討する機会がなかった。それができていれば，もしかしたら，かかわったチームメンバーは，彼女のスキルレベルを考えると，彼女はその状況下で適切に機能していたと感じたかもしれない。また，もっと話し合いができれば，この新人看護師は，部屋にいる熟達者たちから，ものごとを頼まれた時に感じた厳しさや激しさをそれほど個人的なものとして受け取らなかったかもしれない。その実践についての内省（リフレクション）と他者からのフィードバックがなかったことから，その新人看護師は，そ

の経験を「(自分の)自尊心が1週間傷つけられた」と感じたのだ。たとえ彼女の行為が満足できるレベルではなかったとしても，彼女の行為に関して話し合いがもたれたならば，この看護師は将来異なるやり方で対処するように導かれたかもしれないし，自分が提供したケアを別の方法で振り返ることができたかもしれない。

## 個人の能力を試す臨床状況

　前述した事例で強調されていた新人看護師の実践に関するもう1つの側面は，臨床状況が，新人看護師個人の知識と能力を試すものとして受け取られていることだ。感じた不安のほとんどは，自分の能力が臨床で直面する要求に対して不十分なのではないかということについてだ。前述の複数のナラティブは，新人看護師の継続的な自己認識と自己観察を示している。新人看護師は，自分のことについて心配するあまり，時に，臨床状況を読み安全な行動をとる自己の能力を妨げてしまうことがある。自分の能力が不安で，自分の能力と患者の状態を同じくらい心配するために，自分自身を患者の状況から切り離してしまったりする。これは，ナラティブや臨床現場での仕事において，自分の能力にはほとんど焦点を当てない，より実践を積んだ看護師とは明らかな異なるところだ。

　突然遭遇する危機的状況，あるいは初めて遭遇する危機的状況において，新人看護師は不安のために機能できなくなることがある。自分の能力を超える状況に自分が置かれていることを認識して恐怖におののく時期があり，そうすると，計画し行動する能力をすべて喪失してしまう。けれども，いったん助けを得ることができれば，その状況がまるで魔法のように解決するのを経験することになる。看護師がいったん自分の"高揚状態(アドレナリン・ラッシュ)"や，その状況をどのように切り抜けるかに焦点を当てると，その患者に起こったことやその治療についての詳細は，ナラティブに登場してこなくなる。たとえば，次の事例では，健康で安定していると考えられていた術前の患者が，突然，ベッドに前のめりに倒れこみ

意識不明になる。意識不明の男性の同室の患者から呼ばれた新人看護師は，文字通り体が凍りつき身動きできなくなる。

> あの時，私はただ誰かに来てほしいと思いました。なぜって，私はただ，頭が真っ白になって——いったいどうしたらよいのかわからなかったんです。まず，その患者に何が起こったのか全くわかりませんでしたし，自分がどう対処すればよいのか皆目見当がつきませんでした。一瞬の間に，私は，自分がそれまでに蓄積してきた知識が粉々になるのを感じました。常識のかけらも全く残っていませんでした。

この看護師は，まず，気を失いかけている患者に向かって「しっかりしてください。明日は手術なんですよ！」と理性に訴えかけようとした。次に，「大丈夫，状況はそんなにわるくないんだわ，きっと，血圧を測ればいいんだわ」と自分に言い聞かせようとした。けれどもすぐに，その男性患者の体を支えながら血圧を自分1人で測ることなど不可能だということに気づき，助けをよんだ。助けが来ると，その看護師は，患者の状態や治療の詳細をすっかり忘れてしまったようにみえた。むしろ，彼女は安堵を感じ，救命チームの一員であることに誇りを感じたのだった。

> それはもうあっという間に自分もたちまちその救命チームの一員になっていたという感じでした。それで，とてもうまくいったと思います。陳腐に聞こえるかもしれませんが，みんなであんなふうに一緒に頑張れば，どんなに大変でもやりがいがあるという気持ちになるんです。その患者は結局は大丈夫で，次の日に予定通り手術を受けることになったのです。

この看護師のナラティブは，その患者に何が起こったのかというストーリーを最後まで告げていない。実際のところ，彼女はその患者がその後どうなったのかは知らないようだった。むしろ，彼女は，彼が救命されたということと自分がその場をしのぐことができたということで満足してい

た。別の事例では，ある新人看護師は，患者が深刻な薬の副作用を経験した際に，患者が救命されたという事実よりも，自分がどうにか無事にその場を切り抜けることができたということに，前述の看護師と同じような安堵を感じていた。

インタビュアー：その状況が落ち着いた時，どんなふうに感じましたか？
看護師：自分がその場をなんとか切り抜けたということ，そして自分が適切な判断をしたということに安堵を感じました…重要なことは，私がその場を切り抜けることができたということだと思います。それで，もし次に同じようなことが起こったら，何をすべきかわかるということだと。

　この新人看護師の場合，その患者ケアの危機的な状況が，看護師の自信に対して最も劇的な挑戦を突きつけたわけだが，ルーチンの患者ケアでさえも新人にはかなりの不安を与える。次のグループ・ディスカッションは，複数の看護師が，現場ではほとんどいつもパニック状態で過ごしていることを示唆している。

看護師1：ある日，胸腔ドレーンを挿入している患者の担当になったの。あぁー！だめ。私にはとてもできないわって，もうパニック状態。私は，"突然大きな楽しみが訪れるかも"と書かれたバッジをもっているんだけど，それに棒線を引いてその上に"パニック"という文字を書くべきだって思っちゃう。だって，私は1日中そんな調子なんだから。廊下を行ったり来たりしながら，いつも「あぁー」って感じ。それで，（プリセプターが）「大丈夫よ。一緒に病室に行って，ドレッシングをはずしましょう。どんな感じか教えてあげるから」と言ってくれて。それで，先輩がやって見せてくれた後は，もう大丈夫だと感じた…先輩は病室に入って行ってドレッシングをはずしたの。で，私は「えっ，それだけ？」って思っていると，先輩が「はい，これでおしまい」。ああ，そう，それだけなら私もなんとかやれそう，って思えた。
看護師2：そのパニックになってしまうってこと——あなたが今言ったパニックバッジ…私も…時にそんな感じになるわ。

**看護師1**：私は1日中そのバッジをつけているような気持ちだわ。

　こうした状況において新人看護師が感じる自身についての懸念は，自分にとって看護の役割がまだ新しく居心地のわるいものであることを示している。クリティカルケア実践の場では，看護師は，自分の知識と能力の限界ぎりぎりのところで行動することや，自分のスキルレベルを超える状況に対処することが要求される。その結果，臨床状況が自分にとってどれほど難しいものか，自分が患者のニーズにどれほど効果的に対応することができるか，また，その状況においてどのようにすれば自分が有能な看護師であると示すことができるか，このような懸念に新人看護師はとらわれるのである。患者の健康についての懸念もナラティブ全体を通じてうかがえるが，自分自身についての懸念も非常に明らかに読み取れる。

　新人看護師の実践にみられるにじみ出るような不安の存在は，おそらく避けることのできないものだと思えるが，その一方で，重要な目的をもっているとも考えられる。まず，新人にその状況にいる自分を感じさせる役割を果たしている。その結果，新人は，意識的に，そして内省的に，看護師の役割を担おうとする。自意識の中で，新人は，力関係について気づき，自分がその状況に与える影響について気づく。新人は，試行錯誤を通じて，状況に影響を与える別の方法を学ぶかもしれない。そして，それは，自分の将来の実践の助けとなるだろう。より熟練を重ね，いろいろな状況にもっとうまく対処できるようになると，スムーズなケアの流れを妨げることはだんだん少なくなっていくだろう。しかしながら，新人が看護師"のように振る舞ってはいる"が，"心の中でそうだと感じる"ことがまだできない看護師としての初期の段階では，自分の限界を認識して看護師という役割を担う気持ちをもつことが，自身の成長のために重要かもしれない。新人看護師が，看護の役割を十分に理解して具体的に実践することができた時に，はじめて，その役割を巧みな方法で試してみたり拡大してみたりできるのである。批判的で客観的なレベルを経験することが，新人がその役割と境界を理解する助けとなるのである。

新人看護師の不安は，自分が行うケアや患者のモニタリングに関して自分自身をより注意深くさせる役割を果たす。ほとんどの新人看護師は，自分が知らないということをかなり認識している。そして，この自分にとって未知の臨床問題についての不安があるからこそ，新人は，患者の状態のどんな変化も注意して観察しようとするのである。実践の初期においては，新人は，自分の患者が今にも死ぬのではないかと心配する。そして，経験を重ねるにつれ，さらなる不安が浮かんでくる。

**看護師1**：私，以前は，患者のそばを離れるたびごとに，自分がいない間に死んじゃうのではないかと不安になっていたの。でも，今は，離れても大丈夫って思える。
**看護師2**：今感じる不安は，看護師になった最初の頃に感じた不安とは違う種類の不安だと思うわ。
**看護師1**：ええ。今はだいたいこんな問題が起こるかもしれないということがわかっているからね。以前に感じていたのは，知らないことへの不安だったと思う。

　経験を積むにしたがって，新人の懸念はより高度なものになっていく。患者の状態が安定しているかどうかを，継続的なモニタリングで確認すべきか，断続的なモニタリングで確認すべきか，その違いを学んでいくのである。臨床状況についての学びを深めると，新人の懸念はより焦点が絞られた，しかし複雑なものとなっていく。たとえば，次のナラティブでは，ある新人看護師が，患者の体温の上昇について，自分の感情がどのように変化したかをたどっている。

> 　私は，患者の突然の発熱はいつも肺からくるものと思っていた。それ［腸の切除］で生じるとは，なぜだか考えてもいなかった。高熱はいろいろな理由から起こるんだってことがわかったわ。前は，「なぜだかよくわからないわ」って肩をすくめるだけだった。でも，今は，同じようなことが起こっても前ほど心配はしないと思う。どうしてそれが起こるのかっていう理由を，前の人

のケアを通じて少しずつ学んでいくんだわ。そして，そのことを記憶して，次にその情報を使う必要が生じた時に使えるようにしておいて，それが起こったら，その情報を使うんだわ。

新人看護師の不安には質的変化がみられる。まず，自分と自分の無能さについて広がる不安だ。それに，自分の患者が死ぬかもしれないという強い不安が伴う。この不安は，新人がまだ理解していない患者の状態の側面について簡単に考えて安心していた時に起こりがちである。新たな不安は，患者の状態の小さな側面が，実は注意して対処しなければならない重要な問題の先触れかもしれないということを理解することによって引き起こされる。たとえば，新人看護師にとって，術後患者の腟分泌物，摂食障害，消化器手術後患者の発熱が，突然，重要な意味をもつようになる。なぜなら，そうしたことが，患者の状態に関連しているということを理解したからである。以前は，こうした症状は，新人の知識の中で，回復における特定の意味合いをもつということにつながっていなかったために，それほど大きな心配ごとにはならなかったのである。

## 新人看護師の臨床での主体的な行動

臨床での主体的な行動は，新人が見て経験するその臨床の世界において設定される。新人は，以下の4つのことがらが際立つ臨床の世界で生活している。
(1) 行動への要求。特に具体的な仕事を達成するということに関連している。
(2) 臨床的に示される患者の状態の限界を，特に過去の理論的学習との関係で模索し明確に理解すること。
(3) 実践に対するどの指針が，それぞれの状況にどのように適切に適用されるかを明確にする必要性

(4) 看護師の知識と能力へのチャレンジ

　この特定された臨床状況の把握（clinical grasp）――そして，それは他のどのスキルレベルの看護師とも異なる点なのであるが――を考慮すると，新人看護師の臨床での主体的な行動もまたある意味でユニークである。私たちは，臨床での主体的な行動を，患者に起こっている状態に対して自己が与える影響についての経験と理解，そしてますます要求が強くなる医療チームの一員であり貢献者としての社会的統合として定義する。臨床での主体的な行為者（clinical agents）として，新人看護師は，ケアの具体的な計画や指示に従って患者ケアに対処しようとする。また，自分がその患者をケアする間，その患者を安定した状態に維持しようとし，安全だと妥当に思われる範囲において独立して患者ケアにあたり，自分の能力を超えたケアの監督と管理を他者に委ねる。医療チームの一員として，新人看護師は，複雑な医療実践を経験する。そして，その実践に自分が貢献しているかどうか疑いをもち，自分をチームメンバーとして二流だとみなす。同時に，患者ケアの崩壊や失敗については非常に大きな責任を感じる。新人看護師の主体的な行動のこうした側面は，次のセクションにおいて詳細に論じる。

## 手順に基づいた実践

　新人看護師は，直接患者をケアする状況において，外的要求に従って，自分の仕事を組織化して1日を構成する。自分が慣れている特定の疾患グループの患者で，状態が比較的安定している場合，新人看護師は，決まりに従ったやり方ではあるが，かなり自立的に患者ケアに対処できる。臨床問題は規則正しく構造化されたものではなく，常に変化する性質をもっているにもかかわらず，また現場が常に変動しているにもかかわらず，新人は，具体化されたルーチンの構造があると安心でき，そのルーチン通りに行動しようとする。新人のケアは，医師の処方，看護計画に含まれている看護指示，病棟の"標準的なケア"の理解，そして病棟と病院の規則と手

順によって導かれている。

　新人看護師の場合，特定の活動の記録を求められると，それらの活動をきっちりと行動計画に組み込もうとする。ほとんどの病棟では記録基準として，看護師に，バイタルサイン，薬の投与歴，点滴の滴下速度などをフローシートに記録することを要求している。さらに，たいていの病棟では，看護師に，自分のシフト中に行ったフィジカルアセスメントの結果を1回記録し，患者の状態を毎時記録するよう要求している。新人看護師の仕事の優先順位は，そのような記録を要求する実践の側面に置かれる。システムが要求するモニタリングの標準が，多くの新人看護師のケア標準となっているようにみえる。

　たとえば，かなり複雑な神経疾患患者をケアしたある看護師のシフトの最初の数時間を観察した時のことだ。次の数時間に自分の患者にどのようなことが起こると見込んでいるかと尋ねられると，その男性看護師は，治療と投薬のリストを読み上げ，自分のシフト中のどこかで患者のフルアセスメントをしなければならないと言った。このアセスメントへの関心は，フローシートに全体的なフィジカルアセスメントを記録しなければならないという事実からきているものだった。この新人看護師が，私たちが観察した他のすべての上級の看護師がしたように，そのアセスメントを自分のシフト開始から30分以内に完了する必要があると感じなかったことに私たちは驚いた。経験を積んだ臨床家は，自分の患者のフィジカルアセスメントの結果を，自分のシフト中にその患者に対してどのようなケアをするかを構成するために活用している。新人看護師にとっては，アセスメントは，他者からケアの重要な側面としてみなされた果たすべき仕事のようなものなのである。まだ，そのアセスメントに基づいて臨床の仕事を構成するという能力は，培われていないのである。

　自分のシフト以前の看護記録も，新人看護師の継続的患者ケアの指針となる。自分のシフト以前に同じ患者をケアした看護師のフローシートや看護記録に反映されたケアに関する意思決定の示唆も，ルーチンケアや緊急的ケアをする際に参考にされる。この種の情報は，医師の指示や看護指示

と実際の患者ケアで一瞬一瞬要求されることとのギャップを埋める，非常に大きなアドバイスとなる。たとえば，血糖値をある一定の範囲に保つようにという指示が出ている糖尿病患者を担当している新人看護師は，インスリンをどのくらいの速度で滴下すればよいのかについて，過去の看護記録を参考にする。同様に，低血圧患者のケアを担当している場合，新人看護師は，その患者の血圧が同じレベルに落ちた時に，前のシフトの看護師たちがどの昇圧薬をどのくらい投与したかをフローシートで確かめる。それで，新人は，当然，前に同じ血圧になった時に投与したと記録されているのと同じ量の薬を投与する。この行為は，特定の患者の特定の薬への反応に従ったケアとして妥当なものであるが，過去の看護行為に従うことによって，現在の患者の状態が自分の看護計画の要素として考慮されていないのは明らかである。

　新人看護師は，今その時点で必要とされる患者ケアに対処する際に，計画通りの仕事をきちんとこなすということより，むしろ，まず不安を感じる。時に，患者の変化するニーズと懸念は，その患者のケアで焦点を当てなければならないこととしてではなく，看護ケアの流れを妨害するものとしてとらえられる。たとえば，次のナラティブでは，ある看護師が，術後で非常に不安がっている患者について簡単な申し送りを受ける。気管挿管をしているが，状態はかなり落ち着いている。前のシフトの看護師は，その患者の両手を抑制していた。その患者が気管チューブか動脈ラインを引き抜いてしまうのではないかということを恐れたからだ。新人看護師は，その患者の不安に自分がどのように対処したかを詳細に語っている。

> 　それで，私は病室に入ったんです。それから約1時間半ほど，私は患者さんと一緒に過ごしました。血圧とバイタルサインをなんとか測ることができたので，運がよかったと思っています。なぜなら，患者さんが，伝えたいことをいろいろと紙に書くので，そのたびに私は紙を持っていてあげないといけないという具合だったからです。でも，結局のところ，患者さんの質問はどれも妥当なものでした。たとえば，次のような質問です「喉が痛いんです

が，どうしてですか。窒息しそうなんですが」。それで私は次のような説明をしました「いいえ，大丈夫ですよ。管を挿入したばかりだから，あなたの体がまだそれに慣れていなくて，自然に咳をしてそれを吐き出そうとしているからなんです。管を取りはずしてもいい頃になって，やっと異物感がなくなるんです」（笑）。こんな会話でお互いの距離が縮まりました。それから，私は，患者さんの手を縛っている抑制帯を取り除きました。そして，それぞれの管が何のために挿入されているのか見てもらいました。管は胸部にも入っていました。患者さんは，咳をすると，なぜ鈍い痛みを感じるのか，そして，なぜそこが痛むのかを理解できないでいました。それで，私は，患者さんに胸に挿入している管を触ってもらい，それがどこに入っているのかを示して見せました。それから，鼻がかゆいというので，自分の鼻を触ってもらいました。鼻に貼られたテープからきているかゆみでした。それで，経鼻胃チューブと口から挿入されている気管チューブを指で触ってもらいました。全部自分の手で触れて確かめてもらったのです…それでも，まだパニック傾向があって，「私は脱水になっているのではないですか？」などと質問します。それで，私は点滴チューブを見せて，そのバッグを降ろして，「これを見てください。このバッグから次々に水分を点滴しています。だから，十分な量の水分をとっていますよ」と説明しました。それで，彼はやっと落ち着きました。そして，「すべて大丈夫ですね。あなたがこれからも病室を頻繁に訪れて，あらゆることを確認してくれるというので，本当に安心だ」と紙に記してくれました。そして，彼は，その夜はそれからずっと落ち着いていました。

この介入は，とても巧みに行われ，特に，その患者のコミュニケーションはすべて筆記されなければならなかったので時間をかけて行われた。この看護師は，患者の不安に向き合い，患者が彼女を信頼して落ち着くまで，患者の懸念に焦点を当てた看護をした。彼女は，別の看護師が人工呼吸器をつけている患者をそのようなやり方でケアしている様子を以前に観察していた。そして，それがとても役立ったと言った。この看護師は自分の介入に誇りを感じてはいたが，自分の仕事がスケジュール通りに進んでいるかどうか気になってしかたなかった。それは次の説明で明らかだ。「その患者さんがそこでの私の唯一の患者さんでした。なのに，全身のア

第 2 章　現場に入る：新人の実践

セスメントがやっと終わったのは 12 時 15 分前でした。でも，その後は彼の状態はそれまでよりずっと良好でした」。患者のその時点での懸念を理解して，非の打ちどころのないケアを提供していたにもかかわらず，新人看護師は，決められたルーチンとスケジュール通りの仕事をするということに縛られていたのだ。新人にとって，ケアの優先順位の適切な変更と不適切な変更を区別することが難しいので，ルーチンから外れることができないのだ。

　新人看護師は，どんどん変化する重症患者のケア状況にスムーズに対処できるような臨床経験を十分に積むことはなかなかできない。その結果，問題の見通しや患者のケア管理における優先順位を迅速に変化させていくことが要求される状況において，サインを見逃してしまい，比較的変化のない，規則に縛られたやり方でのケアを継続するのである。これは，以下の 38 歳の女性の重症患者をケアする新人看護師の観察で明らかにされている。その女性患者には，総胆管に複数の結石があり敗血症の可能性もあった。その患者にはひどい不快感があり，ベッドの上をのたうち回り，うめいたり叫んだりしていた。この新人看護師は，自分のシフトの始まりに，このような混乱状態に入っていった。前のシフトの担当看護師が，その患者をその病棟に受け入れたばかりだったので，病棟受け入れ指示書はまだ書き起こされていなかった。点滴バッグがようやくかけられたような状態だった。その新人看護師は，最初の 30 分間は，どんな邪魔が入ろうとも，病棟受け入れ指示書を文字に書き起こすことに専念した。立って記録を書いていると，心臓モニターのアラームが鳴った。その時，病室には自分と患者の 2 人きりだったにもかかわらず，その看護師は，モニターや患者を見て確認することもなく，ただ指示書に専念していた。それから 20 分の間に全部で 9 回アラームが鳴ったのだが，常に無視して，ひたすら指示書を書き起こし続けた。アラームの 2 回目か 3 回目に，レジデント*が患者のベッドサイドにやって来て，モニターと患者を観察した。その看

---

*訳者注：米国では 1 年目の研修医をインターン，2 年目以降をレジデントとよぶ。一般研修後の専門研修医はフェローとよばれる。

57

護師は，誰かが患者をモニタリングしているということを認識していたのかもしれない。しかしながら，レジデントがそこにいない時にアラームが鳴っても，看護師はそれを無視し続けた。

　これは極端な例ではあるが，何が最も重要なのか，あるいは緊急性を要するかを認識する能力をまだ十分に確立していない新人にとって，計画や行われるべきことのリストが，その行動を支配するということをよく示している事例である。この事例では，その新人は，患者ケアを開始する前に，とにかく医師の指示書すべてを文字に起こして記録として残さなければならないと理解していた。そして彼は，患者の心臓の状態が不安定であることを示すアラームが鳴っても，患者が強い苦痛を感じていることがこの上なく明らかであっても，その自分の理解に基づいた仕事をし続けたのだ。もしも，その新人看護師が，理論上で，そういう場合にどうすればよいのかを尋ねられたとしたら，医師の指示書を書き起こすことよりも，アラームを確認することのほうが優先すると正しく答えたのではないかと思う。臨床現場における要求が，看護師の行動への判断を曇らせたのだ。

　経験的に培った重要性・非重要性の識別力（sense of salience）がなければ，重症患者のケアは，ただ不安を生み出す，達成すべく課せられた仕事の連続になりうる。新人看護師は，自分の行動の"優先順位づけ"について話すが，何を優先的に行うかという判断の基盤は，自分が（身体ケア手順を）よく知っていることと，その限られた経験において重要に見えることによって形成されているようだ。経験を積んだ看護師が，何が最も重要であるかを新人看護師に指摘して教えることはできる。しかし，それは，経験を積んだ看護師がその場の状況を近くで見ている時，あるいは，その新人看護師が，自分の限界を認識して支援を求めた時にのみ実現するものである。

## 他者の経験と判断への依存：他者に委ねる

　この研究における新人看護師たちは，自己の臨床判断についてある一定

の幅の受容と依存を示している。特に実践に入った初期の段階では，ほとんどすべてにおいて他者の判断に依存している。そして，その助言には，疑うこともなくすぐに従う。新人は，複雑な臨床観察や意思決定について，クリニカルラダーで自分より上に位置するより豊富な経験とより大きな権限をもつ看護師や医師に委ねる。新人は，自分には対応する十分な能力がないと感じる状況に遭遇すると，達人を呼んで評価と助言を求める。もし，自分に支援が必要だということを認識し，支援を求められる適切な資源が身近にある場合，このやり方は，新人が自分の能力を超える状況に直面した際に，安全な患者ケアを提供するための効果的な手段を提供する。

　クリニカルラダーでの上位者に権限を委ねることは，臨床事例で新人が使う言葉の中に明らかにみられる。彼らは，臨床的意思決定を他者に委ね，リファレンスの中に自分自身を含めることさえしない。その患者をケアするチームは，"私たち"ではなく"あの人たち"と言及されている。

> 　その子の頭を押さえつけ，他の人が脚を押さえつけて，ひどく苦い薬を無理やり飲ませようとするなんて，本当に胸が痛みます。でも，この子には，あの人たちが本当に必要なんだと自分に言い聞かせます。あの人たちは，それが重要でなければ，この子に無理やり薬を飲ませようなんて絶対にしないわ，と自分に言い聞かせ続けます。そんなふうにしてどうにかその場をしのぐのです。

　新人看護師の観察でも，ルーチンとして決められていること以外に，その時その時の判断が必要になってくると，他者にその権限を委ねるという実践がはっきり見てとれる。新人は，いつ頓服薬を投与すればいいのか，いつさらなる臨床検査を依頼すべきか，いつ医師を呼ぶべきかについて，さらに，一般的に，刻々と変化する患者ケア状況において臨床的に必要とされることをいつ提案すればよいのかということについて，自分の周りにいる人々の決定に疑うこともなく依存する。

　権限を委ねる特に顕著な事例が，小児 ICU でみられた。患者は，腎臓

移植や繰り返し起こる発作を含む，複数の臓器に問題を抱える生後6か月の女児だった。新人看護師は，申し送りで，その時まで12時間発作は起こっていないということを知った。しかし，どのような発作が起こるのかという説明は受けていなかった。偶然，より経験を積んだ看護師がベッドサイドにいる時に発作が起こった。彼女は，その状態に注意するように新人を促した。新人は，その乳児を1～2秒観察して，その発作の様子をレジデントが観察できるようにと呼びに行った。彼女は，自分自身でその発作を観察することにそれほど関心をもたず，より権威のある人に観察してもらうことを重要視した。この事例では，この新人看護師は，評価と行動のための意思決定を医師に委ねたのだ。より経験のある看護師なら，その乳児のベッドサイドにもう少しいて，気道や酸素飽和度を観察し，発作の経過をもっと観察したかもしれない。この事例の場合，最初に発作を発見したより経験を積んだ看護師は，まさにそうしたのである。

　この事例が示す重要な側面は，他者への仕事の委譲がうまく機能するのは，ある一定のところまでだということだ。もし権限のある人間が新人看護師の能力について判断ミスをしたならば，もし不明瞭な指示を出したならば，その状況が完全に解決する前にその場を離れたならば，わるい結果が生じるかもしれないからだ。この事例の場合，レジデントを見つけることができ，その医師は乳児の発作を観察するためにベッドサイドにやって来た。レジデントは黙って観察し，新人看護師に説明したり新たな処方を出したりせずにベッドサイドを離れていった。医師が立ち去ったあと，その新人は，「発作が起こった時は何もしない」と声に出して結論づけた。彼女は，医師の最小限のコミュニケーションを，さらなる行動は不要だと解釈したのだ。実際，それから1時間後くらいに発作が起こった時に，その新人は，そのできごとを誰にも報告せず，発作が起きるたびに，ただ単に酸素レベルを観察しただけだった。より経験を積んだ看護師の場合，発作の起きる頻度などをより念入りに観察し，治療が必要かどうかを再評価してもらうためにレジデントを呼んだかもしれない。

　このエピソードは，権限委譲に潜む危険性のいくつかを示している。自

身の不安と状況を把握する力が欠けていることが気になっている新人看護師は，何が重要でどのような行動が要求されているのかということについてのヒントを自分の周りにいる医療者の行動から得ようとする。これは，実践の知識がどのように社会的に埋め込まれているかをよくあらわしている（第8章参照）。不明瞭なあるいは微妙なニュアンスを含むコミュニケーションと指示は，誤解される可能性がある。そしてその結果，患者が苦しむことになりかねない。この事例では，新人看護師はレジデントの沈黙を同じケアを維持するという明白な指示だと誤解した。新人はそう理解したので，発作はその後2～3時間の間に数回起こったのだが，同じ臨床状況を再び確認してもらうためにレジデントを呼ぶことをおそらくためらったのだろう。

　新人看護師にとっては，患者に自分のよくわからない状態が発現すると，患者に何が起こっているのか，より経験を積んだ医療スタッフはその変化についての知識があるのか，そして，そのスタッフが新人の行動の道案内をしてくれるのかどうかなど，複数の懸念が持ち上がってくる。経験を積んでいくにしたがって，新人は，自分自身で対応できる状況についてより多く述べるようになる。しかしながら，彼らはまだ，感情的にまた実践的に，自分の臨床環境にいる経験を多く積んだ看護師や医師に依存している。新人は，自分の現在のシフトや将来のシフトにおいて，頼れるスタッフがいるかどうかを注意深く確認する。そして，経験の少ないスタッフが数多く一緒に働くようになっているシフトについては，かなりの緊張を感じると述べている。インタビューの中で，新人は，経験を積んだスタッフがあまり配置されていない夜勤や準夜勤について，たとえそうしたシフトが数か月先のことであっても，心配していた。

　新人看護師の実践では，時には，判断のためにより大きな責任を担ったり，権限のあるスタッフの意見に反論したり，今後は反論できそうだという兆しがみえたりすることがある。看護師は，これを個人的成長だと述べ，その状況における達人看護師との関係が，以前とは質的に異なってきているのを感じる。

自分の思考が違ってきているのです。タスクをこなさなくちゃという思考ではなくなっています。そして，「あの人たちがそう言うのなら，それが正しいんだわ」というふうには考えなくなっています…やっと異なる姿勢とか，異なる選択肢とかがわかるような時に差しかかっていると思います。だんだんと進化していっているのだと思います。私は昨日は質問をしなかったけれど，今日は質問をしたわ，というふうな変化ではなく，時間が経つにつれて，徐々に変化していき，質問をし始めるのです。

新人は，この発達段階の端っこにかろうじて立っている。私たちが観察した一人前の看護師とは異なり，新人は，より経験を積んだ臨床家の権威を拒否したり真剣に疑ったりしない。むしろ，彼らは，行動を決める際に，いつになったら他者ではなく自分自身の判断を頼りにできるのか，また果たしてそういう時が来るのかということを心配している。より経験のあるスタッフとの間でアセスメントや計画について異論が生じると，それは新人にとって大きな悩みの種となる。

　　私は闘っていると感じるのではありません。でも，私よりもより多くの経験をしているという壁に突き当たり，自分の論証を信頼できないのです…そして，経験者に本当に異議を唱えなければならなかった時には，そうすることにとても居心地のわるさを感じました。まるで，私が自分のことをすべてを知っている腕利きの看護師だと思っていると経験者に思われはしないかと。

意見の不一致がある場合，新人は常により経験を積んだ臨床家の助言に従った。しかしながら，他者の助言に従って，患者に問題が生じた場合，強い感情がナラティブにみられた。このグループでは，一人前の看護師にとって大きな危機となる，他者の知識に対する失望感が垣間みられる。

## かかわりのスキルを学ぶ

> 私にとって，この仕事をする上でのフラストレーションの1つは，最初の頃は，どのスキルも自分にとっては目新しいものだったということ。私は[患者に]集中していて，家族のこともわかっていたけど，でもそこに注意をもっていくことができなかったんです。たいていの場合，あれやこれやスキルを覚えるのにいっぱいいっぱいになってしまっていて，そこにだけ集中していました。そして，そうしたスキルに自信がもてるようになるまで，より大きな視点でものごとをとらえることができないんです。

　新人のケアにおいて特に突出している分野の1つは，看護のケアリング実践だ。彼らは，患者の生物医学的なニーズと治療の複雑性に圧倒されるような，非常に困難な状況下では，患者や家族の"心理社会的"なニーズに注意することができないと感じている。同時に，よく知っている比較的状態の安定している患者の場合，あるいは，患者ケアが，同意によって，安楽や支援に移行した場合，ケアリング実践を試みようとする。

　新人は，その実践のより人間的な側面が，予期されない方法で予期されない時に，突出してくるということを観察している。彼らは，患者と家族へのケアリングについて，看護学校で学んだことをはるかに超える新たな思いがけないことを発見する。

> 看護では，全人的医療といったものが強調されて焦点が置かれていると感じます。そして，看護学校にいる間は，「その通りだわ。そのことについて本質を学びましょう」と考えます。でも，実際に臨床現場に入ると…薬の投与に全人的にアプローチしたり，精神的ケアを提供したりする…患者や生理学的ニーズにだけ焦点を当てるのではない…ってこと[学校が教えようとしたこと]は，確かに真実です。でも，実際には，ここに感情的なニーズを抱える患者家族がいて，ものごとは突然思いがけないところからやってきて，打ちのめされてしまうのです。手遅れとなってしまうまで，考えてもみなかったようなことが起こるのです。

看護の役割であるケアリング実践は，患者や家族がただの数ではなく，対応すべきただの"対象"ではないということを，患者や家族に行動や言葉で示すことを要求する。ベナーとルーベル (Benner & Wrubel, 1989) は，過去の研究で，看護師が，患者や家族とのかかわりで，適切なタイプの適切なレベルのかかわり方を学ぶことについて，詳しく述べた対話を紹介している。本物の，あるいは自分の気持ちに正直なかかわりでありながら，同時に，かかわりすぎない，あるいは患者のことを不適切な程度にまで引き受けすぎないかかわりのレベルを習得するには，経験を要する。次の語りでは，新人看護師が，息子が死んでしまう可能性があるということについて，その母親と真摯に語り合うための最初のステップについて述べている。

　　この2日間ほど，私はその子の世話をしていて，彼女［患者の母親］は，私がそのことを話題にする前に，本当に心を開き始めて。「アン，わかるでしょう。つらいわ。私，このこと，本当につらいわ」…彼女は，本当にそれがどんなにつらいことかということについて話し始めたのです。それで，私たちは，そのことについて本当によく話しました。最初は少し居心地がわるかったです。だって，患者の親に普通に話すことはもちろんありますよ，でも…そういうことについて話をするのは，親との普通の話とは違っていましたから。彼女は，移植片対宿主反応について心配していて，それが起こると致命的だということも知っていました。そして，それについて対処できることは何もないということも知っていました。彼女はそのことを話していて，私は，「おっしゃる通りですね」と彼女に言いながら，心の中では，これ以上つらい経験はないわと考えていました。
　　そして，そのことを彼女に伝えました。最初の日は，そうすることに少し困難を感じていました。でも，昨日までには，そうした話をするのが少しらくになっていました。そのことについて話し，彼女がどう感じているかをみるのが，ほとんど午後の日課のようになっていました。

　これは，その新人看護師にとって新たな転機だった。彼女は，リスクを引き受け，患者の母親に新たな方法で向き合ったのだった。それは，危険

で，より親密だと感じられた。と同時に，それは正しいことだと感じられた。新人看護師は，彼女が最初に感じた居心地のわるさを乗り越えて，その子の母親とのそうした"午後のおしゃべり"を楽しみにし始めた。彼女は，母親にとって自分の正直な気持ちやその状況で起こっていることに関する不安を表現することが，いかに大切かを認識した。

　新人看護師は，患者や家族と適切にかかわるにはどうすればよいのか，他の看護師や専門職を参考にしようとする。より経験のある看護師が患者や家族に対してどのような関係を確立するかについて，積極的に観察して認識する。彼らは，肯定的な例と否定的な例のどちらも報告している。そして，患者や家族と肯定的なかかわりを築こうと常に努力する。ある新人の男性看護師が，聞こえてきた患者の家族と医師との間の会話を，次のように思い出している。

> 　心カテについて母親に説明していたのは心臓外科医でした。親の同意が必要だったのです。医師は，ある意味，とても謙虚で保護的に見えたのですが，一方で，患者が理解できないような話し方をしていました。まあ，とにかく私にはそう見えました。もしかしたら間違っているかもしれませんが。あくまでも私の視点です。なぜそう見えたかというと，医師のような人々は，患者や家族には，まず人生の成功者に見えます。そして大変高い教育を受けている。そのような人々が，左心室や右心室に関する最先端の技術について話をしているわけです。それから，小腸，大腸，電解質バランス，体液バランスなど，もうめちゃくちゃ多くの医学的なことを話しているわけです。それで，その子の母親と父親は，ただそこに座ってときどきうなずいているのです。2人ともとてもおびえていて，それに馬鹿だと思われたくなかったので，質問することさえ怖くてできないのです。

　この新人看護師は，患者の家族は基本的な情報と思いやりの気持ちを必要としているということをすぐに認識した。そして，医師の技術的で距離感のある説明の仕方をあまり役立たないものとして否定した。おそらく，新人にとっては，臨床現場は自分たち自身にとってもまだ慣れない場なの

で，ICUでの言葉遣いや説明の仕方に関して，なじみのないことをすぐに"聞き取る"ことができるのだろう。専門職としての看護の責任を引き受けようと苦闘しながらも，ICUの文化の一部にまだ完全に染まっていない新人の患者や家族に対する理解は，他のスタッフが，その価値をきちんと評価して育てていくべきものかもしれない。新人の実践のこうした側面では，その"ナイーブな視点"を大切に育ててあげるようにすると，新人が，その自然で，支援的な，また人を育むような態度を維持するのに役立つ。それは，長くICUの文化に浸かることで阻害されるものなのかもしれない。経験を積んだ看護師は，このような場面で，新人看護師のとらわれない姿勢から学ぶことが可能だ。

## 医療ケアチームにおける主体的な行動

新人看護師は，患者ケアに対して自分がどれほど貢献しているのか自分で疑うという主体性を経験する。しかし，時に，彼らは，患者の結果について個人的な責任を強く感じてしまう。新人は，1日のケアを完了するまでに先輩看護師に"何千という多くの質問"を投げかけなければならないので，チームメンバーとしてあまり役に立たず足を引っぱっているようにしばしば感じる。さらに，患者ケアの決定においても，自分の役割は，中心的なものではなく，末端に位置していると認識する。

インタビュアー：看護は，あなたにとって，ひとまとまりのものとなってきていますか。
看護師1：徐々に。
看護師2：場合によります。経験したことがあるものについては，答えは「はい」です。でもまだ経験したことがない状況の場合は，ただ，自分は人の言うことに耳を傾け，ただそこにいるだけという気がします。

新人看護師は，複雑な臨床状況での自己のスキルの限界を明確に認識し

ているにもかかわらず，自分の患者のケアを完了するためにより経験を積んだ臨床家に依存しているにもかかわらず，個人の主体的な行動がこのグループでは問題になっている。彼らは，自身を批判し，自分の貢献する能力と違いをもたらす能力に関して，他者から判断を下されるということを恐れている。

　新人看護師が，患者ケアに自立的に対処することができないと感じ，経験のあるスタッフの支援や助言を求め，そしてその患者の結果には責任を十分に感じると報告した事例が複数ある。自分がコントロールすることのできないことに対するこの過剰な責任感は，不確かで手に負えない臨床状況における看護行為の主体性を学習する際の危険性の１つなのかもしれない。彼らは，常に，自己のスキルの限界ぎりぎりのところで実践を行い，継続的に他者に依存しているので，自分の責任の境界がどこなのかを理解するのが難しいのかもしれない。時に，その患者の臨床経過を変化させるために何もできることがないという状況において，より責任を感じるのかもしれない。避けることのできない臨床経過を認識するための実践的経験に乏しいために，彼らは，実際に可能なこと以上に，相違をもたらす力がもっとあるはずだと思いこんでしまうのかもしれない。

　ある新人看護師が，その過剰な責任感を如実に示している。彼女は，カリウム濃度7.1で入院し，広範囲な介入にもかかわらずその状態が不安定で透析も受けている82歳の女性を担当していた。その看護師は忙しかった。そして，そのインシデントが起こる30分〜1時間前くらいは，患者のモニター画面を確認するまで手がまわらなかったと認めている。この看護師は，その患者のQRS波の間隔が広がっていることに１時間前に気づかなかったことに責任を感じていた。そして，もし自分がその時に気づいていれば，その女性の死は回避できたかもしれないと感じていた。

　彼女がその状況を他者に警告してからは，彼女は，チームにもっと迅速に反応してほしかった，その女性の命を救うためにもっと懸命になってほしかったと思っていた。病室にいる他のすべての人々が最小限の救命措置で十分だと思っていたのだが，彼女は"ありとあらゆることをする"倫理

的義務があると感じていた。事後においても，彼女は，実際には何がその女性を死へと追いやったのかについて学んでいなかった。高カリウム血症，ジギタリス中毒，リドカインの副作用，あるいはそのほか語られていない症状の可能性もある。不透明な結果が，彼女の責任感と敗北感を強めたようだ。

看護師：それで，彼女は亡くなりました。
インタビュアー：神のご加護がありますように（そのできごとに対してごく自然な反応として）。
看護師：私は，そんなふうには感じられませんでした。すっかり動揺しました。本当に責任を感じたんです。それで，私は医師に「私が他にできたことがあったでしょうか」と尋ねさえしました。彼は「いや。君は何か他にできたと思うのかい？」と尋ね返しました。それで，私は，「ええ…もし，あの間隔が広がっていたQRS波をもっと早くに，できれば4時とか5時に発見していれば」と言いました。すると医師はこう言ったのです。「彼女は死に向かっていたのだ。できることなんて何もなかったんだよ」。それでも，今，私はモニターをきちんと確認しています。

　このような状況は，新人臨床家に，高齢で慢性疾患をかかえる患者に直面した際の医学介入の限界を教えるのにまさにおあつらえ向きだったが，この新人看護師は，自分の経験からそれを学びはしなかった。むしろ彼女が学んだのは，そのような状況が再び起きないように，自分はもっと注意深くなければならないということだった。
　この看護師は，他の新人看護師と同じく，苦しみと死を防ぐ医学の力への揺るぎない信頼があった。経験とスキルを発達させるこの段階では，医学の力への信頼は彼らの思いにぴったりそっているようだ。だが，その一方で，癒しやひどい苦しみの緩和のために何もすることがない状況は，新人の中で発達している看護における主体的な行動の感覚に挑戦を突きつけてくる。安楽や苦しみの緩和に対する患者のニーズを適切に満たすことができない時，新人看護師は，しばしば個人的に責任を感じ，そのため打ち

のめされてしまう。

別の新人看護師も，患者のニーズを満たすための自分の能力について，同様のフラストレーションを表現している。

> 誰かのニーズを満たすことができない時って，本当にフラストレーションを感じます。それが痛みであろうとなかろうと，とにかく患者のニーズを自分が満たすことができない時が，私にとっては一番つらいです。本当にフラストレーションを感じます。でも，静注薬物を多用しすぎている患者ではなくても，痛みの緩和を十分に行うのは本当に難しいです。それから，吐いている人に，ありとあらゆることをするのだけど，止めることができない…私が話しているのは，この女性患者のことなんですが，あらゆる薬は試したんです。ええと，8種類くらいの制吐薬を投与したんですが，どれも効かなかったんです。本当に惨憺たるものです。なんとかその問題を解決しようとしても，何もうまくいかないって…本当にひどい。

このような新人看護師たちは，患者を治癒するための医学的治療の限界に真っ向からぶつかる。自身が"失敗"を目撃すると，治癒する医学の能力について彼らがもっている背景的理解が揺るがされる。そして，フラストレーションを感じたり混乱したりする。この状況下における自分の役割とは何かを，彼らはまだ十分に理解していないのである。患者を治癒するというプロジェクトにおける自分の役割については明瞭なのだが，苦しんでいる患者のそばに立った時，あるいは苦痛や死に耐えている患者や家族を支援する時に，自分の役割が何かということについて明確なイメージをもてていないようだ。

新人看護師の臨床での主体的な行動は，主として，目の前にいる患者のケア状況の外側から出される指示から派生しており，資源環境に大きく依存している。新人は，医師の指示や看護指示に従って，またより経験のある熟達した臨床家を模範として，患者ケアを行おうとする。彼らは，自分の臨床能力の限界を非常によく認識しているので，自分が担当する患者のケアについて，経験のある臨床家に積極的に監督してもらったり管理して

もらったりしようとする。自分の能力と知識についての懸念同様に，患者の健康状態や安全についての懸念も強調されている。医療チームにおける自分の役割は二次的だと認識している一方，その二次的役割が，自分の働く組織や専門職内において，許容されているのかどうかについてはよくわかっていない。

## 教育的・環境的示唆

　看護文献では，新人看護師が病院で実践的役割を担えるようにするために設計された臨床プログラムの目的や組織的構造について，非常に多くの注意が向けられている (Shamian & Inhaber, 1985)。クリティカルケア実践に入る新卒看護師のためのプリセプター／オリエンテーションプログラムに関する最近の調査 (Hartshorn, 1992) では，典型的なプログラムには，60時間の講義による指導とスタッフ看護師をプリセプターとして活用する3〜4か月間にわたるベッドサイドでの実践指導とが含まれていることがわかった。調査に参加した1/3の病院は，プリセプター期間は3か月以上だと答えている。時期的に興味をひくのは，ほとんどの病院が，この調査開始の前年にそうした教育プログラムを開始していることだ。それは，おそらく，看護師不足に対応して設定されたもののようだ。この種のプログラムの内容は非常に多様で，それぞれの組織のニーズに具体的に対応している。

　新卒者へのプリセプタープログラムのアウトカムに関する調査は非常に少ないが，そうしたプログラムをより成功させるための側面を指摘している。プリセプターに指導されて重ねる経験は，リーダーシップ能力に関する新卒の自信を強め，仕事への満足度やコミュニケーションスキルを改善する (Hamilton, Murray, Lindholm, & Meyers, 1989；McGrath & Princeton, 1987)。プリセプターとの経験は，あらゆる看護の責任を引き受ける能力と職員の離職率の低下にも関連している。看護リーダーシップ，専門職と

しての成長，患者ケアの計画を立て評価する能力に関して，参加者の自己評価が高くなると予測したプリセプタープログラムにみられるのは，プリセプターの看護スキルの質の高さである。また，その研究において，全体的な発達が可能だという最大の予測因子は，その組織に新卒採用された同僚間の支援だった (Brasler, 1993)。また，1人以上のプリセプターとの交流や他の看護職からの支援も，新卒の成長に有益な影響を及ぼすようだ。

## 新人看護師のために設計された教育とコーチングの手法

### ・プリセプターのかかわり

　新人の臨床での環境および臨床での主体的な行動に関する彼ら特有の形態を豊かにするために，新人には，特別なプリセプターシップあるいは教育手法が必要となる。新人が働く臨床環境では，患者の状態は，単一の要素として，部分的なものとして，またタスクや処置に左右されるものとしてあらわれる。プリセプターは，患者の申し送り，カルテ，生理現象などにみられる要素で，関連性がないようにみえることがらを，1つの意味ある全体としてとらえられるような支援を新人に提供できる。特定の患者についてこのプロセスを通じて学ぶことによって，新人は，パターンや患者の状態の全容を垣間見たりすることができるようになる。プリセプターの経験に依存しながら，新人は，それぞれの患者について刻々と伝えられる大量の情報に秩序を見い出し始めるのである。

　また，プリセプターは，患者の状態についてこれまでの経緯や将来にわたる見通しなども新人に提供できる。新人は，さまざまな疾患のプロセスを抱える患者がたどる病気の軌跡全体をまだ経験していない。その経験がないために，新人は，新たな症状や患者の反応を広い視野で理解することができない。新たな症状が発現すると，新人は，そうした症状を予期された回復のパターンの一部としてとらえるのではなく，過度に注意したり心配したりするかもしれない。プリセプターは，その症状をすぐに前後関係の中でとらえて新人に示し，特定の疾患や特定の患者にとって，予期され

ることと予期されないことを教えることができる。この教育は，実体験を通じた学びにとって代わるものではないが，プリセプターによる教育を通じて，新人は，ものごとをより幅の広い視点でとらえることができるようになり，回復のパターンに実際に遭遇すると，それを理解できるようになるのである。

患者の状態を学校で学んだ理論的学習に結びつける努力を通じて，プリセプターは，なじみのない新たな症状に関する新人の観察をサポートし，さらに深く探求するように勧め，新人が認識しておくべき状態の変化とその管理を提示できる。同時に，プリセプターは，患者の反応における大きな多様性とその多様な反応に対処するために必要とされるケアを個別に調整していくことについて，新人が理解できるように支援する。

"書籍に記された通り"ではないやり方でケアを提供することは，どんどん変化していく状況下における実践的論証を必要とする。新人は，熟達した看護師の実践的経験を通じて，有能さを学び，その注意深い監督下で規則を破ることができるのである。経験知は，学習者がその特定の患者の状況に深くかかわっている時に，特定の患者のジレンマとの関連からそのつど共有されるのが最善だ。新人は，プリセプターとともに遭遇する多くの患者に関する具体的な経験を通して，相反する複数の懸念の重要性をどのように評価し，そのバランスをどのように保つのかをプリセプターから学び，最も重要だと判断される懸念事項から対処していけるようになるのである。

さらに，プリセプターは，あまりうまくいかなかった状況を振り返る機会を新人に与え，それによって新人が臨床についての理解を深める支援をすることも可能だ。新人は，自分のやり方がまずかったと感じる過去の臨床でのできごとについて，よく理解できない状態を引きずっていることが多い。なぜその患者が死んだのか，なぜある特定の行為がとられたのかまたはとられなかったのか，そして実際の患者アウトカムはどうだったのか，といった新人の疑問は，解決されないままになっていることが多い。そのような疑問が十分に解決されないままだと，新人は，次に同じような

状況に遭遇しても，どのような対応をすべきか十分な準備ができていない。プリセプターは，複雑な事例や曖昧な事例を新人とともに振り返ってみるかもしれない。患者カルテを開いて当時の意思決定を振り返ることは，その状況を再現し，具体的な事例に根ざした学習を提供する1つの方法である。同時に，それは，学習者の感情からいくらか距離をおいたところで学習できる方法でもある。

　新卒の学習ニーズについて，プリセプターやスタッフ看護師に特別な教育を提供すると，軋轢と混乱を減らすことができる。たとえば，新人が病態生理については十分に理解しているのに，その知識がいつ臨床での仕事に関連性をもつのかを認識していないということに気づくと，プリセプターは時に困惑するかもしれない。同様に，新人は，急速に変化する臨床状況下で非常に多くの患者ケアにあたふたしている時に，最も重要で緊急性のある支援を要求することができないかもしれない。熟達した看護師がその状況を評価し，最も緊急性を要するタスクを自分で行うことを引き受け，同時に，患者に何が起こっているのかということについての見通しや判断を新人に伝えるようにすると大いに役立つはずだ。差し迫った状況におけるバランスのとれた適切な支援は，新人の臨床学習をいっそう促進するものになるだろう。

- **資源の同定**

　新人看護師が活用するコーピング方法の多くは，一連の経験を積んだ知識ある看護師，医師，補助的スタッフがそこにいるかどうかにかかっている。プリセプターは，新人が必要な時に頼りにできる人材を事前に知らせておくことによって，新人がジレンマに遭遇した時に，より安全にその状況に対処できるような支援が可能となる。病院によっては，臨床的に秀でていることと臨床資源は，身分や肩書きによって明確に同定されている。専門看護師や他の同程度のランクのスタッフは，新人が安全に頼れる経験を積んだ知識ある人材として実際に指定されている。一方，最も経験を積んだ知識ある看護師を明らかにするためにシステムが十分に確立されてい

ない病院もある。そのスキルにばらつきがある場合，新人は，誰がどのレベルの臨床的知識をもっているのか判断するのが難しい。上級のスキルを認識する明確なクリニカルラダーが設定されているシステムにおいてでさえ，看護師は，狭義の個別の専門性や秀逸さを発達させていることが多い。ある病棟のある看護師は心電図を読み取ることに特に優れているかもしれないし，別の看護師は，鎮静薬の調整のエキスパートかもしれない。こうした特性は，通常，スタッフ間で非公式に知られていることが多い。プリセプターは，その病棟におけるこうした特定の人材資源がもつさまざまなスキルを，新人が認識できるように支援することが可能だ。

## 看護の役割を模索する

　新人へのインタビューでは，集中ケア領域の看護師であるということの意味についてかなり多くの，また継続的な対話があった。新人看護師は，看護師の役割についてさまざまな疑問を投げかけてきた。関係の適切な形態とは？　患者や家族，同僚との関係における距離感は？　さらに，自分の能力について懸念を呈し，自分が無能だと感じる状況において自分を患者やスタッフにどうみせるかについても悩んでいた。

　新人は，経験を積んだ看護師や同僚の新人看護師とともに，構造化された機会や非構造化された機会を通じて，看護の役割を模索することによって得るところが大きい。フォーマルな支援グループが役割発展に貢献するかどうかについては疑問もあるが，新人看護師の状況を共有する同僚からの支援は，看護師としての能力に関する新卒看護師の感情に強くかかわっている (Bellinger & McCloskey, 1992)。小グループインタビューでは，新人看護師は，同じような経験と感情をもつ他の看護師を見つけると目に見えた安堵感を示した。自分の経験的学習が他の新人看護師のそれと似たものだと発見すると，自責の念は抑制され，実践的な臨床知 (clinical wisdom) の習得で要求されることがより明確になってくる (Kramer, 1974)。

　ベッドサイドにおける看護に関する非公式な対話を通じて，新人看護師

は，自分の行為や代替的対応の可能性に関する自分の考えを，その患者ケアの場にかかわっている経験を積んだ看護師から評価してもらう機会を得る。プリセプタープログラムを修了した新人看護師は，プリセプターの臨床スキルや教育能力とともに，感情的な側面での支援が，自分が看護師としての能力を発達させていると感じるのに役立ったと報告している (Bellinger & McCloskey, 1992；McGrath & Princeton 1987)。

## 医師から適切な反応を引き出すための新人コーチング

　直接的な患者ケアから離れたところで起こる看護の側面に対応できるように新人を支援する上で，プリセプターは非常に大きな教育上の役割を担っている。これには，医師から適切な反応を引き出すこと，栄養部，検査部，薬剤部などとのかかわり，そして，看護管理部門に対する対応などが含まれる。こうしたスキルの多くは，患者ケアに専念している新人が自分自身で焦点を当てられる部分ではない。より大きなシステムとの巧みなかかわりは，一人前の看護師の学習対象かもしれない。しかし，そのようなスキルのうち第一にあげられるのは，医師とうまくやっていくことだ。これは，新人の日常の仕事で不可欠だ。

　問いただすことが必要になる臨床状況，医師のアセスメントや計画と相反する状況について新人の正しい判断を強化する臨床状況，医師に考慮してもらえるような報告や提案の仕方を新人に支援するような臨床状況——新人看護師にとって，こうした臨床状況を明瞭にしてくれる経験を積んだ看護師から学ぶことは多い。経験を積んだ看護師は，新人看護師が，医師の無反応，抵抗，反対などに遭遇した際に，全般的に見て患者にとって善であることについて議論を維持して，新人看護師を支援してくれる。また，自分より経験のある医師の意見に同意できない場合，いつ，どのようにそれを推し進めていけばいいのか，そのスキルをより高度なものとすることは，新人教育で不可欠な側面だ。特に，レジデントを受け入れている医療環境で，どのようにしたら医師から適切な反応を引き出せるのかにつ

いて新人を教育することは非常に重要である。

## 臨床学習への支援的な環境

　新人にとって，質問しても安全だと感じられる環境で働けることが必要不可欠である。患者に行き届いた慎重なケアを提供するためには，新人の臨床経験のなさを，個人の能力のなさや不足として判断するのではなく，臨床判断の発達において予期される段階だととらえるべきである。理論的知識と実践の知識のギャップを理解すれば，実践で学ばれるべき経験的学習と質的な差異の識別を要する分野を同定できる。確かに，新人は，自分の行う判断と行動に責任をもたなければならないということを知っているべきだ。しかし，自分1人でそのような判断を行える範囲は，自分の実際の臨床経験と知識に従って調整されていかなければならない。患者にとって最も危険なのは，看護師個人が恐れを感じたりするような環境である。それは，初期の判断ミスを罰したり，新人からの自由な質問の流れを遮るような障害物があるような環境だ。新人が，自分の間違い，知識のギャップ，能力不足を隠したりしなければならないと感じる場合，新人の学習機会はひどく制限され，患者の安全が危機にさらされるのである。

　新人看護師の臨床における探求と経験的学習を奨励するための安全な方法の1つは，新人が自由に支援を依頼したり質問したりできるプリセプターを最初の6か月間つけてあげることである。この期間における新人の実践についての監督内容は，その時期によって多様だ。初期には非常に集中的に監督するが，期間終了間際には，より距離をおいた，どちらかといえば必要な時に相談にのるといった程度の監督となる。プリセプターと新人看護師の関係は，いろいろな形が考えられる。たとえば，プリセプター期間全体を通じて，1人の新人看護師に1人の経験ある看護師がついて，明確に確認できる関係を維持する方法がある。ある研究は，この方法が最も効果的だと指摘している (Giles & Moran, 1989)。他の方法は，各新人看護師が，特定のプリセプターについて訓練を受ける最初の期間が終わる

と，新人が勤務するシフトごとに教育／コーチングの看護師が割り当てられるというやり方だ。この方法を支援するブラスラー（Brasler, 1993）の研究では，第2のプリセプターとより多くの時間を過ごした看護師は，専門職としての成長，計画を立てる能力，仕事を組織化する能力でより高い評価を受けたことがわかった。支援のスタイルのいかんにかかわらず，新人の実践の成功と安全への鍵は，質的に優れたケア，患者の反応のパターン，患者の状況の見通しについて新人看護師をコーチし教育するために，十分な数の経験ある看護師が明確に割り当てられていることである。

　新人看護師が意思決定の権限を安全に委譲できる（より経験ある人に委ねられる）よう支援するための適切なバックアップを提供するには，各シフトに経験ある臨床家を配置することが必要となる。最初の6か月間，そしてそれ以降も，新人看護師は，大半が経験のない看護師だけというシフトで勤務するという考えにパニックを感じる。このような似たレベルの看護師を一緒に配置するといったバランスを欠いたシフトの場合，新人看護師が，自分の臨床判断を確認したり，他者に委ねたりするための適切な資源が存在しない。そうした状況では，臨床経験の乏しい看護師グループを監督し，支援し，教育するための過度の責任が，そのようなシフトのリーダーにかかってくる。

　実践的な臨床的知識は，社会的に埋め込まれていて対話的なものだということを考えれば，新人看護師を（看護・医療）コミュニティにうまく統合していくことが，臨床的知識の発達と社会的支援への鍵となる。自分の力不足に悩んでいる新人は，自分が働く看護グループの一員だとすぐには感じられないものだ。したがって，同僚からの公式あるいは非公式に計画された支援は，社会的な統合を促すのに役立つ。実際，休憩室，昼食時，患者の体位変換時，シフト交替時のロッカー室などでは，非公式な形式ばらないやりとりで，非常に多くの実践的知識が共有されているのだ。もし，新人がこうした会話から切り離され，気楽に参加できないと感じたら，新人の学習と成長は止まってしまうだろう。

　たとえ転校してきたばかりの子どもであっても，仲間に入りたくなるよ

うなグループには新人が受け入れられる要素がある。それは，身体的・精神的な忍耐力を試される，そしてその行動のすべての側面が評価される仲間入りの儀式とは対照的なものだ。新人看護師が，最初から非難や評価にさらされることなく受け入れられる方法はある。病棟内の看護師の感情的な生活に参加するように招き入れられると，新人は，しばしばその生活に新鮮な熱意や理想を少しずつしみ込ませていったりする。初期の"しごき"の時期でさえも，この参加を拒まれると，過度のストレスが新人にかかり，それは看護という職業への不幸な入口となる。新人看護師が看護コミュニティに全面的に参加するメンバーとなることを希望しているとすれば，新人が最初から，病棟の看護コミュニティの生活に，またより大きな看護コミュニティの生活に全面的に参加する個人としてかかわれることが不可欠なのである。

## 要約

　新人看護師として看護実践を行う時期は，知識，実践環境の居心地のよさ，看護師としての自己理解などにおいて，非常に大きな移行期である。臨床的知識を発展させるということは，主として，以前に抽象的概念としてのみ学んだことを，具体的で実践的な臨床的緊急事態を通じて学んでいくことである。その病気がたどる軌跡のさまざまな段階にある，さまざまな状態で苦しんでいる多くの患者を経験すると，新人は，それまでの理論的学習を補強する実践的理解の基礎をだんだんと構築できるようになる。実践初年度の間は，新人は，実践とは乖離した論証を使うことにより生じる臨床的ジレンマに対処し続けることになるだろう。しかし，実際は，現実の臨床状況の制限の中で働く新人の能力は大きく向上している。臨床についてのナラティブの大部分を，新人看護師の不安が占める。しかし，その不安は，焦点のない観念的な不安ではなく，その患者の状態についての具体的な懸念に関連するものへと変化している。最後に，新人は，"看護

師のように振る舞うこと"から，自分自身が看護師として行動する初期段階に差しかかり，看護の役割をどのように具現化していくのかという感覚を発達させる時期にきている。

## 解説

　私たちは，新人レベルのスキル獲得について行った観察と解釈に自信をもっている。このスキルレベルを理解すれば，"純粋な"意図に基づいた倫理的態度と道徳的で主体的な行動についての見解に対する強力な反証となる。新人は例外なく，自分の患者のために，うまく実践したい，自分の実践を継続的に改善したい，そしてできるかぎりよい看護師になりたいという思いをもつようになる。しかしながら，彼らの倫理的態度は，そのスキルと経験に基づく知識の限界によって制限されている。新人の場合，自分に割り当てられた患者に，必要な複数の介入やケアを行うのに時間がかかる。彼らの実践は，通常，計画より遅れているか，あるいは遅れまいとして心配になるほど慌てふためいて仕事をしている。これは，新卒看護師の道徳的欠陥だと批判はできない。いや，もし人員が少ないために担当患者が多すぎる状況では，たとえどのような看護師であっても，そのような仕事の仕方が道徳性に欠けるとはいえない。新人看護師の臨床状況についての道徳的な感覚は，いまだ発達途上にある。そして，職場環境に影響を与えるその社会的スキルは，まだ初歩の段階だ。彼らが病院というコミュニティの一般的に厳格なヒエラルキーの下位に位置しているためだ。彼らは，患者の擁護者になりたいと思っている。そして，実際，そうなっている。しかし，擁護のスキルも知識も，いまだ発達段階なのだ。このような新人の専門職は，他の専門職の新人同様に，道徳的で主体的な行動を，その行為者の単なる道徳的意図あるいは道徳的特性の所有や適切さだ，ととらえてしまいがちだ。道徳的で主体的な行動はまた，実践の状況下での経験に基づく道徳的な感覚や，迅速にそして効果的に対応できる看護師の能

力に基づくものだ。効果的な臨床教師-スタッフ看護師によるコーチングは，通常はあまり光が当てられないこと，毎日の倫理的関心事として明確に言語化されていないことを認識して，それに対応する新人看護師の能力を発達させるものだ。

　新卒エンジニアの場合，そのエンジニアとしての知識を活用する最初の仕事は比較的簡単なものである。一方，新卒看護師の場合は，非常に大きな責任がいきなり課せられているので，自分たちが最近獲得した知識とスキルを活用するために，コーチングと支援が必要なのである (Eraut, 2007)。新卒看護師が直面する難問については，文献に数多く記されている (e.g., Bowles & Candela, 2005；Casey, Fink, Krugman, & Propst, 2004)。最初の職場を辞める，あるいは看護師自体を辞めてしまう新卒看護師は，現在，これまでになく多い。新卒看護師が，複雑な患者のケア担当やペースの速い臨床現場に移行する時期に，体系的な支援を提供するプログラムの必要性が認識されている(Benner et al., 2008)。自分の患者に責任を感じることは，新人看護師のためになるものだ。この責任感は，学習を推進するとともに，不安を増幅させもする。自己の知識とスキルが患者のアウトカムに与える影響をより認識するようになるからである。私たちは，患者が安全な範囲において，学校の最終学年時に，このレベルの責任を経験することを推奨したい。

　この研究を通じて，看護師は，最初の仕事の間，自己のアイデンティティ，主体性，特質をまだ形成している途中だということは明らかである。そのため，新卒者に対して支援的であり指導的であるためには，実践現場は非常に大きな責任を担うことになる。看護管理者は，新人看護師に対する"しごき"や敵意などは絶対に許さないということを主張すべきだ。これは，看護という職業に肝要な道徳である。同時に，新人看護師の離職を避け，発展を促進させるために不可欠である。

　カーネギー財団全米看護教育研究 (Benner et al., 2008) において，4年制大学のうち，看護学生が，自分の患者の容体の変化を報告したり，医師の新たな介入を要請したりするために，医師に電話を入れる実践をしている

学校はごく少数だということを発見した。私たちは，看護学校にこの教育的欠陥を改めることを推奨したい。しかしながら，差し当たっては，新人看護師には，医師に行動してもらうための論拠と説得力ある説明について，コーチングと具体的な院内教育プログラムが提供されるべきである。新人看護師は，"論拠と説得力のある説明"（making a case）とは，ただ単に測定可能な患者のバイタルサインや検査結果のすべてを提示することだと考えてしまいがちだ。本研究においては，新人看護師と熟達した医療提供者間の解釈やコミュニケーションには，ミスコミュニケーションの可能性があふれていた。同様に，達人レベルの臨床看護師は，しばしば，臨床経験の少ない新人研修医に対しても，医師の至急の介入の妥当性を示す患者の徴候や症状の説明を，十分な時間を割いて行っていなかった。患者安全を改善するためには，職種間の理解やコミュニケーションがますます重要になってくる（Institute of Medicine, 2001）。私たちは，この専門職実践のギャップを埋めるために，院内教育をより充実させることを推奨する。

　すべての医療チームメンバーが，"職権を上に委譲して"観察を上司に依頼することの重要性や，特定の患者の徴候や症状の意味について上司に質問することがもつ重要な役割を理解したならば，新人に対する状況下での教育やコーチングはより豊かなものとなるはずだ。時に，熟達した臨床家が，臨床的解釈の依頼を，情報を十分にもっていないとか知識不足だと非難して退ける場合がある。そういう人たちは，臨床判断は，異なる患者の反応をある一定期間にわたって比較することによって学ばれるものだ，ということを忘れているのだ。新人は，ある特定の徴候や症状が，警戒を要するものか，将来的に警戒を要する可能性があるものか，あるいは，正常に予期される範囲内であるのかどうか，それらを判断する十分な経験は積んでいない。新人が熟達した臨床家に判断を仰ぐ時，またとない教育の機会がそこに存在している。すべての臨床家が，比較による判断と英知を同じようにして学んできたのだ。たとえそれが看護師であろうと，他の医療職であろうと，自分が苦労して獲得した経験的学習を新人に伝えていくのは，臨床的責任である。

# 第3章
# 一人前の段階：
# 分析・計画・直面する時期

## 一人前になる

　実践を始めて2年も経過すると，看護師は，一般的に一人前レベルのパフォーマンスができるようになる。新人の時よりも，臨床の理解，技術的スキル，組織化の能力，疾患などがどのような軌跡をたどるかを予期する能力などがはるかに向上している。この時期の看護師のナラティブでは，臨床問題（例：患者の臨床状態とその管理）に焦点が当てられることが多く，タスクを組織化したり完了したりすることについてはあまり語られなくなる。看護師は，経験を通じて，類似の状況に対応しながら能力を発展させていく。実際，ある状況を特定のタイプの臨床状況だと認識する能力は，経験的に学習されていくものだ。一人前の段階では，看護師は，患者の回復において，一般的な進行を予期する能力を獲得しており，同様に，患者の進行具合が経験的に学んだ予想からはずれると不安を感じ始める。一人前の看護師は，医療ケアチームの他メンバーのパフォーマンスについて，違いをより識別できるようになっていて，より多様で複雑な患者の反

応に遭遇することで，より幅の広い，より徹底的な説明を追求しようとする。この時期は，臨床状況が提示する新たな複雑性をよりよく理解するために，より高度な幅広い文献購読と研究を行う時期である。

本研究の設計にあたって，私たちは，一人前レベルと中堅レベルの実践およびその2者間の移行期の実践を把握するのによりよいサンプルを収集するにはどうしたらよいか熟考を重ねた。私たちは，同じ人の中に，一人前のパフォーマンス，中堅のパフォーマンス，達人のパフォーマンスの組み合わせを見つけられると期待した。なぜならば，熟達したパフォーマンスは，それ以前の臨床学習に依存するもので，常にある特定の状況に関連しているからである。この"中間"レベルのサンプル収集は，クリティカルケア病棟の雇用パターンによってさらに複雑なものとなった。急性期看護師が不足している時期を除いては，そして，この研究開始時はその時期だったのだが，新卒看護師はクリティカルケア病棟へ直接採用されることはほとんどない。したがって，私たちは，少なくとも1年半から3年のクリティカルケアの経験がある看護師を調査対象とすることにした。他の領域での看護体験の有無は問わないことにした。クリティカルケアの看護師で，クリティカルケアしか経験したことがないという看護師はごく少数だったからだ。

# 臨床の世界

一般的に，他の病棟経験はないが1年半以上の経験をもつクリティカルケア看護師は，ドレイファスのスキル獲得モデルの一人前レベルの実践をしていた。新人レベルから一人前レベルへの変化は，徐々に起こるもので，不連続的なものではない。一人前レベルから中堅レベルへの移行でみられる質的・不連続的な移行は，この段階ではみられない。むしろ，このレベルで実践を行う看護師が新人看護師と異なるのは，その組織化の能力と技術的スキルの改善である。この向上したスキルは，新たな臨床的知識

に気づき，それを発展させていく可能性を開くもので，それによって，一人前レベルの看護師は，経験した臨床状況についての理解を深め，その臨床状況がどのような軌跡をたどるのかを予期する能力を高めていくのである。新人看護師がナラティブで焦点を置いたのは，課せられた仕事（タスク）を臨床実践の厳しい時間内で完了させることの難しさだったが，一人前レベルの看護師は，患者の状態の管理により焦点を当てていた。一時的焦点はより広げられ，経験的に学習したある病気の一般的な進行や回復状況が含められるようになった。そうしたナラティブでは，組織化のスキルは新たに獲得したものとして指摘されていた。しかし，その焦点は，近い将来のことにどんどん移行していく。この時期の看護師の臨床の世界は，特定の患者の状態に対する計画とその状態で起こりうることへの予期によって構成されている。

　その段階の看護師の経験的学習の進展は，迷いのとれた段階に入っている。この段階では，他の臨床家の過ちを認識する能力を有すると同時に，科学的知識と臨床的理解とのギャップも認識し始めている。

## 仕事を組織化する

　観察していると，明らかに組織化のスキルが向上している。そのパフォーマンスは，よりスムーズで調整されたものだ。改善された時間管理能力と組織化のスキルは，ナラティブの中では，満足感を得るものとなってはいるが，主たる関心としては語られず，緊張の対象ともなっていない。ほとんどの看護師が，忙しい複雑な状態に対処する能力が改善したと報告している。

> 経験を積めば積むほど，ストレスや今自分がそのまっただ中にいる異なる経験によりよく対処できるようになるのだと思います。そして，ずっと体系的にずっとうまく仕事をこなすことができるので，ストレスを発散したり減

少させたりできるようになります．いろいろな問題が起きても，それをさまざまな方法で外に向けながら解決できるようになるのです．前みたいに，自分の中に取り込んで，抱え込んで，どうしてよいのかわからない，どこにその解決策を求めたらよいのかわからないという状況にはならないのです．

チームや自分の仕事の性質についての理解が深まると，看護師には実践を振り返る時間と支援をより効果的に求めるゆとりが生まれる．過去には圧倒されていたような状況への巧みな対処，技術的スキルの向上，複数の要求に応える能力は，成功の喜びとして語られる．たとえば，ある看護師は，NICUで"完璧にうまくいった"夜について次のように述べている．

　ちっちゃな赤ちゃんの担当だったのですが，すごくたくさんの量の採血をすることになっていました．そして，これまでに見たなかで一番よいと思った橈骨動脈穿刺ができました．完璧でした．そして，もう1ユニット採血して，点滴を開始しました．"今夜の私はすごいよね"って感じでした．そして，昨夜は3人の赤ちゃんを担当しました．2人はそうではなかったのですが，1人は気管挿管されていました．でも，その赤ちゃんたちの看護をうまく整理して行うことができたのです．本当にすばらしくうまくいったのですよ．

この看護師は，難しいタスク（橈骨動脈穿刺）と組織化の要求（3人の乳児への対応）を含む組織化する能力の進歩を認識している．彼女は，自分の巧みなパフォーマンスと組織化の能力の発展に大きな喜びを感じていた．巧みなパフォーマンスと組織化は，それぞれに相乗効果をもたらした．この一人前レベルの看護師は，将来起こることを予期する十分な経験を積んでいた．そして，彼女の中で"組織化"の定義は，危機的状況に際して，先を読んで計画していくことへと拡大されていた．たとえば，ある看護師は，誤ってアスピリンと降圧薬を飲み込んでしまった2歳児のケアについて次のように述べている．

胃洗浄のために活性炭を持ってきたり生理食塩水を準備したり，あれやこれや…それはもう大変でした。その子は多動になり叫び声をあげて…それで，救急救命室に運んで，そうしたら，なんだか急におとなしくなり…私たちは，もう，それをどう判断したらよいのか…。私は必要なものを集めて，医師たちは脳波の検査をしました。生理食塩水で胃洗浄を行うのに必要なものを全部そろえ，それから，中毒事故管理センターから文献を取り寄せました。M先生からこう言われました。「君とは一緒に仕事がしやすかった。現場があれほどバタバタしていても，君はすごく冷静だった」そう言われて，とても嬉しかったです。自分が，標準以下の仕事しかできなかった時のことも覚えているから…心肺停止というような深刻な状況ではありませんでしたが…。重要なのは，ものごとを筋道を立てて整理して，起こるかもしれないことを予期して準備を整えるということでした。

　要求されることとこれから起こるかもしれないことの予期ができれば，一人前レベルの看護師にとって，状況との関係は新たなものとなる。仕事を組織化するということは，もはやタスクを時間通りにやりとげるということだけではない。それは，刻々と変化する非ルーチン的できごとを予期しながら計画を立てること，環境を整えること，適切な機器と資源をすぐに使えるように手元にあることを確認しておくこと，そして落ち着いて効率的に仕事をすることなども意味するようになる。
　危機的状況において仕事を遂行していくには，人の感情的反応に巧みに対処する能力や，一定の幅のある臨床的反応に対してどのような順序で何が必要とされるのかを想像する能力が必要とされる。この実践的な能力の習熟は，看護学校での"心肺蘇生の疑似演習"をはじめとして，さまざまな方法で学習できる。次の事例で紹介する看護師は，乳児の救命に成功した複数の事例を，密着しながら観察し記録した経験を経て，はじめて自分自身が遭遇して救命に成功した心肺停止事例について語っている。彼女は，自分の"成功"について複雑な気持ちをもっていた。なぜなら，その時救命に成功しても，その乳児は苦しみ，生命と両立しがたいようないくつもの問題を抱えていたからだ。

看護師：その子は救命できなかったほうがもしかしたらよかったのかもしれない。そして，心のどこかでそのまま逝ってしまうことを望んでいたかもしれない。だから，彼の心拍が戻ってきた時，少し動揺しました。でも，同時に，蘇生できたということは嬉しかった。心肺停止状態に自分自身でかかわったのは，それが初めてで，そしてもちろん蘇生に成功したのも初めてでした（彼女は自分で呼吸停止状態を発見し，心肺蘇生を開始したのだった）。

インタビュアー：それまでにそのような状況に置かれたことはなかったと…

看護師：ええと，乳児の成功事例を観察したことはあります…でも，今回の事例は，その状況に直面して実際にやってみなければ，どうなるのか全くわからないまさに"厳しい試練"そのものだったんです。

インタビュアー：そういう状況に対応できるように準備するには，どのようなことが役立つと思いますか。

看護師：観察することだと思います。私は，よく後ろに立って観察していました。そして，誰かが何かを行う前に自分でよく考えました。記録者の経験も役立ちます。記録者になると，起こっていることの一部始終を観察するわけですから。とても注意深く観察して記録するということは，どのような順序でものごとがなされるべきかを後で思い出すのに，とても役立ちます。以前に二度ほど記録者を務めました。たぶんそれが一番役立ったと思います。それから，その赤ちゃんのことを知っているということも役立ちます。その子がどんな子か，その子の些細なことまですべて知っているということ。私が心肺蘇生したその子は，点滴はしていませんでした。私はそれを知っていました。そんな情報すべてが一緒になって，いざという時に役立つのだと思います。でも，記録者を経験するということが一番だと思います。看護学校で心肺蘇生の疑似演習をするよりもずっと参考になります。

　起こると思われるものごとの順序の予測，チームワークのありよう，その患者についてよく知っていること，そして一定の幅で臨床的に起こりうることがらについての知識など，実践的な知識と技術を習得していれば，その看護師は，必要とされる行為を予期してその通りに行動することがで

きるようになる。この看護師は，記録するという役割に積極的に参加して，複数の同時に進行する治療と患者の反応を見極める経験的学習をしたのだ。彼女は，その乳児の苦しむ様子に悩んだ。しかし，その懸念に直接対処する社会的影響力も手段もほとんどもち合わせていなかった。彼女は，倫理的懸念と臨床的懸念を統合する経験的な英知も能力も，まだ身につけてはいなかったのである。治療を中止する家族の同意や医学的同意が存在していなかったので，彼女は心肺蘇生を開始する倫理的かつ法的責任を負っていた。この社会的脈絡において，心肺蘇生を防止するための行動は，その危機が起こる前にとられているべきだったのだ。しかし，彼女は，その心肺蘇生後に，その倫理的懸念を積極的に考えてみるということをしなかった。これは，本研究の中の中堅や達人看護師の対応とは正反対であった。中堅や達人看護師は，道徳的で主体的な行動をより発達させており，臨床介入が倫理的に示唆することを見通し，また，一般的に自身の倫理的懸念に対して組織的反応を求める。

## 臨床的理解を発達させる

　臨床的理解の発達には，最終的には，特定の状況における経緯と臨床的な理解，および具体的症状の移行時における論証を統合することが必要となってくる。しかしながら，上級レベルの臨床的理解では，以下について多くの経験的学習を重ねることが必要となる。
　(1) それぞれの実践であらわれる徴候と症状
　(2) より全人的な視点での臨床状況を把握すること
　(3) 将来起こりうることの予期
　(4) 標準化されたケアと個別化されたケアの相違の認識と特定の状況におけるその２つのケアの融合

## 重要な臨床上の徴候と症状を同定する

　教科書では，徴候や症状はかなり明確なものにみえる。しかし，実際の臨床現場で遭遇する徴候や症状は，多様性があり，判断の難しい微妙なものもあるために，教科書で示されるほど，明瞭・明白なものではない。さらに，教科書で推奨されている一連の行動は，実際の臨床上での幅広い可能性のごく一部を示しているだけだ。その上，実際の臨床では一時的な状況を理解することも必要で，教科書では，そのような状況に対してどう行動すればいいのかを示すことはできない。症状と徴候，そしてそれが示唆する重要な意味を認識することが，新人看護師同様に，一人前の看護師の経験的学習で主要な部分となる。臨床的論証と倫理的論証には，その臨床状況で経時的に起こることにかかわりながら理解することが必要となる。ものごとは必ずしも表面に見える通りではないということを，経験が教えてくれる。

**看護師1**：「患者さんがらくにして休んでいるからといったって，それは状態が改善しているのではなくて，悪化してきたからかもしれない」って誰かに説明するとします。そのことをちゃんと理解してもらえるよう説明しようとします。ずいぶん経験して学習してきたことも自分ではわかっています。でも，そのことを振り返りながら言葉であらわすのはけっこう難しいものです。そこには，教科書で学習したことも当然組み込まれているわけですが，それをきちんと表現するのは難しい…

**インタビュアー**：でも，その多くは経験からの学びですよね。

**看護師2**：誰かが静かに眠っていることとか。

**看護師1**：そうそう，そして，それがもし変化だとして，それはわるい変化なのかもしれないから，敗血症になっていないかとか，頭部で何か起こっていないかとか，そうではないと確信できるまで，その患者をきちんと観察しなきゃいけないでしょ。患者を起こして確認するとか(笑)，とにかく何らかの手段で，それが意識レベルの変化なのかどうか，よい変化なのかまたはわるい変化なのかを確認しなきゃならない。でも，それを新人に話そ

うとすると，新人はそんなこと何もわからないでしょう。新人は「その患者さん，以前は本当に落ち着きがなかったけど，今は落ち着いています」なんて説明しかねない。で，本当にそんな報告をしたら，最悪よね。
看護師2：「患者は不平は言っていない」とか（笑）（看護師たちは，新人がその状況をこのように誤って記載するかもしれない，と冗談を言っているのだ）。

　ここで紹介した事例は，患者の臨床状態が示す経時的な脈絡についての経験的学習をよくあらわしている。特定の臨床状況で特定の時間枠に限定したりしなければ，臨床的な可能性は際限がなく広がっていて，いちいちリストアップなどできないので，患者の観察に関する新卒看護師への指示は，非常に幅が広く，必然的にあいまいになる。
　多様で微妙な状況を備えた現実の徴候と症状がどのようなもので構成されているのかを認識することが，臨床学習と臨床的知識の主要なものである。臨床的（実践的）知識と理論的知識との調和は，新人の場合は明白にそれとわかるが，中堅看護師レベルになると，それは，歴然とはしない微妙なものやより高度に洗練されたものになってくる。そうなってはじめて，中堅の看護師は，他者にとって，直接体験によって得た知覚的知識の資源となり得るのである。

看護師：私は，自分より経験のある先輩看護師のところに「これが私が気づいたことなのですが，何か見逃していることはありますか」，「何かおかしいところがありますか」，「以前にそれがこんなふうにあらわれたのを経験したことがないんですが」など，よく尋ねに行きます。でも，それほど頻繁ではありませんが，今は，誰かが私のところに質問しに来ることがあるんです。それってけっこう嬉しいものです。
インタビュアー：ものごとがどうもうまくいっていない状況で，より経験のある看護師のもとへいつ行けばよいのか，そのタイミングはどうやって判断しますか。
看護師：頭部外傷に対応するのは不安です。ヘルニアとか頭部外傷の徴候や症

状もあまりよく知りません。でも，そのあたりを熟知している看護師が病棟には2人ほどいます。それで，「自分がやっていることが正しいかどうか確認したいんですが，私の理解でよいかどうかみてもらえますか」って尋ねたりします。心臓疾患の患者も，あまり頻繁に対応しないので，ちょっと不安です。うちの病棟では，心臓は正常な人が多いのです。

教科書の説明が，直接実際の徴候の認識へと導いてくれるわけではない。その状況における反応や関連する反応を十分に認識できるようになるには時間がかかる。ある看護師は，心臓移植患者をケアしていくうちに理解した自分の知覚的把握の変化を次のように説明している。

> 私は，その患者の体位を2時間おきに変換させて，看護師としてよくやっていたと思います。彼の左の呼吸音は本当にわるかったのです。それで，私は呼吸理学療法を行いました。まず分泌物などを排出できるように左側を高くして，咳をしてもらいました。でも，左側を下にする体位をとると，つまり音がわるいほうの肺を下に，よいほうの肺を上にすると，彼の酸素飽和度はすごくよくて心拍数も良好なのだけど，仰向けにしたり，右側を下にする体位をとると，2〜3分のうちにSVT［上室性頻拍］を起こし，［酸素］飽和度も下がってしまったのです。でも，2回ほどそれを繰り返して，やっとその状態に気づきました。そう気づく前に医師に電話をしました。でも，医師たちは別にそのことをあまり心配している様子ではありません。「まあ，落ち着いて。彼の心臓は健康だよ」と言うんです。それで，私は「心臓が健康なら，なぜこんなことが起こっているんですか」って尋ねました。でも，彼の体位を反対側にしたら，たちまちその問題は解決しました。それで，やっと何が起こっているかわかったわ，と思いました。右を下にしないようにすればよいのだわと。わるいほうの肺が十分に酸素を取り込めなかったので，低酸素反応を起こしていただけだったのです…それに気づかなかったら，本当にまずかったと思います。それがわかったので，左側の肺のケアをすればよいだけだと気づきました。左の肺に酸素を取り込めるようにしてあげればよいのだと。そして，彼はよくなりました。今ではあちこち歩き回っていますよ。

これは，生理学的反応を実際の活動と関連づけて考えることをよく表している例だ。それは，前述したように現場で直接的に学ばれなければならないタイプのノウハウなのだ。その看護師が，標準的手順（2時間おきの体位変換）と，その状況に対する通常の概念的予想（「患者の心臓は健康なので，上室性頻拍は起こらない」と考えること）だけを念頭に置いていたために，体位変換への反応は，患者の肺容量を考えると妥当なものだったということに気づかなかったのだ。その場にいない医師は，患者の体位が呼吸や心拍状態に与える影響といった一時的な関連性を想像しにくいのである。
　複雑に絡み合った臨床的視点を獲得するには，対照的な状況や同じ臨床状況でも修正が必要な状況の患者など，多様な患者の状況を経験する必要がある。たとえば，臨床的な見通しが非常に難解であったり複雑であったりすると，次の事例のように基礎が見落とされることがある。

> 　私は，これは基本的なショックだと判断する代わりに，もっと複雑な原因を探していたのだと思います。それは，とても基本的なショック症状だったと思います。よくわかりませんが，もしかしたら，みんながもっと迅速に対応していたら，彼女は心肺停止状態にはならなかったかもしれません。

　この看護師が実践しているような振り返りは，臨床学習に不可欠なものであり，教室で学ばれるような徴候と症状に関する概念的な知識と，実際の臨床現場でそれを認識することとの経験的距離感を示している。この臨床事例から学ぶべきことは，サイクルの早期段階で臨床上の変化を見極めることによって心肺停止状態になるのを予防することだ。実際，こうした臨床現場での学習は生じるものだ。したがって，経験を積んだ看護師が十分に配置されている病棟では，心肺停止状態はほとんど起こらない。なぜなら，患者の初期変化に対応して，徐々に必要な介入が行われていくからだ。

## 臨床状況をより全体的に理解する

　看護師はよく"大きな"構図——生理学的状態間の相関関係を見極め理解すること、について語る。このことは、大きな構図、つまり全体像を得ることの重要性を学んだ次の看護師の記憶によく示されている。

**看護師1**：心臓についての講義後に、最初に心肺蘇生をした時に、心臓とその時に起こっている血液動態、充満圧などについての理論をたくさん学びました。そこで提供された情報すべてを統合して、そこでどのようなことが起こっているのかについて全体像が把握できるようになるには時間がかかります。そして、私はまだそこまで到達していなかった時に、その患者の担当になったのです。彼は低血圧症でした。私にわかるのは、その患者が低血圧症だということだけでした。その時、私は、彼の低血圧症状を治療することだけを考えていて、他のいろいろなことを見ようとはしていませんでした。全体像を把握しようとはしていなかったのです。私の注意は、その男性の低血圧症だけに集中していました。彼の血液循環はどんどん悪化して心肺停止になったのです。深刻な状態でした。ほとんど血液が流れていない状態でした。私はものすごく落ち込みました。いろいろな臨床状況を統合して考えることができなかったのです。彼の病室に入ったとたんに、心停止のことを予測すべきだったんです。

**インタビュアー**：その当時、そのことがわかりましたか？それとも、今だからそれがわかるのですか？

**看護師1**：いいえ、そのことが起こったすぐあとに学びました。いろいろなことを本当によく見なきゃいけない、全体像をつかまなくてはいけない、そして何が起こっているのか見極めなければならない、と自分に言い聞かせました。でも、その時は、それができませんでした。ただ、その患者が低血圧症で、私はそれを回復させなければならないということしか考えていませんでした。低血圧症を発現させている原因、あるいはそれに関連しているかもしれないいろいろな側面を突き止めようとはしませんでした。そのできごとをきっかけに、私は学びました。

**インタビュアー**：その後、同じような低血圧症の患者に対応しましたか。

看護師1：ええ，とてもたくさん。
インタビュアー：今，そのような患者さんに対応する時，最初の時に考えつかなかった，どんな質問を頭の中でしていますか。
看護師1：血液量が激減しているか？　輸血が必要か？　血管拡張か？　緊張が必要か？
インタビュアー：チェックリストはありますか。
看護師1：はい。
インタビュアー：以前は，チェックリストがなかったのですか。
看護師2：ちょこちょこことしたものはあったんですが，一連のチェックリストはありませんでした。
インタビュアー：心臓についての講義では，チェックリストは提供されなかったのですか。
看護師1：講義でチェックリストは提供されました。それでも，異なる患者は異なる症状を呈します。だから，心臓の講義で教えられる通りではないのです。どの患者も，少しずつ違います。だから，必ずしもリストに挙げられていることを順に確認していけばよいというものではないのです。そこにはないその他のいろいろな要素も考慮しなければなりません。でも，リストは確かに提供されました。ある種のリストが。でも，現実はいつもリストのように簡単ではありません。それに，前負荷とか後負荷という概念も理解しなければなりません。でも，これを理解するにはけっこう時間がかかります。
看護師2：教室では定義は教えてくれます。そして，私たちはそれを繰り返します。
看護師1：そうです。定義を繰り返して言うことはできます。でも，実際にその状態の心臓に直面して，その経験を何回かしないと，その心臓にどのようなことが起こっているのか想像するのは難しい。その全体像を理解するのは難しい。
インタビュアー：全体像とは？
看護師1：レボフェド（昇圧薬）を投与しようとしていたようです。でも，実際にはそれは適切ではありませんでした。彼の心拍出量は低く，血管拡張ではありませんでした。彼には血管の緊張は必要ではなかったのです。突出

していたのはそのことです。でも結局はレボフェドを使うことになったと思います。大きな心筋梗塞を起こしたのだと思います。心筋梗塞が起こりそうだというのは，その時私たちは全然気づいていませんでした。心電図に少し変化が出たのはわかりました。それはすぐに見つけました。でも，それもすぐに見つけるのはけっこう難しいのです。とはいっても，私も今では，将来起こりそうなことを予期するのはずっとうまくなりました。

　この看護師が，主体的に行動する意識や責任感を発達させているのは明らかだ。あるグループの患者ケアに関する一般的規則との関連で，特定の患者のニーズを認識することと，病気の状態についての理論的カテゴリーが実際にはどのような具体的状態を示すのかを学ぶこと——，どちらも新人看護師の段階における経験的学習の主要な側面なのだが，一人前の段階においても継続されるものだ。この段階の看護師は，もはや自分の肩越しに後ろを振り返り，誰かに自分の観察内容を改善してもらおうとはしない。もっとも，改善点に気づくのはプリセプターの仕事であるが。新卒看護師は，その経験に照らし合わせて，現実以上の責任を引き受けようとする。たとえ，そうした非現実的な期待には，避けることのできない失望感が含まれていても，看護師は，治療行為と患者の反応との関係を学びながら，看護師の臨床における学習の道を邁進していく。
　"チェックリスト"の不十分さは，一人前レベルの看護師には明らかだった。この段階では，分析的なテンプレートは，多様な，そして絶えず変化する患者の状態をガイドするためにはもはや十分なものではない。看護師は状況を読もうとして苦しむ。一般的に看護師の理解は，事後に起こるからである。一人前レベルの看護師は，以前は盲目的に信じていた実践のための知識とガイダンスという2つの資源への信頼が危機的なものになるのを経験する。まず，臨床状況に対処するための科学的知識と分析的アプローチは，それだけでは十分ではないということを知る。次に，職場の同僚も，自分の知識を補うのに十分ではないことに気づく。また，あらゆる状況を管理する彼らの臨床的に把握する力と能力にも欠陥があるかもしれ

ないということを学ぶ。資源環境におけるこの信頼の崩壊は，一人前レベルの看護師に過重な責任感を植え付ける。

## 将来の可能性を予期する

　上記の看護師の事例が示すように，一人前レベルの看護師の経験的学習のもう1つの大きな特徴は，状況の変化によって視点が変わっていくことである。一人前レベルの看護師は，患者の状態に将来どのようなことが起きるか，そのシナリオを把握する力をもっている。現在要求されているケアを巧みに行う能力をもち，それによって将来必要とされるかもしれないケアを予測する能力ももっている。それとは対照的に，新人の実践では，自分が働くシフトあるいは自分が今働くその時間にのみ焦点が当てられている。

　一人前レベルの看護師は，現在の看護計画を立てるために，将来のことについて積極的に考える。これは，現在のケアにガイドラインを提供するために，将来起こるかもしれないことを予期するという意識的な努力である。これは，その患者に最終的に起こりそうなことに関連して，現在の状況を統合的に把握するということではない。それは，達人看護師の看護の特性である（第5章参照）。予測可能で一般的に起こりうる事態について考えることは，一人前レベルの看護師に分析的ツールを提供する。一方，達人看護師の場合，予期された将来とは，特定の患者により密接に関連したもので，また現在の状況の理解とも統合されたものである。次の事例では，一人前の看護師が，新たな心臓移植患者が通常どのような反応を示すかということに関する自分の過去の理解を，意図的に活用している様子がよくわかる。

　　私は，2回目の心臓移植術を受けた患者を担当しました。新しい心臓でSVT［上室性頻拍］を頻繁に起こして，本当に怖かったです。新しい心臓はそんなことを起こすはずがないんです。だって，健康な心臓が移植されたのですから…本当に神経質になりました。

その看護師は，移植後そんなにすぐには感染や拒絶反応を起こさないということを知っていた。彼女は心臓移植患者のケアを計画する際に，そのどちらも起こりうる状況について容易に考えておいたはずだ。彼女は予想外の状態（体液と電解質の正常なバランスがとれていれば，不整脈は起こらないという予想がはずれること）に気づく経験は積んでいる。"予想外の状態（failed expectations)"についての気づきは，必然的にその個人の特定の臨床状況についての理解の中に存在している。なぜならば，すべての臨床状況に対する予想の明白なリストをもち合わせるのは不可能だからだ。日常の実践的な理解において，知識や重要性・非重要性の認識は，知覚的な予想を伴って，具体的な状況下に存在する。したがって，その状況下にいて熟達したスキルを具現化する実践者は，その状況を明確な形にする限界は感じない。

## 標準化されたケアと個別化されたケアを融合させる

より標準化されたタスク世界に習熟すると，一人前レベルの看護師は初めて，特定の患者の病気の軌跡や患者個人や家族のニーズに従って，プロトコルや標準化されたケアに変更を加える立場に立つことができる。看護学校や新人の段階で発達させたルーチンや決まりきった形で行われるケアを，やっと個別化することができるのだ。病院には，専門職的構造とプロセス，そして官僚的な組織的構造とプロセスがある。そしてこれらは時に軋轢を生む。結果的に，標準化と専門職としての判断をどのようにして融合させるかは，実践2年目の大きな課題となってあらわれる。

> そこでしばらく働いていると，ものごとに対する自分のやり方ができてきます。そして，自分のやり方は違うかもしれないけれども，アウトカムは他の人と一緒だということに気づきます。新人には，これが標準的なやり方で，これが私のやり方，でもあなたは両方を試してみて自分のやり方を見つければよい，というふうに教えてもよいかもしれません。

これは，新人の時に固執した定められた決まりと手順から少しずつ解放されている証拠である。この時点で，看護師は，柔軟性と多様性の余地があるということを認識する。しかしその認識は，自分がとるかもしれない他のスタンスや視点についての相対的な重要性についての気づきの一部なのである。一人前レベルの看護師は，スタンスや視点は自分で選択しなければならないということや，自分の選択が患者のアウトカムに違いをもたらすということを経験から認識するので，選択する機会はますます明白になってくる。

> 　抱っこしてもらうためにその赤ちゃんを毎日（新生児室から）連れ出すなんてこと絶対にありえない，という看護師がいるかもしれません。でも，私はそれについてちょっと違った感じをもっているので…お母さんがいつになったら部屋に入ってくるかどうか少し様子をみたいと言うかもしれません…それは，プライマリ看護師であることがどういうことか，いつ介入すべきか，そして，いつ「すみませんが…してもらってよいでしょうか」って言うかなどを学ぶということなのですが…それを学ぶのって難しいですよね。

　彼女が語っている難しい学習とは，特定の状況において自分自身の判断を信じる能力のことである。彼女は，母親の扱いに対する乳児の反応と，母親が発達させている乳児との関係に基づいた自分の判断について説明している。母親−乳児の相互のかかわりを延期させることは，母親−乳児の関係を危うくするかもしれない。しかし，このリスクは，母親の扱いに対する乳児の反応と比較の上で考慮されなければならない。看護師は，その母親が乳児の最小限の扱いについて順応してきていると信頼していいと自信をもてているだろうか？　経験的学習はガイドラインを提供してくれるが，乳児への刺激と母親−乳児の絆の形成という競合する善行についての臨床判断は提供してくれない。競合する臨床目標と善の概念についての臨床判断が問題になる時には，実際の判断は，その乳児の状態によって日々変わるものだろう。競合する臨床的な善と倫理的な善の組み合わせ，そして患者の状態との関連でそれらを判断する必要性は，その状況に存在して

99

分析的にものごとを考える上で危機的な状況を生み出す。

# 臨床学習と倫理的学習における感情の役割

　新人看護師の実践は，知識やパフォーマンスについて感じているかなりの不安によって妨害されるかもしれないが，一人前レベルの看護師は，状況について自分がどのように感じるか(精神的に心地よい，不安，不確か，自信をもっている)について，新人よりずっと異なる方法で語り始める。彼らの感情的な反応には，もはや広範囲におよぶ不安という特徴はない。それよりむしろ，一人前レベルの看護師の状況への感情的反応は，患者に今起こっていることにより近づく手段を提供するものとなる。このように，実践における感情は，この段階では，知覚的な妨害や閉塞物ではなく，スクリーニングや警告のプロセスとなり始める。一人前レベルの実践者は，よりらくに自分の役割を受け入れているので，自身の感情的反応は，より情報を提供して導いてくれるものとなるのである。たとえば，状況を十分に把握できていないと感じたり，状況が自分が予測したことから何となくはずれていると感じる場合，それは，導くような情報だったり警告するような情報を看護師に提供する。一人前レベルの実践者が自分の役割をよりらくに受け入れていくにつれ，自分の感情的反応が問題を認識するための導きとなるということをより信頼できるようになる。そうして，このレベルの看護師たちには，患者や家族の気持ちの上でのニーズや反応を感じる精神的ゆとりが生まれるのである。

## 知覚的認識の資源としての感情的反応

　一人前レベルの看護師は，この段階では，自分の感情的反応を，特異性，重要性，脅威を示唆するものとして，より信頼して活用できるようになっている。彼らは，自分の選択した行為が患者によい相違をもたらし，

とるべき最善の行為だったと証明されると，"気分がよい"と感じたり，喜びを感じたりする。同様に，患者の変化に気づくのが遅れたり，ものごとがあまりうまく進まなかったりすると，落ち込む。優れた看護実践を発達させるために，患者のよい反応を追求し認識することが必要になってくるのは，ここにおいてなのである。たとえば，ある看護師が，患者に対してこれまでよりも大きな管理力をもてたと喜び，患者のコンプライアンスと抑制された反応を優れた実践の証拠として受け止めているとするならば，実践は歪んだものとなり，ケアと反応性の倫理に違反してしまう。これは，自動車を運転中に角を曲がる時，曲がる方向の2つの車輪の外縁で急激な加速をつけて疾走するのを楽しんだ結果，惨事を招いてしまうのに似た行為だ。小児科の看護師は，病院に入院中の子どもがおとなしく従順なのは，引きこもりと抑うつという状態でコーピングしようとしているということを学ばなければならない。そのような状態は，健康な子どもにとっては芳しくない徴候であって，優れた看護管理の証などではないのだ。よい結果，よりよい結果，よくない結果や，それに付随するケアを提供する人と受ける人の感情的反応についての議論は，臨床学習と倫理的学習の両方において非常に重要なものだ。

　一人前レベルの看護師は経験を積んでいるので，その状況について十分に把握している場合は，ゆとりがもて大丈夫だと感じると話す。実践を始めた頃の圧倒されるような感じは，もはや話の中に出てこない。なぜなら，彼らはその状況をよりよく理解しているからだ。前述の事例でみると，乳児の心肺蘇生に初めて成功したその看護師は，必要な機器をすべて整然と取り揃え，ずっと落ち着いて対応できた時に，"すばらしい"と感じた。そして，その乳児を心肺蘇生するということの英知に疑問があったにもかかわらず，また，その乳児に対して悲しみを感じながらも，危機的状況において自分がよく行動できたために成功感覚を抱いている。状況についてのこのような把握は，一般的で，具体的に体験されていて，感情のこもった調子で表現されている。一人前レベルの看護師も，忙しすぎたり，経験したことのない新しいことが起こったり，状況が自分の理解以上

に複雑だったりすると，恐怖を感じる。看護師たちは自分の行為があまりうまくいかなければ，程度の差こそあるが，みな失望を感じる。ものごとがうまくいけば，その成功は重要性で満たされ，自分たちもよい看護師になれるという希望を看護師たちに与える。次の事例を考慮していただきたい。

看護師：今週はよかったわ。本当に。前回[のインタビュー]は，よいことは全然思いつきませんでした。「看護なんか大嫌い！」という感じだったんです。とにかく一刻も早く看護をやめたいって思っていました。でも，この1週間は，2回夜勤をしたのですが，今の自分にとっては完璧と思うくらいものごとがうまくいったんです——すごくよい気分。あれ以上のことはできなかった思います。だから，私は本当に完璧だったんです(笑)。たまにはそんな経験もしなきゃね。そうでしょ？

インタビュアー：その経験があなたが看護をやめるのを救ったのですね。あなたにとって完璧とはどんなことですか。

看護師：はい，えーと，タスクをすべて正しくやるということだけじゃなくて，看護のアートを行うことができたというか，とにかくその夜が自分にとって本当に完璧だと感じられるような——ただ，よいというだけでなくて，ものごとが本当にすごくうまくいったすてきな夜。そして，私もよくやったと思うわ…よくはわからないけど。普通は，まずいと思う実践はあまりないけど，もっとよくやれたはずと思うようなできごとはけっこうあるの。その赤ちゃんにもう少しよい体位をとってあげることができたはずとか，ベッドサイドでもう少し明るい態度をとればよかったとかいろいろ些細な後悔があります。「まあよかったけど，あれよりもっとよくできたはずと思うことがあるんだけど，あの2回の夜勤は，本当に完璧だった」…そんなふうに感じられるって本当によい気分。赤ちゃんを胎児の姿勢みたいに横向きにしたんだけど，そのままずっとその姿勢をキープしてくれたの。ベッド中あちこち動き回ったりしないで(笑)。そんな些細なできごとがいくつもうまくいったことで，その夜勤がとてもよかったんです。

看護行為がうまくいくと気分がよく，うまくいかなければ気分もわるいということは，看護師に知覚的鋭さを研ぎ澄まさせる感情的ガイドを提供

し，熟練した臨床ノウハウと倫理的態度を発達させる道案内となる。よい行為・わるい行為のそれぞれに対して，また，よい医療実践・わるい医療実践に対して，適切な感情的反応を経験する。その経験を通じて，看護師は，看護の精神を醸成していくのである。具体的に体験した感情的反応は，看護師があいまいな臨床状況において矛盾や不一致を感じとるのに役立つものとなる。

## かかわりのスキルを発達させる

　反応に基づいた学習と知覚的鋭さを発達させる上での感情の役割は，臨床状況へのかかわり（問題へのかかわり）とケア提供する上での1人の人間としての患者へのかかわり（人間関係的かかわり）に関連している。一人前の段階の看護師の場合，状況についてより深く理解することで，問題へのかかわりが増す。そして，患者の苦しみがより明白になって，看護師は人間関係的かかわりに対する新たな要求に直面させられる。新人は主として，看護という役割を担う上での社会的交流と交渉について話をする。また，自分の家族や友達という一般人としての経験に似た形で患者や家族をとらえていると話す。一人前の段階では，看護師は一般的に，苦しんでいる患者や家族をそれまでとは違う形で認識し始める。それは，患者や家族について意識的に再個人化を行う時期である。研究参加者のナラティブによると，同じ人間としての患者や家族の再発見は，新卒看護師として最初に直面したこととは，質的に異なるものである。大きな相違は，自己との関連におけるかかわりのスキルについてのディスカッションの中に見てとれる。この段階の看護師は，自分の影響についてより内省的で，かかわりのスキルに関連した質的に異なる特性を内省的に論じる。彼女は，通常，"かかわりすぎ"になった経験とか，あまり有用ではないやり方で患者や家族にかかわった経験をもっている。その結果，過度なかかわりを避けるために，あまりにもかかわりをもたなかったり，無関心になったりした経験をもっている。かかわりのスキルを学ぶことは，必然的に経験的な

ものであり実存的なものである。人は，異なる状況においてよいかかわり方をしたりわるいかかわり方を経験したりしながら，心地よく効果的なかかわりの範囲や幅を学ぶものである。看護師は，高度に熟達した他の看護師を観察したり，患者や家族の期待を観察したりすることによって，このスキルを身につけていく。

　かかわりのスキルの発達は，その病棟の文化によって準備される。その病棟の実践のスタイル，かかわりのスキルに対するビジョン，そして優れた実践についてのビジョンなどが基となる。その病棟内のサブカルチャーが，新人看護師や一人前レベルの看護師がどのような期待をもつかを決定する。彼らは，タスクは習得している。しかし，自分の臨床学習に対して新たな焦点を設定しないかぎり，臨床学習は，新たなタイプの手順の学習や，新たな疾患の患者グループをケアすることを学ぶことに限定されかねない。彼らはその学習の焦点を，患者を知ることや一般的なこととの関連で，特定のことについて学ぶことへと簡単に移行させることはできない。学習への期待や優れた看護標準を形成するその病棟内の文化の役割については，第8章で詳述する。病棟レベルでの専門性やよい実践やわるい実践に関する基準は，一人前レベルの看護師の経験的学習にきわめて大きな影響を及ぼす。たとえば，ある病棟では，グループワークの焦点が，その患者全体のケアの継続性の創出ではなく，テクノロジーの習得とタスクの完了に置かれるかもしれない。看護のようにどんどん変化する領域において，新たなテクノロジーとテクニックを習得することは不可欠である。しかし，人がどのくらいのものごとについてそのやり方を知っているか，その数が専門性だととらえられてしまうと，より複雑な形態の臨床学習は見逃されてしまう可能性がある。多くの技術的スキルの習得に焦点がおかれると，患者の反応に焦点を置くことや，前述した"全体像"の獲得に焦点を置くことを妨げてしまうかもしれない。要求される技術の習得と特定の患者や家族にかかわるアートとスキルの錬磨の間の緊張は，一人前レベルの看護師にとって，熟慮すべき選択としてあらわれるかもしれない。

## 主体的な行動への意識

　一人前レベルの看護師の主体的な行動への意識は，彼女が自分の看護ケアを提供する上で，計画すること，予測すること，コントロールすることに直接的にかかわっている。人の主体的な行動への意識は，決して外から明白にみえるものではないが，ナラティブによる説明は，そのストーリーにおける自己効力感，かかわり，責任感を明らかにしている。ナラティブは，外から中を見たこととして語られることがあるかもしれない。その場合，語る人はそのできごとの外からの観察者である。あるいは，中から外に向かって語られるかもしれない。その場合は，語る人は特定の状況にかかわっており，その状況における自分の影響力についての意識をある程度発達させている。一人前レベルの看護師は，新たな経験的知識を獲得している。そのため，一人前レベルの看護師の主体的な行動への意識は，その内省の源ともなり，また軋轢の源ともなる。彼女は，医師やその他の医療者に自分の臨床判断をどのように提示するか，その提示の仕方が臨床判断に影響力をもつかもしれないということを認識しているために，過剰な責任感やとまどいを経験するかもしれない。

　主体的な行動と責任感への意識は，単なる自己主張とか社会的交渉や責任を担う"選択"ではない。もっとも，このような人間関係的スキルのすべてがある役割を担うことはあるかもしれない。看護師は，ある一定の選択肢が可能であるということ，そして，そうした選択肢は一般的にある種の結果をもたらすものだということを"見極める"立場になければならない。特定の状況で可能なさまざまな視点と選択肢を比較対照できなければならない。これは，"全体像"を見ることについて述べたナラティブから明らかに読み取れた。あいまいなフレーズである"全体像"は，学習のこの視点を反映するものである。

## 過剰な責任感への対処

　この時点におけるスキルの発達では，安全な実践についての知識は，主として，具体的な状況についての個別の事実に関する知識によって構成されている。複雑な臨床上の決断をするために必要な知識の量は途方もなく多い。看護師は，実践者によって要求されるすべての行動をカバーする科学的ガイドライン，原理・原則を探し出すことができるという証拠が十分なくとも，それを見つけることを期待する。その信念は，不安と過剰な責任感を創出する。看護師がより多くの書籍を買い始めたり，文献検索が増えるのはこの時期である。

看護師1：今日，私たちには，とても多くのことを知っていることが要求されます。私たちの役割が医師の役割に影を落としているかにみえるほどです。なぜなら，その場にいるのは私たちで，医師の責任を実際に実践で果たすのは私たちだからです。看護師は非常に多くのことをしてきました。もしかしたら，要求されている以上のことを行っているのかもしれません。それだけ私たちの知識基盤は大きいのです。看護師は自宅で文献検索を行い，興味をもったことに関しては研究をします。それで，そのことについて以前より多くの知識をもつようになります。でも，もしかしたら，それは私だけのことかもしれません。自宅に帰って「神様，他にどんなことが私にできたでしょうか」などと考えたりするのです。もし，私がもう少し知識をもっていたならば，あれができたかもしれない…と考えたり。そして，今日のように，とても多くの知識が要求されるのです。患者がとても重症な状態に入っていきます。そして，自分が気づかなかったある1つの小さなことのために何かが起こったら，ほとんど現実ではないようなその間に，罪悪感や恐怖感をもちます。そして，家に帰っても，そのことに向き合わなければならないのです。これって，本当にものすごい負荷がかかっているってことですよね。

看護師2：いったんミスをすると，それを取り消すことなどできないわ。

看護師1：その場を離れてランチに行くなんてできないのよ。

**看護師2**：そして，それをパソコンから取り出してしまうこともできない。それは，結局のところ，誰かの命なのだから。私たちは命と向き合っているということ。そして，死と向き合っているということ。いつも生死にかかわっているような職業なんてそう多くはないわね。

　看護の仕事そのものが生と死であり，適切なレベルの責任感が要求される。この時点においては，タスクの数はどんどん増えていき，看護師は優先順位を設定することによって自分の不安を抑制する。状況そのものが，新人看護師にも一人前レベルの看護師にも，優先順位を設定するための明確なニーズを提示している。しかしながら，第2章で指摘したように，新人看護師は，優先順位を設定するための十分な枠組みをもっていない。このような看護師たちは，最初に自分がやり方を知っていることから行いがちだ。一方，一人前レベルの看護師たちは，自分の目標と計画との関連で優先順位を設定する。優先順位の設定は，通常，意識的にゆっくりと熟慮を重ねた意思決定のプロセスでなければならない。一人前レベルの看護師は，その状況の局面に関する相対的な重要性を判断する重要性・非重要性の識別力をまだもっていないからだ。

> 　でも，私にとって心肺停止状態で一番難しいのは，優先順位をつけることです。私が書いたように，あれは，私にとって最初の心肺蘇生患者でした。初めてということが私の問題でした。みんな，ずっと何だかんだと叫び続けているのです。そんな状態でも，私は優先順位をつけて何が最も重要なのかを判断しなければならないのです。

　このような現場での仕事は，どの側面をとっても非常に重要で，効率と信頼性が融合される。正しい手順を見つけることは，看護師がその状況で正しい行動をとるのに役立つとともに，生死を分けるような状況において，信頼されるような行動をとることへの責任感に対処するのにも役立つ。学校でも実践現場でも推奨されるそうしたことへの主な対処法は，目

標と計画を設定することを通じて仕事を組織化するということだ。ある達人看護師は次のように説明している。

> 看護の最も大きな財産の1つは，組織化されているということだと思うのです。能力，自信，そして誠実であることは本当にとても重要です。でも，時間的制約があって，プレッシャーがあって，そして，私たちは本当に多くのものごとに同時に対応しているのだから，今日の看護で最も，最も重要なことは…私たちは，仕事を本当にきちんと整理しておかなければならないのです。何が起こっているのかわかっていなければなりません。優先順位を設定できなければなりません。そして，組織化のスキルは，何よりもずっと重要なことだと思います。

この看護師は，コスト削減と少ないスタッフの配置のために，看護ケアはこれまで以上に時間的制約を受けているとも述べている。しかし，組織化ということについての彼女の視点は，一人前レベルの看護師にも一般的にみられるものだ。仕事の組織化についての理解は，新人のそれとは大きく異なっている。新人は，タスク遂行を導くために設計された構造や手順を通じて，自分の仕事を組織化する。一方，一人前の看護師は，目標と計画で仕事を組織化する。そして，中堅や達人看護師は，状況に応じて変化する要求を理解して，それに応じて仕事を組織化する（第4章，第5章を参照）。一人前の看護師の場合，"違いをもたらすこと（making a difference）"は，看護師が立てたその日の目標と計画の達成という形で，文字通りあらわれるのである。たとえば，次のナラティブでは看護師は，いらだちを感じている。なぜなら，死に逝く男性にとっては不毛だと考えた治療を中止するために懸命にはたらきかけたが，ほとんど効果がなかったからだ。

**看護師**：なんだか自分自身を欺いているような状況で，それでも，懸命に働いて，なんとか違いをもたらしたいと思うのです。そして，懸命に働きながら自分を欺いているかどうか，そして違いをもたらしたいと思っているか

どうかを検証しなければならないのです。そして，この家族の心の準備を整えてあげることによって，もしかしたら私は違いをもたらすことができるのかもしれないという事実を見つめなければなりません。そうしようとしました——彼の息子が来た時に最後の儀式ができるようにアレンジしました。それは，彼にそれほど大きな違いをもたらすものではありませんでしたが，少しは役立ったと思います。そして，私はあなたに鎮静薬を提供できますと言えるということによって，私は［あまりいらだちを感じない状況に自分を置くという状態を］維持しました。私は，鎮静薬のために闘います。彼の安楽のために闘います。そして，私は彼のことを知っているから彼の声が届くように頑張ります。そして，実際，私はかなり積極的に発言していました。つまり，彼に散髪が必要な時，洗髪が必要な時など，自分が知っている些細なあれこれが，彼をできるだけらくな状態にしたり，彼の家族を安楽な状態にしてあげられるということが，たとえ（あの人たちが）自分がしてほしいと思っている方向にものごとを進めてくれない時でさえ…なんとかキレないように自分自身を保つのに役立ちました。

この看護師の実践は，尊厳をもって患者を死なせてあげるという自分がより好ましいと思う目標を達成できない時でさえ，自分の行動を決定する目標によって構成されている。彼女は，より非侵襲的な治療を擁護するという自分の目標は維持しつつ，その声が聞き届けられない時に，その状況で自分を維持するために，実践可能な目標を設定しているのである。

　より好ましい行動は，目標と計画に合致するものである。そのためには，一貫性，予測性，そして巧みな時間管理が重要だ。そして，計画と予測を通じて習熟感を獲得すれば，達成感を得ることができる。しかしながら，この組織化の能力は，患者のニーズに対応して行使されたものではなく，看護師の仕事の構造化のために行われたものある。その看護師の視点から見ると，自分の目標は，"患者の妨害"にもかかわらず，その仕事を組織化することのようにもみえる。これは，明らかに熟達したケアの提供とは対峙するものだ。それは患者の反応によって不適切に導かれたものであるからだ。

109

看護師1：私は，できることなら，2人の簡単な患者を受け持つよりも，難しい患者を2日続けて受け持ちたいわ。

看護師2：そうね。

看護師1：予測できないからね——とても要求が強い患者でも——えーと，たとえば，すごく要求が強い患者がいるとするでしょう。みんなは「あの患者さんたちは本当に気難しいんだから」って言います。でも，2日続けて担当すると，最初の日の経験からどんなニーズがあるのかを予測できるようになるわ。私はそんな患者を受け持ったんだけど，「誰も自分に毛布を持ってきてくれないんだ」って言われたの。それなら，毛布を持って行ってあげればいいのです。「私が他のことで忙しい時に，いつもすぐにお手洗いに行きたいって彼女は言うのよ」と言う看護師がいるかもしれません。それなら，それについて考えてみて，時間ができた時にお連れしますと約束したらどうかしら。彼女が頼んでいるその時でなく，あとで時間ができたらって返事をしたらどうかしら。「お手洗いに行きたいのですか」とか「輸液の針を抜きましょうか」とか話しかければいいと思うの。

看護師3：自分の実践に一貫性があると，身体ケアがよくなるのよね。

　焦点が置かれているのは，予測・計画，そして具体的な目標の達成を通じた習熟感の獲得だ。このような実践では，一人前レベルの看護師は，"不測の事態 (unexpected)"に制限を加えてしまいがちだ。不測の事態を経験した看護師の以下の説明で示されるように，"現状 (status quo)"（の目標）を達成するのに懸命になるあまり，不測の事態を見逃してしまいがちだ。

インタビュアー：その状態を乗り越えるのに，どのようなことをしましたか。

看護師：ちょっと謙虚になります。ある時点で，私は，もうすべて大丈夫，いろいろな状況に十分対処できるわって気がしているんです。でも，いったんこのようなことが起こると，まだまだ学ばなきゃならないことがたくさんあるって思います。これまでの状態だったら対処できます。でも，今後学ばなきゃならないのは不測の事態への対応です。でも，過去に直面した

第3章　一人前の段階：分析・計画・直面する時期

　　全く新しい状況を振り返ってみますと，今はごく普通のことなのに，その
　　時はそうじゃなかったことに気づきます。現在，問題を突き止めて解決で
　　きることが，当時は全くそうではなかったのです。だいたい助けが必要で
　　した。

　看護師が気づくことと問題だと考えられることは，だいたい，支援が不要なこと，タスクの世界に秩序をもたせること，目標と予測に基づいて計画を立てることで構成されている。パフォーマンスと主体的な行動についてのこのビジョンが，組織の中で報いられ，"標準（standard）"として推奨されているのは単なる偶然ではない。

　しかしながら，目標と計画に基づいて1日を構成することは，状況の要求を認知することや，患者の反応やレディネスに対応した適時の介入を行うこととは相いれない。一人前レベルの看護師は，臨床状況において刻々と変化する関連性にほとんど気づかない。ものごとを認識するスキルは，データ収集を組織化して目標を達成するためのニーズによって阻害されている。必然的に，その臨床状況は，目標や計画に合致せずに邪魔をしてくる。看護師は，適応しなければならない。前述したように，概念的な記述は，実際の徴候を認識するよう直接導いてくれるものではない。多様な反応は，徐々に咀嚼して解釈する必要がある。盲目的に人の計画に従い，前もって設定された期待にしがみつくことは，認知的判断力に制約を加えることになりかねない。これは，前述の心臓移植患者の上室性頻拍の原因を発見した看護師のナラティブによくあらわされている。この種の主体的な行動（その状況に個人的に影響を与えるという感覚）にしがみつくと，達人の臨床的また倫理的態度を学ぶ邪魔となる。なぜなら，反応に基づいた組織化がまだ達成されていないからである。

## 論拠と説得力のある説明をするための臨床的知識と臨床学習を達成する

　医師に行動を起こさせるような臨床的論証を行うための臨床的な知識と

学習を達成することが，一人前レベルの看護師のナラティブの中では，主要な学習課題としてあらわれる。実際，診断推論の分析的構造は，一人前レベルの看護師の実践へのアプローチにうまく合致する。しかしながら，一人前レベルの看護師は，今では，臨床上の問題を同定するだけでは，適切な医師の行動を促すのに十分ではないということを痛いほど認識している。自分の臨床判断について，論拠と説得力のある説明を提示しなければならない。実に，彼らは，臨床情報や事実の提示だけではなく，臨床判断が必要だという認識を日々強めている。したがって，臨床的知識に関する多くの難しい学習を達成した後に，やっと，一人前レベルの看護師は，アセスメントとより好ましい臨床介入について，論拠と説得力のある説明の学習に焦点を置き始めるのである。ある看護師は，医師に対して論拠と説得力ある説明を構築することについて次のように語っている。

**看護師**：事実をすべて確認して，自分がちゃんと理解した上で話しているということを医師がみてとれるような方法でそうした事実を提示するわけです。
**インタビュアー**：つまり，あなた自身の論証を構築するということですね。
**看護師**：はい。医師が尋ねるかもしれないあらゆる種類の質問を予期して，きちんと答えられるように準備を万端に整えます。

　別の看護師は次のように述べている。

**看護師**：私たちのほとんどは，夜勤は初めてです。それで，私たちは，医師に電話をかける前に，まずありとあらゆることを理解しようと努力します。そうしなければ，電話口で怒鳴られます。私たちは，すごく積極的にもなりました。医師が就寝する前に電話をかけるようにしています。そして，たとえば「明日の朝の検査のオーダーがまだ出ていません。先生もご存知のように，この患者は肺に水がたまっていて，腎臓に問題があって尿量が減少しています。プロトコルのラシックス（利尿薬）を投与しますか。薬の用量の調整でプロトコルか何かありますか。私たちは，そうした処方に問題

なく対処できます」と言うのです。もし、医師が、「いや、いや、いや」などと言ったら、私たちは「わかりました。では、尿量が30 cc より 1 cc でも下がるようなことがあれば、すぐに先生に電話を入れます」と返答するのです。そして、通常、実際にそうします。だいたいいつも同じようなやり方なのですが、急な対応が必要な場合は、最終的には私たちの要求が通ります。

一人前レベルの看護師は、患者にとって臨床的に何が適切なことなのかについて、明確な認識をもっていることに注目したい。これは単なるパワープレイなどに矮小化されるべきではない。なぜなら、臨床的知識、特定の患者についての知識、科学、臨床的証拠などすべてが、"正しい"こと、あるいはよいことのパラメータを明瞭にするからである。ディスカッションの始まりのほうで、これら同じ看護師たちが次のように語っている。

**看護師**：医師に電話を入れる前に、私たちは、「何が起こっているの？」「これらの数値はどうしてこうなの？」「楔入圧は5, RA（右心房圧）は20。この段階ですべきことは何だと思う？」とお互いに質問を投げかけ考えます。

このインタビューは、医師に電話をかける前の看護師による問題解決と選択性の幅を示すものである。これは、医師がすべての質問に答えられる体制にはなっていないので、システムが機能するために必要なことである。実践に関するこの種の振り返りを学習することは、医師の反応が適切ではない際に、上層部にかけあうために不可欠だ。

**看護師**：インターンを説得できなくて、他に手を尽くせることがなければ、インターンの上司である主治医に話をしてもよいことになっています。市外にいても連絡して捕まえます。そして、どんな質問をしても大丈夫です。だって、最終的な責任をとらなければならないのは彼らなのですから。彼らの患者ですから、彼らだって患者のことを知りたいと思っています。主治医をよく知り、信頼関係を築けることは嬉しいです。そして、彼らと専

門職として対等にやりとりできるのもとても嬉しいものです。

　このインタビューは，一人前レベルの看護師の主体的な行動と患者についての知識に対して担う責任感の向上をよくあらわしている。看護師たちは，医師の支援を求める際にみられる自己の権限の重みの変化について述べている。

看護師1：医師に電話をかける前の時点で，生理的な原因について可能な限りトラブル解決を自分ですることができる。それが新人の時との違いですよね。新人で，まだ何というかこのような感覚を発達させる前は，チューブについて考えてみなかったかもしれないし，吸引など自分ではせずに，わからないからすぐに医師に尋ねに行ったりしてしまうものです。
看護師2：その通りね。
看護師1：で，いろいろなことを学び知識を増やすと，何でもかんでも医師のところに飛んで行く前に，自分でいろいろなことをまずはやってみるという時点にまで到達できるのです。
インタビュアー：そのようなことをどのようにして学ぶのですか。
看護師3：先輩看護師からです。私は夜勤の時にいろいろ学びました。観察する時間があったから。最初の頃は椅子に座ったりすることはないんです。人々をただよく観察するんです。あちこちに歩き回って，病室に入って，患者の体をベッド上で起こすのを手伝ったり。ただ先輩の行うこと，そしてそれをどのようにして行うかをよく観察するのです。

　このインタビューは，臨床的知識がどういうものか，また実際の実践状況に関する正規の教育と非公式な教育との間の一般的な隔たりをよく示している。この種の知識を得るには，信頼できる臨床的知識を批判的に評価することが必要であり，多くの臨床状況において，さまざまな看護師や医師のパフォーマンスを対比しながら観察することが必要なのである。

# 経験的学習と失敗への対処

　一人前レベルの看護師たちのナラティブとディスカッションは，その時点で経験した緊張と葛藤を示している。一人前レベルとは，疑問を投げかける時でもある。極端な社会的また個人的行き詰まり，特定の臨床領域における科学的知識の確かさに対する幻想の喪失，そして，自己や他者の臨床的また倫理的能力の限界など，さまざまなものごとにぶつかる時期だからである。学習とコーピングの課題が以下に示されている。

- 基礎知識や科学的知識の限界と経験的学習の必要性
- 他者の能力への信頼の揺らぎ
- 延命に関する道徳的葛藤への直面
- 社会的ケアリングにおける危機への直面
- 組織的崩壊と実践やキャリアへのその影響

　これらについて以下に論じる。
　この時期は確かに，看護が期待に応えられるか，また看護から自分たちにかけられている期待に自分たちが応えることができるか，疑問を投げかけ評価する時である。一人前の看護師は自分に足りないところをよりよく認識でき，同時に他者の能力不足にも気づく。それと対照的に，新人は，無邪気に，他者は自分より経験知を積んでいると感じていた。そして，自分の能力が足りないことについては，新人であるから当たり前だとして受け止めていた。

## 基礎知識や科学的知識の限界と経験的学習の必要性

　看護教育においては，看護師は，説明，予測，管理についてみっちりと講義を聴く。また，臨床実践や倫理的実践に関しては，実際にかかわりな

がらの実践的論証についてごく限定的な実践の機会が提供される。そして，現場に出た今，看護師は，現実の世界において，状況下での可能性と制約にどう対応するかを学ばなければならない (Benner & Wrubel, 1989)。

　看護師が，看護があるいはクリティカルケアが自分の職業選択として正しいものかどうかと真剣に悩むのは，それほど驚くべきことではない。スキルよりも特性や才能を，そして知識を経験的に獲得したものとしてではなく，理論・概念・科学の知識をもっていることとして認識する社会において，実践現場における経験的学習の必要性に直面することは，急激な移行に直面させられることに等しい。実践者は，自分には適切な特性や才能がないと考えたり，それまでの教育に欠陥があったと考えたりするかもしれない。看護師が，一人前レベルを越えて，中堅レベル，達人レベルへと進むには，経験的学習に対する開かれた姿勢 (すなわち，自分がもっている先入観や想定が修正されることにオープンな姿勢) が不可欠なのだ。

　新人が一人前レベルへと成長するのは，半ば，自信についての危機的状況の結果であるが，同時に，実際の臨床状況や他の医療従事者の行動からの学びの結果でもある。経験的学習では，ある状況における自己の想定や予測を変更することが要求される。時間の経過ではなく，変化が経験を定義する特性である。それゆえ，経験には誤ったスタート，難問，そして失敗がつきものだ。看護師が，自分が経験する感情的反応にどのように対処するかが，臨床学習においては非常に重要だ。驚き，失望，失敗を感知するということでさえ，どんどん増加する自己のかかわりと主体的な行動の中から生まれる。一人前レベルの看護師にとって，失敗は，新卒看護師のそれとは大きく異なる。新卒看護師にとって，失敗とは，決められている標準に到達できないとか，その状況にうまく調整されているかどうかはわからないが，とにかく自己習熟を経験できていないことを意味する。一人前レベルの看護師の場合，失敗は，特定の状況における予測の失敗，目標を達成できないこと，そして計画の混乱に密接に関連している。同様に，新人の場合，失敗したことの差異はあまり認識されないが，一人前レベルの看護師は，頓挫や失敗に関してある視点や見通しをもち始めている。た

とえば，前に紹介したインタビューでは，予測の誤りが述べられている。バルーンパンピングによる心臓補助装置をつけた重症患者が混乱してベッドから起き出し，生命が危機的状況になった時の話だ。看護師によるその状況についての振り返りは，具体的なケア提供の状況に関連した自己改善に関する継続的な内的対話を示している。

> まだまだ学ばなきゃならないことがたくさんあるって思います。これまでの状態だったら対処できます。でも，今後学ばなきゃならないのは不測の事態への対応です。でも，過去に直面した全く新しい状況を振り返ってみますと，今はごく普通のことなのに，その時はそうじゃなかったことに気づきます。現在，問題を突き止めて解決できることが，当時は全くそうではなかったのです。だいたい助けが必要でした。

この看護師は，よい臨床学習の模範を示している。彼女は，継続的な学習の必要性を認識しており，同時に，自分が新人の頃と比較してどのくらい進化したかも思い出している。彼女にとって，学びは長い時間をかけて獲得されるものだ。彼女は，正規に学習した知識や能力の単なる提示としてパフォーマンスをとらえるという，よくみられる文化的障害を乗り越えた。臨床的ノウハウには，新しい状況での学びに対する細心の注意と開かれた姿勢が必要である。

一人前レベルの看護師は，科学的・技術的な訓練によって教えられる実践に密着していない論証の限界に直面する。学校における看護や医学の教育では，臨床的知識は覆われていて見えず，技術的・科学的知識ほど強調されない。一人前レベルの実践者は，臨床的・倫理的知識は，科学や技術の適用とは異なることを発見する。一人前の看護師には，基礎的分析の限界や特定の状況を理解することの重要性が明らかになる。前に紹介した開胸手術を受けた患者の術後低血圧症についての学びでは，看護師は，開胸手術後の患者のケアに関する講座で提供されたチェックリストの限界を認識した。彼女のナラティブは，チェックリストの有用性を訂正する対話である。

インタビュアー：心臓についての講義では，チェックリストは提供されなかったのですか。

看護師：講義でチェックリストは提供されました。それでも，異なる患者は異なる症状を呈します。だから，心臓の講義で教えられる通りではないのです。どの患者も，少しずつ違います。だから，必ずしもリストにあげられていることを順に確認していけばよいというものではないのです。そこにはないその他のいろいろな要素も考慮しなければなりません。でも，リストは確かに提供されました。ある種のリストが。でも，現実はいつもリストのように簡単ではありません。それに，前負荷とか後負荷という概念も理解しなければなりません。でも，これを理解するにはけっこう時間がかかります。

　幸い，この看護師は，自分には経験的学習の必要性があると認識したが，それが開胸手術患者のケア講座の内容に欠陥があるからだとは考えていない。具体的な臨床状況における経験的な学習の必要性を認識したのだ。反応に基づいた治療を行うことを学ぶには，経験的学習と実際に実践を行いながらの実践的論証が必要なのである。これは，正規の学習で学んだ知識の限界とより大きくなっている責任を認識するための非常に重要な転機である。

　この段階の看護師は，自己の達成感について内省的である。たとえば，次に紹介する看護師は，自分が期待していたようにさらに進歩して達人看護師の域に達することができるかどうか，自信の揺らぎについて述べている。

看護師：私は今クリティカルケアを担当して3年目です。そして，それが今辞めようと思っている1つの理由かもしれません。なんだかよくわからないんです。このごろ難しい患者のケアを避けているんです。昔は，好きだったんです。そういう患者のケアが。なぜ今こんなふうなのか理由もよくわからないんです。自分の人生で他にもっと情熱を注ぎたいことがあるんです。でも，それは，もしかしたら，自分がなりたいと思っている看護師に

自分がなれるのかどうかわからないと感じているからかもしれない。だからなんとなくあまりすっきりしないのです。

インタビュアー：自分がなりたいと思っているようなクリティカルケア看護師になれないと感じているということですか。なりたいと思っている地域ケア看護師はどうなのですか（この看護師は，以前，地域看護に興味を示していた）。

看護師：ええ，それ［地域ケア看護師になること］は可能かもしれません。

　彼女は，短期記憶について感じる問題について話し始めた。その問題は夜勤をやめたら改善したと言う。彼女は，明らかに，自信と自己尊重に関する危機を感じているようだ。

> 　私は，かつてそうしたように難しい患者の担当を率先して引き受けられないことを恥じています。私のそんな様子に気づいた人もいます。そんな人たちに引け目を感じます。自分の仕事に，もうそんなに興味がないんです。それはもしかしたら将来変わるのかもしれませんが，よくわかりません。

　彼女は，自分の理解力が期待値に到達していないと考えている。自分が模範として目ざす看護師たちについて次のように話している。

> 　看護師を始めた頃，自分の模範と決めた何人かの看護師に出会いました。そしてそのことには今もほとんど同じ気持ちをもっています。もし，何か変わったというなら，そうした看護師たちを今は以前よりもっと尊敬しているということです。

## 他者の能力への信頼の揺らぎ

　最初の1年半から2年の間に得た経験的学習は，他の医療チームメンバーに対する信頼への危機を生み出す。このレベルの看護師たちは，経験ある看護師や医師たちが，誤ったアセスメントや処方をすることに気づ

き，そのことがそうした先輩医療者の権威についての信頼を徐々に蝕んでいくと述べている。現実には，こうした看護師たちは，他の看護師の能力のなさや自分が先輩医療者の能力に対して抱いていた高すぎる期待を修正せざるをえない状況に直面している。以前は，先輩たちの臨床的知識を正確に判断する能力が自分にはなかったのだ。この時期に身につけている能力では，看護師たちは，すべての医療者の能力が信頼できるわけではないということを認識することができる。しかし，その状況の複雑さと新しい経験を正確には理解できていないかもしれない。次の事例では，看護師が人工呼吸器から乳児を離脱させようとしている。彼女は，乳児のことをあまりよく知らない医師に電話を入れ，妥当とは思えない酸素量の指示を得た。その看護師はその指示に従うのを拒み，医師は非常に立腹して彼女を怒鳴りつけた。その会話は，次の血液ガス測定とパルスオキシメータの利用に関して何の解決もみないまま終わった。そこでその看護師は，その医師にまた電話をかけた。

**看護師**：どちらにしても怒鳴られると覚悟しました。それで，もう一度電話をして別の指示をもらおうと思ったのです。少しだけ時間をとって落ち着こうとしました。深呼吸をしました。そして，その医師にまた電話をかけたりなどしたくないと強く思いました。彼も私と同じように深呼吸をして，電話での話を振り返っているのかもしれないとも思いました。でも，実際に電話をかけると，電話口に出た医師はこう言ったのです。「ええと，さっきは怒鳴りつけたりして申し訳ない。赤ちゃんの場合，いったい全体どうしてあんな血液ガスの値を受け入れることができるんだい？」それで私は答えました。「赤ちゃんの場合のヘモグロビン値は，大人のそれとは違うからです。大人と同じような酸素値を表さないのです」（それから長々と，人工呼吸器から離脱しようとしている乳児の場合，許容できる血ガスと酸素飽和度についての討議と質疑応答の時間が続いた）。私はそのことを医師に伝えようとしていたのです——つまり，今，離脱しなければ，その乳児を離脱させることはもうできないかもしれないと。今，離脱しなければ，絶対に離脱させられないと。それで，彼は，やっと私が酸素量を下げることに

同意してくれたのですが，速度を下げることは拒否しました。それで，夜中にもう一度血ガスを測定して彼に電話をかけなおしました。彼は「うん，あなたはどう思う？　速度も下げるべきだと思う？」と尋ねてきました。それで「すべて順調にいっています」と答えました。結局はなんとかうまくいきました…（彼女は，相談していたその病棟の別の医師に話をしました）。「あなたたちは，優秀な看護師だ。自分の仕事のことを本当によく知っている。だけど，赤ちゃんのことをあまり知らない人には，けっこう怖いものなんだよ。特に，何もかも知っていること，何もかも熟知していて，看護師よりもずっとよく知っているということが期待されている仕事をしているとね。そんなことはいろいろな摩擦を生みだすんだよ」。それで私は言いました。「でも，ちゃんと説明したら，よくわかってくれましたよ」。けれども，私がもしもう１回同じようなことを繰り返さなければならないとしても，彼が言っていることを自分がちゃんと理解しているかどうか確認するために，あの指示に疑問を呈することだけは全く同じようにやります。だって，それまでに「その赤ちゃんの酸素飽和度は100％に維持しておいて。絶対に80以下にはしないように。一晩中その状態を保って」なんていう指示をもらったことなどなかったのですから。ですから，自分が臨床で観察したことを信頼して，あのような指示にはいつでも疑問を投げかけるでしょう。そして，それをもう少し迅速にできればと思っています。

インタビュアー：その赤ちゃんの血液ガスの件から，どのようなことを学びましたか。

看護師：経験です。学校では経験は学べませんでした。だから，病棟に来た時にはショックを受けました。私は，成人の一般的な血液ガスについては学んでいました。でも，赤ちゃんのそれについてはほとんど学習していませんでした。それで，$PO_2$が60以下の子どもを人工呼吸器から離脱させるなどと聞いて，それは驚きました。だから，彼の視点は少し理解しているつもりです。自分の伝えたいポイントをもう少し明確にきっちりと伝えられるようにしないといけないと思います。そして，中にはうんと時間をかけないといけない人もいるということも認識しなければいけないって思います。

　一人前の看護師が臨床的知識を獲得すると，レジデントには経験的知識が不足していることに気づく。他者への信頼の喪失は，必ずしも，誰が信

頼できるのかを知ることによって補われるものでもない。ナラティブでは，経験のある看護師と医師が過ちを犯したできごとによく焦点が当てられる。他者の知識への信頼の喪失は，これら看護師たちに，もっとよく知り，臨床問題を自分で解決するという新たなレベルでの義務感を感じさせる。次に紹介するインタビューでは，看護師は，冠動脈バイパス手術後の患者の切迫した死に直面し，その危機に対応するのに必要な資源を優先順位を決めててきぱきと活用することができない。彼女は，自分の知識の限界，医療介入の限界，そして支援の崩壊に直面する。

**看護師**：私の患者は血管形成術を受けたのですが，心停止を起こしてしまって，すごく遅くなってから5本の冠動脈バイパス術を受けたのです…午前3時頃，彼には吸引が必要でした。それで，手伝ってもらうためにもう1人の看護師に病室に来てもらったのです。そうしたら，その患者が急にベッド中をのたうち回り始めて，私たちは，彼がただ興奮しているだけなのか，低酸素ぎみなのか，何なのかよく理解できませんでした。で，私たちは彼に（手動によって）バッグで酸素を送り始め，彼をなんとか落ち着かせようとしました。私は，彼を手術した外科医に電話を入れ，鎮静薬を処方してもらおうと思ったのです。術後まだ間もないことは知っていました。でも，その患者はかなり大きく，時に［患者は］術後すぐに覚醒することもあります。それで麻薬の棚の所に行ったのですが，まずその男性を注意深く観察しました。彼には大動脈内バルーンポンプが装着されていて，多くの点滴薬も滴下されていました。その機械の扱いを知っていたのは私とその時のリーダー看護師だけでした。それで，まず彼の様子を観察しました。ポンプをつけているのに，彼の心拍数は20くらいにまで，そして血圧は50くらいにまで落ちていました。それで，駆け込んで臨時のペースメーカーを彼のペースメーカーのワイヤーに接続して，スイッチを入れ，70（1分間の拍動）に設定しました。血圧は少ししか上がってきませんでした。それで90に上げました。点滴の速度も上げました。外科医に電話をして起こったことを説明し，次のように告げました。「この方，あまりよくありません。ペースを整える必要があります。心拍数は90で，血圧はバルーンポンプで

上げても80です。点滴速度も速めています。このほか何をしたらいいですか？」それで，医師にスワン-ガンツ・カテーテルの数値を読み上げ，起こっていることすべてを報告しました。このエピソードが起こる前に，彼が低酸素だったのか，心筋梗塞を起こしたのか，頭部の血管に血栓が流れていったのか，わかりませんでした。彼は首から上が紫色になっていたからです。吸引をするとすぐに，血ガスのサンプルを採取しました。今度は発汗してきました。反応がなく鈍麻していました。このことすべてを外科医に伝えました。医師は薬の処方を出して，患者の状態を維持するためにさらに別の薬も処方しました。

インタビュアー：どんな点滴薬だったか覚えていますか。

看護師：ええ。エピカルをカルシウムと一緒にボーラスで。それから，血圧を90～110に維持するためにエピカルシウムを点滴（急激な変化と危機は続く。ペースメーカーで患者の心拍を把握できなくなる。看護師は，自宅にいた別のより経験のある看護師に病院に支援に来るように依頼。そして，もう一度医師に病室に来るように依頼した）。ペースメーカーに対処しながら，外科医に電話をかけて「何かが起こっています。彼は…私は怖いです。他に何をしたらいいのかわかりません。自分で考えうることはすべてしました。先生，ここに来てください」。看護師は，医師に家族に電話をかけるようにも依頼しました。医師は「家族への対応は後にするよ。朝になったら電話するよ。今はまだ何が起こっているのかわからないんだから」。それから私に「何が起こっていると思う？」と，医師が私に電話でこんな質問をするのです。私が「いますぐここに来てください」って頼んでいる時に。今度は，リーダーがその医師に話し始めました（状況はさらに悪化。看護師は心肺蘇生グループを呼び，別のICUからスタッフを呼び，救急外来の医師を呼んだ。患者の主治医は30分後にやってきて心肺蘇生を試みる。患者は死亡する。のちに，看護師はその医師に尋ねる）。私は後で外科医のところに行って尋ねました。「先生，あの患者さんに何が起こっていたのか，何かご存知でしたら教えてください」。すると，医師は次のように説明しました。「彼は，重度の心筋梗塞を起こしていたんだと思う。そして伝導系が機能しなくなった。だから，彼は，あなたが見たように鈍麻して血圧が下がっていた。それにペースメーカーが奏効したのは，ごく短い間だけだった」。私は

自宅に帰る途中ずっと泣いていました。そして，家に着いてからも泣き続けました…

インタビュアー：使える資源はもうなかったってことですよね。

看護師：ええ，開胸手術患者のケアの訓練を受けていたのはもう 1 人の看護師だけ。他の看護師たちはただそこにいただけ。だから，基本的に，私とそのもう 1 人の看護師が，私たちにできる限りのことをしていたって感じです。救命というのではなく，ただなんとかその状況を正すために何かやっていたという感じです。でも，私たちは，その状況がどんなだったのかもよくわかっていなかったのです。でも，何が問題なのか，なぜそんなことが起こっているのか，自分たちにできる範囲で考えできるだけのことをしようとしました。こんなことをいうのはちょっとおかしいかもしれませんが，私はそのできごとについての医師の考え方もある意味で理解できます。それでも，彼は病室にすぐにやって来るべきでした。彼がやって来た時には，ほとんど何もすることはなかったのです。私たちはかなりのことはやっていましたので。でも，あんな状況下では，医師は，自分にできることがあるかどうかは別にして，やっぱり病室にすぐに来るべきだったと思います。

　その看護師は，自分の理論的知識と経験的知識を超える状況に置かれていたのだ。彼女の患者は，彼女の目の前で死にかけていた。そして彼女はその状況を変えるための資源を使うことはできなかった。振り返って考えれば，その患者のたどった過程は変更不可能なものだったようだ。それにしても，彼女には適切な医療的バックアップがなかった。医師の反応は鈍く，彼女の報告をすぐには信じなかった。そのできごとの起こり始めの頃，医師はその看護師に，彼女が報告している血圧の変化の妥当性を確かめるために，血圧測定のマンシェットがはずれていないか確かめたかと尋ねている。彼女は実際に既に確認していた。しかし，報告された他のパラメータに照らし合わせて考えると，この確認は不要なものだった。

　医師に対しては，急激に変化する危険な医学的状況をうまく管理するだろうという期待感がある。しかし，実際には，急激に変化する状況を管理

するのに間に合うように医師が病室にやって来ることはめったにない。特に教育病院にはなっていない民間の病院においては。この看護師は，医師はなんらかの資源をもっている，その医師と自分がこれまでに試みたことのない，なんらかの手だて，その状況に提供できるなんらかの魔法をもっているという幻想を抱いていた。後で振り返ってみて，その看護師は初めて他に選択肢はなかったということに気づくのである——魔法などなかったと。あらゆる勇気ある努力がなされた。彼女は，直接対応しなければならない場に置かれた者の責任を実践で経験した。それと同時に，自分があらゆる勇気ある努力を重ね続けなければならない時に，患者の反応を評価する医師がその場にいないという，ある種見捨てられた感覚を経験したのである。

## 延命に関する道徳的葛藤への直面

　看護実践の道徳的な状況は，"倫理的意思決定 (ethical decision making)"以上のものがある。看護師は，その場にいて継続的に行動しなければならないからだ。看護師は，その看護行為のために，強烈な道徳的苦境に対峙することになる。治癒を促進するのではなく，ただ延命するだけの不毛な治療を実際に行わなければならないのは，看護師だからである。明らかな患者の苦しみを目の前にした具体的な行為は，実践から離れた場で学ぶ，ぼんやりとしか想像できない倫理的論証とは異なる道徳的状況なのである。一人前レベルの看護師は，中級レベルの経験的知識があるために，しばしば，状態は比較的落ち着いてはいるが，慢性的に重症な患者を受け持たされる。この担当割り当てパターンと患者の苦しみをすぐに見抜くという新たに獲得した認識力が，その看護師にとって，道徳的葛藤と緊張状態を創出することになる。

**看護師**：私は今一種の岐路に立っていると思います。ベッドサイドのケアにかかわり続けたいか，それともベッドサイドを離れるのか決めようとしてい

ます…私は，ときどきは，仕事を楽しむことができます。でも，今はもう現場を離れたいかなという気もしています。憂鬱になるんです。今は，この部分の看護は離れてもよいと思っています。他の領域を試さないなら，看護に対して公正じゃないなと感じます。ひどく後味のわるい思いをしながら看護という仕事を辞めてしまうのもよくないかなと考えたり。だから，看護という領域に留まるなら，たとえば，心臓疾患の診断をしたり治療をしたりする製品を製造している会社でコンサルタントとして働くとか，臨床とはすごく違うことをやってみて，自分がそうした仕事を好むかどうか試してみるべきかと考えたりします。

　私は常に循環器系に興味をもっていました。これからも，ずっとこの分野に興味をもち続けると思います。今，小児（小児看護コース）をやるべきかどうかも迷っています。そして心臓疾患の小児のケアでもっと経験を積むべきかどうか…たぶん，私は今の現場にもう少しいて，小児のコースを勉強して，今の立場で仕事をもう少し続けて，時間をかけると，仕事が変わってくるのか，私が変わるのか，様子をみることになるのかもしれません。

　看護学校を卒業した時，ベッドサイドでケアするのが大好きでした。心の一部ではまだそうした仕事が好きです。でも，別の部分では，反応しない人々，話さない人々，目を開けない人々のケアをするのが苦痛になってきています。燃え尽きているのかもしれません。［自分が］誰かの何らかの役に立っているってことをもはや感じられなくなっているんです。

　この看護師は，彼女の実践を構成し持続する意味を見いだせないという経験をしている。同じインタビューで，彼女は自分が職業選択を間違っていなかったかと自問している。彼女は，慢性的に重症で反応のない患者の担当をあまりに長く任されていた。彼女は，技術的な介入を通じて死を延ばすだけのプロセスに患者をおくということに価値を見いだせないのである。彼女の仕事はもはや意味をなさないので，他の選択肢を考えているのだ。中級レベルの看護師として，彼女は頻繁に複雑で慢性的に病んでいる患者の担当を受け持たされた。なぜなら，達人看護師は状態が最も不安定な患者を担当し，新卒看護師たちは，プリセプターについて，典型的な急

性期の患者のケアを担当するからだ。この担当割り当てパターンが，この看護師にその種の仕事への失望感を感じさせる一因となり，治療を促進したり死を尊重したりするのではなく，命をただ長らえさせることへの道徳的な重みを感じさせているのである。

　一人前レベルで仕事をする看護師たちは，ケアの仕事を資格が下のグループに委譲し，身体ケアの価値を下げるような"進んだ文明"の論法の不公正さにも直面している。ケアを提供するという仕事について公に語られることがほとんどないために，看護師たちは，知覚できる社会的身体のケアについては文化的な沈黙に遭遇する。医学的介入の限界や誤って導かれた不毛なケアの現実も明らかになる。一人前レベルの看護師たちは，自己の実践での関係性の倫理に日々直面する。学校の正規の授業で一般的に教えられる倫理原則は，看護師たちが実践で直面する倫理的課題のすべてを含むものではない。ここでも，再び，実践で明らかにされることと実践でみられる多様性を学校教育にマッチングさせる課題が浮上してくる。現場にいつもいて，患者と家族と医師の間で行動するのは看護師（Bishop & Scudder, 1990）なので，臨床的にまた倫理的に矢面に立たされかねない。

　ある高齢の1人暮らしの女性が，息切れがするというのでかかりつけ医の診察を受けに行きました。彼[医師]は，利尿薬と鎮静薬を処方しました。その女性の息子は看護師で，母親の状態が一向に回復していないため，母の主治医に電話しました。翌日，息子は自宅で意識をなくしている母親を発見し，救急救命士に電話をし，心肺蘇生を開始しました。彼女は，私たちの病棟に救急搬送され，そこで彼女は再び心肺停止状態に陥りました…そして再び蘇生されました。彼女には人工呼吸器が装着されました。瞳孔は固定して散大したままでした。彼女には，リドカイン，ドーパミン，ニトログリセリン，そしてレボフェドが投与されました。そして，彼女の家族は，主治医にとてもいらだちを感じていました。なぜなら，息子が医師に母親は肺水腫だと思うと訴え続けてきたからです。彼女の状態はあまりよくありませんでした。でも，その時点では，家族は，心肺蘇生を希望しない状態にはしたくないと感じていました。家族は0時頃病院を去りました。そして午前2時頃，彼女

の血圧が下がり始めました。私は，まず，ドーパミンの投与量を増やし，次にレボフェド…この点滴，あの点滴とあれこれやって…でもどれもあまり効果はありませんでした。それで，私は医師に電話を入れました。すると，彼は「ああ，そう，わかりました。じゃあ，心肺蘇生はなしにしておいて」というのです。それで私は「それなら，彼女はすぐに死亡してしまいます。家族に電話してもらえますか」と言いました。でも，彼はそれをにべもなく拒みました。訴えられるのではないかと恐れていたのです。私はまさに怒り心頭に発する状態でした。私はすべての責任を押し付けられたのです。何の決定権もないままに。

この看護師は，差し迫った死と死を受け入れるという人間的難題に関連した問題解決に対処することを押し付けられたのである。実践の厳然たる現実は，望みや期待とは一致しない。看護師は，怒りと道徳的憤激を経験する。このような発達段階での危機的状態は，中堅レベルや達人レベルにまで到達していない経験のある看護師の間に繰り返し見られるものである（第5章参照）。

## 社会的ケアリングにおける危機への直面

極端な逸脱や社会的な崩壊に直面すると，文化的幻想が粉砕される。たとえば，薬物中毒の母子のケアでは，看護師は，看護の目ざすところに本質的にそぐわない問題に直面する。そして，看護師は，個人的なレベルでこの文化的軋轢と折り合いをつけていくことを学ぶ。

**看護師**：私は，自分の仕事が本当に好きです。面白いことに，学校を卒業してから自分の態度が変わりました。新生児室でプリセプターについて看護をしていた時，私は薬物中毒の母親や赤ちゃんの世話をすることさえできませんでした。すごく腹が立っていましたから。そして，全然同情なんてできませんでした。世界中で最悪な人たちだって思っていました。本当にこれっぽっちも同情できませんでした。私が受けた地域看護教育では，メタ

ドンプログラムで治療している人に来てもらって，そのプログラムの母親用の部分を示し，それがどれほど有効なのかを教えていました。私は，それまでにメタドン中毒の子どもの世話をしたことがあったのです。赤ちゃんたちの中毒がどれほどひどいのかも知っていました。それで，私は，その話を聞くに堪えず，その場を去ってしまいました。それから，自分が世話をする赤ちゃんはみな，クラック中毒とかコカイン中毒の子ばかりだったので，脱感作状態の期間を経験しました。そして，今は，それを受け入れられるようになりました。そのようなことは世の中で起こるのだということを。今は，クラック中毒のお母さんのケアもしています。

**インタビュアー**：何があなたを変えたのでしょうか。脱感作とおっしゃいましたが，どのように？

**看護師**：そんな子どものケアを多くすればするほど，そして，その子たちの親にかかわっていくほどに，なぜその親たちが麻薬を乱用するようになったのかを本当に理解できるようになったのです。親たちも，自分の親たちが麻薬中毒だったために，子どもの時から麻薬中毒になっていたのです。ひどい子ども時代を過ごしています。理由もさまざまです。麻薬中毒を容赦するつもりはありません。正しいことだとは思いません。でも，そうした人々の状況をこれまでよりよく理解できるようになった気がします。その状況に対応できます。そうした人々を一方的に批判的に見ることをしなくなったと思います。そのためには，私自身が少し成長しなければならなかったんだと思います。学校を卒業したての頃は，まだすごく若くて…麻薬など私の生活の中で全く存在しなかったわけですから。たぶん，現実の世界と残酷な現実を直視することで成長できたのだと思います。

　看護師は，自分がケアをする人々の痛みや異なる価値観を受け入れられるようにならなければならない。この看護師は，自分がそのような問題に直面できてよかったと述べている。

**看護師**：でも，直面する価値のあるものだと思います。私は，漠然とした恐れがあったので，それに直面したかったのだと思います。

彼女は，最悪だと考えることに直面し，今，その状況にいて役に立っているので強くなったと感じている。警察官のように，クリティカルケアの現場にいる看護師たちは，一般的なものから極端に逸脱した状態に直面しなければならない。前出のインタビューに呼応するように，別の看護師が，殺人を犯すために忍び込んだ殺人者に直面した経験を語った。被害者は"脳死"状態であったのだが。その男は武器を持っていて，看護師たちは生命の危険にさらされる状態にあった。このレベルの暴力と脅威は，看護師が学校で勉強している時や自分の職業選択をしている際に，ほとんど意識しないものだ。したがって，それに直面することは，自分の看護の理想に対する挑戦となる。同じグループの別の看護師が，殺人者をケアするということに自分がどう対応したかを語った。

> 私は，麻薬取引相手の1人を銃撃した男のケアをしました。殺人罪で逮捕されたので，ベッドでも手錠をかけられていました。とても奇妙でした。その男性はとても感じがよく，気持ちよく，また丁寧な態度だったのです。もちろん，手錠をかけられてベッドにつながれているわけですから，そうするより他なかったのかもしれません。でも，その人が殺人を犯したということを知った上で，その男性のケアをするのが私たちの仕事だというのは，なんとも奇妙な感じでした。

正常から逸脱した状況，しかも命を脅かすかもしれない暴力に直面することは，あらゆるレベルのすべての医療提供者にとって大きな問題だ。看護師であることを受け入れられるようになるために，新参者は，自分の仕事についてのこうした理解と自分が看護師としてどのように対応するのかということを融合させることを学ばなければならない。

## 組織的崩壊と実践やキャリアへのその影響

すべての幻滅や失敗の感覚が，看護師の経験的学習の欠如によるものではないかもしれないし，そのせいにされるべきではないだろう。システム

の失敗もあるし，人員配置がケア提供における要求を満たすのに十分でないこともしばしばある。労働条件が安全な実践を提供できる範囲を超える場合を判断するのも，経験的に学び試されるものだ。看護師は，不当な要求と制限のある資源のために，失敗したと感じるかもしれない。

> 私は午後11時に交替する予定でした。時間は問題ありませんでした。ただ，残念なことに，経験のある看護師は私1人だったのです…その夜の患者は重症度の高い人ばかりでした…それに，私の他には誰も心肺蘇生の訓練を受けている看護師はいませんでした。私たちは，看護師人員配置担当者とその夜のICUの主任にそのことを伝えましたが，ICUの主任は，配置された人員が多すぎると怒っているような状態…ですから，その時の私には，支援は全くなかったのです。申し送りをしている際に，ある1人の患者のモニターがどうしても切れてしまうのに気づきました。私はその患者の病室にいき，モニターを装着しなおしました。そこで，彼がひどい呼吸困難に陥っていることに気づきました。発汗もあって，血圧も下がってきて，彼は急性肺水腫となりました。私はその夜のリーダー［看護師］でした。その患者が心肺停止状態を起こしかかっている時にその部屋に入っていったわけです。［その患者の担当の］看護師は，何が起こっているのか全く理解していなくて…
>
> 新人だった時，私は期待していました。これはこのようにあるべきだ，そして同じ職場に2年も勤務すると，それは，なぜそうでないのかということを，とてもとても明確に理解できるようになってくる…自分のもともともっていた考え…看護学校で学んだことへの挫折を経験する…私はこんな看護師になりたい，そして，これはこのようになっていくんだわ［という考えを最初はもっている］…そして現場に出ると，現実は全然そうじゃないということに気づくのです。

この看護師が説明したことは，実践経験2～3年の看護師に共通のものだ。彼女は，何の支援もなく患者を守れない状況に置かれ，幻滅している。その状況は，安全ではないと明言され，追加要員が配置されてしかるべきだった。この病院が労働組合と交した契約書では，そのような行動を起こさせることができるようになっていた。この看護師も事後に振り返っ

てみて，そのことに気づいた。しかし，現実には，この看護師はそのような行動支援を看護師長からほとんど提供されていなかった。2～3年の経験の看護師は，自分の限界と同様に，他に活用できる資源の限界についても以前よりよく知っている。しかし，最悪の状況においてでさえも，彼らの効果的パフォーマンスはまだ，看護師としてのアイデンティティに密接につながっているのである。

　この時期までに経験してきた受け入れ難い労働条件・環境，強まる危うさの感覚や責任感のために，一人前レベルの看護師が，他のどのレベルの看護師よりも多く，他の仕事に就くことを考えたり，看護という仕事を辞めることを考えたりすると語っている。それは，仕事と生活における要求に適応できるか，あるいはそれを拒絶するか，非常に重要な時期だということを示唆している。あまり実践経験がない新人看護師は，二次的な無知によって保護されている。新人は，自分たちが知らないということを知らないし，またパフォーマンスでも一人前レベルの役割を担うように期待されていない。しかし，時間とともにパフォーマンスへの期待は高まり，同時に，自分の組織への期待も強まる。この時期に感じる幻滅や過剰責任感から生じる期待はずれの感覚が，新参者に脆さや仕事の要求が個人的に払う犠牲に見合うほどの価値があるのかどうかという疑問を抱かせるのである。

## 教育的示唆

　一人前レベルの看護師が覚える幻滅や危機感の研究では，倫理的，専門職的，社会的，そして組織的な課題が提示されている。なぜなら，新参者がもつ危機感は，勤務する医療システム，看護教育，実践の本質的な危機を反映しているからだ。看護師の懸念や学習することへの要求は，組織的また社会的改革の課題となっている。看護師の"適応"問題の面だけに注意が注がれると，看護師にとっての問題を生み出す社会的な問題や組織的

問題が見過ごされ，心理的な問題に集約されてしまいかねない。看護の新参者の適応危機の原因を改めるために，それを言語で表現し，それに対する政治的行動をとるべきだ。そうすれば，欠陥のあるシステムのすべての病巣を改めるのに，被害者を責め，新参者に負荷を与えたりすることを回避できるだろう。

　沈黙を破るのが最初のステップだ。そのような看護師たちに，組織内で政治的な場を与えること，そして，彼らが"適応"したり対処したりすべきだと主張するのではなく，彼らの苦慮に注意深く耳を傾けることが，その極端な幻滅のサイクルを変化させ，組織的刷新を生み出すための不可欠なステップである。より幅広い修正に関しては，第13章において論じる。

　一人前レベルの段階は，達人看護師になるための非常に重要な発展上のステップである。それは，目標の設定，目標を達成するための計画，ものごとを安定した状態に維持するための苦労を通じて，看護師が，高まる組織的要求に対処する自身の能力の限界に関連して経験する危機的状況を解決するために，ポジションやキャリアを変更する可能性のある時期である。彼らは，クリティカルケア看護の性質が，自分たちのコーピングの仕方を制限するものだということを理解し始めている。重症患者たちは，その病態の特質上，急激に変化し，その変化が予測不能なこともある。看護師が，目標と計画を通じて行動を構成するということに依存しすぎると，目標や計画を変更しなければならない状況における変化に気づきそびれてしまいかねない。臨床状況の管理ということが強調されすぎると，新たな目標の設定や計画の変更が要求される状況下で，そうした変更の必要性に気づく看護師の能力を低下させてしまうのだ。

　スキル獲得のこの段階で能力開発に関する介入があれば，過剰な責任感とか幻滅など一般的な経験が明瞭になり，患者や人間関係上の問題への適切なレベルのかかわりを学ぶ上で大いに役立つことが証明されている。

## 苦しみ，コーピング，かかわりのスキルの学習に直面する

　私たちの研究では，実践2~3年目の看護師が新たな苦しみに直面していることが共通してみられる。一人前レベルの看護師に対する小グループセッションがこの段階では非常に有効である。他にこのセッションに参加したらよいと考えられるのは，病棟の主要なリーダー，倫理専門家，リエゾン精神看護師などである。また，医師や他の医療専門職とともに，延命治療や最後の手段としての思い切った医療処置の多用などに関する，よりオープンな多職種協働での討論に参加するのも，医療介入の限界についての臨床判断の改善に役立つし，看護師が自分たちの倫理的懸念について明確に発言するのにも役立つ。少なくとも，そのような機会は，そうした看護師たちに，患者の苦しみと医療の限界に関して自分が感じていることは，他の人にも共通するのだということを教える。

　患者へのかかわりのスキルについてオープンに話し合うこともまた，病棟のすべての看護師に有用なものだ。だが，距離を保つことが唯一可能なコーピング手段だと結論づける危険性は常にある。もし，そのように結論づけて，患者とのかかわりを完全に断つようなら，実践しながらの論証と知覚的鋭さ，癒しと治療における患者と家族とのつながりや理解などのためのかかわりが欠如することになるだろう。そんな時に非常に効果的で有用なのは，患者や家族と巧みにかかわる術に習熟している看護師，死に逝く人を看取る苦しみと倫理的葛藤に対処する方法を見つけた看護師などとともに小グループで討論をすることだ。また，スタッフ能力開発セッションで，苦しみ，過剰な医療介入，心肺蘇生を希望しない人々への適切なレベルのケアについて，一人称のナラティブで語ることも非常に有効だ。私たちは，医師と看護師が，死に逝く人々のケアのガイドライン，許される医療介入の範囲の設定，心肺蘇生をしない患者のケアの明確な規定などを確立するための合同ミーティングをもつことを推奨する（Pike, 1991；Wros, 1994）。このような倫理的懸念や葛藤がどこからきているのかを公に

することが，ケアを改善し，特に2〜3年の実践経験をもつ看護師の孤立感を緩和するのに役立つ。

## 知覚的鋭さを向上させるためのコーチング

　中堅から達人レベルの看護師が，一人前レベルの看護師を指導することは，一人前レベルの看護師に，状況をどのように読み，患者ケアの状況における関連性の変化を読みとるスキルをどのように発達させるかを示すのに非常に有益である。中堅看護師には，臨床状況の変化に従ってその状況への自己の理解がどのように変化するかということについて，ナラティブを書いて発表するよう奨励してもいいだろう。感情的な反応を含むナラティブは，問題の認識や，患者や家族の変化に応じたケアの個別化のビジョンなどについて，よりよいガイダンスを提供してくれる。

　反応に基づいたアプローチ（例：状況や患者の反応に従って計画を変更すること）を開発することは，一人前レベルの看護師にとっては，新たに開発した組織化のスキルを喪失することのように思えるかもしれない。刻々と変化する関連性，状況の異なる側面の相対的重要性の変化を見極めることは（第5章参照），実践への異なるアプローチの可能性やそのためのビジョンを把握する効果的な方法となりうる（Dreyfus & Dreyfus, 1986）。一人前レベルの看護師は，分析的戦略，目標設定，計画などを重要視する傾向があるので，問題を同定するという実践が有用かもしれない。競合する問題のなかでどれが最も重要かを決定する訓練は，識別する力を高める可能性をもつ。同様に，ICU患者のフローシートで把握された詳細な事例分析や反応パターンを追うことを通じて，全体像を読みとる実践は，患者の反応と関連する治療法（例：血管作用薬や鎮痛薬の調整）との関係を教えるのに役立つ。新人看護師のプリセプターを始めたある一人前レベルの看護師が，このやり方を活用した。

**看護師**：今では，私は大局的な視点をもっています。患者にそれが必要か？

この心係数が必要か？　全体的なことを知っている必要があります。ですから，現在では，私は1つの指示だけに注意しているような視野の狭い人間ではないのです。

　私が看護師を指導する際に，看護師たちの視野が狭いことによく気づきます。あの人たちは，ちょうど私がそうだったように（強心薬のイソプレルを使用した際に犯した自分のエラーのことを指している），全体像の中の一部分しか見ていないのです。そして，私はこのことを，自分の体験したぞっとするようなストーリーを通して，私が指導する看護師たちに強調して伝えます。

**インタビュアー**：あなたは，自分のぞっとするストーリーを他の人を助けるために使うのですか。

**看護師**：もちろんです。そして，みんなに，私が犯したエラーよりひどいエラーなんて起こしようがないわよといつも言うのです（笑）。だって，誰がなんて言ったって，私は［エラーコンテストで］絶対に勝ちますから…

　私は，うちの24時間フローシート，特に心臓疾患でスワン-ガンツ・カテーテルを使用している患者のシートを持っていって，「これが尿量にどのように影響しているか，これがあれにどのように影響しているか，心拍数がこれにどのように影響しているか，そしてドブタミンがこれにどのような影響を与えているか」などと話します。つまり，私は指導する際に，学んでいる人たちがその紙から読みとれる全体像をいつも含めるように努力しています。それから少しシナリオも提示します。「いいですか。みなさん，これとこれとこれはわかりますよね。そうしたら，どのようなことが起こっていると思いますか」なぜなら，新人たちは必ずしも心拍出量の増加を手がかりとしては考えないからです。彼らは，「あ，心拍数がほんの少しだけど上がった。全体を見てみよう」と考えるより，薬剤とかもっと具体的なものごとについて考えているのかもしれません。

　フローシートを活用して，体液量を制限する効果，血管収縮薬の投与，抗不整脈薬の投与，心臓灌流の患者への利尿薬の投与，呼吸，バイタルサインの動きを追跡すると，学習者は，本物の状況における臨床パターンを理解できるようになる。目ざすのは，反応に対して薬の投与など治療を行

う際に不可欠な"ものごとの作用の仕方"に基づく論証を学んでもらうことだ。このグループのすべての看護師が，新人のプリセプターになることは自分の能力を伸ばすということに同意している。

多くの看護師，特に新卒レベルや一人前レベルの看護師は，"ミスについてのストーリー"や"ぞっとするようなできごとのストーリー"の価値について述べている。これらのストーリーは，自分が直接体験したドラマとして語られると，手順の説明などよりもはるかに効果的でありうる。なぜなら，そのようなストーリーでは，恐怖，危険，安堵などの感覚なども思い出されながら語られるからである。そのなかで際立って重要だったことは，聞き手にとっても際立って重要な意味をもつものとなる。そして，看護師が深く考え込むことなしに認識できる力が向上するために，知覚の世界に変化が起きているのである。

既に指摘したように，記録者としての役割を果たしながら，実際の心肺蘇生に積極的にかかわることは効果的な学習法である。さまざまな心肺蘇生の努力に関して報告すること（ディブリーフィング）や比較することによって，その学習効果を上げることができる。この学習法は，学部の学生にとっても優れた学習体験となるであろう。

## 実践への組織上の障害に取り組む

ある組織に入ってからまだ2～3年程度の人は，組織の発展に豊かな可能性を提供する。このような人々のフラストレーションや懸念を同定する手助けをした後，彼らが，看護師長や医師と，あるいは主要な委員会で話し合える機会を設ければ，組織が患者ケアの主要な機能を検討する助けとなる。このような組織開発戦略は，看護実践の不可視性をなくし，疎外感を感じさせたり離職を考えたりさせるのではなく，組織改善の一員として機能するように看護師を力づける。雇用者は，組織が就職2～3年目の従業員のために調整すべき需要を評価する時間を設けるのが賢明である。満足度，成功，その時点における実践者の維持を促進する組織設計と組織開

発は，あらゆるスキルレベルの看護師の実践を改善できるものだ。

　最善の実践をよくとらえているナラティブを語り聞くことは，刷新的な実践を認識し拡大するのに役立つ。行き詰まりや崩壊，葛藤，倫理的ジレンマなどのナラティブは，よい実践を行う上での障害を修正するための資源となりうる。看護師や患者が感じるフラストレーションの多くは，どちらも，よい実践を行う上で直面する組織上の障害に関連している。そして，そのような障害を修正するための取り組みは，組織新生の源となりうるのだ。達人レベルの臨床家，医師，管理職などの間で問題解決が共有されれば，組織新生のための重要で新たな提案を生み出すことが可能である。

# 要約

　一人前レベルの看護師は，特定の状況においては科学的知識に限界があるということを認識する力が向上するとともに，主体的な行動への意識と責任感が増大する非常に重要な節目を経験する。これは，同僚やシステムのさまざまな能力レベルに関する直接的体験と連動している。このレベルの看護師は，この時点においてもまだ，かかわりのスキルに関しては模索が続いている。無関心やかかわりをもたない態度は役に立たないが，さまざまな形でのかかわりもまたうまくいかず，時に痛みを伴う。さらに，スキル獲得のこの段階では，パフォーマンスに対する分析的でも基礎的でもない戦略が必要とされる。こうした新たに経験的に要求されることは，この移行の段階を難しいものとする。個人的なストレスや混乱をあまり生じることなく，新たな可能性を生むやり方でこれらの問題への対処方法をつかむことができなければ，クリティカルケアはやめたいとか看護自体もやめてしまいたいと考えてしまいかねない。

　最終的には，視点を選択することが，看護師が行うことを変えるということを学び，開かれた常に変化する臨床状況の曖昧さを経験して，看護師は，新たな人間関係や組織化のスキルや資源を獲得しながら，それらの新

たに知覚された現実をうまくやっていけるようにならなければならない。このことは看護師が成長していく上で重要な岐路のようにみえる。スキル獲得のこのレベルで，看護師が危機と失望をどのように乗り越えていくかが，中堅レベルや達人レベルへと質的飛躍を遂げられるかどうか，そして，多くの看護師にとって看護という職に留まれるかどうかを決定することになる。

# 解説

　本章で発見したことは，現在の継続教育を変えるための刺激を多くの病院に与えた。多くの病院は，新人看護師の継続教育を初年度の最後でやめてしまうのではなく，1年半から2年かけて看護師たちがどのようにやっているか確認する教育システムに変更している。自己の実践の構造を劇的に変化させるような葛藤とプレッシャーを経験するこの段階において，そのような介入があることは，大変役立つものだと考える。当初，私たちは，一人前レベルの実践の域を超えることができなかった看護師たちは，先に進むことなく一人前レベルでの実践を続けるだろうと考えた。しかし，実際はそうではなかった。2～3年の期間で，看護師は，状況の脈絡を読み取り，患者とその問題により柔軟で調整したかかわり方を行うような実践へシフトするか，一人前レベルにも留まらないか，どちらかだった。私たちの研究に参加した看護師たちは，日々，自分の過ちから学び，自己の実践を改善しようとする，積極的にかかわりながら実践をする看護師たちだった。一人前レベルの臨床スキル獲得では，中堅や達人レベルの看護師によるコーチングが，すべての看護師にとって非常に有用であるということが明確にわかった。看護師が自己の臨床的想像力を広げていく準備ができているのは，この段階なのである。彼らは，コーチングによって，状況がより直接的に自分の行為や反応に語りかけることを学ぶのである。推測を検証するのに実りある時期でもある。一人前レベルの看護師を

教えるためのコーチングを受けた中堅-達人レベルの看護師と対話することは，一人前レベルの看護師の巧みなノウハウと患者の状況に応じてよりうまく調整する能力を進展させるための強力な手段である。一人前レベルの看護師，特に一人前レベルの最終段階へさしかかった看護師は，コーチングによって，臨床状況を解釈することや自己の実践をより患者中心のものにすることを学べる。そうすることによって，自己の行動は，治療に対する患者の反応や患者や家族の懸念に，より密接に導かれることになる。

# 第4章

# 中堅レベル：達人への移行期

　中堅レベルの段階は，新人や一人前レベルの段階とは質的に異なる。いったんこの段階に入ると，通常，さらなる経験が加わるとともに達人レベルへと進んでいく。中堅レベルは移行段階である。重要性・非重要性の識別力も備わり，看護師が変化する関連性についていったん気づき始めると，現在の臨床状況を過去の状況に関連して判断できるようになり，それによってより高い知覚スキルを活用できるようになるからである。重要な変化は，状況を読み，それに適切に対応する知覚的能力である。この節目では，看護師の組織化する力は，表面上は退化しているように見えるかもしれない。自分のタスクにあふれた世界を組織化するために，質的にそれまでと異なる方法でアプローチをしようとしているからである。実践は，次の5つの主要な方法で変革されている。

- 変化する状況下において，患者にかかわりながら論証する力の発達（すなわち，患者の状態や懸念事項の変化やそれらの懸念に関する臨床家の理解の変化を通じて，特定の患者の状態を論証すること）
- 状況に感情を合わせる——なされるべきことをする

- その状況においてなんらかの側面の関連性が変化しているということを認識する能力
- 社会的に熟達した主体的な行動への意識
- より豊かで個別化された患者と家族へのかかわりのスキル

　特定の状況への知覚的鋭さと反応力が向上することが，この段階の特徴である。中堅レベルへの移行は均一なものではなく，その看護師が臨床でケアリング実践を行う特定の分野に慣れているかどうかによって，変動するものだと私たちは予期した。中堅レベルや達人レベルのパフォーマンスには，特定の患者集団に対する経験による土台が必要だ。そのスキルレベルは，質的な差異を知覚的に把握する力に依存するからである。そして，そのスキルはある程度の時間をかけて，類似の特徴をもつ臨床状況を数多く経験し比較することによってのみ獲得される。変化する状況下での臨床的論証，重要性・非重要性の識別力（すなわち，より重要なものとして，あるいはさほど重要ではないものとして，何かが突出していることを認識する力），そして関連性の変化についての認識は，重要な臨床上の問題を同定するのを支援する知覚的スキルである。このような見極めるスキルは，熟練したノウハウの転換を必要とする。そのようなスキルは，それ以前のスキル獲得の段階とは質的に明らかに異なっているからである。

　ここで定義する経験とは，単に時間の経過を意味するのではなく，刻々と変化する状況下での予測と知覚の積極的な変革と改善を意味する（Gadamer, 1975）。このレベルの看護師の実践は，客観的な特徴や量的基準のみをガイドとして活用する実践から，個別の患者に関する理解と行動へと移行する。臨床的論証は，経時的な患者の変化に関する理解に基づく——つまり，推移を見ながらの論証である。

　第2章と第3章で述べたように，スキル獲得の段階で新人から一人前レベルへ移行していく際，そのスキルは必然的に徐々に増加していくものである。実際のパフォーマンスの進歩は明らかだが，それは，計画を立てる力の向上，環境への慣れ，環境とテクノロジーを管理するスキルの向上な

どによってもたらされるものである。タスクの遂行はよりスムーズで迅速になる。このようにして，組織化する能力はさらに改善する。スキルは，新人から一人前レベルへと移行する間は，継続的にゆるやかに発達していく。しかしながら，中堅レベルになると，質的に異なる形で臨床状況に存在するということが生じる。そして，それは経験的学習に根ざしたものである。新たな知覚的なスキルと関係性のスキルが，パフォーマンス能力を劇的に再形成する。行動は，患者の状況に関する傾向と意味を認識することによって，また同時に，現在と過去の臨床状況の類似と相違を知覚的に把握することによって，それまでよりずっと体系的なものとなる。

第3章に記したように，私たちは，クリティカルケア領域で少なくとも2～3年の経験を有する看護師をサンプルとしたが，その中には，別の領域の看護を経験した看護師と経験していない看護師の両方が含まれている。このサンプル法では，クリティカルケア領域に入る前に何らかの看護を経験した看護師の場合，経験の浅いクリティカルケアに関するナラティブであっても，一人前レベルよりも，より中堅レベルのそれに近いものとなる。私たちの研究目的が，特定の臨床状況におけるスキルレベルの特性を記述することであったため，また，看護師たちを長期的に研究しなかったために，私たちは，あるスキルレベルを発達させるのにかかる一般的な時間枠や，特定の看護師の中における実際のスキルレベルの進展については，検討しなかった。

## 推移の中でのかかわりながらの論証

特定の患者に関する知識には，多くの具現的，環境的，文化的，そして治療上の共通性が含まれている。客観的世界を代表し解釈する個別の主体として主体をとらえるデカルト的視点では，主体とはかかわりをもたない客観的な判断の基準となる論証に基づいて，類似と相違を確立しようと模索する (Benner & Wrubel, 1989；Dreyfus, 1979；1991b)。しかし，臨床家は，

刻々と変化する臨床状況の中で，相違することと共通することを理解しなければならない。推移の中での論証というこの形態では，過去のことに関する論証や手法に関する論証が行われる (Bourdieu, 1990 ; Taylor, 1993)。ケアリング実践をする中堅看護師は，特定の患者とその患者の懸念をよく理解している。そのつながりの中において，その看護師は，その状況で突出していること（重要なこと）を理解し，それに対応することができるのである。推移の中でかかわりながら論証するというより大きな能力は，過去の経験の統合に基づいた全体的理解がその特徴である。

> 私たちは，患者と一緒にいて，ケアを提供し，きっちり1時間おきに患者に会います。あの人たち［医師たち］は，血圧の些細な変化の1つひとつ，リズムのごく些細な変化の1つひとつを見るわけではありません。医師たちは，私たちのように絶えずそこにいるわけではなく，概要を把握するといった感じです…医師たちは患者のところへやってきてカルテなどを読むわけですが，私たちは常にそこにいるのです。あの患者の体位を変換して，これをやって，とにかく些細なこともすべて見るのです。

このナラティブは，患者の反応を見て解釈するという新たなレベルのスキルを例示している。インタビュアーは，上記の看護師に質問をした。

**インタビュアー**：あなたが何かについてとても違う見方をするという具体的な事例をあげていただけますか。
**看護師**：彼ら（医師）は（ステーションに）やってきてフローシートを見ます。私たちは自分が知っているすべてを，ありとあらゆることを書き込むことなんてしないし，できやしないのです。もちろん，バイタルサインは毎時とってカルテに書き込みます。もし，頭の中に小さなコンピュータがあって，私たちがその日見た血圧やリズムの小さな変化すべてを書き込むことができるようなら，医師がたまに来てカルテをチェックするというのでよいかもしれません。でも，医師たちはやってきて，そんな詳細は全く知らずに「患者は安定しているようだね。ドーパミンの投与をやめようか」とか言う

わけです。で，私たちは，「ちょっと待ってください。私は，すべてを書き記しているわけではありません。体位を変えると彼の血圧は下がります——先生はそのことをご存知ないでしょ」と言うわけです。「ラシックスを投与しよう」と医師。「いいえ，この患者さんはまだその投与の段階には達していません」…今気づいたのですが，医師たちは決断を下す前に自分がやろうとしていることを看護師たちにけっこう話していますね。

　この看護師は，今，患者の経時的な反応の意味を総合的に考えようとしている。彼女は，コンピュータがあれば彼女が測定したものをすべて把握することができるかもしれないと想像している。だが，彼女は，患者に関する自分の理解が，データポイントの集合体ではなく，状況下のものであり，経時的な患者の反応についての実践的な理解に基づいているということを認識しそびれている。この看護師は，その実践現場での理解を明瞭に言語化するのに苦慮している。

**看護師**：私は［血］ガスを採って，ガスの状況はかなりわるいものでした。もう一度ガスを採って，若手の医師のところへ持って行ったら，彼はそれを見て「このガスの値は，信じられないね。患者は全然変化してないよ」。それで，その時点で——そこに到達するまでに実は少し時間がかかったのですが，医師にためらいなく「どういう意味ですか。この患者に変化が見られないとは？　この患者の血圧は200にまで上がっているんですよ」と言えました。そして，彼が明らかに見過ごしていた，この患者の全体像を彼に示しました。自分の第六感を信じてよいと感じられるようになり，このようなことを医師に対してためらいなく発言できるようになるまではけっこう時間がかかります。

**インタビュアー**：それで，どうなったのですか。

**看護師**：私が正しかったです。

**インタビュアー**：でも，あなたはどうしてそのガスの値が正しいと信じたのですか？

**看護師**：ええと，いろいろと客観的にわかることがありました。その患者は，2

〜3日間ペントバルビタールで昏睡状態だったのです。それで，その日にそれをやめたばかりだったのです。申し送りをした看護師は，「彼は，今夜は目を覚ましません」と言いました。でも，もちろん覚醒しました。そして，彼の呼吸数は36でした。彼は24時間人工呼吸器を装着していました。彼の血圧は，3時間で120から200にまで上昇しました。それから，彼の見かけも同じではありませんでした。彼を観察していれば，5〜6時間の間に急激な変化が起こったことがわかります。

インタビュアー：あなたが気づいた客観的な徴候が血ガスと相関関係をもっているということは，どのようにしてわかったのですか。

看護師：経験ですね。いろいろな患者のいろいろな呼吸パターンを見た経験があると，患者をみるだけでこの呼吸パターンが効果的で，これはそうではないとかわかるのです。換気があるのかないのかなどもわかり，この呼吸の仕方は効果的ではなくて，患者は自分を疲れさせているとか，それが彼の血ガスの悪化の原因かもというふうにわかってくるのです。経験，そしていろいろ異なる事例を見ることですね。今起こっている生理学的なことに人々がどのように適応していくのかということも経験で学ぶんですよ。

　明確に表現するのは難しいが，この実践の把握は神秘的なものなどではない。それは，変化した生理学的状態と患者の反応について実際に明示されたものを理解するスキルとそれらの推移についての実践的論証を行うスキルである。この看護師は，変化の方向を積極的に解釈し，除外できることと除外できないことを追跡しながら把握していた。実践の把握は，知覚と反応に基づくもので，状況の展開に従った修正と反証にオープンであることが求められる。臨床家は常に，何らかの実践についての理解を携えてその状況にいる。そして，修正されたり確認・追認されたりするのはその実践についての理解なのである。パターンや傾向が明瞭で，臨床傾向と関連する明瞭な介入がある状況では，実践者は，迅速で決め手となる対応をとることが可能だ。患者の臨床状況に関する実践者の把握が，変化や予期しなかった患者の反応によって揺らぐと，実践者は新たに把握しようと調べる。もし，すべてがうまくいけば，経験的臨床学習がそこで生じる。推

移の中でかかわりながらの論証をするには，修正と反証にオープンであることが必要だ。予測や支配よりもオープンな精神，そして，過剰な暗示や混乱よりも見聞きしたことに忠実であろうとすれば，それらは具体化され，状況への感情的反応につながっていく。このようにして，その人の熟達した感情的反応が，知覚的鋭さ，および，状況の変化への対応を導いていくものとなる。

　中堅看護師の状況へのかかわりの可能性は，新卒看護師のそれとは大きく異なるものである。中堅看護師は，スキルの技術的習得とタスク遂行には，もはやそれほど注意をしなくてもよくなっているからだ。また，中堅看護師は，臨床の変化を認識することと，患者は苦しみや安楽に対して多様な反応を示すということを経験的に学んでいる。彼らは，今では，自分の実践を把握する力の喪失や状況下での不快感にも意味があるということを信じることができる——つまり，臨床で起こっていることにつながっているのである。それゆえ，これらの感情的反応は，状況下での変化に関してより信頼できる理解を探し求める上で，彼らを確実に導いていくことができるのだ。このことは，より一般的な不安をより多くもっている新人看護師の場合とは明確な対照をなす。

　中堅レベルの段階では，看護師は，特定の状況に対応する倫理を発達させる。感覚や実践の把握に基づいて特定の状況を読み取る能力と，状況への感情的反応は，理解力を増大させる。対応の倫理とスキルは，実践者がその状況の中に自分自身の反応を読み取ったり，患者の状況と懸念に対して無関心だったり気づかなかったりすることがないようにしてくれるものだ。

## 状況に感情を合わせる：なされるべきことをする

　中堅レベルの実践者は，脈絡のない属性や規則という観点から状況を理解しようとするのではなく，ある状況の複数の側面を見極めることができ

る。そうした複数の側面間の関係性を読みとることができるのだ。看護上の懸念についての感覚が発達し，それらを医学的懸念と比較対照することができる。慣れた状況において居心地のよさを感じるようになる。新卒看護師は，状況を認識できないことに苦しみ，一人前レベルの看護師は，状況を過剰に定義するが，中堅看護師の状況に関する実践的な把握は，ますます正確になっていく。したがって，実践が十分に把握できない時，中堅看護師は，不快感や，漠然とした不安感を抱いたりするのだ。スキル獲得のこの段階において，感情的な反応を示す言葉が増えるのは決して偶然ではない。「不安を感じた」とか「心地よい」という表現を使う看護師たちが増えてくる。感情的な反応，ムード，状況をとりまく環境・風潮などが，ナラティブの中で重要になってくる。こうした感情は，内的な感情の状態についての単なる自己言及ではない。それらは，その状況において看護師が気づいたことを指摘している。状況について知覚的に把握することは，状況に関連した感情的なトーンをもつことである。感情的な反応とトーンは，具現化された熟練したノウハウをもつために不可欠で，状況の理解やその状況の中に存在する方法を合図してくれるものだ。

　重要性・非重要性の識別力，感情を合わせる力の向上，変化する関連性の認識などについて述べた事例すべてが，経験的学習における感情の役割を例示している。これらの事例は，具体化されたノウハウの獲得のプロセスと重大性の認識や問題の同定における感情の役割を示している。感情は，従来は，主として"理性的な問題解決（rational problem solving）"を妨害したり歪曲するものとして扱われてきたので，臨床での専門性を獲得する上で感情的反応が果たす役割を明瞭にすることは，特に中堅レベルの看護師に関連性をもつものである。感情的言語は，思考と知識から感情を分離するデカルト哲学の遺産においては信用されていない（Benner & Wrubel, 1989；Vetlesen, 1994）。デカルト的視点は，初心者や新人の場合にはそれほど不正確とはいえない。彼らの感情的な反応は，未知のことや自分の不器用な実践のキャパシティに対して広がる恐れや不安のムードを反映したものであることが多いからだ。初心者や新人の実践は，通常，不安

や恐れを緩和することによって改善するだろう。しかしながら，感情的な反応から離れることを，新人以降のスキル獲得のレベルにまで過剰に一般化してしまうのは過ちである（第1章参照）。別の状況での感情を引きずっているような状態が，現在の知覚を誤らせている時は，実践者はそれを認識できなければならないが，その一方で，すべての感情的反応を取り除いたり無視したりすれば，中堅や達人の実践の妨げとなるだろう。感情的な反応によって，あいまいな認識が可能になる。その認識する力によって，臨床状況においてぼんやりと知覚された変化に実践者は対応できる（Dreyfus, 1979, 1991a；Wrubel, Benner, & Lazarus, 1981）。もちろん，臨床家は，行動を導く臨床状況の十分な理解が得られる前に，介入に進むべきではない。しかし，状況における初期の変化やニュアンスなどへの感情的な反応は，臨床状況の発見にかかる時間を短縮し，それは救命を可能とするものになり得る。

　今，前述の看護師がそうと理解しているように，全体像がケア提供の仕方を導く。その看護師は，今，状況の読みとりによって行動が導かれるようにその状況を読む能力を有している。感情的な反応は，注意力を喚起し，他者に助言を求めることへと導く。看護師は，計算することなく，状況への感情的な反応に基づいて，自分がその状況を十分に把握しているかどうかを知覚する。

　患者への情報提供は，状況に対して感情を合わせる力を発達させることによってもたらされた変化の好例である。情報提供は，この時点では，もはや真実の伝達という原則に盲目的に従うことではない。実践者は，今，タイミングを考慮したり，患者や家族がどのようなことに直面する準備ができているかを認識するということの必要性を感じている。たとえば，ある看護師は，情報提供を，情報への患者や家族の反応にどのように合わせるかを学ぶことについて述べている。その看護師の話は，もはや，患者の知る権利についての倫理原則に基づいた"客観的な情報（objective information）"のすべてを単に提供するというものではない。遭遇した倫理的緊張は，真実を伝える必要はあるが，看護師は現在その"医学的真実

(medical truth)"が決して静的なものではないということも認識している。それは時間を経るに従って変化し，意図しない影響が派生し得る。それゆえ，看護師は，"現在の真実（current truth）"への患者の反応に敏感になる。これは，真実を伝えるということは何を意味するのか，患者や家族にオープンであるということは何を意味するのかということに関する，初期の単純な理解からの変化で，しかも心安らかならぬ変化である。決して，だましたり情報を隠匿したりすることを意図しているわけではない。むしろ，患者や家族が尋ねていることや知りたいことに対応する必要性をいっそう強く認識しているのである。

**看護師**：移植患者やその家族は，自分の疾患や薬についてよく知っています。彼らは自分でその管理をすることが必要だからです。肝不全や腎不全を非常に長い間患ってきたので，彼らは，クレアチニンが何を意味するのか，ビリルビンが何を意味するのかを知っていて，毎日の検査値は，患者の1日に大きな違いをもたらします。もし，ビリルビン値が上がっていると，患者は1日中落ち込んでいます。それを伝えるのは本当につらい。患者に何をどのくらいまで，どのようにして伝えるか，そして，いつ教育を始めるべきかを学びました。すべてを言いすぎてもいけないんです。そればかりに意識がいって，すべてに落ち込んでしまうのです。だから，少しずつ伝えていきます。そして，よいことも伝えるんです。でも，それがあまりに強調されすぎないようにも気をつけます。だって，もし，何かわるいことが起こったら，打ちのめされてしまって対処できなくなるでしょうから…，家族がどのくらいだったら受け止めることができるか，どのくらい知っているか，どのくらい知っておく必要かあるか…ちゃんと判断することを学びました。そのような判断力は，たぶん，患者を知っていること，人々の理解についてよく勘がはたらくこと，そして，患者がその日に受け止めることができるだけの情報を提供していくことなどを通じて養われていくのだと思います。

　だから，看護師は，家族の視点を学び，家族が1日の間にどのくらいのことを知りたいと思っているのかについてヒントをつかみ，それに合わせ

て徐々に情報を提供していくのだ。患者・家族のニーズと情報を求める気持ちに合わせることは，診断と患者の状態についてすべての真実を伝え，また開かれた姿勢をもつという強い看護の精神に則っている。事実，調整と適応のナラティブを形成するのは，このような背景にある倫理的懸念である。看護師は，患者や家族が発するヒントに呼応しながら，いつ伝えてはいけないのか，またどのくらい伝えるのかを学ばなければならない。同時に，だましたり隠したりすることなく，どのようなガイダンスを提供すべきかを学ばなければならない。これが，家族と患者による情報のリクエストと理解にそった人間的な情報の共有と欺きとの質的な差異である。真実を伝えるという原則は，判断ミスへの修正を提供できる重要な背景であり安全弁だ。自律性の原理からは，これはパターナリスティック（家父長主義的）にみえるかもしれない。しかし，この看護師はナラティブの中で，家族からの手がかりとガイダンスに従うように学んでいると，明瞭に述べている。

　一人称での具体的な経験がなければ，状況に対して感情を合わせることは不可能だ。たとえば，中堅看護師は，この頃になると，傾向を認識する直接観察と経験を十分に積んでいる。そして，患者の状態が悪化しているのか，改善しているのか，それとも回復の途についているのかについて，はっきりとした確信をもっている。このような理解と予測は経験を基にしたもので，臨床的に予想される経過を示す予定表とは異なるものだ。次に紹介するNICU看護師のナラティブは，この新たに獲得された自信をよく示すものである。

　　ええ，もちろん彼は大丈夫。毎日よくなっています。体重も増えています。彼の心臓と肺の音は，期待ほどよくなってはいません。彼は肺胞を開いておくための肺サーファクタントが全然ないので，顔をおおうCPAP（持続的気道陽圧）を4時間ごとに受けなければなりません。でも，彼は強いからたぶん大丈夫だと思います。

この看護師は，以前に別の赤ちゃんが同じ病気の同じレベルから回復した事例を経験していたので，このレベルなら大丈夫だと自信をもつことができたのだ。興味深いことに，最も経験のある達人レベルの看護師ならおそらくもう少し疑いをもつだろう。臨床経過で予期しなかったできごとによって驚かされたことがあるからだ（多くの達人は，絶対的な確信は"しない"とか，何度も驚かされた経験があるというただし書きをつける。このナラティブの看護師でさえ，最後に，彼は"たぶん"大丈夫だろう，と述べている）。顕著なのは，傾向と確実度の高いアウトカムを認識する能力の芽生えである。この看護師は，今，見知った軌跡を認識する経験的基盤をもっていて，回復の兆しを示す統合された複数の進展を示す徴候に自信をもっているのである。傾向の認識は，達人レベルのパフォーマンスの前兆である。そこでは，現在の行動は，患者がたどる将来の軌跡についての視点によって導かれるのだ。

　患者が将来たどる軌跡についての予測は，変化の中でかかわりながら行う論証に基づいている。それは，理論的で客観的な基準に状況の特性や属性をマッチさせるのではなく，直接体験から得る認識である。看護師の注意は，今や，状況において突出する重要な側面によって導かれるので，調整が可能なのである。これによって，状況によりスムーズに対応したアプローチをとることができる。計画と慎重な振り返りが増えていく。

　中堅看護師は，質的に異なる調整を行いながら，患者や家族を知覚し対応していく。パフォーマンスをこれまでに何度も反復しているということ，そして，状況に自分の感情を合わせていけるということに自信がついたため，看護師は，自分が要求されていることを行うことができるという確信を深めていくのである。このことは，フライトナースが，ある乳児を蘇生する能力を経験的に学んだことを語る次のナラティブの中によく示されている。

**看護師 1**：レジデントはあまり搬送はしません。彼らは，看護師ほどいろいろなことをするのに慣れてはいないのです。それに，看護師のほうが，他の

人たちとよりよく協働して，赤ちゃんをより早く"蘇生して安定させる"ことができるんです。なぜって，私たちはそのようなことに慣れているからです。そして，私たちは，なされなければならないことはきっちりとやるのです。私は，その時新患の赤ちゃんのケアに1人であたっていました。ラインを挿入しました。レジデントは別の赤ちゃんのケアをしていて，ラインを挿入しました。そして，彼は，紹介医にその赤ちゃんの気管挿管をさせることにしたのです。私は，自分がケアしていた赤ちゃんの気管挿管を自分で行おうとしていました。その赤ちゃんはもう1人よりも状態が安定していたので，自分で時間をかけて挿管するつもりでした。時間的に少しゆとりがあったので，ゆっくり準備をしました。そうしたら，紹介医は，目を鷹のようにして私のすることをただじっと見つめていました。彼は，驚いていました。「すごい，圧がかかった」彼は，たぶん，もう長いこと自分でそれをしたことはなかったのです。だから，ちょっと面白かったですよ。私たちは「私の圧はこれです。先生のは？」と聞きました。そうしたら，彼は，「いや，こんなことはやったことがないんだ」というのです。「血圧が出ない」と言うのです。お互いに笑い返しながら，「君がやってくれ」って。ちょっと面白かったですよ。

看護師2：それぞれ各自が特別な役割を担っています。できることをやってあげたりやってもらったり，そこには仲間意識があります。それって，なかなかすてきなことですよ。

"なされなければならないことはきっちりとやる"ことは，いつ・どのようにという知識に基づく熟達した対応だ。ドレイファスが，人間の専門性をコンピュータの能力と比較した際に指摘したように，人間の専門家は，状況の要求にできるだけ順序正しく従ったやり方で対応することができるのだ (Dreyfus, 1979, 1991b)。臨床の緊急事態で求められることにおいて，知覚的鋭さと熟練したノウハウは，看護師がスムーズに深く考え込まないやり方で状況に対応するのを助ける。熟達した行動それ自体が，今では，"思考（thinking）"の一種なのである。なぜなら，行動者は，経験的に学んだ差異とタイミングに呼応して行動しているからである。前出の看護師が「時間をかけて」と話していたが，それはとても長い時間のように思

えるかもしれないが，心肺蘇生に際しては，おそらく１分以内のプロセスについて話しているのだ。

## 変化する関連性と状況に基づいた対応

　変化する関連性の認識は，中堅看護師のナラティブの主要なテーマだ。覆された期待・予測が，しばしばテーマや筋書きとなる。この時期の看護師は，計画され予期される行動ではなく，行動を要求する脈絡的また状況的な変化を見てとれる。臨床状況での変化の発見が，今では，ナラティブに大きく浮かび上がってくる。この段階の実践者たちは，患者の状況において変化する関連性を認識し，それに対応していく能力が向上している。次のナラティブにはそのことが如実にあらわれている。

　ある男性が入院してきたのですが，彼の状態は入院後急激に悪化しました。彼は大きな心筋梗塞を起こしていました。入院後２時間くらいで，彼は嘔吐し，明らかに嘔吐物を肺へ吸い込んでいました。低酸素状態でした。青くなってもがき苦しみストレッチャーから這いずり落ちそうになっていました。非常に体の大きな人でした。私はインターンに「血ガスをとらなきゃ」と言いました。すると，彼は「搬送されてきた時にとったよ」と言うのです。私は彼を見て血ガス用の注射器を投げて，「血ガスをとって。お願いします」と頼みました。彼の $PO_2$ は30くらいでした。気管挿管が必要です。私は「状況がしばしば変化することはご存知よね。そして『さっき１回とったよ』でよくはないことも」と言いました。「彼を見て。ちょっとでも見て。この人が，あなたが血ガスをとった時と同じ患者だと思いますか？」と言いました。彼はどうしたらいいかわからないようでした。

　このナラティブで，中堅看護師は，状況における変化を認識したが，インターンはその変化に対応しようとしていなかった。記述から低酸素状態は明らかであったが，インターンはおそらくそのように急速に変化する状

況を実践でほとんど経験したことがなく，逼迫した状況のなかで，おそらく時間の経過に関する感覚を持ち合わせていなかったのだろう。臨床状況の変化の実際についての学びは，経験的に得る臨床的知識の好事例である。ここに登場したどの医師も，正式な試験で1時間以内での血ガスの変化の可能性について問われたら，正しく解答することができるだろうし，酸素化がどんどん変化する状況を同定することができるだろう。したがって，ここで問題なのは"事実（factual）"としての知識ではない。突出する事実を認識する熟達したスキルと熟達した対応を時間的要求の中で結集する能力なのである。

　起こるかもしれない変化の予測と変化に関するガイドラインに従うことは，状況の中で決定される優先順位の変更を認識することとは異なる知覚的なスキルである。中堅レベルで新たなことは，1つは状況を読む看護師の能力である。そして，もう1つは，状況の再定義，それによる視点や行動の変更を正当化できるほどの患者の変化に気づく能力である。見極める能力は，関係を通じて直接的に知覚し，把握する力となっている。しかしながら，中堅看護師は，まだパターン認識に呼応してとられるべき行動を即座に判断できないかもしれない。このことは，心臓手術を受けた患者に必要とされた治療法の変更を認識することを学んだ1人の看護師の記述に見受けられる。

> 　私は今はかなりらくな気持ちで仕事ができています。いつ輸液を投与し始めるべきか，また，血圧を少し上げた状態に保つためにレボフェドの投与が必要で，そのために輸液投与をいつやめるか，そして，患者の覚醒に伴ってレボフェドをいつやめるか，また，カテコールアミンがいつ効いたかなどを学びました。以前は，何度も試して，いろいろ質問したりしなければならなかったことなのですが，今では，このようなことはほとんどルーチンになっています。

　この変化は，手順に関する知識とプロトコルに基づくものだ。しかし，ここで示された移行は，特定の状況における患者の変化に関する柔軟な認

識である。このような決定は，量的な生理学的測定値だけによってできるものではなく，数値と実際に患者がどのように見えどのように反応するか，その間の関係の理解に基づいていなければならない。この種の反応に基づいた行動は，迅速に変化する危機的状態においてうまく仕事を遂行するのに必須なものである。それは，重症の乳児を搬送する準備についての次の事例によくあらわれている。

> 経験を積んだ人［看護師］が2人いたのがよかったです。その子の右の肺が機能していなくて，医師は胸腔ドレーンを入れることができましたが，ちっとも空気が入っていかないのです。聴診しましたが，呼吸音は聞こえてきません。なので，その過程をできる限りの早さで確認して，何が問題なのかを見つけなければなりません。ドレーンを片方の胸に入れたのですが，最小限の呼吸音が聞こえて，それから何も聞こえなくなったのです。それで，1人が吸引を始めて，つまっていた痰を取り除きました。私は，片方の胸に針を入れましたが，空気を抜くことができません。で，私がそれをやっている間に，小児科医がさっき入れた胸腔ドレーンを抜き出しました。すると，その子のそちらの側の肺からまた全く呼吸音が聞こえてこなくなりました。で，私たちはアンビューバッグで空気を送りました。すると，片方の肺からは少し良好な呼吸音が聞こえてきました。それで，もう一方の側に胸腔ドレーンを挿入しました。（ここに記述したよりもさらに多くの，搬送の前後のトラブルシューティングと対応が，このストーリーでは語られた。そして，その子が今は脳の損傷も全くない健康な2歳児だということで，そのストーリーは締めくくられている）

　乳児の蘇生では，実際に進行形で起こっていることに迅速に対応するスキルが必要とされる。実践者は，その乳児のケアをしているチームのスキルを考慮に入れなければならないが，対応は，その乳児の実際の反応によって導かれなければならない。そのような行動を重視するスキルには，スポーツをすることと驚くほど共通するものがある。ブルデュー Bourdieu (1990) は次のように指摘している。

アカデミシズム*という用語は，真の実践原理の知識に基づいていない実践を，明確なものとし体系的なものにしようとするあらゆる努力に内在している。たとえば，その実践で実際にうまく機能しているメカニズムを意識的に認識して尊重することによって，スポーツ活動や芸術活動の教育を理論化しようとしてきた教育学者らによる研究では，次のようなことが示されている。つまり，実践的な能力（より正確には，"ゲームの勘"あるいは戦略的知能）が，実践的な状態で，模倣を通じて実践的に習得されるということを明白にする正式なモデルに基づいていなければ，スポーツの教えは，ルールと決まりきったやり方に陥ってしまい，一般的な位相（"動き"）だけに注意が向けられる。したがって，その教えは，その実践の適切な全体像を提供することができないため，機能不全的傾向を生みだす危険性が存在する（たとえば，ラグビーのトレーニングでは，相手チームとの関係に優先順位を置くのではなく，チームメート間のつながりに注意を促す。それによってすぐれたチームワークが生みだされるのである）。(p. 103)

臨床家は，ゲームの科学的で技術的な規則を学ぶのに終始するのではなく，臨床状況における患者の反応を見極め対応することや，そこで起こるできごとが将来どのような経緯をたどるのかを予測することを学ばなければならない。臨床において，学習者は，一連のできごとを認識して迅速に対応することに焦点を当てなければならない。患者の変化する状況や懸念は，ブルデューの相手チームのように，臨床家の対応にとって，難題，リスク，チャレンジ，そして可能性を提供するものである。

看護師は，経験的に習得された視点とタイミングの感覚によって，過去の懸念がもはや問題ではなくなった時を認識する。この認識は，最初はぼんやりとしたものかもしれないが，振り返りを行うにつれてだんだん明瞭なものになっていく。看護師たちは，ナラティブの中で，過去の懸念と新たな懸念の気づきについて述べている。そして，方向転換が必要な時を認識する能力が，彼らのストーリーを形成している。彼らは今や，経験か

---

*訳者注：アカデミア学派の教義，純理論的な思想，学究的な傾向。

ら，ものごとが予期していた通りに進んでいないことに気づく能力を有している。その結果，患者の回復の予定表から抜け落ちたことや患者が期待通りの反応を示さないことなどが，ナラティブの中にあらわれる。一般的なパターンや期待が，状況における感情的な知覚を創出する。今となっては，存在しないことが，その状況に対する看護師の知覚を導いていくのである。彼らは，今やものごとが予測しない状態になっていることを認識するのに十分な経験を積んでいるからである。

　関連性が変化していることに気づいても，それは必ずしも緊急性を要するとは限らない。むしろ，患者の摂食，睡眠，動きなどの能力に関するゆっくりとした変化や進行の気づきに関連していることが多い。患者の能力の変化に対応することによって，回復を早めることも可能だ。たとえば，次に紹介するナラティブでは，看護師は，患者がキンエアー（Kin Air）ベッド（褥瘡を予防する特殊ベッド）をもはや必要としていないことを認識している。

> 私たちがさまざまな専門性をもっていることを考えると，ベッドがそれほど大きな違いをもたらすとは思えそうもありません。でも，違うのです。実際は，ベッドは大きな違いをもたらすのです。私が経験から学んだことです…マンパワーの観点からは，患者をキンエアーベッドに移すかどうかは大きな決定です。なぜなら，ベッド上安静で動くことができない人を，普通のベッドからキンエアーベッドに移すには5～6人の手が必要なのです…看護師が患者のキンエアーベッド使用停止をつい忘れてしまうのは，それが要因の1つになっていると思います。患者をキンエアーベッド使用停止にするには，もう一度，同じだけのマンパワーを動かすことが必要になるのです。

　この看護師は，自分の患者の状態の改善に気づき，彼女には可動性があること，彼女には今はもっと外から見てとれる回復の徴候が必要だ，そして，彼女は今はより長く睡眠をとれるようになったので，ベッドから生じる騒音が睡眠を妨害しているということに気づいている。これらの要素すべてが，ケアの異なる側面についての関連性の変化を示唆するものである。

この看護師は，自分が患者のケアに相違をもたらしうることと自分がその変化を起こさせる人間だということを認識している。これは，一人前の段階で一般的にみられる計画や予期されるガイドラインに従ったケアを行うこととは異なる形態の主体的な行動である。変化する関連性の認識は，ただ単にタイミングの問題ではなく，臨床的・倫理的判断の証明である質的差異をもたらすことも要求される（Taylor, 1989, pp.21-30；第6章参照）。たとえば，次の看護師は，臓器移植患者が自己管理力を取り戻す支援の仕方を学んだと述べている。必要な依存と自己管理力のなさとの質的な差異を示している。

> 　臓器移植患者は，もう，自分で歯を磨いていい？　これをしてもいいと思う？　などと尋ねるほど，あらゆることにおいて人に頼りきりになります。それで，私たちは，自己管理力を取り戻してもらうように本当に後押ししてあげないといけないんです。これは，移植患者にとってけっこう難しい概念です。私たちに依存していると安全なので，ある意味，依存することも必要だからです…私は，どのようにすれば，そうした患者たちに自己管理力をゆっくりとつけてあげることができるか，また，最終的に自分の生活の管理を自分でできるようにするためには，どのように後押ししてあげればよいのかを学びました。

　質的な差異が，行動と前後関係も含めて，強い語気で感情的に語られた。極端な疲労や拒絶反応や感染の初期などの場合，臓器移植患者は，ほとんどの自立性を放棄しなければならないかもしれない。しかしながら，賢明なコーチングがあれば，患者は，情報についての自己管理力を維持できることがよくある。そして，極端に依存度が高い時期においても，意思決定への参加を維持できることもある。
　中堅看護師たちが，新しく発見した，徴候や症状が示す意味の変化を認識する自己の能力について語っている。次の看護師は，心肺蘇生に成功した女性のそのような変化について述べている。

看護師：彼女はずっとよくなっていました。ベッドから離れ，お化粧もして，香水もつけていました。ハンドバッグもすぐ脇に置いていました。これまでの2週間にみてきた彼女とは，よい意味で大きく変わっていました。

インタビュアー：昨夜，彼女のケアで，何か優先順位を変更しましたか。

看護師：もちろんです…多くのケアはもうそれほど必要ではありませんでした。私にしてみれば，彼女がずっとベッドに寝たきりでも，彼女さえ快適であれば，全然問題ありませんでした。［彼女が腕を］頭の上まであげたので，彼女のAラインが80になっても，問題ありませんでした…それは，先週はすごく重要な意味をもっていました。でも，昨夜は，彼女の血圧は80ではなかったので，問題ありませんでした。もし，彼女が腕を頭の上に持っていきたかったら，そうして大丈夫。私は，彼女が起き上がりたい時に，起き上がることができるかとか，彼女が安楽に過ごせるかについてより注意しました。私のケアの優先順位は，生理学的な側面から安楽の側面へと変わりました。

　明白なように聞こえるが，自信をもって変化する生理学的状態を認識する能力は，経験的に学習されるものだ。最初は，客観的な徴候や症状だけしか判断できない——あくまで客観的に。しかし，経験を重ねると，看護師は，状況と意味という視点からそれらを評価できるようになるのだ。語られるナラティブは，一般的に，柔軟性と滑らかさが増している。状況についての看護師の知識は，微妙なものについての理解も含めたより高度なものになっている。

　変化する関連性の認識は，対応時間も改善する。これは，次の早期警告についての事例に明確にあらわれている。

看護師：私は，シャント手術を行った複雑な心臓疾患を抱える赤ちゃんを担当していました。その赤ちゃんは，その日気管挿管のチューブを抜管していました。その夜の0時頃，赤ちゃんの顔色はそれまでより少し青ざめ始め，もう少し（聞き取り不可），そして呼吸音は大丈夫でした。少しパチパチという音はありましたが，特に心配するようなものではありませんでした。

午前2時頃，赤ちゃんの状態はさっきよりずっとわるく見え，湿性肺の状態，体液を肺の中にどんどん送り込んでいるかのようでした。それで，私はレジデントを起こす前に，とにかくその赤ちゃんについてできるだけ多くの情報を収集することに決めました。その日当直のレジデントはなかなかすぐには行動してくれない傾向があったからです。それで，血ガスをとりました。pHは7.2でした。血ガスは大変低かったのですが，$CO_2$は55でした。首の静脈は怒張していました。そこで，私はレジデントを起こしに行って，赤ちゃんの状態を伝えました。彼女は赤ちゃんのところへやってきて呼吸音を聴診し，「肺には液体は入っていないわ。ただ聴診器が胸を擦る音よ」と言いました。それで私は「私にはそのような音には聞こえません」と言いました。私は「今聞こえている音は，午前0時には聞こえていませんでした」と言いました。すると彼女は「体液の音ではないわ。赤ちゃんの肺はドライよ」。その赤ちゃんは昼間発作があったので，彼女は「赤ちゃんは今日の昼間よりずっといい状態に見えるわ。大丈夫，自分でこの状態を抜け出すことができるわ」と言い続けるのです。それで，私は，炭酸水素塩とラシックスの投与をリクエストしました。彼女は，炭酸水素塩の投与には同意してくれましたが，赤ちゃんの肺は乾いているからと言ってラシックスの投与は拒否しました。そして「じゃあ，こうしましょう。胸部Ｘ線を撮りましょう。そうすれば，あなたは自分の目で確かめることができるわ」。それで，彼女は胸部Ｘ線の指示を出しました。通常，Ｘ線を撮影する検査部は，写真の準備ができたと連絡の電話をかけてきます。でも，その時は，電話をかけてきて「写真はひどいよ」と言ったのです。彼らは写真がどうであるかは私たちには絶対に伝えません。それを聞いて，私は思わず「ひどいって，赤ちゃんの状態がわるいってこと，それとも，写真の写りがひどいのでもう一度取り直さなきゃいけないってこと？」と問いただしてしまいました。

　検査部との電話の応対をした看護師がやってきて「検査部は，ひどい，赤ちゃんの肺が非常にひどい状態だって言っています」と言うのです。そこでレジデントは「ええ，私が行って見てくるわ」と言いました。彼女は，まだ肺の状態がわるいことを信じていないようでした。それで，彼女が病棟を離れたのち，私は他の5人に集まってもらって，彼らがどう感じるか赤ちゃ

161

んをアセスメントしてもらいました。赤ちゃんの肺には多くの体液が入り込んでいました。レジデントが戻ってきました。写真の肺は完全に真っ白になっていました。心臓と肺の区別がつかないほどでした。そのような状態を示すエビデンスは全くありませんでした。それで，私はラシックスをリクエストしました。レジデントは「でも，赤ちゃんは肺水腫ではないわ」と言い張るのです。「申し訳ありませんが，先生がいない間に，他の5人にも呼吸音を聞いてもらいました。みんな肺水腫だと考えています。」それで，彼女はどすんどすんと音を立てながら病棟を離れ，自分で指導医に電話をかけに行きました。その時点で，彼女は本当に怒り心頭に発していました。私はすごく神経質になってきていました。炭酸水素塩の投与は30分前に終えていました。赤ちゃんの様子を見ました。前よりずっと状態が悪化しているようでした。

インタビュアー：あなたには，どのように悪化しているように見えたのですか。
看護師：赤ちゃんの口が少し開いていました。喘ぎながら息をしていました。とにかくひどい状態に見えました。本当に全くひどい状態でした。それで，レジデントに，血ガスをもう一度とってよいかと尋ねました。彼女は，指導医と話をして戻ってきて「もうラシックスは投与した？」と聞くのです。「まだ先生が処方を出していないのですよ」と私。「いいわ，ラシックスを投与して」と彼女が答えました。彼女は，指導医と話をして，彼がラシックスの投与に同意したと言いました。そこで，私はラシックスを投与しましたが，赤ちゃんは本当にひどく具合わるそうに見えました。それで，もうレジデントの指示を得ずに，血ガスをもう一度とることにしました。pHは6.74で，$CO_2$は155でした。血ガスの検査結果が正式に戻ってくる前から，既にアンビューバッグで空気を送り始めました。$CO_2$が非常に高かったからです。この頃，赤ちゃんの酸素飽和度が下がり始めたので，気管挿管しました。この頃になって，レジデントはやっと，赤ちゃんの自然治癒力を待つのではなく，自分が責任をもって赤ちゃんのためにものごとを進めるべきだった，それに対して自分が消極的だったという過ちに気づいたようです。赤ちゃんは明らかにそんなことができる状態ではなかったのですから。それで，彼女はかなり高い［人工呼吸器の］圧をかけるように指示を出したのです。80まで上げられました。すると，ものの数分後に，赤ちゃん

は，生気を取り戻し始めました。目が開いて，あちこち見まわしていました。よくなってきたのです。そして，多分，3日前に退院してお家に帰ったと思います…状態がとても危機的になった時点で，私たち［レジデントと私］はやっと協力することができ，赤ちゃんを救命することができたのです。

乳児が"ひどい状態に見える"ということを認識する能力と肺の湿性音を聞き取る能力は，どちらもその看護師を対応へと動かす質的な差異である。ナラティブを読みながら，私たちは緊張と評価の場に置かれる。その乳児の肺がどれほど湿っているかということに関する意見の不一致に直面して，看護師の確信が放棄されようとする時，彼女は，同僚たちに肺の音を聴診するよう頼む。同僚たちは，その肺は本当に湿っていると同意する。医師が看護師と同じように患者を見始めると，彼女（レジデント）もその対応が適切なことを認める。その看護師の早期警告それ自体が正しい評価だとわかったが，臨床家は状況が明白になるまで待つゆとりはない。なぜなら，乳児の場合，差し迫った危機の認識と悲劇的な結果との間に時間的ゆとりはほとんどないからだ。

## 主体的な行動

中堅看護師は，臨床の世界で質的差異の識別をどんどんできるようになり，自動的に注意を喚起されることも増えてくるため，一人前の段階で経験したような過剰な責任感からは解放される。変化に対する慎重な予期はもはや必要ではない。数値から意味や重要性・非重要性を認識できるようになっているので，新卒の時のように患者のカルテにそこまで焦点を当てることはもはやない。

自分の部屋にいていろいろな小さな数字を書き込んで，それがきちんとシートに記入されていることを確認することと，その数字が実際に何を意味

するのかを理解することとは大きな相違があります。その数字が何を意味するのかを理解して，標準的に自分ができることはすべて行った［血ガスや薬の投与に関する事前指示書やプロトコルに従った処置を行った］ことを理解して，その上で，翌朝午前6時まで待たずに，夜中に医師に電話を入れると，翌朝の回診の時に，なぜ電話を入れなかったのかと詰問されたりすることはないのです。

　どのようなことがらなら待てるのか，あるいは待てないのかは，経験的に学習していくもので，その理解がこの段階では看護師の主体的な行動を形成する。意味ある傾向とパターンがあらわれてくる。差異を見極める能力と特定の状況を理解する能力が向上すれば，柔軟性が増す。実践者は，もはや何が関連性をもつかを誰かから言われるまで待つ必要はない。このような新たな知覚的スキルと状況下にいかに存在するかが，その看護師の主体的な行動を変化させる。つまり，その状況にどのように影響を与え，その状況下でどのように行動するかに変化を与えるのである。状況を読んだり，できるだけ状況が要求する通りの秩序で対応したりする能力は向上し，それは以前ほど自分に焦点を当てたものでなくなり状況に内在する制約と可能性を認識している。これは，次のナラティブにおける，病棟における最初の6か月と2年目との比較によくあらわれている。

　　私の組織化のスキルは改善しました…もし12くらいのことに対応しないといけないような場合，優先順位をつけて，順位の低いものは対応しないままにしておかなければならないこともあります…最初の6か月は，いつまでもそのことをぐずぐずと思い悩み，自分を責めたりします…それを行うことができなければ，ひどい気持ちになります…自分が何かを見逃したために，その赤ちゃんに何かわるいことが起こるかもしれない［と心配する］。けれども，たぶん，経験を重ねるにつれ，何が大切なのかを学ぶのだと思います。

　経験を重ねると，看護師は，何が大切なのかを認識する自分の能力の変化に気づく。看護師は，もはや，自分がやり残したことの結果についてそ

れほど心配しない。なぜなら，彼女は，重要なことがらに気づく自分の能力にこれまでよりも自信をもっているからだ。

　重要性・非重要性の識別力のあらわれは，絶対確実なものではないが，以前の漠然とした"何か重要なこと"が見過ごされているのではないかとむやみやたらに恐れたり不安になるのと比べると，大きな前進だ。向上した知覚力と判断力が，見過ごしたかもしれない徴候や症状も見込める経験的学習と相まった時，それは，看護師が，その仕事固有の責任感と全面的に直面する機会となる。次のインタビューからの抜粋では，その看護師は，経験を積んだ看護師は自分の責任を過去とは違う形でとらえていると感じている。ナラティブでは，自分の責任をどのようにによりよく果たすことができるようになっているかが述べられている。

　　自分以外の資源をより多く活用することができるようになってきて，それで，たぶん，初めて問題があることに気づき始めるのではないのでしょうか。どちらに方向転換をすべきか，いや方向転換自体すべきなのかどうか，あるいは行動すべきなのかどうかでさえ本当にわからない時があります。でも，しばらくすると，行動してよいと認識し始め，必要な行動を自分がとるためにどこに支援を求めたらいいのかがわかるようになります。そして，もし，問題に対処できない時，誰に尋ねればよいのか，どこに集中すればよいのかがわかるようになります。そして，自分が全責任を負わなくてもいいということも。医師も同じ責任を負っているし，主任看護師もそう。だから，責任を回避しようとしているのではないけれど，全部自分で引き受ける代わりに共有するってこと。なぜなら，人１人の責任を負って，「ああ，もし彼に何か起こったら，すべて私のせいだわ」なんて感じるとしたら，まるで世界中の重荷を自分１人で一身に背負うようなことになるのですから。

　このナラティブの抜粋には，社会的な統合と責任の共有についての能力の向上が見てとれる。それは，チームメンバーがそれぞれどのような貢献をするのか，またどんな人でも１人のできることには限りがあるという認識を，経験的に学ぶことによって獲得されるものである（第８章参照）。ど

のような支援が必要か，あるいは問題が何なのかを明確に表現できる時，支援は求めやすい。中堅看護師たちは，患者の状況を十分把握している時に，気持ちがらくになると語っている (Tanner, Benner, Chesla, & Gordon, 1993)。

　ICUにおけるタスクはぎっしり詰まっている。そして，時間的にも，そのようなタスクをしばしば5分間隔，あるいはそれより短い間隔で行わなければならない。したがって，全体的な視点を獲得するということは，新たな主体的な行動の形態を生みだすことになる経験的学習の主要な側面であり，それは何も驚くべきことではない。中堅の看護師たちは，あらゆる医療的現実の間の相互関係をそれぞれ関係づけ，また統合するということについて，一人前の段階で開始された論議を続けている。看護師たちは，"全体的 (whole)" な構図と "大きな (big)" 構図とを見極めることについて語っている。全体像とは，一般的に，患者のニーズの人間的側面と身体ケアの側面の全体を指す。それは，つまり以下に示すようなスキンケアの必要性，栄養のニーズ，刺激の快適な度合いのモニタリングなどを指す。

**看護師**：[医師の] 回診時，医師たちは，大きな問題を取り上げ，状態を改善するためにその日どのようなステップを踏んでいくかを検討します。その現場に長くいると，時にはその話し合いの中に飛び込んでいって，今取り上げられている問題以外にも患者にとって重要な問題があるということを指摘しなければならない時があります。たとえば「この患者の栄養についてはどうですか？　この褥瘡については？　切除が必要ではありませんか？」など。時に，医師たちはそのようなものごとを見逃してしまうのです。私たちは，体のすべての系統についてより考えます。医師は，患者の主要な問題により焦点を置くのです。

**インタビュアー**：そのようなあなたの対応はいつ頃から始まりましたか？

**看護師**：そうですね。ある程度の時間はかかりました。タスクに慣れ，環境に慣れてから，その後やっと患者により注意を向けることができるようになったと思います。そうですねえ，正確にいつ頃かというのはよくわかりません。

実践を積めば積むほどに，その実践はよいアウトカムによって導かれていく。効果的に仕事を遂行したり，正しい答えを知っていたりすることだけでは，もはや十分ではない。看護師は，よいアウトカムが出た時に満足し，ものごとがあまりうまく行かなかった時に不満足だと感じる。このような適切な感情的反応は，専門家としての臨床的・倫理的姿勢を発展させていく核となるものだ。看護師が満足だと感じることが，失望や困惑の源になる可能性もあるので，実践家の間や医師・患者・家族と交わす対話や議論において明白であるそのコミュニティの基準が，条件を提示するのだ。たとえば，ある看護師は，よい心肺蘇生についてのインタビュアーの質問に次のように答えている。

> 　その人が目を覚まし私に話しかける。それが唯一のよいかわるいかの判断基準です。心肺蘇生はとても大変で恐ろしいものだけど，もし，その人が後に目を覚まし私に話しかけてくれたら，その価値は十分にあるのです。

　看護師は，自分たちがその状況に存在することについて，気持ちがらくであるとか混乱しているという表現を使う。圧倒されるとかどうしてよいかわからないという表現が使われることは少ない。すでに指摘しているように，彼らの不安はこの段階では全般的に小さくなっているので，自分の感情的反応を信頼して，自分の注意を導いたり支援を頼んだりできるのである。その状況や状況をよりよく把握していると感じた過去の経験について，現在よりよい視点をもつことによって，中堅看護師は，差し迫った死を感じとることができるようになり，恐怖を経験したりする。以下のナラティブはこれをよくあらわしている。ここでは，看護師が，ある子どもの状態が悪化しているという自分のアセスメントに対し，インターンやレジデントの同意をうまく得ることができないでいる。レジデントがその子を診察に来ることなく鎮静薬が処方されたので，彼女は指導医に電話をかけた。

167

私は，D先生の自宅に電話をかけ，2人の子どもの状況を彼に説明しました。すると，彼はその時，Jは非常に重症なので，私がJの死が差し迫っていると感じていることはおそらく正しいだろうと言いました。そして「もし彼の心臓が止まったら，心停止状態になったら，蘇生するのは難しいだろう」…指導医は「わかった。何が起こっているのかわかる。あなたが言っていることもわかる。でも，［鎮静薬の］投与量は少ないから，もし彼に睡眠が必要なら，おそらく投与すべきだと思う。しかし，少なくとも，あなたは実際に投与する前にその懸念を僕に伝えてくれた」と言いました。それで，結局，鎮静薬を投与しました。私は気が進まなかったのですが。でも，他のみんなが「投与して」と言っている時に，いったい私に他に何ができるでしょう。それに，その子どもに睡眠が必要だということも確かでした。でも，睡眠が彼の問題ではなかったのですが…彼は心停止を起こして，あの人たちは，彼を蘇生することはできませんでした。

　この看護師は，自分もそのチームの一員であるにもかかわらず，蘇生チームのことを"あの人たち"とよび，自分をチームから切り離して考えている。これは，まぎれもなく，その状況を変えさせることができない自分の無力感に直面し，心情的離反の感覚を反映したものだ。その子どもの死は悲劇で，差し迫っていると認識されていたのに，彼女がそれを阻止するために適切な資源を動かすことができなかったゆえの死だ。実に，この事例では，おそらく他の選択肢はほとんどなかっただろう。そして，誰もその状況を適切に把握できた人はいなかった。なぜなら，"次から次にいろいろなことが起こり"，誰も何がその子の状態を悪化させているのか理解できなかったからだ。しかし，それは，この看護師の主体的な行動と責任感の転機であった。彼女のアセスメントは正しかった。けれども，その子どものために効果的な支援を引き出すことができなかった。逆に，彼女は，レジデントの回避行動と指導医による状況の厳しさについての認識に直面したのだ。彼女は鎮静薬を投与するようにという指示を受けたが，それはその子の苦痛の原因に対処するものではなかった。彼女は，支援を求め，その支援の優先順位を決め，効果的な介入を促すという倫理的要求に

直面した。そして，この状況下で，彼女は，その状況の重大さを伝達する自分の能力の限界と状況を変化させるための医学的介入の限界に直面したのである。

## かかわりのスキルを学ぶ

　苦しみと喪失に際して自己の不安にどう直面するかは，これまでに学習したことのない大きな経験的学びである。臨床状況にどのようにかかわり，患者と家族に役立つような形でつながっていくにはどうしたらよいかということについての経験的学習は，臨床的専門性と優れた倫理的態度にとって非常に重要である。看護師たちは，患者や家族との関係においてどのくらいの距離感を保つべきか学ばなければならない。患者や家族の窮状に同調しすぎたり，同調が不足しないように，そのかかわり方にうまく折り合いをつけていかなければならない。かかわり方のスキルの学習は，個人的な知識を伴うものであり，必然的にいかに存在するかにかかわるものだ。看護師は，かかわり過剰になったり，かかわり不足になったりしながら学んでいく。かかわりのスキルには調整が必要だ。なぜなら，病気が重い時のかかわりの度合いは，通常，回復期においては過剰なものになるからだ。かかわりのスキルの学習は，患者や家族が快適だと感じる距離感や期待感の相違によってさらに複雑なものとなる。信頼や心地よさを感じているか，脅威と感じているかについてのサインの認識は，長期間にわたって多くの患者をケアすることによってのみ学習できるものだ。

　次のインタビューでは，看護師が，治療は死に逝く子どもの苦しみと死を延ばすだけで，不適切だと考えられた状況に置かれた家族との関係を振り返っている。彼女はその状況下で強い主体的な行動への意識と責任感を示している。そして，それは，患者を本当によく知っていたので，効果的に差し迫った危機を予期することができた最初の経験だったと述べている。彼女は，その小さな男の子との濃密なかかわりが，医療的ケアと看護

ケアにどのように影響を与えたかを振り返っている。

看護師：最後のほうは，私は感情的になっていました。なぜなら，何が起こっているのかを自分が見極めることができるかどうかわからなくなったので，自分がその子のケアをするのに最適な人間かどうか，自分が最適な判断をすることができるかどうかも定かではなくなっていたのです。医学的には，私のケアは大丈夫でした。最期が近づくにつれて，私は，お母さんに［医学的な治療が不毛であることを認識するように］かなり迫ったのです。でも，それは私にとってつらいことでした。彼のことも母親のことも心から心配していましたので。私はその患者と家族にかかわりすぎ気味だったので，お母さんに「わかりました。では，治療を中止してください」と言ってもらえるまで説得できなかった，そんな感じでした。でも，そこまで説得するのが最善だったかよくわかりません——とても強い家族でした。強く説得したとしても受け入れてくれたかどうか，私にはよくわかりません。本当によくわかりません。

インタビュアー：過去に戻って，後からあれこれ推測をするのは難しいですね。

看護師：その時は，どれがベストかあまり考えていなかったのです。過去に戻って「私はあの家族のために正しいことをしたかしら？」と自問したのは，すべて終わってからでした。家族は私を本当に信用してくれていたので，私はもっと早くに［「あなた方は自分のことしか考えていません」と］背中を押すべきだったのでしょうか？　それとも，彼らの後押しをしなかったのは，私が自分の気持ちしか考えていなかったからでしょうか。本当にとても強い家族でした。もし私があの人たちを別の方向［治療をやめるように］へ仕向けようとしたなら，多分私に背を向けたと思います。というのも，その小さな男の子に彼らがしていることはもはや正しいことではないと考え，治療を停止しようとした医師たちにその家族が抵抗したからです。私は，18か月もケアした後に，そのような状況は絶対に起こしたくありませんでした。

これは悲劇的な事例だ。なぜなら，その看護師がその男の子のことを本当によくわかっていたために，彼女は，敗血症性ショックを早期に予期し

てそれまでに何度も彼の命を救っていたのだ。しかし，そのことがその子どもにとって救いとなるのではなく，むしろその子に苦しみをもたらすことになったと後に彼女が感じたからだ。その子と看護師との間のつながりは，次に紹介する引用部分で明らかだ。

> 私は，お母さんととても親密でした。でも，あの子は——その子が私に話しかけることができるとか，そんなことではないのですが，でも，何かが存在していたのです。彼は本当に私のことをよくわかっていました。私が毎日病室に入るたびに，彼の目は明るさを増すのです。もちろん私はとてもうれしかった。そして，他の人々は「彼は，他の人には絶対にあんなふうには振る舞わないわ」とよく言ったものです。

この看護師にとって，乳児に重大なかかわりをもってケアを提供するのはそれが初めてだった。彼女の責任感と対応は，1年半にわたる期間に，その乳児の彼女への反応によって，より強まった。二度のインタビューで，その看護師は，この状況は今でもまだ感情的な重荷になっていて，それが他の乳児とのかかわりの度合いにいまだに影響を与えているという。彼女は「自分のもてる以上のものを提供してしまった」と感じていた。そして，彼女は自分のかかわりが，その子にとって死に伴う苦しみを長引かせてしまったのではないかと苦悩していた。この担当以来，彼女は，乳児と密接な関係を維持する必要のない短い担当やリソースナースとしての仕事をこなしていた。その子の彼女への信頼と彼女との関係が，その子にとって，あるいは彼女自身にとって"よいもの"だったかどうかは言及しなかった。なぜなら，彼女は"わるい"結果（引き延ばされた痛みを伴い，外見を損なうほどの治療が，結局は死につながっていったこと）を痛いほどに認識していたからだ。彼女は，かかわりは危険なものでまずい決断を導くという文化的恐れを現実に体験した。彼女は感情労働の苦痛に直面していたため，1年半も愛着や信頼を築けないまま他人にケアされるということが，その子に与える別の極端に否定的な可能性については認識してい

ない。もっとも，自分が提供した注意深いケアなしには，その子はそこまで生き延びることはできなかっただろうということは認識している。彼女はわるい結果にばかり焦点を当てて，この悲惨な時期に，その子が安楽と安全を感じられる人間的な絆を築くことができたということの道徳的価値を見過ごしている。彼女は，今，自分の細心の注意と対応が，その子にとって，複数の手術や大量の抗菌薬の投与など多量の医学的処置と同じほど大きな影響を及ぼすものだったと認識している。そのために，彼女は，ケアリングにおける主体的な行動と責任に対峙している。臨床的そして倫理的判断がねつ造されたのである。

　非現実的な救命目標を設定したり，あるいは患者や家族の懸念や抑制力を不当に侵害するような過剰なかかわり，あるいは，見当違いのかかわりは，危険である。しかし，その対極にあるかかわりをもたないことがその解決策でもない。かかわりの不在，つまり無関心は，細心の注意，気づき，患者や家族をよく知ることの妨げとなる (Benner, Hooper-Kyriakidis & Stannard, 1999；Tanner et al., 1993)。かかわりをもたない看護師は，痛みからはあまりうまく保護されず，その状況における可能性に対しては巧みに目隠しをされてしまっている。実際，その看護師が治療がもはや過剰であり不毛になったと判断できたのは，看護師のその子とのつながりや関心があったからなのである。

　この看護師は，現在，患者との持続的関係を必要としない仕事を引き受けることによって，かかわりを回避している。彼女はまだ，妥当と思われる思い切った努力と延命するだけの不合理な不毛なケアとの質的な差異について，臨床的に敏感であり続けながらも，巧みなかかわりの可能性を試すところまでいたっていない。かかわりがケアしている人をいつ助けることができるのか，いつそれが有害に，あるいは支援の失敗になるのか，かかわりのスキルは経験的な学びなしでは学ぶことはできない。ケアと対応の倫理は，ケアされている人のためにそのスキルを発達させることにかかっている。このかかわりのスキルは，両親，教師，看護師，医師，ソーシャルワーカーなどによって異なる。文化的可能性と期待はそれぞれに異

なるからである (Phillips & Benner, 1994)。しかしながら，それぞれが，親として，自分の患者の看護師として，自分の生徒の教師として，適切なかかわりのスキルを学ばなければならない。さらに，かかわりのスキルを学ぶことなく，それぞれに対する正しい密接さと尊敬の関係をもたずに，こうした複雑な関係と実践において卓越性を発達させることはできない。その子どもが，病院で慣れ親しんだ信頼する看護師と関係性を築くことができなければ悲劇だ。ここで紹介した看護師は，患者の苦しみを防ぐのではなく，むしろその引き延ばしに加担してしまったという点のみに焦点を当てて，自分のかかわりのこうした肯定的な貢献については振り返りをしていない。

　他者に対する親密な知識には責任が伴う――この事例においては，敗血症の初期の徴候を認識する能力に伴う責任である。この看護師は，自分のケア実践が生死に与える力の範囲に直面し，自分のかかわりのスキルを振り返るための時間をもっている。この看護師が，自分の悲嘆への対処や実践の道徳的論理の検証に対して，組織的な支援，指導，カウンセリングを得ていたという証拠はほとんどない。これは，ケア提供者に対するケアの不在という危険を意味する。そこには，過剰なかかわりが，学習のための機会としてではなく，個人的な失敗としてのみ経験されかねないという危険がある。看護師たちは，かかわりの質を変化させる代わりに，かかわることを回避したり，最終的に過剰にかかわりをもとうとしなくなるかもしれない。かかわりとかかわりをもたないことは，経験的に学ばれるものであり，確かな人間関係の中に埋め込まれた状況下でのスキルだとしてとらえられるのではなく，それしかない二者択一の選択肢としてとらえられかねない。ここで必要とされるのは，そのような悲劇的で非常に厳しい状況下での難しいかかわりのスキルを，看護師が整理して見極めるのを支援する，実際の状況下における達人のコーチングだ。そうしたコーチングは，心理療法士による感情転移や逆転移で行われる振り返りや検証と同じようなレベルで提供されるべきだ。

　達人看護師たちは，患者とかかわる鋭い能力，そのかかわりが自分の臨

床的・倫理的態度を導いていく能力を示している。経験は重ねているが達人にはなれなかった看護師たちは，かかわりについての有効なレベルとその質を学ぶのに難しさを感じていることが示された（第6章参照）。

　これらの看護師たちは，これまでに，死に逝くことと苦しみが不毛な治療によって引き延ばされた多くの患者に直面してきた。そして，医学的な積極的治療の限界についての新たなレベルの経験知を体得していた。新人看護師の時，彼らは，積極的治療についてしばしば無知で，"救命"という目標によって支えられていた。既に述べたように，看護師たちは，自分たちの向上したスキルが患者の苦しみを増幅するだけだということを発見するかもしれない。有限性と脆弱性は，人間の存在に不可避な事実である。

## 教育的示唆

　一人前から中堅レベルへの移行は，不連続的なもので，状況にそれまでとは異なる形で存在することと異なる形での主体的な行動が要求される。一人前レベルのパフォーマンスは，ほとんど教育的理論と組織的報酬によって補強されている（Benner, 1984a）。看護学校において，学生は，一般人の視点から，科学的・技術的知識を備えた専門職としての視点への移行には，計画，分析，予測，管理のスキルを発達させることが必然的に伴うということを学ぶ。"達人"であることは，一般的に，状況に適用できる"達人の知識"を所有していることを意味する。アウトカムの予測や管理を行う能力のためには，明確な説明に非常に高い価値が置かれている。この理論的知識のモデルには，どのような実践でも中心をなし，臨床的・倫理的専門性に不可欠な，変化する状況下での論証，熟練したノウハウ，状況や患者に感情を合わせていくことが含まれている（Dreyfus & Dreyfus, 1986）。

## 理論と実践の関係

　組織的にまた文化的に抽象的な専門的知識に価値を置く傾向が維持されているが，そのために，中堅レベルに入ろうとしている看護師たちは，基礎を確立しているというより，むしろ喪失していると感じる。なぜなら，看護師たちは，状況を読み，状況へよりよく反応できるようになっていくにつれて，組織化の能力と明確さを喪失しているように感じるかもしれないからだ。私たちは，中堅レベルに入ろうとしている看護師には，新たなレベルのスタッフ能力開発のようなものを推奨したい。小グループで語られた学習についてのナラティブは，それは，臨床状況において変化する自己の視点と期待を中心としたものであったが，非常に有益なものとなり，問題の同定や反応性のスキルにおけるこの重大な転換を支援するものとなりうる。変化した視点と臨床状況で刻々と変化する関連性について公に語ることは，その転換をまだ達成していない一人前レベルの実践者に新たなビジョンを提供できる。同様に重要なのは，関連性が変化していくのを認識することは，発現時の状態について"誤った"視点をもったり，"誤った"計画を立ててしまったと誤解するのではなく，むしろ賢明で柔軟だと公的に是認され正当化されるものになりうる。完璧主義は，経験からの学びの足を引っぱり，先入観にとらわれないことを学ぶ妨げとなる。なぜなら，完璧主義者は，経験以上のこと（すなわち完璧なこと）をしようと懸命になっているからである。状況における理解力と経験的学習の特質は，ナラティブで明確に言葉にして表現されて尊重されうる。

　特に，非常に不安定な容体の患者の場合のように，パフォーマンスで時間的なものが非常に重要になってくる領域においては，反応に基づいて実践を変更することは命を救う可能性をもっている。同時に，この変更は，状況における看護師の安心感と心の平静にとっても非常に重要だ。この上なく詳細で入念な計画と組織化された枠組みをつくることは，変わりゆく関連性を認識することを妨げ，その結果，適時の効果的な介入を邪魔してしまう。すぐれた臨床的見通しと予測が，変わりゆく関連性を認識するこ

とを学ぶのに不可欠だ。しかしながら，計画や予測があまりに重要視されすぎると，逆にそれが変わりゆく関連性を認識することを妨害する。患者について予期されていたある変化を"見極める"準備ができている人が，これらの変化が起こる前にそれに気づく準備が最もできているといえる。何が起こるか予測すること，厳密さではなく開かれた心で計画することは，一見矛盾するような難しい知覚的スキルである。それゆえ，熟達した感情的反応とそれらに対応する能力が，熟達性と専門性の発展に非常に重要なのである。状況と患者・家族に対して感情をうまく合わせていくと，幅広い漠然とした経験に基づいて予期した結果が出てこない時に感じる不安な気持ちに対処することができる。患者を知ることによって，看護師は，患者の状態の微妙な変化に気づけるのだ。特定の患者集団について十分な知識をもつことによって，実践者は，知覚的鋭さと患者の変化を理解する能力を強化する臨床的予測と質的な差異を識別する力を蓄積することができる (Tanner et.al., 1993)。熟達性は均一に発達するものではなく，特定の疾患集団の知識との関連において発達するものなので，中堅レベルへ移行する看護師にとって，よく知っている患者集団とそうではない集団とを比較することによって，状況を読むというスキルがより明らかになる。一人前レベルでの教育で目ざすのは，実践者の状況を読みとるスキルについての気づきを向上させることである。計画に沿って状況を進めようとするのではなく，状況とともに動いていくというやり方に変更して気づきが増すと，看護師は，先入観をくつがえし，状況に対応したケアを行う積極的な学習へと進化していく。

　大学の看護学生のレベルでは，臨床的知識の発達は，問題の同定と変化する状況下での論証により焦点を当てた上で，相互に働きかけるような形で教えることができる。これを行うには，指導者が，学生の臨床的論証について学生と対話しなければならない。状況に開かれた心で対応することの価値を教えることは可能だ。現在の指導法における計画・予測・管理のための教育と，アセスメント・計画・介入・評価に焦点を当てる問題解決の教育とのバランスをとりながら，教えていくことが可能だ。学生に，2

つの似た臨床状況と似ていない臨床状況間の比較をするように教えれば，質的な差異を見極める能力を向上させ，状況において問題を特定し，その意味を認識する能力を改善できる。

## 反応に基づいたスキルと過剰適応

　反応に基づいたスキルを発達させることには，状況からの妥当ではない要求に過剰に適応してしまうリスクが伴う。たとえば，あらゆる困難や執拗な組織的な障害をものともしない積極的な介入は，リスクや費用が高すぎ，最終的には長続きはしない。実践における卓越さと崩壊の両方を計画的に振り返ることによって，環境の再設計と資源の配分のためのガイダンスを得ることができる。看護師が，システムの設計から生じる限界も含めて，その時々の要求に，積極的にかかわりながら対応しているような臨床状況においては，システムを改善するための振り返りの時間はほとんどもてない。どんなレベルからのナラティブでも再設計に役立つが，中堅および達人看護師のナラティブは，最善の実践のためのシステム再設計のビジョンを提供する。中堅看護師のナラティブでは，臨床的に安全ではない状況を目撃した直後の語りでは，それらの修正について沈黙してしまうという気になる傾向がみられるが，よく考えてみれば，これらのナラティブは，実践における刷新的な事例や，そうした刷新的実践について議論を促進する方法についてのアイデアを提供している。妥当とは思えない組織的な要求への過剰適応は，中堅および達人の実践を維持するための発展と能力を脅かす。

　経費削減と効率改善への圧力の中で，信頼性が悪化する可能性がある。これらのナラティブは，一般的に，リアルタイムの状況の中で信頼できるケアを提供することについて説明している。集合的な患者のアウトカムデータは評価上の重要な情報ではあるが，それらは，こうしたアウトカムを達成するための手段についての情報や，その手段とアウトカムがどのようにつながっているのかという情報を提供するものではない（Borgmann,

1984)。実践から切り離されたアウトカムに過剰に焦点を当てると，そのアウトカムを達成するための手段を見逃したり過小評価したりしかねない。臨床家たちは，組織や経営方針の決定者たちと対話し，安全で人間的な臨床実践を行うために適切な資源を提供する責任をもってもらう方法を見つけなければならない。システム設計は，手段−結果の関係を促進し改善するものでなければならない。システムレベルでの問題を分析し修正する戦略をどのようにして立てるかについては，中堅レベルでの看護師を効果的に教育することが可能だ。システムの崩壊と刷新についてのナラティブが，経験的学習をよりよいシステム設計の実現にいかに活かすか，その方法を模索する基礎を提供してくれる。

## 中堅レベルでの道徳的で主体的な行動を向上させる

　西洋の伝統においては，道徳的で主体的な行動について2つの主要なビジョンがある。1つは，個人が，現状に抗して，集団に対して立ち上がる個人主義的・抵抗的なビジョンである。その顕著な事例としては，ドクニンジンを飲むソクラテス，カトリック教会に抗した論文をドアに釘で打ち付けたマルティン・ルター Martin Luther，そして，市民的不服従を実践したマーティン・ルーサー・キング・ジュニア Martin Luther King Jr. などがあげられる。道徳的で主体的な行動のもう1つの主要なビジョンは，リーダーシップを担う個人が他の実践者たちと連帯して，調整された合議による行動を促すコミュニティを形成するものだ。どちらの道徳的で主体的な行動も，1人の人の中に，また，すべてのコミュニティに必要とされる。コミュニティの生活と調整された連帯を構築することなく，コミュニティに対し預言者的な行動判断を下し現状に抵抗する個人の極端な見解は，道徳的で主体的な行動の非常に限定されたビジョンだ。ケアの提供は，本質的に，集約的で包括的な仕事だ（Benner & Gordon, 1996）。誰もケア提供者コミュニティの代わりにはなれない。これは特にICUに当てはまるものであるが，ケアの提供のすべての領域に一般化することができ

る。ケア提供者コミュニティでは，他の人間が，見られること，その人らしくあること，心を育まれること，問題に立ち向かうこと，そして保護されることを許すからである。道徳的で主体的な行動は，調整されたコミュニティの生活と努力を構築し支援することを包括的に含むものでなければならない。

　ケア提供者コミュニティに似ているのが，即興演奏のジャズアンサンブルだ。個人の声と他者への反応という両方を組み合わせる明確な例だ。即興演奏を行うアーティストは，他のミュージシャンとの関係のなかで，また他者へ反応しながら音楽を即興していかなければならない。その一方で，それぞれのメンバーが，それぞれに創造し即興しなければならない。各メンバーが，他者に呼応しながら貢献していく。そこで，相乗効果が起こり，美しい音楽が創造される。中堅看護師は，芽を出そうとしている即興アーティストだ。経験によって，変化する状況下での論証において，正規の科学的知識には限界があるということを知っている。そして，このレベルの看護師は，他者の臨床的知識についても以前よりもよく認識している。個人の主体的な行動は，相乗効果を生みだすような方法でチームメンバーへと拡大されていく。

　中堅レベルの実践では，他のどのスキルレベルの実践よりも，医師との交渉が非常に重要になる。この段階では，看護師は，時間と患者の状態との脈絡の中でものごとを理解でき，患者の状態における関連性の変化に気づく能力が向上しているので，その状況の外で（病室の外や，電話で，また，単に，看護師のように常にベッドサイドにはいないので，状況から離れて）仕事をしている人に，その状況下での理解を伝える能力が，これまで以上に不可欠になるのだ。

　臨床的知識について話し合うには，見極めるスキル以上のものが必要になってくる。対人関係のスキル，自己が把握した内容に関する信頼，外側から全体を見渡せる視点をもって，状況の変化を予期しそれに対応していける能力なども必要となる。臨床状況に関して自分の意見を述べようとする看護師は，対人関係のスキルがあれば，その臨床状況をさらに具体的に

明らかにすることができる。

　臨床状況の理解を改善するために複数の視点を活用することは，臨床的論証と対応するためのビジョンを改善できる。赤ちゃんの肺に貯留した水の音を同僚看護師に聞いてもらった前述の看護師のように，複数の臨床的視点は，臨床判断を改善する。複数の視点を計画的に活用することによって，看護師は，質的な差異を認識し，その患者の状況における傾向を解釈する能力を向上させていく。

　医師と協力して計画的にスタッフ教育を行うことが，患者ケア改善のために臨床的知識をよりよく用いて交渉していくことの助けとなる。ここでも，優れたケアの事例と崩壊の事例が，臨床状況の理解についての意思疎通を改善し，臨床的知識の発達を促す。医師と看護師の両方のナラティブが必要だ。なんとかして臨床状況を理解しようとする努力が，臨床判断と患者ケアを改善していく。分断するような権力闘争は，意思疎通に暗い影をおとし，臨床判断を妨害する。生と死を分けるような決断では，患者がよくなるためには，個人の責任が共有されることが不可欠だ。

　基準に基づいた論証や変化する状況下での論証に関して計画的な教育プログラムがあると，コミュニケーションのパターンや，道理にかなった臨床的・倫理的論証のための多様な正当な根拠を明確にすることができる。中堅レベルでは，臨床判断について話し合い，判断を下すための組織的な戦略が，強化され明瞭にされなければならない。そうすることによって，コミュニケーション上の誤解や決裂が起こった時に，看護師は，臨床事例についての自己の言い分を主張できるようなルーチンの経路をもつことができる。つまるところ，優れた患者ケアを行うという目標に焦点を定めたオープンなコミュニケーションと信頼を育む風土は，最も頼りにできる組織資源なのである。医療チームメンバー間のオープンなコミュニケーションと信頼を養成する院内研修方法が，特に中堅レベルや達人レベルの実践のために設計されるべきである。

## 反応に基づいた行動について教える

　看護教育の初期に教えられた反応に基づく多くの格率*は，この頃には，看護師が状況にかかわる手がかりを認識できるようになっているので，改めて紹介することができる。たとえば，看護師は，患者が学習する準備ができた時を観察するように教えられる。教育者は，"教育可能な時"を待つように学生を諭す。中堅レベルでは，看護師は，教育可能な時の認識やそれへの対応について自己の経験を比較できる。そのような具体的な事例は，知覚をより研ぎ澄まし，対応へのアイデアを生み出すのに役立つ。中堅レベルの看護師は，情報を提供するなど，反応に基づいたスキルを発達させていく。そこでは，看護師は，そのような反応に基づく要求を経験的に認知する準備ができているために，過剰なあるいは過少な情報提供，情報提供のペースやタイミングのまずさに関して経験的に学習できるようになる。この頃になると，看護師は，院内教育の場で，体液移動の管理，血管収縮薬の調整，疼痛管理などの反応に基づいたスキルをより効果的に学習できるようになっている。

## 感情を合わせることとかかわりのスキル

　感情を合わせることは，状況を理解し，関係を支援するために必須の対人関係的スキルを発達させるために求められる。実践者が状況を十分に把握していない状況で感じる不安，不吉な予感，心配は，状況をより明瞭にするように促すシグナルとなる。実践者は，状況における実際の脅威や重大さにより気づくように自分の感情がよりよく調整されるようになった後でも，感情的反応は放棄されるべきだと誤って感じてしまうかもしれない。したがって，患者の状況の変化に対する感情的な手がかりを振り返

---

*訳者注：指示の意図が理解できる人にとって，役立つ熟練したやり方を示す簡潔な言葉。つまり，「経験則」を簡潔な言葉で表しているもの（パトリシア・ベナーほか著，井上智子監訳：ベナー　看護ケアの臨床知——行動しつつ考えること，第2版，p.917，2012を一部改変）。

り，それを引き続き吟味することは，知覚的鋭さと関連性の変化の認識力を向上させるのに役立つ。状況へ感情を合わせることと患者や家族へ感情を合わせることは関連している。懸念と患者や家族への気持ちの上でのつながりによって，看護師は患者の落胆に気づき，調整されたやり方でそれに対応できるようになる。優れた能力ある支援者となるためには，患者の苦しみ，懸念，資源，可能性をよく知っていなければならない。そのためには，患者をよく知ってつながりをもつことが必要となる (Tanner et al., 1993)。

　対人関係の不安は，経験的に学ぶかかわりのスキルの発達を妨げかねない。パフォーマンスを改善するために対処しなければならない"非合理的な"あるいは歪曲するような雑音として感情をとらえる西洋的な偏見は，その人や状況に感情をうまく合わせる能力の発達を妨げてしまうことがある。中堅レベルでは，看護師は，患者や家族と関係を築いたりケアしたりする自分のスキルの発達について語るための機会が計画されれば，その経験を通じて多くを学ぶことができるだろう。現在，学校での看護教育以外の場で，かかわりのスキルを養成する専門職的な枠組みはほとんど存在していない。対人的かかわりのスキルを発達させるための継続的な監督や助言が標準的なものとして提供される心理療法士，心理学者，家族療法士，精神看護の専門看護師などと違い，急性期ケアの環境下で仕事をする看護師にとって，死に逝く患者の看取りにおいてでさえも，そのようなかかわりのスキルを継続的に発達させていくような構造はほとんど存在しない。私たちの研究で，このように非常に重要な状況において他者とかかわり，他者を支援する看護師の能力には，非常に大きな開きがあることが明らかになった。状況に感情をうまく合わせることと対人関係的かかわりのスキルの発達は，中堅や達人レベルへと成長していくために不可欠のものである。事実，このかかわりのスキルがうまく発達しないことは，臨床的専門性の発達を阻害する主要因となっているようにみえる（第6章参照）。小グループのインタビューでは，看護師たちが，感情的なかかわりやグリーフワークにおける自分たちの経験にいかに共通性があるかということに驚い

ているのが明白であった．しかし，そうした経験が他者と共有されることはほとんどない．どのような経験レベルにおいても，かかわりのスキルの発達や苦しみや悲嘆への対応に関する計画的なコンサルテーションやサポートグループは効果を発揮するだろう．そのような支援は，看護という仕事から感じるストレスを緩和し，オープンさや柔軟性を維持する看護師の能力を向上させていくだろう．知覚的鋭さ，開かれた姿勢，感情を状況にうまく合わせることを指示したり処方したりすることは不可能だ．しかしながら，これらは，支援してもらうことが可能な才能であり強い意思である．そして，それ自体が報いの大きいものである．専門家の支援としては，ただ単に技術的スキルを遂行するだけでなく，支えとして患者とともにいることが要求される．技術的スキルは必要であるが，その方向性とガイダンスはかかわりのなかから得られなければならない．看護師が，状況を読み，患者と家族の懸念に感情をうまく合わせていく新たな経験的能力を発達させるのは，中堅レベルの段階なのである．この時点で，こうした実存的・対人的スキルに焦点を当てることから得るものは，非常に大きい．

## 要約

　中堅レベルは，一人前レベルから達人レベルへの移行の段階を意味する．この段階における教育的支援は，専門性の発達を強化する．中堅および達人の段階では，組織が実践者から大いに学ぶことがある．中堅および達人看護師の実践は，自身の実践を向上させ，その質を改善するために，そのシステム設計の指針を与えるべきである．

## 解説

　一人前レベルの実践から中堅レベルの実践への移行の特徴が，本研究を通じて明らかになった。中堅レベルでは，看護師のナラティブが突然新たな様相を呈するようになる。それまで語られてきたのは，主として「自分の」課題や問題であった。しかし，中堅になると，自己の課題が，特定の状況への適切なあるいは十分に適合した反応を要求することによって形成されていく様子が語られるようになる。新人と一人前の段階の看護師は指示と組織化に精いっぱいで，適切な対応については事後になってやっと気づくことが多い。一方，中堅レベルでは，特定の状況に対する重要性・非重要性の識別力が，状況の特性に非常に適切に調整・適合されていることが多い。そこで，中堅レベルでは，必要とされることを淡々と行っている。たとえば，この頃には，看護師が医師の処方を変更する必要性に気づくのもそれほど珍しくない。したがって，治療や病気に対する患者の反応が，新たな介入や薬の調整を必要としていると看護師が気づいたなら，変更は当然の予測される反応として受け止められるのである。

　中堅レベルへの移行において次に大きな特徴は，患者アセスメントの微調整を行い，患者の臨床状況や懸念をよく理解するようになるにつれ，看護師が状況の特性について自分が知覚的に把握したことを頻繁に変更することである。患者の変化や患者についての懸念の変化は，自分が最初に把握した臨床状況と異なっているという驚きではなく，今や，予測の範囲内としてとらえられる。この段階でのナラティブは，状況の特性に関する以前の知覚からのこのような"転換"がテーマになっていることが多い。これはある意味当然のことだ。看護師は，状況をより微妙に読みとるスキルを獲得しているからだ。実際，看護師は，この段階においては，患者の症状や徴候，変化，懸念などを時間をかけて解釈するのではなく，すぐに「理解できる」ようになっていることが多い。看護師は，ますます多様化する臨床の世界において，以前よりも気持ちをらくにもつことができるよ

うになっている。

　この時点でのリスクは，看護師が過剰適応して，職場のシステム設計やポリシーのまずさをも受け入れてしまうことだ。そして，うまく設計されていないシステムを「変える」という要求に対応しようとせずに，複数の"なんとかする"対応策を作ってしまうことだ。師長たちに，中堅や達人看護師たちの話に耳を傾け，うまくいっていない状況，なんとか頑張ってやり過ごしている状況について話を聞くことを勧めたい。そうした状況では，看護師たちは，自分たちの頑張りや無理な努力の結果，よい患者アウトカムをなんとか生みだしているのだ。組織は，よい実践を生みだせるように設計されるべきだ。看護師がうまく設計されていないシステムに過剰適応するほど無駄なことはない。なぜなら，そうしたやり方は，看護師の仕事の安全，効果，効率を損い，危険性を高めるからだ。また，師長たちが，看護師は日常的に職場設計の問題を発見し報告するものだと思い込むことも合理性を欠いている。師長たちは，よい実践を妨害するものや職場の再設計の可能性について，継続的に検討し報告の機会を作り出したり，報酬を提供したりするべきである。

　中堅レベルの時期になると，看護師は，自分の仕事に関して不安は以前ほど感じない。しかしながら，もし彼らが，患者の問題（痛み，死の恐怖，苦しみ，怒りなど）に関連するかかわりのスキルの問題や，患者との対人的かかわりやコミュニケーションの分断や問題を頻繁に経験するようなら，患者は通常看護師とはあまり正直にコミュニケーションをとらなくなるだろう。そうなると，それは，看護師のさらなるスキル獲得や実践の改善の可能性を鈍らせてしまうだろう。また，そのような看護師は，状況についての知覚を鈍らせ歪曲してしまっているだろう。もし，病棟がひどい看護師不足で，絶望するほど看護師への負荷が大きすぎる場合，よりよい職場環境では可能な熟練や専門性のレベルを彼らが発達させるのは難しいであろう。急性期ケアの実践の複雑性に関するイーブライトらの研究 (Ebright, 2003) は，看護師の注意力に対する要求と知覚的スキルを発達させる上での障害物を明らかにした。中堅と達人レベルの能力の発達は，看

護師個人が有する能力や特徴を内向きに所有することではない。むしろ，特定の資源，制約，可能性をもつ職場環境で，可能な範囲で発達させた状況の中に存在する可能性と能力なのである。中堅や達人レベルの知識や能力は，決してあらゆる障害を克服して開発されるものではなく，無駄に開発されるものでもない。中堅や達人レベルの能力・知識の発達は，状況に存在する職場環境の可能性，資源，そして制約によって，促進されたり妨げられたりするのである。

# 第5章

# 達人の実践

　第4章に記したように，一人前レベルから中堅レベルのパフォーマンスへの移行は，劇的で，実践者が見極められることの質的変化によって特徴づけられている。中堅レベルのパフォーマンスは，パターン全体を認識する能力と，綿密に考え抜かれた論理に頼ることなく，状況に関連して際立つ局面を理解できる重要性・非重要性の識別力の芽生えによって特徴づけられる。中堅レベルの実践者は，状況を読み，関連性の変化を認識し，それによって，状況全体に対する自分の視点を変更する。達人の実践を可能にするのは，事前に考えられた一連の期待値に当てはめて考えるのではなく，状況を読むこの能力である。しかしながら，中堅看護師の場合は，対応する方法は，状況を見極める方法とまだ結びついてはいない。だから，中堅レベルの看護師は，何をしなければならないかをまだ考えなければならないのである。

　達人の実践は，状況で際立つ重要な問題を見極めることと，それらに対応する方法との間の直観的な結びつきの強まりによって特徴づけられる。これは，その状況に置かれた看護師を観察すると明らかにわかる。そして，その一部は，多量出血患者が呼吸停止した状況を説明する次のナラ

ティブによくあらわれている。患者の状態と行動の間のつながりは十分に強く，ナラティブの焦点は，認識された問題よりもとられた行動にシフトされている。患者からの反応はほとんどない極端な状況の下で，これは"自然な"転換だが，パフォーマンスのこの転換には経験が必要なのである。

　　私たちは心肺蘇生チームを呼びさえしなかったんです。医師に緊急の電話を入れて至急ここに来てもらいました（病棟にはその患者を蘇生するのに十分なスタッフがいたので，追加の支援スタッフを呼ぶ必要はなかった）。私は患者の心拍数を確認し，「心拍が遅くなってきています。誰かアトロピンを持って来てくれる？」と言いました。それから，患者に必要な薬の名前を呼びあげ，そうした薬を投与し始めました。そうしながら，「誰か血液を持って来てくれる？」と頼み，とにかくスタッフにあれこれ［必要なこととなされなければならないことについて］叫び続けていました。どんな順序で言ったかも覚えていません。ただ「これが必要，あれが必要」って言い続けていました。私は，次に何が起こるか予期しなければなりませんでした。それができたのは，前の週にその患者について同じ経験をして，どのようなことをしたか［そして何がうまくいったか］私が知っていたからです。麻酔医がやってきて，上手に気管挿管をしました。彼は「どんな［IV］ラインが入っている？」と尋ねました。私は「トリプルルーメンです。血液もあります。すべての［IV］ポートは確保されています。もう1つラインが必要です。残っている静脈がありません」と伝えました。すると，医師は，「わかった。静脈切開トレーを持って来て」と言いました。

　認識とアセスメントに使う言葉は最小限だ。ある意味，それは，問題に対してとれる行動の数があまりなかったからだけではなく，認識とアセスメントの言葉は行動と結果に密接につながっていたので，達人の実践者にとっては，それらは，自明の理か"明白なもの"だったからである。この状況では，どう対応すればいいのかよく理解されていたので，その対応は非常にスムーズであった。なぜなら，その看護師は，前にその患者が心肺停止状態になった折に，その対応に参加しており，何がうまくいき何がう

まくいかなかったかを実地で学んでいたからだ。これはただ単に前回の心肺蘇生の機械的反復ではない。むしろ，彼女の対応は，前回の心肺蘇生状況において理解し会得したことに基づいたものだ。

　中堅看護師の実践のように，達人の実践は，かかわりながらの実践的論証によって特徴づけられる。それは，成熟した実践の積み重ねによる理解と特定の状況における相違と共通性の知覚的な把握に依存するものだ。達人レベルの看護師は，どのようなことを予期し，可能性のある問題にどう対処すべきかは知っているが，その実践では，状況が提示することに対してオープンな態度を維持しなければならない。状況に深くかかわる場合，このレベルで実践する看護師は，問題への解決策をあれこれ模索する必要性から，問題を傍観者的に外側から見るというようなことはしない。むしろ，看護師の行動は，その状況に合わせて微妙に調整されていくものだ。それによってその対応は，意識的で慎重な思考をよすがとするのではなく，患者の反応を注意深く見つめることによって形成されていく。達人レベルの専門性を備えていると，流れるようにスムーズで，ほとんどつなぎ目のないようなパフォーマンスが生まれる。こうした看護師のナラティブには，組織化，優先順位の設定，タスクの遂行が，その焦点になることはない。

　この実践レベルの看護師は，患者や家族との感情的なかかわりの能力が向上し，気持ちの上でもずっとらくにかかわれるようになっている。感情的なかかわりは，均一で標準的になるのではなく，患者や家族の必要性やオープンさによって，大きく異なってくる。状況に合うようにきめ細やかな調整がなされていない感情的なかかわりは，かかわる相手の気持ちに焦点を当てたものでなく，自分の感情に焦点を当てた感傷的なものだ (Logstrup, 1971)。同様に，ケアリングにおいて，相手のニーズを満たしたり，それに対応したりするのではなく，自分の技術や徳の高さに焦点を当てたりすることも，感傷の一形態である。つながりと状況に気持ちを合わせていくことについてのナラティブでは，その焦点は，他者の存在価値，ニーズ，機知，そして懸念である。達人のナラティブを聞いたり読んだりすると，達人の状況への積極的な近づき方とその状況での存在の仕方のため

に，聞き手／観察者は，その状況に身を置くことになり，話し手／行為者に焦点が当てられた自意識の強いものではなく，達人が見たことをそのまま見るように導かれる。

　達人看護師は，自分たちが特別なつながりをもった患者や家族のことについて進んで述べている。看護師は，そのつながりが，何らかの形で患者を支援したり，患者の世界や患者にとって大切なことに関する新たな理解を看護師にもたらした，と感じていた。"普通ではない"つながりが，幻想なしに語られ，そのようなつながりは，「すべての」患者のために可能で維持できるものだと語られている。達人レベルの看護師は，自分たちが，患者や家族から，常に望まれているわけでもないし，自分たちも彼らのために常にそばにいることができるわけではないということを知っている。ドレイファスは，できるだけ"状況が要求する通り"に存在することができるという人間の専門的能力について観察している（Dreyfus, 1979）。それが，ここでは関連性をもつ。"すべての人を同じように扱う"というビジョンは，"正義"の歪曲されたビジョンだ。リスクと脆弱性が異なる状況において，目の前にあるその脆弱性，ニーズ，可能性などに対応することは，関係を示す倫理的要求である。こうしたつながりは，極端に脆弱な患者の場合，生存のために必要なものとしてとらえられる。これは，次のインタビュー中にある，人工呼吸器を装着された重体患者である医師についての記述によくあらわれている。このストーリーは，その看護師にとって，普通以上に密接なつながりをもつ患者の命を救うことについての規範となる事例だった。このストーリーは，本章の中で，何度も繰り返し紹介される。

**看護師**：彼は，今までに見たことがないような ARDS［急性呼吸窮迫症候群］を発症しました。数時間のうちに，彼は100%酸素で圧を15にした状態となりました。そして，彼は肺炎で，人工呼吸器をはずすと徐脈になるという状態でした。それはすべて，健康な高齢の男性にとって，予期せぬ突然のできごとでした…彼は，退職した医師でした。それで，彼は本当は自分の

ケアにかかわりたいと思っていたのですが，彼の気道内圧がとても高かったので，そうさせてあげることはできなかったんです。彼は書こうとしたりして何とかコミュニケーションをとろうとしていたのですが，私は，彼がまた肺炎を起こすのではないかとすごく心配でした。それで，そんなふうに危なげなバランス状態が続いて…

インタビュアー：彼を担当したいとあなたに思わせたのは何ですか——何があなたをひきつけたのですか。

看護師：彼の命は本当に危険にさらされていました。彼は，自分に何が起こっているのか知りたがっていました。筆談をしていたのですが，スペルをよく間違えていて，この人，すごい人なのに，スペルは本当にどうしようもないほどひどいわ，と思ったのを覚えています。彼は，私とコミュニケーションを図ろうと本当に努力していました。で，私は彼を落ちつかせようとしていました。とにかく，彼と彼の家族の不安を緩和して，彼に頑張ってもらおうと懸命に努力しました。短時間に状態がばたばたと変化する中で，してあげられることが限られていたので，それはとても怖い状況でした…出血していて輸血できる，といったような状況ではなかったのです。それは，いつまでも続く肺の問題で，［理由が］何だかわからないという状況だったのです。誰も彼に何が起こったのかわからなかったのです。その日のICUはまるで嵐のようでした。彼は二度心停止しました。ジーン（もう1人の看護師）が彼の世話をしていた時，彼の状態はとても不安定でした——数値やモニターよりも，彼の顔色や目，そして彼が震えていないかどうか，注意深く観察して，そうした変化があらわれ次第，それを見つけ対応しなければならない状態だったのです…ときどき，私は，ただ自分が彼に対して行っていることを自分で評価しなければなりませんでした。そして，彼はすぐに低酸素状態に陥り…そんな時は評価のために参考にする数値など存在しないのです。なぜって，そのような状態になると，自分で血ガスをとって，それを検査室に持って行って，とにかく自分でやらなきゃならないことをしなきゃいけなかったのです。今，目の前で起こっていることに対して，自分が行っていることを判断の根拠としなければなりませんでした。検査をして，その結果を"記録したわ"というケアのやり方は通用しなかったです。とにかく，彼の様子を見て，それで判断しなけれ

ばなりませんでした…彼の疲労の具合や，彼がどのくらいのことができるかということをとにかく判断しなければならなかったのです…私たちは，普通患者さんにベッドから起きたいか，何を食べたいかなどを尋ねます。でも，この状態の後，彼はほとんど何もしたくない状態だったし，かかわってほしい人もかなり選んでいました。彼は疲れているのか？　彼が抵抗するのは「なぜか」が理解できませんでした。なだめすかすべきなのか，それとも頑張らせすぎてしまったのか？

　こうした状況において，患者を知ること (Jenks, 1993; Jenny & Logan, 1992; MacLeod, 1993; Tanner, Benner, Chesla, & Gordon, 1993) は，臨床判断と倫理的態度に不可欠なものだ。"顔色，目，震えがあるか"など，患者の心肺停止に関する警告的な徴候の見極めは，モニターにバイタルサインの明らかな変化があらわれる前に行われていた。このリードタイムは，心肺停止を起こさせないようにするために，薬の静脈内投与や人工呼吸器の設定の調整などを行うのに不可欠だった。看護師が記しているように，彼が動くことにただ抵抗しているのか，それとも，計画された活動と治療を行えないほど疲れていて弱っているのかを見極めることが必要だった。こうした状況における達人のケアには，患者の状況に対するこのレベルでの調整や患者の状況を即座の治療反応に結びつけて考えることが必要だったのである。

　達人レベルで実践する看護師の道徳的で主体的な行動もまた，何度も繰り返し述べられる強力なテーマである。達人の実践の中心にあるのは，1人の人間としての患者の姿を明らかにし，その患者に対応すること，その尊厳を尊重すること，その人となりを損なわないようなやり方でケアすること，脆弱な状態にある彼らを守ること，ある意味で異質な環境において安全だと感じられるように支援すること，そして家族を慰め，近い関係の統合性を守るように努力することなどに対する関心であり気づかいである (Benner, Wrubel, Phillips, Chesla, & Tanner, 1995)。

　次の項では，まず，達人の臨床の世界における主要な側面が提示される。

(1) 臨床状況の把握と反応を根拠とする実践
(2) 具現化されたノウハウ
(3) "全体像"を見る
(4) 予期せぬできごとに気づく

　これらの側面のそれぞれが，他との関連において考えられなければならない。実践では，それぞれを分けることなどできないからだ。次に，達人看護師の主体的な行動の性質について述べる。達人レベルの道徳的で主体的な行動は，それまで以上に状況の中に存在し，社会的に埋め込まれている。そして，それは経験的に習得された臨床的・知覚的能力によって可能になる。達人の臨床的・知覚的鋭さによって可能となる道徳的で主体的な行動の3つの主要な面について論じる。それらは，次の通りである。

(1) かかわりのスキルを発達させる
(2) テクノロジーを管理し，不要なテクノロジーの侵入を防ぐ
(3) 他者とともに働き，うまくやっていく

　どの論述も，達人看護師の臨床の世界や道徳の世界を完璧に述べることはできない。しかし，紹介される事例が，他者によって認識され見習われるべき達人の実践についてのビジョンを提供する。

# 臨床の世界

　このレベルで実践を行う看護師は，常に，何らかの実践的理解をもって臨床現場に存在している。実に，それが，人間の世界において，生きて活動するという意味である (Dreyfus, 1991a)。患者を知る前でさえも，看護師は，臨床状況についての予測をもっているが，それは，患者に会った後に修正されたり確認されたりできるようなオープンな予測である。特定の

患者グループについての成熟した実践的知識が，看護師の予測と姿勢を形成する。達人の看護は，専門的ケアリング実践が特徴的である。つまり，苦しみの緩和への気づかい，脆弱さからの保護，尊厳の保持など，人間的な気づかいを十分に行うということである。

## 臨床状況の把握と反応を根拠とする実践

その患者のケアにはじめてつく時，看護師は，"情報収集する"時間が必要だと言う。それは，その患者の人となり，患者の反応のパターン，状況における差し迫った要求と懸念などについてある一定の理解を得ることを意味する。それは，患者の手術中にその家族と会った経験を述べる次のナラティブに顕著だ。

> 私は手術中の患者さんの担当となりました。彼は，術前CCUに入院していたのだと思うのですが，心臓が本当にわるくて，心筋梗塞[心臓発作]を何度も経験し，駆出率も低いと聞いていました…私は夜勤に向かっていました。そして，家族が待合室で待っているという連絡を受けたのです…それで，そこに行って家族に会おうと思いました。私は，可能な時は，そうすることにしているのです…家族のストレスは限界に達していました。私が待合室に出て行くと，みんな椅子から飛び上がったんです——私が話に行くということは知っていたのです。「どんな様子ですか？」。それで，私は自己紹介をし，患者が病棟に戻るまではあまり情報が届かないと伝えました。そして，どのようなことが予測できるかということについて話し，1時間くらいで病室に会いにいけるだろうと伝えました。すると，その家族は，その男性がこれまでにどれほど大変な経験をしたか，それがどれほど彼にとってつらいことだったか，CCUではどうだったか，どれほど重症だったか，すべてを話し始めたのです…私が病棟に戻ると，患者が移送されてきました。家族が話してくれたように，彼は，これ以上はないと思われるほど重症な状態でした。バルーン[心臓補助装置]がつけられ，バイパス手術もうまくいったわけではありませんでした。申し送りを聞き，病室に入って彼を見た時，「彼が生きて退

院できたら奇跡だわ」と思っていました。それがその時私が感じたことでした。それで，とにかく，情報収集したあと，病室を出て，家族に会いました。そして，どのようなことを予期すべきかを伝えようとしました。彼の術前の状態がとてもわるかったこと，回復はおそらくゆっくりしたものになるということ，［人工呼吸器からの］ウィーニングは難しいかもしれないということ，ものごとがスムーズに迅速に進んでいくとは期待しないこと，それから合併症が起こるかもしれないということなどを伝えました。そして，私たちは何か関係がぴたっとくるようになりました…なぜだか，しっくりきたんです。まるで彼らがそれを必要としていたかのような——前に，ロビーにいる彼らに会いに行った時，彼らはガス抜きのための弁を探していて，私がそれを提供したというか。彼らはそれにとても感謝してくれて，その時点で，私たちはうまくいき始めたのだと思います。

この看護師の臨床状況の把握には，家族の状況に関する彼女の理解も含まれる。経験を通じて，彼女は，この患者の回復においてどのようなことが予想できるかを知っていて，その予測を患者の家族に伝えている。それによって，家族は，患者がどのような様子に見えるのか，どのようなことが起こりそうなのかについて何らかの理解をもつことができる。彼女が言うように，患者について十分に情報を得るのに時間をかけている。開胸手術から患者を直接引き継ぐ場合，多くの活動やアセスメントが必要になってくる。「情報収集をする」という言葉は，広い範囲の活動を含むが，それは同時に，状況を臨床的に把握することも意味する。そして，その把握には，すぐ前のこと，現在，そして，そのできごとが今後たどるであろうと考えられる経過も考慮に入れられる。

　パターンと傾向が明らかで，臨床的な傾向に関連する明らかな行動が存在する時，看護師は，自然に迅速でスムーズに対応することができ，意識的に考え込むことはほとんどない。観察していると，こうした看護師たちは，一般的に複数のタスクを同時にこなしている。たとえば，患者や家族と話をしながら，点滴の速度を調整し，患者を観察しながら，臨床的な変化があればその変化に気づく。このことは，次に紹介する看護師が述べる

患者ケアの説明によくあらわれている。彼女は，手術室から非常に重症な患者を引き継いだのだが，その説明は非常に凝縮された意義深いものである。

　　彼は，心室性二段脈が出ていて，腎不全にも陥っていました。彼のアシドーシスが非常にわるい状態だと知っていたので，治療に反応しない PVC［心室性期外収縮］は出てほしくないと思っていました。アシドーシスなので，もし発作を起こしたら，彼はどんな治療にも反応はしません。それで，私は経験的に彼にカリウムを投与しました［検査結果が出る前にカリウムを投与した］。なぜなら，サードスペースへの体液移動があり［体液が血管内から組織に流れる］，多量の GI［消化液の］排出があり，私が採血したカリウム値は 2.8 で非常に低かったのです。彼は腎不全だったのですが，3 時間にわたって［カリウムを］合計 60 mEq を投与すると，4.4 になり異所性収縮はもはやみられませんでした。私たちは，発作もなくリドカインの投与を中止できました。私は［カリウムの］非常に濃縮したものを投与しました。彼の体はあまり余分な輸液に耐えることができる状態ではなかったからです。医師たちは輸液を減らし，心肺蘇生時でも，血圧の治療には，彼の肺やその他どこかに液体が入り込まないように，輸液ではなくドパミンを使っていました。私は，1 時間当たり 50 cc に 20 mEq という高濃縮のカリウムを 3 回投与しました。それ以上凝縮できないという程の濃度でした…そして，私は，それがその人には最も安全だと思ったのです。そして，それが功を奏しました。

　この省略された，いくぶん暗号を使ったような説明は，状況について十分に臨床を把握した内部関係者の語った話である。そこには，現在の状況から推して考えられる直近の将来の予知も含まれている。患者の臨床状況を考慮して，達人は，低カリウム状態を予期し，低カリウムの初期徴候としての心室性期外収縮に対応している。カリウム補充に関する標準処方があるが，医師でも看護師でも，検査結果が出るまでは，その標準処方は保留にして，カリウム投与はしないだろう。しかし，その大変ひどい状況を考慮すると，もしも検査値がすぐに入手できない場合，達人レベルの臨床

第5章　達人の実践

家なら，不整脈があらわれ始めるとすぐにカリウム補充投与を少なくとも考慮するだろう。もちろん，行動する前に決定的な検査結果があることが最善だが，状況の緊急性がそれを要するような場合，この経験則は曲げられるのである。この短いナラティブは，一刻を争う緊急度の非常に高い状況においては，要求される複数の行動レベルがあることを示している。

　反応に基づく実践は，臨床状況をよく把握することとよく知っている反応と個人特有の反応の両方を認識することによって構成される。次の対話では，NICU の看護師が，その乳児の反応パターンに基づいて，自分たちが実践にどのような違いをもたらすのかについて述べている。

看護師1：なぜなら赤ちゃんがどうしてほしいのかを伝えてくるから。
看護師2：特定の未熟児\*のパターンがあるのよね。でも，その子特有のパターンもあって，それが，未熟児の一般的なパターンと一致する場合とそうでない場合があるのよね。
看護師1：それか，オリエンテーションの時に言われたことと一致しないとかね。
看護師2：プライマリナース（担当看護師）が，3日前にとりつかれているかのようにケアをしていたとかね。それが今適切かどうかはわからないけど。それから，勤務に入って10分以内くらいに，赤ちゃんが排泄をするなら，かなり迅速に判断をしなきゃいけないことが多いわね。それがまたよく起こるのだけど（笑）。
インタビュアー：そうなんですか。びっくりしました。では，その赤ちゃんについて学ばなきゃいけないことが本当にとても多いということですね？
看護師2：ええ，その通りです。特にこんなことは。ええ，全くその通りです。
　　　（前のディスカッションは，人工呼吸器の設定を調整することについてだった）

---

\*訳者注：本書では，原書で premature baby と記されている部分は「未熟児」と訳した。現在，未熟児は正確には早産児あるいは低出生体重児として分類され，背景リスクも異なることが医学的に明らかになっている。しかし，原文からは早産児あるいは低出生体重児かが判別できない上，研究がなされた当時の状況，また，看護師のカジュアルなやりとりの中で low birth weight infant ではなく，premature baby という語が使われていることを考慮して，「未熟児」と訳すこととした。

197

看護師3：看護計画に，この赤ちゃんは吸引と手動の換気を2人でしてもらうのを好むとか書き込みます——いろいろ違う吸引のやり方があるのです。あるいは，管理を最小限にするとか，そんなことも気をつけます。でも，自分が行ったケア，そしてうまくいったことなどを本当に評価していかなければなりません。でも，実際には，次の担当者がその子を評価して，自分のやり方よりもうまくいく方法を見つけることもあります。それに対して議論はできませんし…

看護師1：それから，何もしないことがベストっていうこともあるわね。だから，思考の転換をしなきゃいけないけど，それってけっこう大変で…それで，ときどき介入してみて，状態がわるくなるってことも。だから，介入するなって言われたら，たぶん，待ってみるべきなんだわ。患者の徴候に反応するように訓練されていると，どんなことが起こるか待ってみるっていうのは本当に難しくって…

看護師2：それで，もしその子の状態がわるくなったら，なぜ何もしなかったかを説明しなければならない。

看護師1：「もう待てないわ。私は，少なくとも何かやってみるわ」と言う時は——[呼吸状態の悪化を]どのくらいまでそのままにしておくのかということを判断しなきゃいけない。そんなことってあっという間に起こるので，隣の部屋にレジデントがいるかどうかのぞいて見る間もないくらいで…

看護師2：それで，とにかく反応するのよね。

インタビュアー：どのくらいの時間のことを話しているの？

看護師1：1分(笑)。

　臨床現場では，確実ということはありえない。だから，ある特定の移行時には実践的論証（結果を出すために必要な行動とそのやり方についての論証）が，そのような一刻を争う状況においては，行われるべき最善のものだ。最も適切な対応とそうではない対応がなされた過去の状況からの蓄積した学習と勇気ある開かれた態度の学習が，実践者が行うことのできる最善のものである。

　次の事例においては，臨床を把握することの複数の側面——つまり，反応性，直近の過去・現在・直近の将来についての理解，臨床的な面と人間

的な面の両方への対応，そして，理解・行動・結果間の密接なつながり——が描かれている。看護師は，肝不全で一般病棟に入院した60歳代半ばの男性のケアについて述べている。彼はその後ICUに移された。

　彼は，あのオレンジジュースと同じくらいの顔色をして病棟にやって来ました。でも，それほど困難な緊急の状態ではありませんでした。彼を引き継いだのは午後3時頃だったので，その日は4時間担当しました。それから，翌朝申し送りを受けに行くと，彼は気管挿管されたばかりでした。申し送りを受け終えた頃には，侵襲的にラインをとる準備をしていて，その朝10時30分までには，透析が開始されていました。このすべてがわずか5時間ほどの間に起こり，まだ意識のあったその男性を圧倒していました。彼の肝臓の酵素の値はとんでもないほど高かったけど，何が起こっているのかすべてわかっていました。その頃までには，脳障害を起こしているだろうと思ったけれども，そうではありませんでした。そして，彼の家族もみんなそこにいました。けれども，こうした処置も彼の検査値には何の影響も及ぼしませんでした。彼の状態はどんどん悪化して，4時間の透析も何の相違ももたらさなかったのです。

　医師たちは大変に熱心にかかわり，患者の状態の進展のなさについて，"はっきりと，でも思いやりのある"様子で家族に知らせていた。何時間にもわたる透析のあと，改善が全くみられないということが明らかになった時，医師たちは，家族に透析を中止して，"彼を逝かせる"ことをすすめた。その決断が下されたあと，看護師は患者と話をした。

　その時が，私にとって，患者にそれを伝えたまさに，最初の，初めての経験でした。そして，彼には私の声が聞こえるということもわかっていました。彼が私の声に反応したからです。そして，私はこう言ったのです。「あなたの透析は中止になります。そして，あなたは，おそらく2時間ほどの間にお亡くなりになります」。彼はパッと目を見開きました。それから，彼の顔の表情がとても穏やかになったのです。それは，驚くような変化でした。彼は，つ

いに，その日の夕方6時30分に亡くなりました。私は，その緊急時の間ずっと彼のそばにいました。そして，彼がすべてを理解しているように，また彼の家族が何が起こっているのかわかるように配慮しました。そして，そのような状況下で起こりうる最も安らかな死を彼が迎えることができるように支援しました…家族が病室に入って来ると，本当にすぐに逝ってしまったような気がします。たぶん1時間以内に反応しなくなりました。許しを得て…彼の家族が入ってきて，彼に「愛していますよ。あなたがいなくなると淋しいわ。でも，あなたが逝ってしまうということ，私たちにはわかっています」と言ったのです。家族からそのことを理解してもらって，それを家族の口から自分に伝えてもらったことが，彼にとって［もう逝ってもいいという許しをもらった］ということだったと思うのです。

この看護師は，後に，何が彼女の行動とこの対応を引き出したのかについて述べている。

　私たちの唯一のかかわりはその前の晩だけでした。でも，私たちはなぜだかつながりをもてたように思えました。関係とは言いたくないのですが，それはすごく深いもののように聞こえるから――でも，信頼関係，つながり，みたいなものを感じたのです。彼と私の間の，そして私と家族との間の何か。かなりたやすくつながりをもてる人っているような気がします。そして，彼はそういう人の1人だったのです。そして，彼が［すぐに］逝こうとしているということも明確でした――それは勘などではなく，医学的に多臓器不全でした。

この看護師は，その日ずっと，家族をどのように支援したかも語ってくれた。

**看護師**：私は，何が起こっているのか理解できるように家族にできるだけ病室にいてもらうように努力しました。私がやっていることも見られるように。そして，他のすべての技師たちがやっていることも。
**インタビュアー**：なぜ？

看護師：彼を逝かせるという決断が下された時に，ショックが少ないだろうと思ったのです。

インタビュアー：その朝，その患者がそんなふうになるだろうという感覚はありましたか？

看護師：ええ，とてもぼんやりとですが。その日が始まったころ，とてもぼんやりとした不吉な予感がありました。でも，あまりにも短い時間ですべてのことが起こったので，私は圧倒されました。えー，この人，本当に重症なんだって。最初は，その前の晩，彼のケアをして，いろいろけっこううまくいっていて，私は勤務を終えて家に帰りました。彼が，とても重症だということは知っていましたが，ICUではそんな患者ばかりをみています。だから，大丈夫だと思ったんです。この小さな危機を乗り越えてもらって，自宅に帰し，死ぬ前に少し家族と過ごす時間があるだろうって思ったんです。そして，翌朝来てみたら，私が病棟に行く2時間前に，気管挿管されていたんです。とてもとても突然に。彼の肺の状態が，とても急激に悪化したのです。何もかも一度に起きているといった感じでした。ラインが9時までに挿入され，10時30分までには透析が始まっていたのです。彼の目を，前日と同じほどは見ることはできなかったと思います。

インタビュアー：それについてもう少し話して。

看護師：彼は，ほとんどずっと［目を］閉じていたのです。とても疲れていたのだと思います。でも，目をちゃんと見る機会はあまりなかったのです。私が彼に話をしている時，たまにパッと目を開いたりもしました。でも，たいていは，彼がただうなずくか私の手を握るか，彼の体位を変換したりするのを助けてくれたりするだけでした。

インタビュアー：家族とは何らかのやりとりがありましたか。家族と話をしましたか？

看護師：ええ，もちろんです。可能な限り。午前中はとても大変でした。技術的な仕事にかかりきりだったのです。それはやらなければなりませんでした。家族にはできる限り病室に入ってもらうようにしましたが，ほんの2～3分ほどそこにいるだけで，すぐに外に出てしまうのです。そして，透析を始めて3時間くらい経った時に，ついに，私たちは状況があまりよくないことを理解したので，家族に来てもらおうとしました。私はラウンジに行っ

て家族と少し話をしました。でも，それはかなり控えめな話でした。まだ伝えられることはそれほどなかったのです。ただ，何が起こっているのかを感じてもらおうと思って。家族はとても不安がっていました。午後の家族との対応はずっと違ったものになりました。もちろん，私は家族にそれまでよりたくさん会っていましたし，家族により注意を払うことができるようにもなっていました。その日，どのようなことが起こったのかも説明できるようになっていました。私は，あまり重要ではないものや機器類をできるだけ多く，早く部屋の外に出してしまわなければと焦りました。椅子をもってきて，病室の環境を変えたいと思ったのです。あらゆる機器をそのままにしておくのではなく，IV スタンドを1つ，ポンプ，人工呼吸器だけにして，動脈ラインと PA［肺動脈ライン］は隠すようにしました。それから，椅子を並べて，ちゃんと考えた位置にいくつかのティッシュペーパーの箱と，水を入れたピッチャーといくつかのコップを置きました。それで，30 分くらいは家族だけでそこにいられるようにしました。ただ何が起こっているのか聞きとれるように注意して，そして目はモニターをしっかり注視して，そして，みんながどうしているかを確認するためにときどき病室に戻りました。

　死との闘いに挑むような ICU の文化の中で，このナラティブにあらわされた実践は，卓越している。医師も看護師も家族も，ほとんど同時に，患者が生き延びられないだろうという認識に達したということ，そして，死が差し迫っているということをあれほどオープンに患者に伝えたということは，非常に注目すべきことで例外的なことだ。この看護師の主要な関心は，死に対して患者と家族の心の準備を整えることで，家族が一緒にいられる思いやりのある空間をつくり出すことだった。患者との間に感じたつながりと臨床状況の理解を通じて，彼女は，ICU という異質な環境をいくらか家庭的なものに整え，家族がずっと患者といることができるように，彼らが患者に伝えなければならないことを伝え，彼を"逝かせてあげる"ことが可能なように，環境を整えることができたのである。
　看護師は，悪化の一途をたどる臨床的軌跡についてはっきりと理解していた。検査結果と臨床的な徴候とを相互に関連させて考え，看護師は，患

者の意識がどれほどしっかりしているか(「彼の肝臓の酵素の値はとんでもないほど高かったけど，何が起こっているのかすべてわかっていました。その頃までには，脳障害を起こしているだろうと思ったけれども，そうではありませんでした」)に驚いた。しかし，翌日には，前夜から状態は急激に変化していた。そしてわずかな臨床的な徴候(「彼の目を，前日と同じほどは見ることはできなかった」)で，患者の状態の悪化を感じとっていた。午前中，彼女は急激に変化する臨床状況を管理するのに専念してはいたが，それでも，家族にも注意を向けていた。その日の間中，彼女は，家族が患者と一緒にいられるように環境を整え，患者がどれほど重篤な状態かを家族が理解できるように支援した。

　臨床状況の把握と臨床的な対応は，切り離せないほど密接につながっていた(Benner, Hooper, & Stannard, 1995)。達人看護師にとって，臨床状況を十分に把握することは，どんな行動が適切かを知ることを意味している。達人レベルで実践する看護師たちは，患者の状態を読み取り，即座に対応する。看護師は，状況に完全にかかわることによって，患者とその通常の反応パターンを知ることによって，患者の反応に従い，自分のやり方を修正することができるのだ。次に引用するのは，前述した ARDS を発症した医師についての記述である。

> 　ときどき，私は，ただ自分が彼に対して行っていることを自分で評価しなければなりませんでした。そして，彼はすぐに低酸素状態に陥り…そんな時は評価のために参考にする数値など存在しないのです。なぜって，そのような状態になると，自分で血ガスをとって，それを検査室に持って行って，とにかく自分でやらなきゃならないことをしなきゃいけなかったのです。今，目の前で起こっていることに対して，自分が行っていることを判断の根拠としなければなりませんでした。検査をして，その結果を"記録したわ"というケアのやり方は通用しなかったのです。とにかく，彼の様子を見て，それで判断しなければなりませんでした…彼の疲労の具合や，彼がどのくらいのことができるかということをとにかく判断しなければならなかったのです。本当に彼の話に耳を傾けなければなりませんでした。

患者の反応を読みとるというこの能力によって，看護師は，患者がどのような活動に耐えることができるのか，どのような輸液やどのような呼吸補助を提供すべきなのかを推測することができたのである。

## 具現化されたノウハウ

観察を通じて，達人の実践は，驚くほどよどみない熟達したパフォーマンスであることがわかった。難しい技術的タスクを熟達した能力をもって行うには，臨床状況を十分に把握することが必要だ。しかし，状況を十分に把握すれば，おのずと，速やかで熟達した行動が要求される。行動しながらの思考は，体，手，目，そして実践を積み重ねた状況への習慣的な反応の中に宿っている（Benner, 1984, 1993；Dreyfus & Dreyfus, 1986）。看護師が熟達したパフォーマンスについて述べる場合，それは将来のできごとを予期することに結びついていることが多い。

> 私は，多くの先天性の異常を抱える7歳児の搬送任務に当たっていました。その子の状態はあまりよくないと聞いていました…とにかく，その小さな子は顔色がとてもわるく，頻脈で，それでも，紹介してきた医師も両親も「それほどわるくない——とにかくヘリコプターで搬送してください」と言うのです…でも，実際のところ，そこに10分もいないうちに，その子に気管挿管しなきゃならなかったんです。心拍数は通常120〜130です。でもこの子の心拍数は160〜170でした。呼吸数が60であまりにも速すぎたので，消化管の中で何か破裂したのか，それとも敗血症か何かって話をしていました。その子は反応していませんでした。そして，その子には発達障害があったけど，普通は，（何かされると）体を引こうとしたりするものです。それで，私はその子の両親に「今あなた方がやっているような，何かしてほしくないようなことをしたら，何か反応を示しますか」と尋ねました。両親からは「ええ，いつもは身を引こうとします」という答えが返ってきました。それで私は言いました。「すぐに気管挿管すべきだと思います」。血圧を測定すると，38という低い数値でした。子どもというのは通常，本当にひどい状態になるまで血圧は維持

するものです…そして，その子は静脈が見えないんです，全く。そして，言われました。最後に静脈を確保した時は7時間かかったと…とにかく，私は何とか静脈を見つけ，静脈ラインを挿入したのです！

　一刻を争うような時間的なプレッシャーの中で巧みに仕事を遂行するには，十分に磨き上げられた具現化されたスキル，実践の積み重ねによってのみ獲得できるようなタイプの巧みなパフォーマンスが必要である。前述したように，反応に基づいた実践は，状況が具体的に要求することへ対応する熟練したノウハウを意味する。達人の実践には，達人の問題を認識する力と達人の熟達したパフォーマンスの両方が必要だ。静脈ラインの挿入それ自体は，それほどたいしたことではないかもしれないが，時間的プレッシャーの中で適時に巧みに挿入することは，命を救うものとなるのである。

　　実際に［その4か月の乳児は，過去に徐脈のこともあったし］，私たちは，胸骨圧迫心マッサージを数分，小さな心肺蘇生を行ったのです。それで，医師がそれを行ったすぐ後で，私は——ここで私の熟達者としての臨床判断が活用されるわけですが——また，同じことが起きるかもしれないので，静脈ライン（IV）を挿入する必要があります，と言いました。すると，2人が「いや，その必要はない。彼は大丈夫だ」と言ったのです。でも，私はIVを挿入したんです——それは，うちの病棟では4か月の子どもに対してもひどい行為ではないのです。いずれにしても，そうした子どもたちの静脈はつぶれてしまっていることが多いです。でも，私はその子にIVを挿入できました。そしてものの20分もしないうちに，それが必要になりました。ひどい心肺停止状態を引き起こし，薬の投与が必要だったからです。

　熟達したパフォーマンスは，判断と結びついており，それは知ることの一形態だ。熟達したパフォーマンス，タイミング，予期の相互のかかわりが，心不全を起こし胸水がたまっていた新生児の蘇生について述べる次の記述に明らかだ。

即座に蘇生しなければ，そのように小さい乳児たちは生き延びることはできません。私には，そうした子どもたちの蘇生はすごく刺激的です。自分に準備ができていなければなりません。そしてこんなふうに（彼女は指を続けざまに4回鳴らした）てきぱきと実行しなければなりません。そうしないと，赤ちゃんは生き延びられません。私たちの病棟では，分娩室に必要なものをすべて揃えています。薬は注射器に入れておきます。胸腔ドレーンは分娩室では挿入しませんが，体液を排出させるためにカテーテルは使います。そして，時には，同時に，腹部からも体液を抜きます。それから気管挿管をしますが，たいていの場合，エフェドリンを投与します…それから，赤ちゃんを新生児室へ連れていきます…新生児室にはあらゆるものを準備しています。

　熟達したパフォーマンスには，チームワーク，自分の熟達した対応を他者と調和させること，環境を整えること，その乳児の臨床状態の要求に従った順序でタスクをこなしていくことなどが含まれる。実際，救急時に存在する他の医療チームメンバーによる対応能力の現況を認識することは，達人看護師が発達させるスキルである。私たちは，蘇生時，かかわるメンバーの専門知識の内容とそのレベルによって，役割と機能が柔軟に転換しているのを観察した。このことは，上記のインタビューの続きによくあらわれている。

　この前，そういった子どもの対応をした時には，そんなことが起こるとは思っていなかったので，医師が1人しかいなかったのですが，すべてはとてもうまくいきました。彼［医師］が気管挿管したのですが，全く問題はありませんでした。彼はアンビューバッグで空気を送り始め，それから一度胸部を確認しました［胸の音を聴診した］。看護師の1人が体液を排出させ始めました。彼は，胸の片方を担当し，私がもう一方から体液を排出させました。そして，彼は，人工呼吸器を引き継いで，それから私たちは新生児室に行きました。すべてがうまくいきました。何の問題もありませんでした。すばらしかったです…たまには，医師が3人いるよりも1人のほうがうまくいくことがあるものです。

この看護師は，自分と医師との間で実現した調和のとれたチームワークに満足している。乳児は危うい状況におかれ，時間的プレッシャーの中で行動するために，熟練し具現化されたノウハウが不可欠だ。何をすべきか，いつ行動すべきかを知っていることは，必要とされることをどのように行うかという知識と結びついている。ここでは，手段と目標を分けて考える一般的な分析的な戦略と，手段を誰でもできる委譲され得るスキルとして過小評価することは，全く意味をなさない。なぜなら，考えること，知ること，行うことは，すべて融合されているからだ(Borgmann, 1984)。

## 全体像を見る

　達人たちは，自分の臨床的理解の特徴をよく"全体像を見ること"といった言葉で表現する。達人看護師にとっての全体像は，一人前看護師や中堅看護師にみられる一般的な直近の臨床状況をはるかに超えたものである。全体像を見るということは，このレベルで実践する看護師にとって新たな意味をもつ。全体像には，将来についての理解，予期された軌跡の認識，患者と家族にとっての将来の可能性の把握などが含まれる。こうした看護師たちは，拡大された"末梢のビジョン(peripheral vision)"ももっている。つまり，病棟にいる他の患者のニーズを理解し，そうした患者を担当している看護師の能力を判断し，そして，より卓越した専門的知識が必要かもしれない時を認識するのである。その患者の世界で傑出していること，その世界を守ろうとする家族の役割が，ナラティブの中でよく語られる(Chesla, 1990)。このように，達人看護師は，多くの類似した患者の経緯を追うことによって将来の可能性についての優れた判断力をもち，その理解が，現在の状況についての理解とそれへの対応を形成するのである。

　全体像を見ることは，過去，現在，将来を関係づけるより長い時間にわたる把握に加え，臨床状況において，あるいは臨床病棟において，その他に起こっていることがあるかを見極めることも意味する。達人看護師たちは，拡大された末梢のビジョンをもっている。彼らは，病棟でのタイミン

グとペースを理解している。同じ勤務帯の他の看護師たちのレベルに注意して，患者の状況が要求することが，担当している看護師の能力を超えているかもしれないことにも気づくのである。

> 　私たちは，オートバイにはねられ，複数の傷害を負った若い男性のケアをしていました。彼のプライマリナース（担当看護師）は，重大な外傷のケアをした経験がありましたが，彼女は長期休みをとったので，ほとんど新人といっていいほどの看護師が彼の担当を引き継ぎました。そして，週末には，状況が彼女の手に余っているのが見てとれました。彼女がときどき私のところに助言を求めにくる以外は，私はその患者とは全くかかわりがありませんでした。でも，その状況についていろいろなことが私の耳に聞こえてきて，そうした状況に介入しなきゃという気持ちはいつもありました。家族，医師，そしてこの若い新人看護師の間には，多くのコミュニケーションの問題がありました。家族は，たくさんの質問に答えてほしいと思っていたのだと思いますが，この看護師はあまりよく答えることができないでいました。それに，そうした質問の答えを見つけるための努力もあまりしていないようでした。私が患者の家族の質問のすべてに答えられるというわけではありません。でも，私が学んだのは，自分が答えられなくても，たいていの場合，答えられる人がいるということ…その週末，私も自分の担当でとても忙しかったのですが，それは"末梢のビジョン"の中から見極められることでした。最初に割り当てられたプライマリナースが，それからまだ数日間休むということを私は知っていました。私とその新人看護師は，その週末，全く反対の勤務帯になりました。それで，私は，その新人看護師が勤務していない時間帯，彼女の患者の担当を申し出ました。［重大な外傷患者の］経験不足のために，認識されていなかったけがもあったのです。

　重大な外傷患者のけがを見つけるには，探偵のような仕事が必要になる。そして，その認識は，パターンについての知識や異なる種類の外傷に関連する徴候や症状についての知識によって支えられる。これは，経験に基づいたパターン認識力を決して他には置き換えることができない分野である。

2週間前，あるトラベラーナース*が，呼吸器系の問題を抱える患者のケアをしていた時に，あるできごとに遭遇しました。私はその看護師と以前に数日仕事をしたことがあったので，彼女の経験レベルが他の人ほど高くないということを知っていました。そして，彼女の患者のケアを担当したこともありました。私は，患者が呼吸器系の問題を抱えているということを，これまでの既往歴から知っていました。そして，そのシフトは，より多くの吸引が必要な時間帯だということも知っていました。吸引の間隔は，30分ごとから15分ごとになり，彼の吸引をすることが申し送りの妨げになっていました。申し送りの後は，10分ごとになりました。吸引をすると，この男性の酸素飽和度はどんどん低下したので，支援に2人は必要だったのです。でも，支援の要請は何もされていませんでした。私は，何かしなきゃと思いました。それで，私は彼の吸引をしに行って，何か支援できるか，なされるべきことについて何か提案できるか，状況をうかがいました。彼の状況は確かに悪化していました。でも，何か起こっていると察した時に，それが，自分が飛び込んでいってかかわるほど重要なのかどうかについて判断しなければなりません。

この達人看護師は，その患者を知っていて，その患者のケアをしている看護師のスキルレベルもわかっていた。彼女は状況に合わせた調整をしようとしていた。彼が悪化しているという臨床傾向が明らかになり，でも何もなされていないということに気づいた時，彼女は自分が介入するほど事態は重大だと判断した。こうした病棟の他の患者のニーズによりきめ細かく注意し，経験の浅い看護師を支援する責任感が強くなるということは，達人看護師の実践の特徴である。

## 予期せぬできごとに気づく

前述の事例では，看護師が，患者の悪化についての臨床徴候を認識している。達人レベルで実践する看護師は，特定の患者グループに関して予期

---

*訳者注：各地あちこち要求される場所に出かけていって，ある一定の期間のみそこで看護の仕事をする看護師。

できることについて，十分に発達した実践的知識をもっている。臨床状況が予測通りに経過していれば，看護師は，あえて意識的に思考することなく，容易に速やかに対応する。このパフォーマンスにおける変化は，中堅レベルでは，関連性の変化を見極めることとして注目される。達人レベルでも，この能力は発達し続け，実践者は，予期せぬできごとに気づくことによって，容易に対応する能力と満足感を得る。予想と違う状況に遭遇した時，看護師は，自分が状況を十分に把握していないと感じ，予想外の状況の原因を見極めるために，臨床上の証拠を探し始める。たとえば，新生児集中治療室の主任看護師は，予期せぬ状況に気づいたこととその後の継続的な原因究明について，次のように述べている。

> それは正期産で産まれた子で，私たちは，その子が母乳をうまく吸えないので，看護師たちが経管栄養を注入しているという申し送りを受けました。それは，受け入れられる実践でした。でも，それが，既に2日間も続いていて，その子は本当に母乳を吸うのが下手だったのです。それで，その申し送りのあと，私は，その子を実際にケアしている看護師と話をし，「あなたがその赤ちゃんの授乳をする準備ができたら，教えて。どういう状況なのか確かめたいので，私が自分で授乳をしてみるから」と言いました。その子は，うまく授乳ができないとか，吸うこと・飲み込むこと・呼吸することの調整ができないだけではなく，他に何かが絶対におかしいと思いました。それで，私は，その子の喉まで自分の指を挿し込んでみると，咽頭反射が全く見られなかったのです…この子は神経系統のとてもひどい障害をもっていたのです。ですから，その子の傍に実際に座って"うまくいかない授乳"の様子を継続的に調べることによって，乳房への吸着が下手なだけでなく，それ以外に問題があることを突き止めることができたのです。

これは，達人レベルのナラティブで繰り返し語られる典型的なテーマである。予想外の，あるいは他の看護師が気づいていない臨床状況についての認識は，看護師が期待すべきことを経験的に学び，予想外のできごとを受け入れることにオープンである時に，より頻繁に生じるものだ。ある看

護師は次のように述べている。

> 毎日起こるわけではありませんが，よく起こるので，慣れてきます——ものごとがすっかり無駄になっていることを最初に知り，気づき，そして，医師を起こして何が起こっているかを見てもらい，家族に連絡する。もし誰も迅速に動いていなければ，SICU［外科系集中治療室］の担当医を呼びにいく。いったんそのことを認識すると，あらゆることが雪崩をうつようにどっと動き出すのです。それを見通すことができます。ごく小さな傾向に気づいたら，それを継続的に見ていく，するとわかるんです。

別のグループの看護師たちは，初期の肺塞栓症を認識することについて話し合った。自分たちが，患者の外見のごく些細な変化に気づき，初期の臨床的徴候にどのように対応したかを述べている。

> 少しずつ徴候に気づくようになって，いろいろな状況を統合していくのです。そうすると，医師に「患者はPE［肺塞栓］を起こしています」と言えるのです。すると，医師たちは「血ガスを調べてみよう。X線写真を見てみよう」と言うのです。それから，医師は数値を確認するのですが，私たちは「いいえ，顔色がよくないです。脈が…」と言うのです。もちろん，医師たちがやって来て脈を確認すると，脈には全然問題がないのです。でも，5分後には，糸状脈に戻って，その状態はだんだんと消えて，また戻ってくるのです。そして，脈圧は拡大して，心拍数は上がったり下がったり，でも医師たちは，2時間〜2時間半くらい経ってからでないと，私の言うことを信じてくれないんです。

このような看護師たちにとって，状況の重要なことがらは，突出して見えるのだ。彼らは，その疾患患者グループにはどのようなことが予期できるか，ということについて実践的理解がある。そして，しばしば，その特定の患者の反応パターンを知っている。この実践的ノウハウが，ものごとが予想しない状態になっていることに気づく可能性を生む。臨床状況を十分に把握していると，どのような感じかということについて実践的な理解

があるので，十分に把握できていなければ不安感をもつ。たとえば，ある看護師は，つじつまが合わない臨床の状況と患者の苦痛で感じた不安によって注意を喚起させられたことについて述べていた。患者は若い男性で，左心補助循環装置（LVAS）を装着後で，腹部のひどい痛みを訴えていた。彼の医師は，彼を"赤ん坊"だとか"いくじなし"と言い，それほどの痛みを感じるはずはないと言っていた。その看護師は，自分がその状況をどのように組み立てて理解したかについて次のように述べた。

> それで，私は腹部をアセスメントしました。でも，腹部が硬いという申し送りは受けていました。その状態は2日ほど続いていたわけなので，自分はそれほど心配しなくてもいいのではないかとも思ったけど，やっぱり不安感は消えなかったのです。気になりました。波形がとても変でした。5%［濃度の薬を］投与していました。でも，それが1回心拍出量にはぜんぜん影響を与えていませんでした。それで，フローシートをまた確認しました。変化といえば，彼の体重が術前より少なくなっていたことです。それはつじつまが合っていました。彼は腎不全だったのですが，LVASが腎機能を改善して，サードスペースへの体液の移動がなくなるだろうと考えられたからです。でも，私は，朝5時に採血された最終のヘマトクリットの検査値に注目をしました。30.1でした。フローシートを裏返して，その他の情報を探しました。彼は，その前日，ヘマトクリット値が30.6だった時に1単位の輸血を受けているのです。そして，今，午前5時，彼のヘマトクリットは，輸血を受ける前よりも低くなっているのです。1単位の輸血は，少なくとも2ポイントはヘマトクリット値を上げるはずです。それで，ヘマトクリット値の検査を至急依頼しました。一方，1回心拍出量はさっきよりさらに減少していました。それで，私は，5%濃度をもう1単位投与することにしました。これが終わるまでには，希釈されているだろう…彼を椅子に座らせ，彼の顔を覗き込んだ時に感じたあの感覚…この子の状態，相当わるいわと思って，すぐにベッドに戻ってもらいました。頭の片隅で，「この子，全力で頑張っているわ。でも，本当に重症なんだわ。この子はいくじなしなんかじゃないわ」と思いながら。

彼女は，患者の全体的な様子をどのように評価したかを述べている。こ

の説明は，探偵の仕事に見られるのと同じような手順を踏みながら結果を出すような思考を示している（Benner, Hooper, & Stannard, 1995；Bourdieu, 1990）。看護師は，医師にこの患者のもとに戻ってきてもらうよう説得するのに成功し，患者を再評価してもらった。患者は手術室に再び運ばれた。そこで，彼の腹部には大量の出血があることが発見された。医師は，患者は"赤ん坊"だから，ベッドから起き上がろうとしない，だから，看護師は彼をもっと後押しすべきだという固定観念をもっていた。彼女は，患者を椅子に座らせたが，すぐに，何かがおかしいことを察知した。ものすごく不安になり，"危機感を抱いた。"臨床状況，椅子に座った時の患者の反応，彼が"全力で頑張っている"という事実は，医師の説明と全く合致しなかった。

　達人看護師は，患者をよく知り患者の様子から意味を読みとることによって，患者に，患者の臨床的，また人間のもつ可能性における微妙な変化が生じていることに気づくのである。次のインタビューでは，何か月も重篤な状態が続いていた女性患者のことが説明されている。看護師が，患者の中に新たな強さを感じ，人工呼吸器からのウィーニングの可能性を見いだした様子が述べられている。

**看護師1**：彼女の状態がついに安定した後に，私たちは彼女を人工呼吸器からウィーニングさせようと何度も何度も努力したのですが，結局はいつも昇圧薬が必要になってしまうのです。悪夢のようでした。でも，ついに，彼女がすべての薬の投与を中止しても，肺には雑音も聞こえない状態にまで持ち込むことができました。彼女はそれまでよりも100％良好に見えました。でも，ときどき，気管チューブから通気口がはずれるんですね。すると，彼女の肺の状態はたちまちひどいことになりました。この女性の場合，あらゆることがひどかったのです。私がこれまで見た中で最もひどい状態のCOPD患者だと思います。通気口がはずれると，再接続してあらゆる調整をし直さなければならないのです。しかも，彼女は，自分が呼吸するのになぜ人工呼吸器が必要なのか理解しなかった，いやできなかったのです。それがはずれても，私は大丈夫。いったい何が問題なの？　といった感じ

で，とにかく状況を理解できなかったのです．そこで，チームがやって来ました．チームは彼女に対して多少の固定観念をもっていました．彼女は慢性疾患患者でした．それで，私たちは慢性疾患患者用のベッドの空きを待っていました．ベッドの空きがでるまでここにいて，空きがでたら，そちらへ移動することになりました．けれども，彼女にとって重要なのは，子どもたちと一緒にいること，妻であり母であること，そして家に帰ることでした．彼女は，補助装置をたくさんつけていました．彼女は，在宅人工呼吸器プログラムの対象者になる可能性があったかもしれません．でもそのことについて家族と話し合いはされていませんでした．彼女の人工呼吸器の設定値のことをよく認識していたからです（人工呼吸器の設定値が非常に高かったので，在宅の人工呼吸器プログラムで彼女を受け入れるところはないと考えた）．私は基本的にそれを試してみたいと思いました．彼女は「人工呼吸器がなくても呼吸できます．試してみたい」と言ったのです．でも，チームは彼女にそんなことを試させたくはありませんでした．在宅での受け入れをせめて考慮してもらえる程度に人工呼吸器の設定値を下げるのを試してみたいと思ったのは，私1人でした．彼女の設定数値を見たら，誰も彼女を引き受けたいなどと思うはずがありません．私は，ただチームに試すだけ試してほしいと思ったのですが，断固として反対されました．

インタビュアー：ということは，チームは彼女をずっと入院させ続けていたいと…

看護師1：慢性の人工呼吸器患者用のベッドは，少なくとも1年半は待たなければならなかったと思います．それで，回診の時に，とにかくチームに試してほしいと訴えたのですが――呼吸器の数値をゼロにして自発呼吸をさせようとまでは，もちろん思っていませんでした．ただ，少しだけ下げるのを試してほしいと思ったのです．でも，答えは「ノー，ノー，ノー」でした．

インタビュアー：チームはなぜそんなに反対したのですか？

看護師1：それをやってみるたびに，彼女はだめだったからです．

インタビュアー：それなら，あなたはなぜもう一度試してほしいと思ったのですか？

看護師1：なぜって，患者が――私たちは，以前に何度も試したのですが，患者が「やらせて」とは言ったわけではなかったのです．彼女は，その頃より

ずっとずっとよくなっていました。ずっとよくなっていたのです。熱もありませんでした。食事は介助されていました。彼女の肺機能はそれほどよくはありませんでしたが。

インタビュアー：そうしたことをチームにすべて伝えたのですか？

看護師1：はい。

インタビュアー：それで，何と言われました？

看護師1：ノー（笑）。まず，最初に私がそのことを話し始めた時，レジデントは即座に「ノー」。その時，私はまだ話し終えてもいなかったんですよ。なのに，彼は「いや，そんなことはさせない」。私の言うことを聞き終えてもいなかったんです。私は「少なくとも，話をさせていただいてよいですか」と言いました。それで，私は，彼女が以前とどのように違っているのか，どのように食事を与えてもらっているか，いかに発熱がないかということをたたみかけるように話しました。聞き終えてレジデントは言いました。「でも，彼女の肺機能はまだよくないよね」と。私は言いました。「彼女が自宅にいたころの肺機能がどんなものだったか，私たちは知りませんよね。自宅で生活していた頃は，もしかしたらもっとよかったかもしれません。彼女はウィーニングに失敗したわけではありません。私たちが彼女に十分なチャンスを提供してこなかったのです。彼女に試してみるチャンスを与えるべきだと思います。それから，先生，彼女のところに行った時，ただ『気分はどうですか？　では，また』ではなく，彼女の言うことに耳を傾けてください。彼女の話を聞けば，彼女が試してみたいということがわかると思います」。それで，チームは，しかたなく…彼女に会いに行ったんです。そこに指導医がやってきた時，私は，彼女がどのように行動しているか，どれほど人工呼吸器を取りはずしたいか，そして，在宅人工呼吸器プログラム全体について説明をしたんです。すると，彼は彼女の退院にとても関心を示しました。退院計画は，この医師が立てるものです。そこで，私は，在宅の人工呼吸器ケアについて説明し，彼女の人工呼吸器の設定値を改善するために，彼女とともに努力しなければならないと説明しました。私は「とにかく，私たちは試してみなければなりません」と言ったのですが，彼は，あまり気が進まない様子でした。私は，レジデントたちがどうして気が進まないのか彼に説明しました。指導医は，レジデントたちの考え方は

215

妥当だと言いましたが,私は,強調し続けました。「患者は試してみたいと思っているはずなので,私たちは本当に真剣にやってみるべきだと思います。彼女と話をしてみてください」。それで,彼は部屋に入り「人工呼吸器をはずしたいと思っているそうですね」と言い,そして,彼女は「はい」と答えたのです。それで,彼は「では,今日,試してみますか」と言ったのです。

　患者は最終的に人工呼吸器からウィーニングした。それから,リハビリテーション病院に移って,最終的に自宅に戻った。この状況において新たな可能性を見つけることができたのは,看護師と患者との間に特別な関係が存在していたから,そして,看護師が患者のことをよく知っていたからだ(Tanner et al., 1993)。この事例は,達人実践者が使うことができる道徳的で主体的な行動の主要な面を如実に示している。道徳的で主体的な行動は,関係性的なもの,状況下にあるものであり,また,連帯やチームメンバーの帰属と参加を表現するものでもある。しかし,その看護師は,また,患者が必要とし希望していることを擁護するために,予期されていない立場をとることも可能なのである。

## 主体的な行動

　達人看護師にとって,道徳的で主体的な行動の新たな可能性は,臨床状況の把握,具現化されたノウハウ,そして臨床状況における将来起こりうることを見通す能力によって生み出されるものだ。道徳的な行動は,見極めるスキル,行うスキル,そして尊敬をこめたケアリングのあるやり方で他者とともに存在するスキルに結びついている。これまでに示されたように,スキルは,卓越した実践者であるための条件であるだけではなく,非常に複雑な臨床状況下のその瞬間に行動するために不可欠な条件でもある。
　臨床的・経験的ケアリングのスキルは,達人の看護実践に必要とされるものでもある。他者とともに働くことや他者との関係において自己の行動

を調和させることを学ぶことは，達人レベルの実践で可能な道徳的で主体的な行動の中心をなすものだ。達人の道徳的で主体的な行動には，以下が必要である。

(1) 卓越した道徳的感受性（優れた臨床実践およびケアリング実践のためのビジョンとコミットメント*）
(2) 知覚的鋭さ（特定の状況における重要な道徳的課題を同定する能力）
(3) 具現化されたノウハウ
(4) 患者，家族，同僚との熟達したかかわりと敬意のある関係
(5) 直ちに状況の中で対応する能力

　臨床的専門性の発達は，必然的に倫理的専門性の発達を要求する。私たちは，科学と実存的ケアリングのスキルに関連する医学理論と看護理論の相違については，既に理論的に明確にした（第1章参照）。達人の看護実践には，両方の分野での専門性が必要になってくる。本書で記したように，経験からの学びは，それ自体が道徳的なアートでありスキルである。なぜならば，それは，そうした学びには，自己の予想を覆すことや予期せぬことや失敗にでさえ直面することが必然的に伴うからである (Gadamer, 1975)。達人看護師は，困難に立ち向かい，状況に対してオープンで，脆弱な患者と信頼に値する関係を構築することができなければならない。これは，アリストテレスのフロネーシスの徳とスキルの概念と非常に共通するものがある。しかしながら，アリストテレスの考えとは対照的に，感情は常にエラーと妨害の源として考えられるのではなく，オープンさ，知識，対応に不可欠なものとして認識されている (Aristotle, 1953 ; Dreyfus, 1979)。不安，傲慢，恐れ，その他の熱情は，達人のパフォーマンスを中断させたり妨害したりすることもありうるが，それらは，同時に，自己と状況へ近づくことや理解の源泉でもある。したがって，不安は，状況との

---

*訳者注：コミットメントとは，あるできごとに対して，強い意思と責任をもって最後までかかわり通すこと。

関係で探求されなければならない。その状況に存在する他者が，ある人の感情的な反応や理解を把握するのを支援することも可能だ。新人看護師は，状況の把握が不十分な経験に基づいているため，他者の見通しや視点に頼らなければならない。彼らは，状況下で行動するためには感情的な不安を捨て去らなければならない。しかし，経験が，直近の感情的で具現的な反応とムード（例：恐怖や平穏の感覚）とともに，具現化されたナラティブ的記憶を創出していくにつれ，感情が，状況の中で，自分を他者や危険，困難，機会に適合させてくれるようになる。感情を状況に合わせていくことは，達人の臨床的・倫理的態度の中心となるものだ。これは，誤った感情的反応を修正し，正しい反応を強化するという訓練を示唆している。第1章に記したように，有能な運転者は，タイヤのエッジでコーナーをきる時に喜びを感じるようではいけない。同様に，看護師は，管理，ケアリング，怠慢，そして患者について感傷的になることなどの間で，感情的に調整された質的相違をもたらさなければならない。この識別は，状況の中において，そして他者との関係においてのみなされうるものである。とはいっても，これは，こうした問題が，絶望的なほど主観的，あるいは私的で，完璧に相対的，あるいは感情に訴えるものだということは意味しない。ただ，それらは特定の移行の中に位置し，その中における関係と論証を要求するものである。

あらゆるレベルの看護実践において，ケアリング実践と人間関係の形態において，関係性の倫理——つまり，他者に誠実で，他者を認識し，他者に耳を傾け，他者を見て，他者へ対応すること——は，臨床的・倫理的専門性の発達を導いていかなければならない（Benner, 1984a；Benner & Wrubel, 1989；Lindseth, 1992；Logstrup, 1971；Martinsen, 1989；Phillips & Benner, 1994）。倫理的な看護実践には，看護師が正しい理由に基づいて仕事をするだけでなく，他者との良好な，あるいは正しい関係にあるということが要求される。達人のケアリング実践は，弱者や脆弱な人々の小さな声や懸念に丁寧に対応し，そうした声を拡大していく。また，達人のケアは，他者の強みを褒め，奨励し，拡大させていく。

このように達人の支援についてのナラティブは，自分のケアリングの優れた業績や支援を列挙するのではなく，他者の強みに焦点を当てていることが多い (Benner et al., 1995；Hauerwas, 1981)。ケアリングのスタンスは，逆風的な経済的な力が働いているシステムにおいては，ケアする者とケアされる脆弱な人たちを不利な立場に置くことになってしまいかねない。それゆえ，達人レベルの実践者は，擁護のスキル，自分たちの懸念を伝達するスキルを発達させなければならない。さらに，ケアリング実践に対して全組織的な支援的空間を生みだすために，ケアリング実践を支援するようなシステム設計のスキルも発達させなければならない。これには，自己を尊重することや自立的思考が必要になる。道徳の主要な原則としての自律性の擁護者であるドゥオーキン (Dworkin, 1978) が指摘するように，私たちが"矛盾のない，また尊敬に値する自律性の概念を発達させることができるのは，伝統，権威，コミットメント，忠誠の理解，そしてこれらが根ざす人間のコミュニティの形態についての理解を深めること"を通じてである (p.170)。

　経験的に獲得した臨床的・倫理的専門性は，実践者のグループに共有される道徳的な声と道徳性を発達させる。私たちは，患者を擁護し，より正当でより思いやりのあるシステムに変更するよう要求する達人レベルの実践者の多くの事例に遭遇した。連帯の事例，つまり，医療チームメンバー，患者，家族と立ち上がった事例や，批判と修正の事例がある。どちらも，より成熟した臨床的・倫理的専門性に不可欠なものである。

　達人の道徳的で主体的な行動は，関係性のあるものであり，状況の中に存在するものであって，医療実践者のグループ，患者，家族の中にあって，経験的に学習することによって構成されるものである。達人の道徳的で主体的な行動を完璧に解明するのは不可能であるが，私たちは，私たちが実践で聞いたことや見たことを言葉にあらわすことはできるだろう。以下の論述では，達人レベルの実践者の道徳的で主体的な行動の3つの主要な面に焦点を当てている。

(1) かかわりのスキルを発達させる
(2) テクノロジーを管理し，不要なテクノロジーの侵入を防ぐ
(3) 他者とともに働き，うまくやっていく

## かかわりのスキル

　達人レベルで実践している看護師は，患者と特によい関係をもつことができた事例，そして，そうした関係が状況での可能性を切り開いた事例についてのストーリーを語ることがよくある。持続する関係を築くことができた数人の患者について，よく記憶していた。そのかかわりがあったために，看護師は，特定のつながりや尊敬なくしては不可能だったようなやり方で患者の希望を理解した。次に紹介するインタビューからの引用は，本章で前述した ARDS の医師のパラダイムケースからのものである。この看護師は，その退職した医師を 6 か月にわたってケアした。その時，その医師は，バイパス移植手術からの回復の途上で，その後 ARDS と腎不全を発症していた。看護師は，その患者の"バイタリティ"——彼の生きることへの関心だと彼女がとらえたものに心を動かされていた。引きこもりがちになった時期でも，彼は，彼女のケアや関心には反応を示した。彼女は自分の家族の話をしたり，家族の写真を見せたりした。自分のケアを"より個人的な"ケアにできることはなんでも行った。約 6 か月後，彼は別の病院に転院して行った。担当看護師や彼女の同僚看護師たちは彼を見舞った。その別の病院の看護師たちに，彼が大切にケアされてきたということを知ってほしいと思ったからだ。

看護師：私たちの関係は，私が看護をしている中で人と築いた関係の中で最も強いものでした。私は，自分が彼の生命力の一部だというふうに感じていました。そして，彼が落ち込んだり引きこもったりした時でも，彼が関係を築いた人々がそばにいれば，その状態をずっとうまく乗り切るだろうと感じていました。私たちは，彼の命を燃やし続ける力の一部だったのです。

それは，私の理念でもあるのですが，でも，彼の場合，それははっきりと理解することができたのです。
**インタビュアー**：どのようにでしょうか？
**看護師**：私は，患者の病気に焦点を当てないように気をつけました。そして，彼らが安全だと感じるところに連れて行ってあげようと心がけました．彼はとても脆弱でした．でも，彼は，本当に強い人が一緒にいるとより安全でした。

　この看護師のこの患者とのかかわりは，過剰なものだと考えられるかもしれない。かかわりすぎの場合，看護師は客観性を失い，患者のニーズは圧倒されるようなものである。看護師が1人の人間としての患者に深くかかわると，治療目標が見過ごされたり，二次的なものとみなされたりすることがある。しかしながら，この看護師は，どの時点においても，治療目標を見過ごしたりしなかった。実際，彼女のかかわりが，目標に向かって治療を続けることを可能にしたのだ。頭の中で想像する"快適な"レベルのかかわりの理想は存在する。患者の苦しみと脆弱さは，ケアの要求に応えられるようなレベルのつながりを要求する。達人レベルの実践では，看護師たちは，通常のレベルのかかわりの"例外"について話す。スキル，つながり，そして幸運が相重なって，とても予想できない，また義務的に要求したりできないようなやり方で，ケアに相乗効果が生まれたというストーリーもある。看護師は，そのようなケアリングのやり方にオープンで，この重要なケアリングの仕事が実現されるように，仕事の時間と組織化を促進させるために，お互いを支援し合うことができるのである。"正しい"かかわりのレベルがあるという一般的で文化的な前提を前にすると，達人看護師でさえ，自分と患者との相互のかかわり，患者へのコミットメントの感覚，彼らのやり方でのケアの個別化のあり方などについて，オープンに語るのをためらってしまうところもある。しかし，この事例やその他多くの事例が示すように，状況を考慮に入れない"正しい"かかわりのレベルなどどこにも存在しないのである。前述したインタビューの抜粋は，かかわりが擁護の可能性をいかに生みだすかも示している。その看護

221

師は，思い出，関係，慣れ親しんだ儀式，そして環境において安全な土壌を創出することによって，彼を保護したことを説明している。キャラハン(Callahan, 1988)が以下のように指摘している。

> 感情は，倫理的探求に力を与える…道徳的な問題と格闘する人は，通常，感情的に善を行い，悪を避けることにコミットしている。道徳的思考で特別に道徳的なこと，つまり道徳的思考に避けることのできない"すべきこと"を与えるのは，個人の感情の投資なのである。(p.13)

このことは，以下に紹介する新生児集中治療室の看護師と小児集中治療室の看護師の間の会話で明らかである。

**新生児看護師1**：私たちの病棟で働くにはいくぶん強迫観念にとりつかれているようでなきゃならないわ。そして，多少完璧主義者でなければ。［点滴やその他の薬の］どの1"cc"でも違いをもたらすものだから，細部にまで細心の注意を払えるようでなければならない。私のどんな些細な動きも違いをもたらす。わずか1/2 cmでも，気管挿管するか抜管するかの相違をもたらす。たらたらやっている時間などない。そこで働いているのは，自分のできる限りのことを自分のケアの中に融合させていくようなタイプの人間。自分はもともとそんな人間。はじめは赤ちゃんをどんなふうにあやせばいいのかわからないかもしれない。でも，いったん誰かがそのやり方を教えてくれたら，それは自動的に自分の仕事の一部になる。なぜなら，私たちは，完璧であることに強迫観念をもっているから。

**小児看護師**：未熟児のケアをする看護師たちは，そこに満足感を感じるのだと思う。なぜって，そうしてあやす，安心感を与えるやり方がうまくいくから。でも，小児科で働いている私にとっては，未熟児はぜんぜんだめ。［私にとっては］未熟児は全く個性がなくて，もうどうしていいかわかんない。未熟児には個性はないと思う。ご存知のように，私は新生児のケアはあまりしない。でも，新生児は，［小児科の小さな子どもたちと比較して］笑いかけたり，ばかってよんだり，身振り手振りで話しかけたりしない。お話

を読んであげたり，一緒に座ってビデオのダンボを見たり，手を握ったりもできないでしょ。私は，もう少しギブ・アンド・テイクがあるのが好きなの。だから，小児が好きなの。でも，子どもたちも，ぐずったり，赤ちゃんのような行動をとることがあるとは思っているの…だけど，私は，子どもたちをぐずったり赤ちゃんのような振る舞いをさせないようにすることにも満足を感じているの。

新生児看護師1：でも，私の満足感の一部もそのあたりにあるのよ。みんながむずかる気むずかしがりやだっていう患者［未熟児］を受け入れるでしょ。病室にいって，30分ほどでその子をあやして落ち着かせる。私は，それにものすごく満足を感じる。

新生児看護師2：そうそう，それって反応なのよね。ありとあらゆるところに連れ回され，つながりを断ち切られた子どもを受け入れて，その子をベッドに心地よさそうに寝かせて，その子がリラックスして本当に眠りに落ちる。それって，ちょうど子どもが看護師にニックネームをつけたりするのと同じような反応なのよね。

　この会話では，異なる患者グループにおける患者の改善に関連した，より具体的な満足感の話が続けられた。

小児看護師：それって内面的なものですね。自分の中で内面化された満足なのね。それは，精神科の看護師が統合失調症の患者のケアをするのが好きというのに似ているわね。6か月ごとに少しずつ改善が見えることに満足感を覚えるような。

　これらの看護師の話は，達人の実践が，患者とのケアリングのある関係によって構成され，患者の反応によって導かれることをよく示している。これらの看護師は，自分の仕事が関係性の中に位置しているということを当然のことのように考えている。そして，乳児や小児たちとともにいるという自分のスキルには，あやしたり，気を紛らわせたり，乳児や小児とともにいたりすることが含まれるということも当然だと思っている。彼らの

223

かかわりのスキルは，あやしたり慰めを与えたりできるということで覚える"満足感"によって導かれている。彼らの行動は，よく知っている状態と結果によって導かれる。その標準は厳密だ。エラーとなるかどうかの差はわずかだ。1 cm$^2$，あるいは1 cmが相違をもたらす。完璧さが要求される。看護師は自己の最善を尽くさなければならない。そして，避けることのできない失敗から学びながら，患者の反応と望まれる結果によって導かれていかなければならない。

## テクノロジーを管理し，不要なテクノロジーの侵入を防ぐ

　テクノロジーの管理とその利用の評価は，多くの達人のナラティブに欠くことができなかった。テクノロジーを安全なものとすることについての経験知，そして，テクノロジーが有害であったり不毛であったりする場合についての経験知が，具体的なストーリーの中で共有されていた。次のナラティブはその一例である。

**看護師1**：術後の心臓管理のようなマイナーなケアでさえもそうなんです。子どもは術後4日目で抜管，食事もしています。なのに，看護師たちはまだ4時間おきの検査を実施しているのです。そして，看護師たちは皆全くはじめての人とか新卒ばかり。それで，私がそういう場面に出くわすと言うのです。「医師が次にやってきた時に，その子の4時間おきの検査を中止して，1日1回にしてもよいか尋ねたら？　それとも，なぜそれをまだ継続しているのか理由を尋ねてみたら？」と。意味がわからない，全く。その子はベッドに座って，テレビを見て，食事をしているのに，なんでそんなに採血ばかりするの？　(笑) そんな小さなこと…そうそう，カルシウム輸液の投与もそう。これも大きな論争点になります…3日経ってもまだ毎時カルシウムの投与をしているの，しかも，その子はもう食事を始めているというのに。(笑) [医師に] もうそれを中止していいか，尋ねてみた？　彼のカルシウム値は？　6なの？　毎時投与しなければなりませんか。そのままで大丈夫ですかって，どうして尋ねないのかと…そんな小さなこと，いろいろ。

看護師２：けっこうしょっちゅう中止するのを忘れているよね。
看護師１：そうなの。だから，それを思い出させるのは私次第といった感じ。静脈切開部の縫合糸を抜糸することを思い出させるとか。それから，本当に新人で，どのように患者のケアをするか看護計画に書かれた通りのことだけやっている人とかね。そして，そういう人たちが少し経験を積むと，看護師もその看護師のアセスメントスキルもよくなるの。患者が少しゼイゼイとした呼吸をしているとか，少し体温が低いとかいうことに気づくようになるの。少し顔色が青いとか。でも，まあ，私たちの仕事って，そういう細かいことをきっちり拾い上げていくっていうことよね。

　達人は，一般的な見落としとか患者にとってテクノロジーによる危険の可能性などを学習する。そうした知識が，他者の監督や訓練の源泉となる。そのような場面において，達人たちは，文化的基準を有している人間だ。ある看護師が述べているように，「[人工]呼吸器の場合，もし患者の役に立っていなければ，患者を害しているといってもほぼ間違いありません」。そして，この格率は，IVや経管栄養など他のテクノロジーにも拡大された。

　明らかに，達人としてのテクノロジーの習熟と達人としてのケアリングがあれば，テクノロジーに関して重要な視点を提供できる。そして，それは，達人のナラティブで明白に示されている。テクノロジーの使用に慣れている内部者の批評よりも，部外者の批評はより辛辣かもしれないが，私たちは，達人のナラティブの中に，テクノロジー依存についての慎重かつ重要な視点を発見した。進展は，患者が自身の力を取り戻すことによって評価されていた。体をテクノロジーで管理することは，必ずしも最適なものではなく，一時的なものであることが望まれる。テクノロジーが体を管理してしまうことに対する慎重な立場と反論が，新生児看護師による次のコメントにあらわれている。

　私たちが，ケアがある経過をたどるべきだと決めても，もし赤ちゃんが「ううん，それはそんなふうにはしないよ。ぼくはそんなに食べられないよ。そ

んな量には耐えられないよ」って言うと，赤ちゃんがしたいように思えることが…変に聞こえるかもしれませんが，こちらがこうすべきだと決めた型に赤ちゃんを押し込めようとするのではなく，赤ちゃんに自分へのケアをもう少し直接的に導いてもらうようにしてもらったほうがよいように思うのです。

彼女やその他の看護師たちは，「赤ちゃんの導きに従うこと」について述べている (Benner, 1994d)。反応に基づいた実践と注意と敬意をもってケアを進めていけば，鎮静，麻痺，さまざまなテクノロジーを使った支配や抑制に一定の制限を加える。こうした看護師たちは，必要な侵襲的テクノロジーは支持したり正当化し，そのテクノロジーへの不安や恐怖を減少させ，その使用が過剰になった時にはそれを認識することに日々格闘している。

　彼女は，気管切開をしていて，私たちはその離脱を積極的に試みていました。彼女は大丈夫でした。その日，私たちは，彼女に10時間ほどマスクをかけ，夜間は人工呼吸器に戻しました。でも，彼女には動脈ライン（Aライン）が50日ほども入れられていました。Aラインを入れ続けていたのです。それで，私は「どうしてAラインを入れているんですか」と尋ねました。「呼吸器をつけているから必要なんだ」という答えが返ってきました。「いいえ，必要ありません。呼吸器をつけているということが，Aラインを挿入する基準にはなりません。私たちは，彼女のガスの値をちゃんと知っています…彼女に何か問題が起こりそうだったらわかります。彼女は，他のパラメータで私たちに教えてくれるんです…」。彼女はヘマトクリット値にも問題がありました。なぜなら，医師たちが過去50日間血ガスサンプルをあまりに頻繁にとり続けたからです。

これは，患者のニーズと診断法への反応についての臨床的・倫理的アセスメントである。テクノロジーのアセスメントは，しばしば，疼痛の苦しみ，疼痛管理，苦しみの緩和に関連している。

前夜，転棟してきた患者がいました。私は，日勤に出て行くことになっていました。その男性患者は，血ガス値がよくなかったので搬送されてきたのでした。彼は脈管炎で喀血していました。基本的に，肺の中に血液を送り込んでいました。それから自身と家族の希望で心停止時に蘇生はしないことになっていました。それでも，うちの病棟に送られてきたのです。なぜなら，家族が気管挿管の手前までの段階ではあらゆることをしたいと望んだからです…私は，その男性の容体がみるみる悪化するのを目の当たりにしました。彼は，落ち着きをなくし過換気になりました。だんだん支離滅裂になっていき…呼吸できなくなって窒息しそうでした…彼はベッドから這い出ようとしていましたし，マスクをはずしていました。彼は，低酸素状態で空気飢餓状態でした。喘ぎながらなんとか呼吸しようとしていました。本当にひどい状態でした。私の経験した中で最悪なものの1つでした…彼は本当に苦しそうだったのです。そして，私たちはそれを防ぐことができたはずだという思いがしていました。本当にできたはずでした。不要な苦しみでした。そして，それは本当に私の責任だったのです。医師たちは，時に，それ［苦しみを緩和し安寧を提供すること］を自分が優先的にすべきことだと考えないからです。でも，看護師はそう考えるし，そうすべきなのです。

　このナラティブは，後悔を残した状況から学ぶという倫理的勇気で語られたものだ。看護師は，事後振り返って，安寧の手段と疼痛緩和のためのより効果的な計画を準備して，必要なタスクを遂行するために同僚の支援を得るべきだったことを認識している。振り返った時に，彼女は，医師に患者の病室に留まりその苦しみを目撃するように主張すべきだったと気づいた。医師たちは，気管挿管まではしない，過剰な薬剤で呼吸を阻害したくないという家族の希望に従おうとしていた。そうしたことは価値のある目標だが，患者の苦しみを直接目撃した上で変更されるべきだったのだ。
　現場で実践を積むと，実践者が環境やそこで使われるテクノロジーに慣れて，ある種保守的になりかねない。クリティカルケア看護もその例外ではない。しかし，希望がもてるのは，このような達人看護師のナラティブには，優れた看護実践の概念，特定の患者とのケアリングのある関係につ

いての概念，正当化され得る積極的なケアと，苦しみと死に逝く過程を延ばすだけの過剰で不毛な介入との間の相違についての蓄積的・集合的な英知についての概念などが記され，そうした概念が，修正的かつ批判的な視点を提供しているということを，ナラティブが示しているからである。

## 他者とともに働き，うまくやっていく

　確実に臨床を把握し，そして臨床的な介入と対応がその臨床状況の把握に結びついていれば，患者が必要としていると自分が信じることを他の看護師や医師たちに理解してもらうための達人看護師の立場は，強力なものとなる可能性がある。予期せぬできごとを認識するには，説得し，他者からの適切な反応を引き出すことが必要だ。このレベルで実践する看護師たちは，患者のニーズに対して医学的治療が不適切だと自分が信じた時に，それを明確にわかるように伝えなければと強く感じる。たとえば，ある看護師は，自分が患者のニーズのために適切だと思う反応を医師から得るまでは，"上訴する"ということについて述べている。

看護師：私はシニアレジデントのところに行きました。まず，整形外科のインターンのところに行ったのですが，チーフとインターンがやって来て評価しました。でも，依然として何も変わらなかったので，外傷のインターンに電話しました。彼の答えも気に入りませんでした。それで，そのシニアレジデントのところに飛んで行ったのです。そこでやっと結果を出してもらいました。

インタビュアー：だいたいいつもそんなふうにしなきゃいけないのですか…

看護師：だんだん上の人たちにってことですか？　ええ，そうですね。それが私たちの責任だと思うのです。よい答えをもらえなければ，そうするように期待されています。

インタビュアー：そうすることで，何かネガティブな結果が生じたりはしませんか？

看護師：インターンとかジュニアレジデントとか，尋ねるのをとばしてしまうと，

まず自分に尋ねなかったと少し気をわるくする人もいますね。でも，適切な答えをもらえなくて，それを追求しなくて何か起こったら，困るのは患者さんです。だから，それで誰か私に腹を立てても，そんなことは対応できます。もし，それが深刻だと思えば，必要ならトップまで尋ねに行きますよ。

患者の安寧のためという責任感は，状況の中に存在する実際の可能性という視点からみると，そして，一人前レベルの看護師が経験する過剰な責任感や負担と比較した達人看護師の能力という点から考えると，より現実的なものとなる。それは，以下の緊急時の具体的な準備によく示されている。

私が最初にその帝王切開室に入って，自分がその赤ちゃんに責任をもつんだということにショックを受けた時から，自分がその赤ちゃんに責任をもっても赤ちゃんは大丈夫だと思えるようになるまでに3年半かかりました。私は医師がやって来るまで［緊急状況の説明］，その赤ちゃんのケアをすることができます。ある時期，そのことに不安を感じた時期もありました。でも，一緒に働いている医師たちはすばらしいと思います。本当に。ほとんどの医師がそうです。私たちがスキルを学べるように積極的に支援してくれます…たとえ，年に1回くらいしか起こらないようなことでも，私の心の平安のために教えてくれます。学んでも，同じことがそれから5年くらい起きないかもしれません。でも，声帯を見たことがあるわ，どのサイズの［気管］チューブを挿入すればいいかを知っているから，もし自分でしなきゃならない場合はできるわ，と思うと安心できます。

人の生命がかかっている医学的緊急時に直面して，無力感を経験することは，個人的にも倫理的にも擁護できるものではない。したがって，達人の臨床的・倫理的姿勢では，看護師が危機に直面して最初に対応する準備ができているということが要求される。危機的状況が起こる時，そばにいるのは通常看護師だからである。

達人看護師の道徳的で主体的な行動は，状況の中で示されていることが状況にもたらすことをよりよく認識することによって，社会的によりしっ

かりと埋め込まれる。状況を読む能力が向上すれば，看護師は，状況の要求に従って，一歩踏み込んだり，一歩引いたり自在にできるようになる。ある看護師が以下に説明するように，限界についてのより現実的な理解が生まれ，過剰な責任感への修正が働くようになる。

> 私は，ものごとを家族にとって大丈夫な状況にすることはできません。ひどいことを大丈夫なことにすることなどできないのです。できるなどと思ってアプローチするのは誤った考え方です（彼女は，予想することも介入することもできないような悲劇の事例を説明した）。

経験的学習を通じて，実践者は，境界，限界，可能性を受け入れることができるようになる。このようにして，達人は，例外的で予期できない，慣例や他者の期待などと相反目する事例において，道徳的な立場をとるということを例示する。また，達人は，他者の強みと弱みを慎重に認識する。他のケアリング実践と同じように，看護実践は，孤立状態で行うことはできない。それは，英雄的な単独行為ではない。したがって，看護の達人としての専門性は，半ば，難しい状況において，誰も過剰に負担を負うことなく，可能なあらゆる活力を取り込むことができるように，他者の力を強化し他者とともに働くことの中に存在しているのである。

# 要約

臨床的専門性と倫理的専門性は，切り離すことができないほどに密接に相互関連している。そして，看護実践においては，その両方ともが，看護師と患者・家族との間の具体的な関係において達成することが可能となる。達人の実践の発展は，具体的な状況において，反応に基づいた実践によって，その道筋を示してくれる達人レベルの実践者がいるかどうかにかかっている。

## 教育的示唆

　どのような分野においても，達人レベルの実践者は，実践的知識と，実際の対話的理解，そして実践と理論的知識をどのように融合するかを具現化する。私たちが本章で試みたように，達人の実践を明確に言語化することが，私たちの因習的な組織的な仕事を設計し，達人の実践を正当化し促進するようなシステムを明らかにする上で必要不可欠である。達人レベルの実践者のストーリーは，自己の実践への組織的な障害を乗り越えるためにヘラクレスが行うような努力を反映していることがよくある。私たちは，卓越性の事例についての知識がないような組織的な方針によって，達人の実践を抑制させてしまうのではなく，因習的なシステムを曲げて，私たちの実践の最善に目を向けさせる方法を見つけなければならない。一般的に，組織的構造や方針は，卓越性を背景や対応されない片隅に追いやって，最低限の期待のほうへギアを入れてしまう。組織の構造と方針を最低限の実践標準に合わせてしまうと，私たちは実践において強調し拡大したいと思うまさにその優れた実践の事例を覆い隠してしまう。また，そうした状況では，組織のリーダーたちは，優れた実践のための組織設計をしようとするのではなく，不足を補うことに終始してしまう。それは，結局は，組織のリーダーたちを不利な立場においてしまうことになる。

　高度な専門性を完璧に形式化することが不可能なように，どんな達人の実践もそれが示唆することすべてを記述してあらわすのは不可能だ。最も顕著な示唆は，私たちは，達人の実践を研究し，その実践から学ぶべきだということだ。私たちは，弱い立場にある他者を認識し，そうした人のニーズを満たそうとする難しい仕事を広く大衆に認めてもらえるように，言葉にあらわしていくことにもっと注意を払い，そのスキルを向上させていかなければならない。私たちは，これから後の章で，そうした達人たちによって提供された優れた実践のビジョンに応えられるように努めたい。

## 解説

　特定の医療施設の現場の特定の知識および社会的に埋め込まれた知識は，その場所の看護実践コミュニティの中に存在し，実践の専門性を発展させた看護師たちが有している。医療施設は，専門性を発達させた看護師たちを同定し認識しなければならない。どんな領域においても，達人レベルの実践者が自分の知っていることをすべて明白にできないからといって，彼らが自分の実践で自分が知っていることについて，新人や一人前の看護師より明確ではないということを意味するものではない。達人レベルの看護師は，その臨床状況に関する自己の最大限の把握に基づいて臨床状況の最も明確な説明ができる看護師だろう。もし，ストーリーの中で，何かを当然のことだと思ってあえて語らなかったとしても，質問されると，通常，その臨床状況における自分の理解と考えを明確に述べることができる。これは，自分が臨床で遭遇したことについて明瞭に思い出すことができない，あるいは，自分の臨床の仕事に基づいたナラティブを構築することができないような，患者との積極的なかかわりをもたない看護師とは大きな違いである。第6章で論じられるように，これは，半ば，そうした看護師が，自分の感情を患者の状態に合わせて調整したかかわりを十分にもっていないせいである。感情的に合わせたり，調整したかかわりをもつといったことは，患者の懸念や問題に対する理解を深めるのである。

　達人レベルの看護師に，学び，挫折や崩壊，優れた実践に関するストーリーをもっと話すように奨励すれば，実践が大きく発展していく可能性がある。臨床での挫折や崩壊のストーリーは，看護の仕事の障害やあまり明確にされていない側面を認識するのに役立つ。しかし，それだけではなく，看護師が，資源の不足，制約，医療チームのコミュニケーション不足などのために具現化することができなかった善の概念を，より的確に表現することができる。卓越性を示すストーリーは，特定の臨床状況で発展させた新たな分野の知識やスキルを明らかにする。それらは，たとえば，患

者を呼吸器から離脱させること，何らかの麻痺のある患者の摂食を液体から固形へ進展させること，昇圧薬の調整など，上級の熟練したノウハウと賢明な臨床判断が必要とされる状況の中に存在する数多くの実践の側面である．

　第13章で述べるが，達人レベルの看護師による専門化された臨床的リーダーシップが貢献できるような努力がもっとなされるべきだ．看護管理者たちは，拡大する実践の最先端の知識およびその知識の活用について理解するために，さらに，新たに行われるようになった処置や臨床実践で浮上している問題点を認識するために，賢明な達人レベルの看護師たちと接触し続けるべきである．達人の看護ナラティブを卓上出版＊（デスクトップ出版）すれば，それは，実践の発展の資源となると同時に，達人の看護実践の本質についてさまざまな関係者とコミュニケーションをとる1つの方法となりうる．

---

＊訳者注：デスクトップパブリッシング（desktop publishing；DTP）ということが多い．原稿の作成，レイアウトなど出版のための一連の作業をコンピュータを用いて机上で行うこと．

# 第6章
## クリティカルケア看護における臨床的知識と倫理的に判断する能力の発達を妨げるもの

ジェーン・ルービン　Jane Rubin

　本章では，新人-一人前-中堅-達人という正常な発達の軌跡からはずれてしまった看護実践のタイプについて述べる。その実践は，2つの意味において正常な看護実践の発達の軌跡からはずれている。まず，そのような実践をする看護師たちは，どのレベルにおいてもそのレベルにふさわしい実践を遂行したことがないように見えるという点である。そして，次に，こうした看護師たちに特徴的な実践のタイプは，実践自体に発展の軌跡が存在しないという点である。こうした看護師たちは，最初から，自己の臨床的知識と倫理的な判断をする力の発達をひどく制限してしまうような，実践の形態を変えない状態に陥ってしまっているように見える。本章では，こうした看護師たちの実践を記述し，彼らの臨床的知識の発達が欠如すると，それぞれの現場での倫理的問題を認識できない土台をいかにつくってしまうかということを示していきたいと思う。

　本章でその実践について述べる看護師は，それぞれの看護管理者から，経験を積んでいるが達人ではないと同定された25人である。すべての看護師が，ICUにおいて少なくとも5年の看護経験を有している。したがって，彼らの実践経験は，本研究で達人の実践を示した看護師の経験に匹敵

するものである。しかしながら，その実践の質については，知識ある看護管理者たちが，経験年数に反して，安全ではあるが達人とはいえないと判断している。

　本研究を設計する上での関心は，看護実践の模範的な事例から問題のある事例まで幅広い実践をとらえることであった。その目的は，この経験レベルの看護師の選択には細かな基準を設けないことによって，新人と中級レベルの看護師の実践のばらつきをとらえることであった。つまり，看護経験年数以外には，新人と中級看護師が示した実践の種類に限定条件は全く加えなかった。5年以上の経験を有する看護師については，師長たちに，突出した非常に優れた実践を行う看護師の名前と，安全なケアは行うが，非常に優れた実践者とは考えられない看護師の名前の両方をあげるように依頼した。本章において紹介されるナラティブの大半は，経験は積んでいるが達人看護師の域には達していないとされたグループからのものだ。しかし，すべての事例がそうとは限らない。場合によっては，師長からは達人だと同定されていたが，私たちがそのナラティブを検証した際に，その実践の特徴は達人の実践以下だという証拠を示していると判断したものもあったからだ。師長たちは，実践の専門性について私たちとは異なる理解に基づいて，何人かの看護師をこのグループに選定したのかもしれない。あるいは，私たちは，詳細なナラティブを収集する過程でその看護師たち特有の働き方により密着することができたが，そうした師長たちは，私たちほど近い距離で看護師たち特有の働き方を観察してこなかったのかもしれない。

　こうした看護師たちが自分の仕事をどのように理解しているのかを述べるために，私はそうした看護師の典型的な事例を使うことにする。その看護師は，慎重に，あるいは明瞭に考えることもなく，死に逝く患者に薬を投与し，それによって患者は亡くなった。私がこの事例を選んだのは，このグループの看護師が自分の仕事をどのように行うかその基本的なものが，すべてではないとしても，その多くが示されているように感じたからだ。少し長い事例を選んだ。なぜなら，こうした看護師の仕事の性質を示

すのに，特定の患者のケアの全体を示すストーリーが必要だと思ったからだ。複数の短い事例は，経験は積んでいるが，達人の域には達していない看護師の仕事において浮上する複雑な問題を理解するには，その前後の脈絡が不十分だからである。

　私は，この分析における実践の概念の重要性を最初から強調しておきたい。後述でわかるように，このグループの看護師に足りないものを，心理的問題などとついその人特有の気質のせいだとしてしまいがちだ。また，こうした看護師たちに，道徳的な配慮の代価として，自分たちの行動が法的な問題を招くのではないかと不安をもたせてしまう過剰な訴訟社会など，その背景にある社会問題のせいにもしてしまいがちだ。

　私は，このグループの看護師における臨床的知識や倫理的に判断する能力の発達を妨げるものとしての心理的・社会的な要素の重要性を否定しようとしているのでは決してない。しかしながら，私は，こうした看護師たちが共有する実践の構造があるということ，そして，それは，心理的・社会的な要素との関連はあるが，決してそれだけのせいにはできないということを主張したい。この種の実践が，常に，典型的な事例で説明されるような倫理的な盲目さを生み出すものではないが，しばしば，不十分なケアを生み出してしまう。その実践の構造を同定することが，倫理的知覚の鈍麻と不十分なケアの両方を防ぐ手助けとなることを，私は切に願う。

## 実践の構造

　私がこうした看護師たちの研究を始めた時，最初に強い印象を受けたことの1つが，彼らが自身の実践についてあまりよく覚えていないということだ。自己の実践において違いをもたらした重要なできごとについて述べることができないだけでなく，特定の事例――最新の事例でさえも――の具体的なことを思い出すことさえできなかったのだ。患者について語るように頼まれた時，こうした看護師の1人は，そして彼女はNICUで働い

ていたのだが，「私が担当した一番最近の子どもは，他にも問題が出ていて…それが何だったか…今ちょっと思い出せないので…記録を見なきゃ」と答えたのだ。別の看護師は，自分の実践が違いをもたらした患者について，より詳細を述べるように頼まれると，「彼のことはよく思い出せません。今，自分の記憶が不確かです」と答えた。三番目の看護師には，死に逝く患者に対する達人看護師による心動かされるケアの説明を聞いたあと，インタビュアーがこう尋ねた。「あなたは先ほど，自分にとって何らかの示唆をもたらすものになるかもしれないと言っていました。何らかの示唆を得られましたか」。すると，彼女は「示唆されたのは，死と死に逝くことだけです。他の具体的なことは何もありません。すべてはあいまいでよくわからない人です」と答えたのである。

　これから論じる典型的な事例は，このパターンと一致する。インタビューの冒頭に，インタビュアーは，その看護師に「あなたにとって鮮烈な，あなたがよく覚えている臨床事例」について説明するように頼んだ。以下は，その看護師の話したことである。

　　きっと以前にも聞いた話だとは思いますが，ある人についてお話します。その人は…ある土曜日に入院しました。慢性疾患を抱えていて，高齢で，自宅を失って介護施設に移るように言われていて，それでペットもあきらめなきゃならないとか…。日曜日には，彼女は…心変わりしていて，死ぬこと，死に逝くことへの準備ができていたんです。まあ，いずれにしても，彼女が気管挿管をしてもらいたいと思わない限り，できることはほとんどなかったのですが，気管挿管をしたとしても，長々と延命して，まあ，いずれは死ぬんですが。で，彼女はそれを選択せずに，何かの薬を服用したんです——えーと，何だったかしら？——ヴァリウム（抗不安薬）か何かだったと思うけど。何だったか忘れましたが，まあ，それで呼吸が止まったわけです。それが，私にとって鮮烈でした。

　この看護師の記憶からその状況の詳細が欠落していたのは，衝撃的だった。彼女が投与した薬は苦しみを緩和するものであったが，結果として，

238

それが患者の死を早めてしまった。それなのに，彼女は，自分がどんな薬を投与したかをはっきりと思い出せないのだ。彼女は，その患者の医学的状態も年齢も思い出せない。「なんの疾患で入院してきたの？」という別の看護師の質問に対する彼女の答えはこうであった。「MS（多発性硬化症）か何かだったと思うわ。長期にわたるなんらかの神経系の疾患」。

**インタビュアー**：何歳くらいの患者だったのですか。
**看護師**：そうですね，75歳，いや80歳くらいだったかもしれません。

　この看護師が死を早めることになった薬を投与したのは，それが初めてだったことを考えれば，彼女がそのことをよく覚えていないということは特に注意を喚起する。彼女は次のように続けている「その薬がその女性を低酸素状態にし，やがて呼吸を止めてしまうということを知った上で，その種の薬を実際に投与したのは，それが初めてでした」。このグループのすべての看護師が，記憶を失うという器質的な障害に苦しんでいるということは信じがたい。同様に，これらの看護師すべてが，記憶障害を起こすうつ病や物質乱用など非器質的な臨床的症候をもっているとは考えがたい。したがって，彼女たちの記憶の欠落は，個人の生物学的なものや心理学的なものが関係しているのではなく，彼女たちの一般的な仕事のやり方に関連していると考えられる。
　前述したように，これらの看護師たちの実践の形態では，臨床的知識や倫理的判断が，実践者の経験において意味ある役割を全く果たしていないのである。言い換えれば，こうした看護師たちは，しばしば臨床判断や倫理的判断を行っているが，自分たちがそれを行っているという認識をもっていないのである。自己の臨床実践において，臨床判断や倫理的判断を自分自身が行っているという経験を認識する能力のなさが，このグループの看護師たちを，本研究の他のグループの看護師たちと区別するものである。そして，その能力のなさのために，彼女たちの実践は，前述した奇妙な実践形態を示していると考えられる。

この主張が妥当だと判断してもらうためには，私が臨床的知識とよぶものが何を意味しているのかを説明し，それがこれらの看護師の実践経験に存在していないとなぜ考えるのかを示す必要がある。それから，自らが倫理的判断を行っているということを自覚する能力のなさは，臨床判断を自分が行っているということを自覚する能力のなさから直接的に派生していることを説明する。

## 臨床判断

　インタビューの次の部分では，この典型的な事例の看護師が，患者が自分の命を終わらせる決断にどのようにして至ったのかに関する彼女の理解について説明している。

看護師：彼女はその時まで自宅で生活していて，地域でもとても活動的だったし，友人も多くて支援もたくさんあったのだけど，時間が経つにしたがって，それはだんだんと減っていきました。そして，私は，彼女があれほど急に心変わりしたことにとてもびっくりしたのですが，それと同時に，彼女のその決断が揺るがなかった，と私は思うんですが，それにも驚きました。
インタビュアー：あなたは，彼女が「心変わりした」と言いましたが，それは，どんな気持ちからどんな気持ちへ変わったということなのですか。
看護師：彼女は，自分の家具もなく，ペットもいなくて，サポートグループもなくて，新しい環境でどうやって生きていけばいいのか悩んでいたのですが，その気持ちから，もう生きないというふうに心持ちを変えたのです。
インタビュアー：彼女の気持ちの変化の過程がどのようなものだったか知っていますか。彼女は，あなたにそのことを言葉で表現したりしたことがありますか。もしくは，彼女はそれについて誰か他の人に話しましたか。
看護師：いいえ，彼女がどうしてその決断をするに至ったか知りません。自分が慢性的に病気で，なんらかの決断を下さなければならないということは，

別にその時にわかったわけではなく,前から知っていたと思います。それに,その決断を下した時,私はそこにはいませんでした。実際に彼女が急変した時も私はそこにいなかったと思います。私が言いたいのは,ある日,彼女が呼吸もうまくできないような状態でも,いろいろ悩んでいたのですが…治療が大変でしょ,血ガスとかいろいろ。彼女はいらいらしていて,休めないとこぼしていたんです。で,翌日には,もうほとんど心を決めていました。だから,私がいない時に決断したんだと思います。私はそれにはほとんど影響を与えていないと思います。ほとんど自分で決めたんだと思います。

　この看護師の説明について最初の驚くべき事実は,彼女の患者が自分を生かしている治療を中止することを決断したということを,自分は直接は知らないと彼女が認めていることだ。「いいえ,彼女がどうしてその決断をするに至ったか知りません」「私はそこにいませんでした」と言っている。「私は,彼女があれほど急に心変わりしたことにとてもびっくりしたのですが,それと同時に,彼女のその決断が揺るがなかった,と私は思うんですが[傍点は原著者による強調],それにも驚きました」。どうやら彼女は,そのことについて,それが実際にその女性自身の決断だということを他の人から直接報告されてさえもいないようだ。

　この看護師が,その女性が治療を中止する決断をした理由について何も知らないことに加え,彼女は,その女性の主治医が,自分の患者の要求に応じたかどうかも知らない。彼女は,医師が女性の鎮静薬の要求に応じたことを,医師が女性の死の希望に応じた証拠だと受け取っているように見える。さらに,彼女は,薬が投与されれば自分は死ぬだろうという患者の認識を,インフォームドコンセントがなされたと受け取っていたふしがある。

**インタビュアー**：彼女はどのようにして自分の要求を通したのですか。つまり,彼女は,主治医と看護師に,それが自分の決断だということをどのように伝達したのですか。

**看護師**：そのことについては，ある時点で，彼女の要求で主治医に，鎮静薬を依頼する電話をかけたこと以外は，私は何も覚えていません。私が覚えているのはそのくらいです。そして，それを投与した時，それが重要なステップだということは知っていました。私は彼女に「私がこの薬を投与すると，あなたの呼吸はゆるやかになり，あなたは…あなたはやがて死にます」とも伝えました。そして，彼女は「わかっているわ」と言ったのです。

　患者の決断について直接的な知識がなかったにもかかわらず，この看護師は，次のような2つの大変重要な推測をしている。(1)患者は新しい環境で生きていくことについて思い悩まない決心をしたということ，(2)彼女は呼吸することのつらさと闘わないことを決断したということ。私が「臨床的知識」(clinical knowledge)とよぶものが，彼女に欠落しているということが明らかになったのは，この2つの推測においてであった。

　最初の推測——生活状況に関する悩み——について，この看護師は，その患者にとって，自宅，サポートグループ，ペットなどから離れることが，どのような意味をもつのかを理解しようとする試みを全くしていない。自分の患者をよく知ろうとはせずに，その女性をある種の典型として見ている：「きっと以前にも聞いた話だとは思いますが［傍点は原著者による強調］，私は，ある人についてお話します。慢性疾患を抱えていて，高齢で，自宅を失って介護施設に移るように言われていて，それでペットもあきらめなきゃならないとか」。この看護師は，その患者の入院時に「自分の家具もなく，ペットもいなくて，サポートグループもなくて，新しい環境でどうやって生きていけばいいのか悩んでいた」と示唆しているにもかかわらず，彼女は，その患者が介護施設に入所することについて感じる葛藤をどのように経験しているか，理解する努力は全く見せていないように思える。その代わりに，彼女は，その悩みについては既に決断が下されたとみなし，そのような問題を明瞭にする専門職としての一般的義務を全く履行していないのである。

　第2の推測——患者が呼吸をするのに苦しんでいる——ということに関

## 第6章 クリティカルケア看護における臨床的知識と倫理的に判断する能力の発達を妨げるもの

して，この看護師は，患者の状況の葛藤を患者に対しても自分に対しても認めていない。つまり，呼吸療法をやめると，彼女の呼吸をしやすくし安楽にする唯一の方法は，モルヒネやヴァリウムのような薬を使うことだが，そうした薬は同時に彼女の死を早めてしまうという葛藤を。看護師は，治療の選択肢については医師が患者と話をしたものと推測し，患者にそうした治療の選択肢を提示することなく，彼女の呼吸を止め死に導く薬をこれから投与するということを単に伝達しているだけである。

このセクションの残りのページで，これまで述べたことについて，自宅を離れるというその患者の苦悶に対する看護師の対応と，呼吸をすることについての患者の苦悶に対する看護師の対応の間に存在する類似性を示すことによって，もう少し詳しく説明したい。その類似性は，この看護師の——そしてこのグループの看護師たちの——意味ある識別を行う能力のなさに存在しているということを示したい。その意味ある識別とは，19世紀の哲学者キルケゴールや20世紀の哲学者チャールズ・テイラーが"質的 (qualitative)"とよぶものである。質的な差異を識別する能力とは，私たちが臨床的知識とよぶものであり，この看護師グループのこの能力の欠如が，彼らの臨床的知識の欠如を説明するものであることを示したい。

患者との経験についてのこの看護師の説明で欠けている質的な差異の識別とはなんだろうか？　まず，彼女は，異なる患者間での意味ある識別を行っていない。クリティカルケアでこれくらいの経験年数をもっている看護師であれば，上記の患者と同じような状況の高齢患者をこれまでに数多くケアしてきたと推測される。通常，その経験を基にすると，彼女は，そうした状況の経験は患者によって異なるということを認識していると考える。たとえば，そのような大変な変化を経験しながらも，自分の人生はそれでも生きる価値があると考えた他の患者がこれまでにいたということを彼女が認識していれば，目の前の患者の絶望は，自分の状況への唯一可能な反応ではなく，1つの可能な反応として理解することができるだろう。そうすれば，看護師は，患者の視点に立って状況を考え，他の選択肢を提供することができるだろう。

私は，この患者のこの事例において，延命し続けるのが正しい決断だったと示唆しているのではない。しかし，どれが最善の決断だったのか今となっては知るのが不可能だということを指摘したい。なぜなら，私たちには，患者についての十分な情報がないからだ。特に，この場合はその患者が自分の状況をどのように経験していたのか，そして，なぜそのように経験するに至ったかについての情報がないからである。
　また，私は，その看護師が必ずしもその患者からそうした情報を引き出す最善の人だと示唆しているのでもない。しかし，もしこの看護師が，その領域における自分の限界を意識的に認識していたなら，彼女はおそらく同僚に相談していただろう。あるいは，その女性の精神状態と彼女にとって可能な実際的な代替案について彼女の知識を十分に見極めるために，ソーシャルワーカー，精神科，専門看護師の支援を依頼していただろう。しかしながら，その女性患者の状況には複数の意味があるかもしれないという理解が，この看護師の経験には欠如していたために，彼女はそうした行動をとらなかった。
　このように，このグループの看護師たちが質的な差異の識別に失敗する1つの理由は，彼らが患者間の相違を識別できないことに存在している。言い換えれば，患者はそれぞれの状況についてそれぞれ個別に主観的な経験をしており，個別の理解をしているという考えは，このグループの看護師たちには全くないのである。それどころか，彼らは，状況の客観的な特徴——高齢，自宅を失っているなど——には，1つの意味しかなく，それが意味することは誰にとっても同じだと考え，死はどの患者にとってもより好ましい選択だと思い込んでいるのである。
　ここで強調しておきたいのは，ある特定の経験が，どの患者にとっても同じ意味をもつと推測する習慣は，その意味が否定的だと思われる状況に限定されてはいないということである。このような看護師たちは，意味が肯定的な状況においても同じような推測をするのである。たとえば，本研究に参加したある看護師が，術後に大きな失語症を経験したあと，発話を取り戻した患者をケアした経験を報告している。この看護師は，患者が発

話を取り戻した経験は，あいまいさのない肯定的なものであるべきだと決め込んでいた。彼女は，患者の恐怖や不安などについて理解するどころか，全く不寛容であった。

> 彼は自分の名前を言うことはできました。自分の名前が発音できたことを死ぬほど喜んでいました。でも，彼が話すことに大きな困難を感じていた時は，眠りにつかせることもできませんでした。彼はとてもフラストレーションを感じていて，しきりに妻に電話をかけたがっていました。私たちは「いいえ，真夜中に奥さまに電話をかけて，あなたが奥さまとは話をすることができないということを伝えたりはしませんよ。奥さまに電話しなくてもきっと大丈夫です」と繰り返しているような状況でした。それで，その朝，彼の声が戻ってきた時，私が彼に言ったのは［傍点は原著者による強調］，「ほら，戻ってきたでしょ。よくなっているんですよ。休まないとだめですよ。また声が出なくなることもあるかもしれませんが，いつか戻ってくるということを覚えていてくださいね」と言ったのです。だって，戻ってきますもの！

　異なる患者間での意味ある相違を識別する力がないことは，自分たちと患者の間の意味ある相違を見極める識別力のなさに関連している。看護師たちが自分の個人的，主観的な意味のみを認識している限りにおいては，彼らは，もし自分が同じ状況に置かれたらこういうふうに感じるだろうと想像する状況において，患者たちはおそらく自分と同じような意味を感じるだろうと決めてかかるのであろう。実際，こうした看護師たちが患者との関係を構築できるのは，患者の経験は自分の経験と同じだと自分たちが想像できる範囲においてのみである。さらなる呼吸サポートを拒否した患者についてのこの典型的事例における看護師は，その患者との経験を振り返って次のように語っている。

> 私もそうするのだと思います。だから，私はああいうふうに感じたのだと思います。つまり，私は，ある日突然，もう十分，って決めるのだと思います。私はきっとそうしたいと思います。私の準備ができた時に，誰かがそば

にいてくれるといいなと思います。だから，基本的に，私は自分がしたことに対して良心の呵責などはありません。そして，私は彼女がしたことに対して彼女をとても尊敬します。

私たちは，本研究における別の看護師の行動にも同じような反応を認めた。アルコール依存症の患者が救急室に入院したと聞いた時，その看護師は，ICU を離れ，その患者と時間を過ごすために救急室に行き，その後，内科病棟でもその患者とかなりの時間を過ごした。この事例の看護師は，自分自身もアルコール依存症からの回復途中だったのだ。彼女は，その患者への通常以上のかかわりについて，その理由を次のように説明した。

　私は，その女性に初めて会った時，私は，その，えーと，ただ何らかの関係がすぐに生まれたと感じたのです。つまり，なんらかのつながりみたいなものですね。そして，それは彼女が何か言ったとか，そういうことではないんです…。えーと，あの，えー，私自身もアルコール依存症から回復しているところなんです。もう 4 年間お酒を飲んでいません。で，私は自分が経験したプロセスで，人を，特にアルコール依存症の人をより人間的にみるようになったようで［傍点は原著者による強調］…。でも，私が生きていくなかでアルコール依存症という病気と折り合いをつけながら，それが私の人生で［傍点は原著者による強調］どういうことを意味するか，私にどのような影響を与えたかがわかるようになって，そういう人たちのケアに愛情と思いやりをもってあたることができるようになりました。

この時点で，このグループの看護師たちが，患者についてよく覚えていないということが，もはや驚きでもなんでもないということがわかるはずだ。異なる患者間の相違や，自分たちと患者との相違を見極める能力がないために，こうした看護師たちは，個別の人間としての患者を体験することが決してできないのだ。特定の患者として患者に向き合う経験をしてこなかったために，具体的に個別の患者を思い出すことができないのである。
　こうした看護師の実践には，質的識別が欠けている。その第一のタイプ

は，個人相互の違いを識別することができていないというものである。しかし，別のタイプの識別ができていない場合もある。こうした看護師には，異なる臨床現象間の相違を識別する能力が欠けている。インタビューに戻ると，この点が明らかになるだろう。インタビューの看護師は，自分の患者がどのようにして命を絶つ決断にいたったかについて話を続けた。

> そして，日曜日には，彼女は心変わりしていたのです。死ぬこと，死に逝くことの準備ができていました。いずれにせよ，気管挿管する以外は，死を防ぐためにできることはあまりありませんでした。でも，それは長い延命のプロセスで，それでも，いずれはたぶん死んでしまうのです。
> 　私が言いたいのは，彼女は，ある日の時点では，呼吸をするのがやっとのような闘いを続けたいと思っていたのです。でも頻繁な血ガスとかその他の治療で，彼女は休むことができないとフラストレーションを感じていました。そして，翌日には，ほとんど心を決めてしまっていたのです。

この部分で最も驚くのは，そこで表現されていないことである。この看護師がその状況を話した時，そこにあった選択肢は2つだけだった。つまり，患者は呼吸することに苦しみ続けるのか，死ぬのかである。そこに完璧に欠けていたのは，患者の身体状況が悪化していくにつれ，その患者をいかにより安楽な状態にするかという配慮である。

こうした看護師の実践では，患者ケアの問題は1つだけである。それは患者の健康状態の改善があるかないかということだ。そして，その考えは，こうした看護師の話の中で何度も繰り返される。欠けているのは，私が純粋な臨床的知識とよびたい，質的な差異を識別する力である。これは，達人看護師と経験はあるが達人ではない看護師を比較するとよくわかる。

経験はあるが達人ではない看護師が，ある女性が胸部痛で集中治療室に入院してきた状況について述べている。この看護師は，さまざまな薬を試すことによって痛みの原因を突き止めようとしている。ミランタ\*から降

---

\*訳者注：胸やけや胃酸過多を抑える薬

圧薬まで試したが，どれも効果がない。これはごく普通のやり方だ。そのような状況における標準的な実践だ。しかし，インタビューのある時点で，質問が，この看護師がその状況で行ったことから，異なる臨床像を彼女がどのように認識するかに移行した。その時，インタビュアーは，もし患者が疑いようもない明らかな狭心症の場合，どのような症状があらわれると考えるかとその看護師に尋ねた。

インタビュアー：もし，誰かが狭心症でやってきて，それは疑いようもない場合…どのような症状が見られると予期しますか。
看護師：狭心症がどのくらいひどいかによりますね。ときどきまずやってみるのが，硝酸塩で抑制できるかどうかです。ニトログリセリンを投与してみます。二度ほど行います。それから，モルヒネを少し使ってみます。そして，もしそれで効果がなければ，ニトログリセリンを点滴します。患者の血圧によって用量を決めます。通常，血圧は 100 以上に維持するようにします。それで，だいたい狭心症を抑制できると思います。
　そして，モニタリングを続けて…心電図で ST 上昇があるかどうかを見ます。もしも，ST 上昇があれば，本当の心筋梗塞が起ころうとしているということです。時には，少量のニトロペーストが有効です。プロカーディア，ニフェジピン，カルシウム拮抗薬などはすぐに投与する必要はありませんが，長期的に痛みを抑制するのに有効な薬で…
　そして，ニトログリセリンで効果がなければ，バルーンポンプを装着した患者もいました。それは，だいたい私が医療センターにいる時なのですが。ニトログリセリンをまず試してみて，それで効果がない時にポンプを使うのです。そして，ここに来ます。普通は私たちはポンプは扱いません。一般的に，患者は手術か何かが必要です。搬送されてきたあと一晩だけは，ポンプ患者のケアもします。でも，だんだんとステップを踏んでそうなるのですが，最初は単純なケアから始めます。ニトログリセリンから始めます。それから，それが有効でない時に，または，少しは有効だけど，痛みが十分に緩和されない時には，モルヒネを少し投与して，それでだいたい痛みはとれます。それから，血圧も確認してます。そんな薬をどんどん投与するわけにはいきませんから。それから，最終的に，硝酸塩もモルヒネ

も効かない時には，ニトログリセリン点滴となるわけです。それから，次がバルーンポンプ。それが，だいたい私が経験した治療の進行プロセスです。

この説明で驚くのは，この長たらしい説明の中で，この看護師は典型的なプロトコルについては延々と述べているが，狭心症については一度も説明していないということだ。彼女は，血圧，ST上昇について言及し，患者の痛みについて述べている。このインタビューの終わり近くで，こうした要素について再度述べている。

**インタビュアー**：もし，あなたが患者の痛みがなくなった原因を突き詰めるとしたら，それは，ミランタだったのでしょうか，それとも血圧が下がったためだったのでしょうか。
**看護師**：血圧が低下したためだと感じます。なぜなら，私は彼女に薬を夜半——正確には午前2時に投与して，彼女の血圧を確認しました。血圧が上が110，下が70になった時に，彼女は「痛みがとれました」と私に言ったのです。だから，彼女の血圧が下がってきたためだと思います。それが，彼女の気分をよくしたのです。

ここで私が指摘したいのは，この看護師が狭心症と，たとえば，消化器の問題との間での相違について，意味ある識別を全くしていないということだ。ちなみに，彼女は，この患者の場合，腹部の問題もあると疑っている。彼女にとって，臨床現象は，バイタルサインなど，同じ客観的測定値の間の量的差異を基にして識別するものなのだ。言い換えれば，この看護師は，狭心症や消化器の問題に対して患者が示す反応は全く見ようとはしていない。彼女が見るのは，バイタルサインやその他の客観的な測定値だけなのだ。患者の状態が改善しているのかいないのかということに関する彼女の結論は，こうした客観的な測定値と患者の主観的な痛みの報告に基づいて出されるのだ。

一見したところ，この実践はごく通常のものだと感じるかもしれない。

客観的測定値が，診断や治療に対してより精査された手段を提供するという主張もあるかもしれない。一方，客観的測定値は，異なる臨床現象の間で，不必要に入念な識別をさせてしまうと主張する人もいるかもしれない。したがって，この看護師の実践に何が欠けているのかを認識するためには，それを達人看護師の実践と対照してみるのがいいだろう。

　この達人看護師は，彼女の働く病棟において，死に逝く患者とその家族に対応するユニークなスキルがあると認識されている。彼女の実践の大部分は，薬の使用に関連している。死に逝く患者への投薬をどのように決めているのか，彼女に尋ねた。話の中で，彼女は，患者と家族の安楽が，その決定の基準となるということを明らかにした。

> 　考えなければならない唯一のことは，投与量が少なすぎると，患者と家族が不快だろうということです。薬を過剰に投与しすぎたのではないかということは，心配する必要はありません。患者は死に向かっているのですから。重要なのは，患者が安楽な状態で死を迎えることができるかどうかです。そのような場合は，多すぎるなどということはほとんどありません。でも，もし，活力のある患者の場合…生きようとしている患者の場合は，薬の過剰投与について心配します。ICUにおいては，常に，薬について気を配り，投与しすぎるということを心配しています。でも，死に逝く患者の場合は，違います。

　彼女は，自分の薬剤投与に関する実践についてさらに述べているが，彼女の実践を構成する上で，患者の安楽と苦しみの識別が主要な役割を果たしているということは明白だ。彼女は，緩和という目的で処方される場合，薬の過剰投与などということはあり得ないと述べてはいるが，そのような場合でも，投与する最適量というものがあると述べている。しかしながら，彼女は，その最適量を，患者の安楽と苦しみの量的測定値という観点から，あるいは薬の量という観点からは述べていない。彼女は，安楽な状態をつくり出すことは，ある一定量のモルヒネを投与することと同じだとは考えない。

> 患者によっては，薬が全く必要でない人もいます．たくさんの薬を必要とする人もいます．人によって違うのです．時には，70 mg の薬の働きを 2 mg の薬が果たす場合もあります…ですから，患者が安楽そうだったり，眠そうだったり，周りの人も穏やかそうに見えたりするまで，必要とされる量を投与するのです．そして，患者が呼吸時に喘いだり怯えたりしていなければ，ある種の平和な穏やかな雰囲気が生まれるのです．

達人レベルの看護師の実践と対比することによって，異なる臨床現象の間の質的な差異を識別できない看護師の実践に欠けているものが何なのかを，より明確に理解できる．私たちの典型的事例の看護師は，自分がどのようにその患者を安楽にできるかについて，死に逝く自分の患者に伝えることはできない．その看護師にできたことといえば，自分が投与できる薬は，その患者の呼吸を止めるだろうと患者に伝えたことだ．さらに，この看護師は，達人看護師に可能な"安楽を生み出すこと"はできないように思われる．この達人ではない看護師が，安楽の徴候を認識し，そのレベルに呼応して薬の投与量を調節できるという証拠は全く見られない．したがって，臨床における質的な差異を識別する能力がないということは，看護ケアにかなり重大な影響を与えることになる．

## 倫理的に判断する能力

私たちが，典型的事例の看護師に，患者への薬の投与が与える倫理的示唆について質問した時のやりとりを以下に記す．

インタビュアー：死に逝くプロセスはとても苦しいこともありますね．そして，そうした患者のケアをしながら，患者を安楽にはできるけれども，哀れみ深い殺人とよぶような事態は引き起こさずにすむような適量を投与するということはなかなか難しく…あなたは，薬を投与した時，これはグレー

ゾーンだと感じたりしませんでしたか？
看護師：そうですね。自分がしていることが合法的だったかどうかと考えはしました。だから，その時私は，それをしても大丈夫だと自分に言い聞かせられる方法を見つけたにちがいありません。訴えられたくなどないですからね。

　この看護師の答えは，このグループの看護師の倫理的見地を示す典型だ。このような看護師たちは，倫理的なものの存在について明確な概念をそもそも持ち合わせていないのである。そして，彼らは，一貫して，倫理的配慮を法的な配慮へと矮小化させてしまうのだ。こうした看護師にとっては，正しいことと間違っていることの違いが，常に，合法か違法かの相違に置き換えられているのである。
　このセクションでは，臨床における質的な差異を識別する力の欠如——前述したそのような相違のどちらの感覚においても——が，こうした看護師の実践における倫理的識別力の欠如の原因であることを示したい。
　以下，先ほどのインタビューの続きである。

インタビュアー：もし，薬の投与に関する倫理性と合法性について話しているとしたら，薬を投与してらくになることの代替としてはどのようなことが考えられるでしょう？
看護師：彼女が，非常に不快であること…ですね。彼女は，明らかに，ほら，法的には心肺停止状態ではなかったから，それが問題ではありませんでした。でも，ええ，薬を投与しなくても，彼女はほどなく死んだと思います。いつとは言えませんが。
インタビュアー：でも，かなりの苦痛を伴っていたということですよね。だって，彼女は…
看護師：呼吸するのがとても困難だった…彼女の息切れはとてもひどかったです。チアノーゼが出ていました。呼吸するのに，頭を使い，首を使い，おなかを使っていました。拘縮がひどかったですから，もともとそれほど動ける余地はなかったのですが。それで，一言ひとこと発するのにものすご

く努力が必要でした…土曜日まで彼女の呼吸を支えていたのは，呼吸療法でした。彼女がそれをやめると決めたとたんに，彼女は本当に不快な状態に陥り，それまでよりもずっと急激に悪化していきました。だから，そうした状態も，自分のやっていることが大丈夫だと私が感じた理由なのかもしれません。

彼女の患者が，換気サポートの使用を打ち切り，気管挿管はしないことを選択したため，この看護師は，彼女の極端な不快感に唯一取って代わるのは死だと考えたのである。したがって，倫理的選択は，彼女にとって明確だった。患者は，いずれにせよすぐに死ぬのだから，彼女の苦しみを長引かせるよりも，薬によって死を早めたほうがよいという考えだ。これに関して唯一の問題点は，その明白な倫理的選択が法的に正当化できるかどうかということだ。

これを言い換えれば，この看護師には，自分の実践において，患者を安楽にするという目標はどこにも存在しないように見える。患者の死を早めたことを患者に安楽を提供した結果として経験するのではなく，この看護師は，患者の死を自分の介入の目的として受け止めているのである。この看護師にとって，その患者の"安楽"とは，もしも，それを安楽という言葉で表現できるとするならば，彼女の苦しみを死によって止めることなのである。

自分の決断が与える倫理的示唆を認識する能力の欠如と臨床における質的な差異を識別する力の欠如との関係は，この事例で既に明らかなはずである。しかしながら，私たちがここで再び，この事例におけるこの看護師の決断を，前述した達人看護師の実践と比較すると，それはよりいっそう明白になるはずだ。その達人看護師にとって，患者の死が迫っている時，優先される懸念は，患者を安楽にすることなのである。彼女は，患者をできるだけ安楽にするために自分が行う努力を非常に詳細に語ることができる。

死に逝く［患者がいる］時，そして，その患者が亡くなるということがわかっている時，そして，救命サポートを停止しようとする時，私たちは通常モルヒネを投与します。普段私たちはそれを使います。そして，その決断がなされたあとに私たちが気をつけるのは，患者が喘いだりしないようにすること，不快そうに見えないようにすること，覚醒した場合に目を開けたり怯えているように見えないようにすることです。

　達人看護師は，喘ぐこととらくに呼吸することの相違，怯えた様子と穏やかな様子の相違などがわかる限り，その特別な状況において自分が実現しようとしている善を認識し，それを明確に表現することができるのだ。結果として，彼女は，私たちの典型的事例の看護師のような道徳的混乱に陥らなくてすむのだ。このように，達人看護師にとって，安楽とは目標であって，死はその結果として生じるものなのだ。しかし，彼女にとって，安楽がすなわち死を意味するものではない。実際，極端な不快感を患者が最初に経験する時から患者の死までの間は，この看護師にとって非常に重要な意味をもつ。それとは対照的に，典型的事例の看護師にとっては，その時間はまるで存在していないようである。彼女にとっては，苦しみの時間と死の時間があるのみなのだ。
　これまでに紹介したインタビューの中で——そして，このグループの看護師のインタビュー全体の中で——示されているような臨床的知識の欠如によって生じる最も気になる結果の1つは，臨床的意思決定に対する責任の他者への押しつけである。一方で，こうした看護師たちは，危機的な臨床状況において善であることを自分たちが行っているということを実感できない。その一方で，彼らは，自分たちの行動について道徳的な居心地のわるさを感じているので，自分の考えを自分たち自身に対しても他者に対しても効果的に明確に表現することができない。その結果，彼らは一貫して，自分たちの意思決定の責任を他の人々に転嫁するのである。
　自分の行動の責任をつい他人に転嫁してしまうこうした看護師たちの行為の特に恐ろしい結果は，複数の意味をもっているかもしれない発言や行

為を，彼らは，自分たちの行動に対するあいまいな承認だと受け取ってしまうことである。典型的事例の看護師は，2人の人間——患者の主治医と患者の友人——が，患者にその薬を投与する権利を彼女に与えたと考えている。次の引用でわかるように，倫理的判断を下す能力が欠如しているので，この看護師は，彼女の行為に対する許可を得るのに必死であると同時に，また，それを完全には信用できないという不安も感じているのである。

患者の主治医とのやりとりについて，この典型的事例の看護師は，その医師が通常は薬の処方に関してはとても慎重だが，その患者の場合，その薬を投与しても"OK"だという"手がかり"を彼女に提供したと報告している。彼女が直接得た情報ではなく"手がかり"を拠りどころとしたことは，自分の行動が正当化されるということを信じる必要性とそれについての不確かさを明らかにしている。

> それからもう1つ私が感じたのは，彼女の主治医が，私に「わかった。それを彼女に投与してください」と言ったということだけではありません。その医師は薬の投与を簡単に処方するような医師ではないので，その医師がOKだというのだから大丈夫だと思ったんです。それが，私が得たもう1つの"手がかり"でした。

同じような責任の転嫁が，この看護師の，患者の友人との関係でもみられる。彼女はこの友人についてはっきりした記憶はない。実際，彼女はその友人が女性だったか男性だったかも覚えていない。しかし，彼女は，その友人が彼女の行為に抗議しなかったことを，自分の行為の承認ととらえているのである。

**インタビュアー**：あなたは，この患者の場合，友人みたいな人がその場にいて，それが，あなたがその状況で正しいことをしているという［思う］別の証拠だと言いましたね。それについてもう少しお話ししてもらえますか？
**看護師**：私は本当に覚えていないんです。その友人は，その女性をたとえ何が

あろうととてもよく支援していました。その友人が女性だったか男性だったか，覚えていないのですが，死ぬ準備ができたと患者が話すのをただ聞きながら支えていました。友人は，患者を困らせるようなことは言わずに，そんなことはやめるようにと説得するようなこともありませんでした。その友人は，ただ，そのことを受け止めたのです。私が覚えているのはそれだけです。

　そして，私が注射をした時，その友人もそこにいました。そして，私が患者に，これが，これがやがて彼女の呼吸を止めることになると言うのを聞いていました。「あなたはだんだん眠くなります」と私は彼女に言ったのですが，その友人は，その人は，飛び上がって「そんなことやめてください」などと言ったりしませんでした。ただ穏やかにそこにいて，たぶん，彼女の手を握っていたと思います——それはすごく，それは気持ちのよい最期で，私はその場に参加できて幸せでした。

　このグループの看護師たちは，自分の道徳的不確かさを認識する代わりに，重大な臨床状況において行った自分の意思決定の責任を他者に転嫁するのだ。こうした看護師たちは，臨床における質的な差異を認識したり明確に表現したりすることができないので，その道徳的混乱のために，非常に疑問のある"客観的"な証拠を頼りに，自分が正しい決断を下したと自分に言い聞かせるのだ。このグループに特徴的な責任の転嫁は，新人グループにみられるものとは異なる。新人看護師たちは，責任を"委譲"する傾向がある。彼らは，不安に押し流され，その状況で要求される判断を下す知識が不足していると思うのである。

　こうした看護師の道徳的混乱と質的な差異を識別する能力の欠如との間の関係について，同じような指摘をすることができる。看護師は，質的な差異を識別することによって，患者の主観的な経験を理解できるのである。このグループの看護師たちにとって，特定の臨床における決断の道徳性を最終的に左右するのは，患者が望むことなのである。これは，次のセクションのインタビューに示されている。この看護師は，自分がその患者で経験した道徳的に曖昧な状況にいるということについて，どんな気持ち

だったかを尋ねられている。

**インタビュアー**：その薬を投与することは，あなたがグレーゾーンに足を踏み入れたということですよね。もし，あなたが，その薬を投与しなかったら，どのような気持ちになったでしょうか？
**看護師**：もし彼女が，彼女がその薬を望んだとしたら？
**インタビュアー**：彼女がそれを望み，そしてそれは…
**看護師**：医師は，私が思った通り，それを受け入れなかったとしたら。
**インタビュアー**：そうですね。医師は受け入れなかったとしたら──両方考えてみましょう。医師が受け入れなかった場合と，そして，あなたが受け入れなかった場合と。受け入れない理由は…？
**看護師**：そうすることへの居心地のわるさでしょう…私は，何かが起きて，患者は自分が望んだものを得ることができなくて，患者は死にたいと思っているのに，死ねない，以前そうした状況を経験したことがあるのですが，それって，すごいフラストレーションですよね…
　私なら意思を固めたと思います。患者が願うものを得るために，努力したと思います。もし，みんなが，ある1つのごく小さな問題を除いて，あらゆる指標がそうして大丈夫と示しているということを認めたら，それは明らかにごく些細な問題で，合理性のない恐れで…でも，もし医師が拒否したら，その理由は…わかりません。

　このやりとりから複数のことが明らかになった。まず，こうした看護師にとっては，患者の"欲するもの"が，心理的生活の不動の基礎をなすものとして受け取られている。患者が混乱しているとか，自分の欲することに葛藤を感じているとか，患者にとって同意するという体験が意味することは，看護師が体験する同意の意味とは違うかもしれないということ，あるいは，その決断はうつ状態やその他の懸念などに影響されているかもしれないということ──このような考えは，こうした看護師が臨床状況を考えたり倫理を考える上で全く示されていない。こうした看護師たちは，望みを意味があるものとしてとらえていない。さまざまな種類の望みとそれらが表現されるさまざまな方法を識別していない。

次に，より重要なのは，こうした看護師たちは，自分たちが患者の望みに何らかの影響を与えているということを全く考えていないということである。自分たちを，単に患者の目標を達成するための手段だと見なしている。看護師たちは，治療の選択肢やその他のことがらを患者に提示するプロセスで，患者の目標に影響を与える自分たちの役割について疑問を投げかけていない。私たちが紹介した典型的事例においては，この看護師には，苦しみか安楽かという選択肢ではなく，苦しみか死かという選択肢の提示が，患者の死の経験に影響を与えたかもしれないという考えは全くみられない。自分の死を，耐えがたい苦しみからの逃避として経験することと，安楽の提供という背景のなかで経験することとの間には，質的な差異があるということをこうした看護師たちはわかっていない。
　最後に，こうした看護師たちが，患者の命を終わらせる薬剤の投与に対する許可を得ることができない時に，どのように反応するかを記しておくことが重要だと考える。看護師たちは，そうした状況に対して心からの怒りを表現し，この典型的事例におけるその状態に対する責任はひとえに，看護師の言う"ちょっとした障害"——完璧に技術的な障害——にあるという。しかし，そこには患者の死を早めるということに対する真摯な臨床的，あるいは倫理的な異議があるかもしれないということは一切語られていない。

> 　私にとってある程度妥当だと思われる障害がある場合，その障害が解決さえすれば，ものごとは，患者の望む最期に向かって進みます。でも，普通，誰か，たとえば家族の誰かとか医師とかが何か問題を感じていて——看護師である場合はまずないと思います——その人がそれに…しがみついているべきじゃなくて，その問題が何であれ解決すべきなのです。それが解決さえすれば，ものごとはすんなりと進むのです。でも，そのような障害物になるなんて，私は考えられません。

　自分の実践に倫理性をもたせる質的な差異を識別する力がこうした看護師たちに欠如している。それを明確にするのは，このグループの看護師た

ちと達人看護師たちとの比較である。達人看護師とこのグループの看護師間の最も驚く相違は，達人看護師は，望み（wants）ではなく，ニード（needs）に関して話をするということである。「望みの言語」とは違い，「ニードの言語」は，看護師サイドの評価や判断を示唆する。これは，本章で先に紹介した達人看護師の述べた複数のことがらで特に明確にされている。その達人レベルの看護師は，夫が死ぬという状況にある女性について述べている。その家族に対応する上で難しさを何か感じたかという質問に対して，彼女は次のように述べている。

**看護師**：彼は肝移植のためにこの病院に転院してきました。比較的若い，30代後半の男性でした。彼は肝疾患の患者でしたが，敗血症も起こしていて，非常に重症だったので，医師たちは，彼は肝移植に耐えられない，肝移植はないと決断しました。そして，もし肝移植がなければ，もう誰も彼のために何もできない状態でした。でも，ここに来た時には，大きな希望があったのです。彼は意識はしっかりしていて，ぼーっとしたりしてはいませんでした。でも，彼の状態は急激に悪化して，脳症，腎不全，そして何かの感染症も発症してしまいました。彼の妻は彼のために闘っていました。肝移植を望み，できうる限りのことをしてほしいと思っていました。彼女は，本当に強い若い女性でした。子どもも何人かいました，男の子が1人，9歳くらいだったかしら…でも，医師たちは，ついに，彼には肝移植はできないと彼女に伝えたのです。彼女は，しばらくの間ヒステリー状態でした…［私は］ただ彼女の背中に腕を回し，何か必要（ニード）かと尋ねました。すると，彼女はすぐに，自分にいま必要なのは，彼のベッドに入って彼の隣に横たわることだと話し始めました。まず，彼女は，医師に話に行き，自分の家族に電話し，9歳の息子を連れてきてもらいました。それから，彼女が戻って来ました。私は，既に彼の体をベッドの片側に寄せていました。別にたいしたことはしませんでした…彼女に，ご主人の体からチューブを抜き取ってほしいかどうか尋ねました。彼女は「はい」と答えました。それで，私たちは1つだけ残して，あとはすべて点滴ラインを抜き取り，ほとんどすべてをはずしました。そして，彼女が滑り込めるように，彼の体を

片側に寄せて毛布をかけました。医師たちがやってきて，彼女がいるところで，チューブを取り除きました。そして，彼女はベッドに入り，彼の体を抱きしめていました。彼が亡くなるまで1時間くらい…
インタビュアー：どんな問題があったのですか？
看護師：奥さんが，生命維持装置をはずすことに抵抗していました。そして，もはや彼のために何もなす術がないという事実をなかなか受け入れようとはしませんでした。彼女には，ただもう少し時間が必要(ニード)だったのだと思います［傍点は原著者による強調］。

　この看護師は，妻が夫の死を受け入れることができるまでの間に，部屋の中の不要な機器を片付け，夫のベッドに彼女が横たわることができるスペースをつくっていたのである。この看護師は，その夫の死を早めたわけではない。やがて，夫は安らかに亡くなり，妻はベッドから起きた。
　彼女は，死に逝く患者を看取る自分の仕事について，より一般的な話を次のようにしてくれた。

　　その家族がどのようなことを必要(ニード)としているのかを評価します。そして，病室に入り，長い間，その患者や家族をケアしている場合には，家族がそのときどきに何を必要としているのか，わかってきます［傍点は原著者による強調］。


　この看護師についてひときわ印象的なのが，自分の専門職としての立場の保障も含め他のあらゆる懸念よりも，患者と家族の安楽を最優先させたことである。

　　私は，安らかな死を生み出すということを恐れはしません。もし，それがなされなければならないことならば。ほとんどの人は恐れます。もしかしたら，自分の看護師免許を失うことになるのではないかとか…そうですね，ふつう，それを恐れるようですね。私は理解しかねます。私はいつもこう言っています。「患者が恐ろしくて辛い目にあう死を経験することにかかわるより

第6章 クリティカルケア看護における臨床的知識と倫理的に判断する能力の発達を妨げるもの

　も，むしろ，自分が免許を失ったほうがずっとましだわ。もし，その瞬間を変えてあげられる能力が自分にあるのなら」［傍点は原著者による強調］

　達人看護師は，このように，ニード（必要）という言葉を使うが，それは，患者とかかわる自分の能力を示唆するものだ。そのような達人看護師とは対照的に，この典型的事例の看護師たちは，望む（want）という言葉を使う。それは，患者に対して自分から積極的なかかわりをしない1つの方法である。こうした看護師たちが，患者が何かを必要としている（ニード）という場合は，それは，例外なく，看護師の助けなしに自分の感情や行動をコントロールするために，患者や患者の家族が何を必要とするかを尋ねる場合だけだ。ある看護師の望むという単語の使い方は，その言葉の距離をとる機能と，達人看護師の実践とそうした看護師の実践を区別する埋めがたいようにみえる溝を明確に示している。

　　私は，CCUで患者を死なせてあげることについて考えていました。胸部に痛みを感じていた患者がいました。たぶん，乳がんか何かだったと思います…そして，特別な医学的治療はしないことになっていました…だから，彼女はCCUにやってきて，私たちは彼女を死なせてあげたのです。そして，そうですね，亡くなるまでに2時間はかかったでしょう…それは，辛い経験でした。だって，何もしてあげられることはないんですもの。［病院の］先生たちは，薬とか処方するのをすごく心配していました。でも，私は，時間をとって患者に語りかけたのです。「大丈夫ですよ。もう逝かれても。もし，もうあなたが逝きたい（want）と思っているなら，逝かれていいですよ。みなさん，ここにいらっしゃいます」［傍点は原著者による強調］

　前項で，胸部痛で入院してきた患者の診断をすることができなかった看護師のことを紹介したが，その同じ看護師が，その患者の印象を以下のように語っている。それは，このグループの看護師がニードという言葉を使う時には，その言葉は距離をとる機能を果たすということを如実に示している。

261

> 彼らは自分でコントロールする必要（ニード）があるんですよ。だって，医師が彼らと一緒に自宅に行って，一緒に住んであげるわけじゃないでしょ。自分の命をコントロールすることが必要（ニード）なのよ。そして，どんな方法であろうと，自分の健康を保つにはどうすればいいのかを知っておく必要（ニード）があるわ［傍点は原著者による強調］。

## 臨床における倫理的で主体的な行動

　このグループの看護師に対するインタビューで，最も共通するテーマの1つは，看護師たち自身が自分たちのことをあまり重要ではないと感じていることである。このグループの別の看護師が話したことが，それを痛烈にあらわしている。

> 　最初にこれ［この研究に参加すること］を考えた時，圧倒される思いでした。まず，いいね，自主的に参加できるわと思いました。でも，自分が何をすべきかを聞かされて，「ふん！　私がいったいどんな違いをもたらすことができるというのかしら？　だって，私は，毎日同じことをしているだけなのだから」。

　この章の分析を考慮すると，この看護師の反応はそれほど驚くものではない。私はこれまでに，こうした看護師は仕事において質的な差異を識別する力に欠けており，それが，達人看護師の実践を特徴づける善を認識したり達成したりするのを妨げていると論じてきた。同様の議論が，この引用の中の看護師が表現した困難の回避を示唆する。この看護師の自分自身と自分の仕事に対する考え——そして，こうした看護師に対するインタビュー全般——においては，間違えようのない落胆や絶望的とさえいえるトーンがあるが，これは，単なる看護師の個人的な心理的ダイナミクスの結果のようにはみえない。むしろ，自分が行えているかもしれない善を認

第6章　クリティカルケア看護における臨床的知識と倫理的に判断する能力の発達を妨げるもの

識する能力のなさに密接に関連しているようにみえる。
　実際，いくつかの事例では，それは，自分が行っている善を認識する能力に関連しているようにみえる。この研究に参加した，NICU に勤務するある看護師は，彼女の病棟のある乳児が，徐々に目を見張るような状態の改善を示していたと述べている。この男児の状態が改善するにつれ，その子は，その病院にはないタイプのベッドが必要となった。その子は，かなりの費用を使って，別の病院に転院していった。インタビュアーから質問された時に初めて，この看護師は，自分の病棟がその子に対してどれほどの善を行ったのかに気づき，その子を必要なベッドがある病院へと転院させるのではなく，そのベッドをその子のところに持ってくるようにリクエストすべきだったと認識したのだった。以下は，そのやりとりの様子である。

看護師：私は「ねえ，私たちがその赤ちゃん用ベッドを用意できないことで，彼になんらかの発達の問題を起こさせるわけにはいかないわ。ここで治療を続けるより，転院させたほうがいいわ」といったようなことを言ったと思う。私は彼を転院させたくはなかった。でも，私たちがしなければならないことをできないと気づいた時に，彼の転院を勧めたのです。
インタビュアー：よくわからないんですが，その子が［他の病院に］転院しなければならなくなった主な理由は，ただ，より大きい赤ちゃん用ベッドに彼を寝かせなければならなかったということなんですか？
看護師：私たちが彼の発達上のニーズに応えられなかったという事実です。
インタビュアー：彼の状態が急に悪化しているといった問題ではなかったのですね？
看護師：ええ，彼の状態はよくなっていました。

　この章で紹介した典型的事例に立ち返ってみると，この看護師とのインタビューにおけるポイントがさらに明確になる。典型的事例のインタビューの終わり近くで，インタビュアーの質問は，臨床判断の問題に戻った。その臨床判断とは，この看護師が患者に対して投与した薬のタイプと量に関する看護師の決定につながったものだ。

263

インタビュアー：あなたが行おうとしていた判断，その状況では，どんな量の鎮静薬も——ヴァリウムはそれには効き目がない。
看護師：ヴァリウムではなかったんです。でも，何かの…麻薬ではない薬。あれでは…なかったし…
インタビュアー：モルヒネではなかったんですか？
看護師：リブリウム（抗不安薬）だったか，あー，でも，よく覚えていません。
インタビュアー：そうですか。でも，呼吸を遅くしてしまうことでよく知られたモルヒネや他の麻薬ではなくて，鎮静薬だったんですね。
看護師：ええ。
インタビュアー：それで，その薬の効き目は比較的穏やかだけど…
看護師：そうなんです。
インタビュアー：あなたはそれで痛みが止まることを知っていたんですね。どのようにしてその知識を獲得したのですか。それは，とても興味深い判断ですよね。あなたはそれについては確かに正しいし…
看護師：医師からそれでいいって言われて，ちょっとびっくりしたんです。でも，どうしてそれを知っていたか，わかりません。ただ，知っていたんです。彼女を見ていてわかったんです。つまり，気管挿管しない限り…しない限り，何もできることはないって。彼女は，死に逝くところだったんです。そうだったのですが，でも，かといって，彼女があれほどの不快感を味わってもいいってことではないと思って。
インタビュアー：では，彼女がどのくらい死に近づいているかについては，その認識だったんですね。それで，あなたはわかったんですね…ごく些細なことで彼女の状態が下降していくと…
看護師：ただ眠りに落ちるということでさえ，いったん眠ってしまうと…ってわかっていました。彼女が，ただ単に疲れて自然と寝入ってしまっても，それが，彼女が眠りに落ちる最後だろうとわかっていました。彼女はそれはもうひどく具合がわるそうだったのです。

　インタビュアーの質問は，この看護師が，その薬をその量投与することは，その患者をらくにして，彼女の死を早めるのを意味するということをどうして知っていたのかということに関してだった。この看護師の最初の

# 第6章　クリティカルケア看護における臨床的知識と倫理的に判断する能力の発達を妨げるもの

　驚くべき答えは，彼女が，自分が投与した薬のタイプや量についてよく覚えていないということだ。彼女のそうした記憶がないために，インタビュアーにとっては，インタビュアーが彼女にしてほしいと思う臨床判断を彼女が実際にしたということが信じがたかった。もし，彼女がそのような判断をしたのだったら，彼女は，自分が投与したその薬がどのように効くのか，その薬の合理性を説明しただろう。そうではなく，彼女は即座に，自分の決断の拠りどころとしての医師の許可を切望したのだった。

　しかし，この部分のインタビューで最も明らかになったのは，この状況で自分がどのように考えたか，それについての彼女の説明である。最初は，彼女の説明は，死に逝く患者をできるだけらくにしようとしていたかのように聞こえた。しかし，彼女が，その女性患者は，薬なしに眠りに落ちて，薬なしに亡くなっただろうと言った時，その看護師は，すぐにその自分の解釈に疑問を呈したのだ。言い換えると，彼女の視点だと，薬の投与は，彼女にとっては何の効果もなかったということだ。患者は，薬の投与の有無にかかわらず，亡くなっただろうということだ。

　その説明からは，薬の投与が，その患者の状況に有用だったかどうかの判断をするのは不可能だ。明白なのは，薬の投与がもたらす唯一の違いは，それが彼女の死を早めたということだと言った時，彼女はとても居心地のわるい様子だったということだ。言い換えれば，その状況において自分が何も違いをもたらすようなことをしなかったという看護師の気持ちは，彼女の臨床における質的な差異を識別する力の欠如とそれを裏づける実践に直接的に関連している。もし，この看護師が，達人看護師のように，安楽をどのように認識し，どのように生み出せばいいのかを知っていたならば，彼女は，その状況に肯定的な違いをもたらすことができたにちがいない。

　もちろん，違いをもたらすその人の能力にとって非常に重要なのは，自分の行動に進んで責任をもつその人の能力だ。私たちは，このグループの看護師たちは，それを行うことが非常に困難だということを発見した。彼女たちは，その責任に恐怖を感じているように見えた。

265

なぜそうなのだろうか。責任を引き受けるということが，もしも，患者の死など否定的な結果に対して責任をとるということ意味するならば，このような看護師たちが，自分たちの行動に対して責任をとってくれる誰か他の人を常に探しているというのも当然のことだろう。しかし，よいアウトカムについての責任も意味するとしたら，責任を引き受けるということに対してずっと大きなモチベーションが生まれるのではないだろうか。典型的事例のインタビューの最後に，この問題に対する看護師の葛藤が読み取れる部分がある。

**看護師**：力とどのような関係があるのでしょうか。今，気づいたのですが，私はその時本当に支配力をふるえる状況にいたのです。以前は，そのことに気づきませんでした。その時には自分がそんな支配力をもっているとは全く感じませんでした。で，私は本当に強い力をもっているとは感じませんでした。だから…結局のところ，やっぱり自分はそんな力はもっていなかったのです。

**インタビュアー**：どうして，自分の力が患者に影響を与えなかったのだと思うのですか。あなたが私たちに語ってくれたその中から，私たちは，それが患者自身の望みだったということがあなたにとって明瞭であることがとても重要だったと強く感じました。そして，患者の非常に限定的なコミュニティである彼女の友人に，それが彼女自身の望みだということをはっきり理解してもらうこと，そして，それがあなた自身にも明瞭であることがとても重要だと思っていると感じました。だから，それは力の誇示ではなかった，けれども，ある意味そうだったかもしれない。非常に強い責任感，その判断をして，患者のために行動をする責任を引き受けるということ，その能力を自分が有しているという強力な認識があった，そのような力があったということではありませんか。

**看護師**：私は，今，因果関係という観点から話しているのです…つまり，あなたは，死の時期を早めたということを言いましたよね。ある時期からより早い時期に。私が言っているのはそういうことなんですが…

**インタビュアー**：そして，それが，あなたの考える力だと？

第6章　クリティカルケア看護における臨床的知識と倫理的に判断する能力の発達を妨げるもの

看護師：ええ。
インタビュアー：力関係ではないということですね。
看護師：彼女に対して私が影響を与えるような力関係ではないです。そのことは，裁判所でも何度も言われたので，どうだったのか考え続けているのですが。

　このインタビューの以前の部分で，この看護師は，自分の薬の投与が患者に違いをもたらしたと最初は主張し，のちにそれを否定した。そして，この部分のインタビューでも，彼女は，患者との関係で自分が力を有していたということを最初は主張し，その後否定した。この2つの主張と否定には明らかにつながりがある。インタビュアーは，この看護師が，自分の臨床的知識に基づいて患者のために何が最善かについての判断を下したと信じたい。もし，彼女がそうしたのなら，インタビュアーが言うように，彼女は責任あるやり方で行動をしただろう。彼女は，自分の実践におけるケアの標準に従った責任感から行動しただろう。
　別の言い方をすれば，もし，この看護師が，このインタビュアーが期待したようなやり方で行動していたならば，彼女は権限を有して行動していただろう。彼女は，患者にとって最善だと思われること——この事例の場合，死に逝く患者を安楽にするということ——を行うために，実践標準によって権限を付与されていると感じただろう。しかしながら，この看護師はそうした標準についての知識が——そして，質的な差異を識別することについての認識が——欠如していたので，自分がそうした権限をもって行動しているということを自覚できないのである。その代わりに，自分の経験を，患者に対して力を行使している，善の概念によって治療を施すのではなく，自分の意志を押しつけていると感じるのである。その考えが自分には耐えがたいので——そして，それはそうあるべきで——彼女は，責任という観念を"因果関係"という観念に置き換えたのである。彼女は，患者のために，自分の介入なしには起こりえない何かを起こらせたのではない。彼女は，いずれ起こるであろうことをただ早めさせただけである。

267

責任という観念から因果関係という観念への移行は，個人的な形態から非個人的な形態への話の移行を意味する。結局のところ，機械は何かを起こすことができるが，機械が責任ある人間の代理者とはなり得ない。これまでみてきたように，もし，これらの看護師たちが自分が"違い"をもたらすという確信に欠けるとしたら，彼らは，"自分たち自身"がその違いをもたらすという確信にも欠けることになる。つまり，自分たちの臨床判断・倫理的判断のための能力が，機械のそれとは明らかに異なる，人間としての主体的行為者であるという確信に欠けているのである。

　本章の最初に，このグループの看護師たちの実践の構造が，彼らが提供するケアの不適切さの原因だと示唆した。もし，そうならば，そうした不適切さを改善するための一般的な形態は明瞭だ。それが，こうした看護師たちの心理的な困難であっても，道徳の欠如であったとしても，彼らの基本的な問題は，達人看護師の実践で具現化されている質的差異を識別する力の欠如なのである。

　これまでみてきたように，こうした看護師たちは，この問題について，少なくともいくらかは認識している。その認識は，違いをもたらしたい，そして真の主体的行為者としての能力をもちたいという彼らの願いにあらわれている。それならば，この問題の解決方法は，おそらく心理療法や倫理学の講座の受講ではないだろう。もちろん，それらは別の脈絡において重要であるが，ここで重要なのは，看護実践特有の善に焦点を置くことによって臨床的かつ倫理的判断を改善するという目標と，看護師がその目標を達成できるようなスキルによって構成される看護教育の形態である。

# 付記

　このグループに属する看護師には，特定の患者に関する記憶の欠落がみられるが，それには，2つの興味深い例外，あるいはバリエーションがある。まず，特定のタイプの患者との否定的な体験に関する記憶だ。私たち

が，このグループのある看護師に，彼女の実践において重要なできごとについて話してほしいとリクエストした時，彼女は次のように語った「Jは，私が扱ったBPD（気管支肺異形成症）の最悪のケースだった。BPDの子どもを担当したことはあったけど，Jほど難しくなかった」。これでわかるように，彼女はJを人としてとらえているのではなく，患者のタイプとしてとらえているのである。

2番目は，私が否定的な意味をもつパラダイムとよぶバリエーションだ。これは，看護師が特定の患者とのある否定的な体験によって，その後の看護師の患者体験すべてを否定的なものとして記憶してしまうことだ。本研究のある看護師は，強制的に入院させられた患者との困難について語った。彼女はその語りを次のような言葉で結んだ「私は，たぶん，苦い教訓も学びました。それは，いわば患者への態度の硬化といったものでしょうか。それを経験する前には，私にはなかった態度です」。

もちろん，この2つのタイプで共通するのは，2人とも自分たちの患者を個別化せずに，一般的なタイプとしてとらえてしまっていることだ。

この話題については，以下の文献を参照されたい。

Kierkegaard, S. (1962). *The present age*. New York : Harper and Row

Taylor, C. (1985). What is *human agency*? In *Human agency and language : Philosophical papers I* (pp.15-44). Cambridge : Cambridge University Press

## 解説

私たちは，看護の仕事に携わるというよりはむしろ客観的な観察者という立場をとる看護師のアイデンティティの特性とその実践について理解を示すものとして初版に掲載された本章をこの版にも残すことを選んだ。本項は，ジェーン・ルービンの言葉の引用から始める。ルービンがかつて提示した (Rubin, 1984)，またそのテキストの中で提示した説明と解釈の核と

して，"実践の構造"の視点を示すためである。

> このグループに属する看護師の臨床的知識と倫理的に判断する能力の発達を妨害するものとして，心理学的そして社会的要因の重要さを軽んじようという意図は全くない。しかしながら，これらの看護師たちは，心理学的要因や社会的要因だけに還元することはできないが，それらとの関連において存在する実践の構造を共有しているのである。この種の実践が，典型的事例の中で詳述されたような倫理的盲点を常に生み出すわけではないが，不適切なケアをしばしば生み出している。実践の構造を同定することによって，倫理的感覚の鈍さと不適切なケアの両方を予防する支援となることを願ってやまない。

本書の中で，この第6章は最も物議をかもす章だ。それは，看護実践における臨床的・倫理的で主体的な行動の障害となる実践の構造としてではなく，"よい"看護師か"わるい"看護師かという視点で誤って解釈されがちだからだ。質的・倫理的な差異が傑出していて，顕著であることがわかるようなやり方で看護の実践に取り組むことは，同定された実践の構造によって妨げられている。本章は，看護師自身の徳についてであると誤って解釈された。実際は，仕事に少し距離をおいてかかわる看護師による公的実践とその実践の性質に関する理解についてであった (Nelson, 2006)。カントやネルソンの読者によって解釈された徳についての伝統からみると，看護師や何らかの行為者は，"明確な意図 (clear intentions)" をもつという場合と同じように，その人がコントロールできる"純粋な意志 (pure will)"あるいは"純粋な意図 (pure intentionality)" をもっているとみなされる。したがって，看護師は，その意志あるいは意図によって"よい"特性，あるいは"わるい"特性をもつと考えられるようだ。そして，看護師は，自分のすべての意図に直接近づくことができるとみなされている。また，感情的側面は，よくとらえられたとしても正常な仕事を妨害するものとして考えられ，最悪の場合は，理性的な意図を常に破壊する"雑音"とか"感情的偏見"としてとらえられる。ネルソンは，私たちと同じように，

人の"善"とか"悪"という内部に焦点を置くことに異議を唱える。しかし，ネルソンが私たちの論じていることで理解していないのは，本書，特に本章において，私たちが論じているのは，実践の構造についてであるということだ。実践の構造には，"看護実践 (nursing practice)"を改善するものもあり，逆にその障害になったりするものもあるのだ。私たちは，"よい"看護師，"わるい"看護師について述べているのではないということを明確にしておきたい。

　ドレイファスのスキル獲得モデルは，カント派の考えに異論を唱え，その代案を提供している。つまり，人格が"内部"に存在しているために，特性とか才能，ひいては，自分の行動が自分の意志や意図にどのようにつながっているかを完璧に理解している人の"職業"そのものも人の内部に存在しているという道徳的立場に反論している。ルービンは，臨床状況において看護師が質的な差異を識別するのを困難にする実践の構造を鋭く検証している。

(1)看護師の実践は，問題の本質のいかんにかかわらず，臨床問題を適切で論理的に解決できると思われる"基準内"と"基準外"という論理的な計算によって狭義に構成されている。
(2)看護師は，患者とのかかわりのスキルについて不安と問題を抱えている。また看護実践では患者の問題を"タイプ"や一般的なカテゴリーに過剰に一般化・類型化させてしまう傾向があるが，そこで遭遇する問題に関して懸念を抱いている。

　このどちらの実践構造も，看護学校で教えられる非常に狭い範囲での論理に遡ることができる。看護学校では，学生はしばしば，どんな臨床の問題も状況や前後関係から切り離すことができる（客観化できる）と，誤って学習してしまう。そして，公式な意思決定の基準が，どのような臨床状況における意思決定に対しても確立されていると勘違いしてしまう。また，看護教育と看護サービス環境は，看護に必要とされるかかわりのスキ

ルと感情労働のスキルに注意するようには構造化されていない。むしろ，実践は，標準化，ルーチン化，効率化のラインに沿って構造化されている。関係性のスキルは，看護学校においても実践環境においても，患者とのつながりや，コミュニケーションをはかる能力，また，けがや病気に関する患者の懸念，不安，心配を識別する能力にとって中心的なものとはみなされていない。

　ルービンは，看護学校において，関係性の倫理やケアの倫理が十分に教えられていない場合に，看護師が実践の現場で遭遇する問題を指摘している。カーネギー財団全国看護教育研究 (Carnegie National Nursing Education Study) において，私たちは，看護学部の学生も教師も明らかに，"倫理"とは，生命倫理によって代表される，原理原則に基づいたジレンマの倫理のことだと理解していることを発見した。学生たちは，「原理原則は，何が有用で何がそうではないか，何が患者に自律性をもたせるのかを決めたり，真実を伝えたり倫理的対立や倫理的ジレンマにおける論争に決着をつけるためにインフォームドコンセントを行う際に役立つ」と教えられている。日常の倫理的態度についてはあまり明確な考えをもっておらず，関係性の懸念，尊敬，信頼などを"倫理的"課題とみなしていない。看護学生は，一般的に，その臨床実践において患者の人間性と権利を守る擁護と認知の実践について学ぶ。しかし，こうした日常の倫理は，徐々に浸透していくものなので，その学習は不均一だ。したがって，学生たちは，日常の倫理的態度の学習に関しては，地域の実践現場に依存している。つまり，学生たちが，看護実践における倫理的態度と関係性の倫理について学ぶのは，そうした現場においてなのだ。しかし，そうした現場では，法的なものを倫理的なものと融合してしまっていることが多く，日常の倫理的態度と自己の実践の中の質的な差異の識別における倫理的課題をとらえようとはしていない。

　本章の第2の論争の的となる側面は，ジェーン・ルービンによって導かれた著者の議論に明確にあらわれている。日々の看護を自分がどのように理解しているかということを示すストーリーやナラティブを例示できない

看護師が数多くいる。彼らは，やらなければならない仕事のリストや要求される事項しか提示できない。そして，そうしたものは，非常にプレッシャーがかかり，人員不足で急速に変化するケア環境において，どんどん増えていく。さらに，看護実践の構造や対人スキルもその現状に拍車をかけている。本章では，個人的レベルや社会的レベルに焦点を置くことはせずに，蔓延する臨床での主体的な行動および倫理的で主体的な行動を妨害してしまうような看護実践の構造に焦点を置いている。それが特徴だ。ルービンは，通常の心理学的分析や社会学的分析の外側に位置する実践の構造を提示するために，正当な心理学的分析や社会学的分析とは別の方法で調査した。私たちは，通常行うような心理的な履歴を追ったり心理学的質問をしたりはしなかった。そのため，個人のレベルの分析について語ることはできない。ただ，ここでは，こうした構造について妥当と思われる教育的そして環境的共通要因，あるいは原因にのみ焦点を当てた。

その結果，私たちは，4年制大学の学部および大学院の教育において，倫理的態度や関係性の倫理にもっと注意が払われるべきだと結論づける。かかわりのスキルとケアリング実践は，カリキュラムのもっと中心に盛り込まれるべきで，もっと効果的に教育されるべきものだ。

実践の構造に埋め込まれた関係性の倫理は，教えられると同時に，発見されるべきだ。したがって，感情や関係の質やあり方について意識を高めたり振り返ったりすることは，安全な教育環境において検証されるべきだ。これは，看護師のアイデンティティ，人格，スキル，知識を形成する核心にふれるものだ。形成は，専門職教育において十分に適切に行われておらず，意図的で計画的なカリキュラムのなかで，熟考されるべきだ（Benner & Sutphen, 2007；Benner, Sutphen, Leonard-Kahn, & Day, 2010；Foster, Dahill, Golemon, & Tolentino, 2006）。どのような専門職の教育においても，スキル獲得の中心において，臨床での主体的な行動および倫理的で主体的な行動の発達過程に焦点が当てられるべきである。

本章では，臨床判断・倫理的判断が，知識のスキル，実践的論証，知覚的鋭さにいかにつながっているか示した。倫理的課題というものは，それ

に対応するために，特定の状況において非常に重要だということを看護師は，認識――気づかなければならない。臨床や倫理における質的な差異を識別するには，きちんと構成されていない臨床状況において感情を合わせることと知覚的鋭さが必要である。もし，看護師たちが危険にさらされていて臨床課題を十分に理解していなければ，適切な臨床あるいは倫理における質的な差異の識別をすることはできないだろう。看護学校においては，特定の状況における関係性や臨床や倫理における質的差異の識別という課題に取り組むためには，その教育方法にナラティブをもっと取り入れなければならない。一人称による経験に基づいた実践観察は，ある状況についてその看護師がどう理解しているかを明らかにするのに役立つ。また，自己発見につながる重要な内省のための知覚と理解を開くのに役立つ。これは，内在している誤った"実践の構造"を，実践する看護師が明らかにし，検証していくのに役立つ。もしも，第一線の看護師の臨床判断・倫理的判断が，それほど重要性をもたなければ，そのようなことは必要ではないだろう。しかし，現実の実践においては，看護師の臨床判断・倫理的判断が生死を分けるような結果をもたらすのである。

# 第7章

# 臨床判断

　看護実践の解釈的研究は，熟達した臨床家が，その日常の実践の中で，臨床判断をどのようにするのかということについて新たな洞察を提供する。本章では，ナラティブ・インタビューを通じて，達人看護師の臨床判断が，過去30年もの間，学術的看護の文化を支配してきた従来の理解とは大きく異なるということを示したい。特に次の点——経験を積んだ看護師の臨床判断は，認知理論家によって促進され看護過程で提示される実践を伴わない科学的もしくは理論的な論証ではなく，最初にアリストテレスによって記された実際のかかわりを伴う実践的論証にずっとよく似ていることについて明らかにする。

　経験を積んだ看護師は，看護診断のような抽象的なラベルづけではなく，その患者をよく知ることを通じて，患者の病気体験を理解できるようになり，対応の仕方を把握するようになる。その患者の一般的な反応のパターンを知ること，患者のストーリーを知ること，そして病気がそれにどのような影響を与えているかを知ること，また高度な臨床的知識を通じて自分の患者をよく知ることによって，患者の病気体験とその状況における対応の仕方を理解できるようになるのである。そして，その高度な臨床的

知識は，似たような状況にある多くの患者をケアした体験から得られるものだ。この経験的に獲得した臨床的知識によって，看護師は，特定の状況に存在しているかもしれない問題や懸念に敏感になるのである。

　臨床判断，そして，それを改善するための教育方法についての研究のほとんどは，意図的，意識的および分析的なものに焦点を置いてきた。これらの特性をもっていなければ，それは臨床判断などではないと主張する人々も間違いなくいるだろう。看護において，私たちは，臨床的意思決定，看護過程，臨床問題解決，そしてもっと最近では，クリティカルシンキングという用語を互換的に使ってきた。どれもほぼ同じ現象を意味するものだ。この言葉は，私たちの理解を反映するものであり，またそれを形成する。そして，それは，臨床判断とは，問題解決と明瞭に定義された目標だけを目ざす論理的なものだと私たちの認識を導くものである。文献に精通している人々にとっては，理論満載の用語もある。たとえば，意思決定理論に関する文献では，意思決定とは，一連の相互に相容れない可能性の中から，代替案を論理的に選択することを意味するようになっている。その選択は，可能性のある個々のアウトカムと，可能性のある一連の行動をとった場合にそれぞれのアウトカムが生じる可能性に関連した価値に基づいている。この用語の継続的な使用と意識的な分析に焦点を当てるその特性は，しばしば，「すべての達人の臨床判断は，熟考された分析的なものであり，もしそうでなければ，それをさらに分析的なものにすることによって改善できる」という，結果として不適切に幅広い一般化を招くことになる。

　しかしながら，デューイ (Dewey, 1904, 1973)，ドレイファス (Dreyfus, 1979)，ドレイファス兄弟 (Dreyfus & Dreyfus, 1986)，そして，その他は，"日常についての意識しない習熟 (thoughtless mastery of the everyday)" という概念に注意を促している。たとえば，私たちは，仕事をしたり，歩いたり，他者のニーズに対応した社交的会話をしたり，エレベーターに乗ったり，社会的に適切な距離を保ったりする。これらはすべて無意識の行為だ。同様に，臨床状況の些細な変化に注意をし，重要な情報に対応

し，また，患者の問題や懸念を理解したり，それらに対応したりする達人の看護実践の多くも，しばしば，意識的な熟考なくして行われるものだ。本章では，意識的ではない，また分析的ではない臨床判断の側面に注目することによって，達人看護師の実践における臨床判断の新たな可能性を提示したい。

　私たちは，看護師がクライアントや患者が抱える問題，課題，懸念を理解し，突出する重要な情報に注意し，それに対して親身になってかかわりながら対応する，そのやり方を，「臨床判断（clinical judgement）」という言葉でとらえている。私たちのこの理解には，一人前レベルの看護師の実践に特徴的な熟考された意識的な意思決定と，中堅や達人レベルの実践に特徴的な全人的にとらえて見極めることと直観的な対応の両方が含まれている（Dreyfus & Dreyfus, 1986）。

　達人レベルで実践する看護師に典型的にみられる模範例を示すことによって，これまでの議論をさらに深く展開していきたい。その看護師の臨床判断のいくつかの側面に光を当て，それによって，同じ側面が，技術的・論理的臨床判断のモデルでは，どうして無視されたり，誤ったやり方で提示されたりするのかを論じる。また，それは看護の臨床判断に関連するので，実践的論証の意味についてもさらに具体的に検証する。そして，看護実践の診断治療モデルに対する代替案を模索する。私たちは，臨床判断の完璧なモデルや理論を提示することではなく，達人の実践の重要な側面に対して注意を喚起することを目ざしている。技術的・論理的モデルの推論を明らかにし，臨床判断のいくつかの側面を明らかにすることによって，私たちの教育実践に新たな可能性を生み出せると確信している。

## ナラティブで明らかにされた臨床判断の側面

　本項では，達人レベルで実践する看護師の模範例を使って，臨床判断のいくつかの側面を模索する。認知モデルにおける前提とその典型的な研究

手法とが，臨床判断のこれらの側面をいかに不明瞭なものにしているかを例証したい。

　次に紹介するのは，臨床状況の把握および道徳上での主体的な行為者としての両方において，達人レベルで実践する看護師の一般的な事例である。また，この事例は，チェスラ（Chesla, 1990）が解釈した家族ケアの複数の側面も示している。

**看護師**：CABG（冠動脈バイパス術）を受ける患者が手術室に運ばれてきました。私は，彼が以前に入院していたことがあり，心臓の状態が非常にわるいこと，心筋梗塞を複数回起こしていること，駆出率もよくないことなどを知らされていました。その日の夕方出勤したところ，彼の家族が待合室で待っているということを知りました。それで，患者はまだ手術室から出てきていなかったので，家族に会いに行くことにしました。それは，可能な場合は，私がいつもしていることです。その家族のストレスはピークに達しているようでした。私が待合室に入るやいなや，家族は椅子から飛び上がりました――私が話に行くことはすでにその家族に伝わっていました。私は自己紹介し，［患者が］病室に戻ってくるまでは手術室の中の情報は伝わってこないということを伝え，どのようなことを予期しておくべきか，そして，（患者が病室に戻った）1時間後くらいには病室を訪ねることができることを伝えました。家族は，その男性患者がどれほどのことを経験し，それが彼にとってどれほどつらいものだったかという話をしてくれました。

　やがて患者が手術室から病室に戻ってきました。確かに，彼はとても重病人に見えました。あらゆる点滴がつながれ，バルーンが装着され，バイパス術からの回復はとても大変でした。私は申し送りを受けてから彼の病室に行きました。一目見たとたん，この患者が生きて退院できるとしたら奇跡だと感じました。一通りのことをしたあとで，家族を呼びに行きました。そして，どんなことを予期しておくべきかということをできるだけ伝えようと心がけました…。そうするうちに，何かがぴたっと嚙み合ったのを感じました。彼らは一種の気持ちのやり場を探していて，私がそれを彼らに提供した――そんな感じでした。その時，お互いの気持ちが通じ合ったのです。

数日が過ぎました。患者は本当に重症でしたが，驚くべきことに，彼の状態はどうにか曲がり角を過ぎて，抜管に向けた点滴を開始することができました。バルーンもはずしました。挿管チューブもはずすことができました。その状態でその男性が生きていて，挿管チューブがはずれ，意識が清明で，私たちに話しかけているという現実に，私たちはみんな驚きました。患者の孫息子が彼に会いに来ました。その孫は，彼にとって誇りであり喜びでした。2人は意気投合していました。彼は，自分のニックネームの由来について話してくれ，孫とどんなことをしたのか，あの野球の試合を見に行った，この試合を見に行ったとあれこれ話してくれるのです。気分よさそうには見えましたが，でも，彼がとてもとても弱っていることは明らかで，ごく些細なことで崖から転がり落ちるような状態になりかねない，ということは非常に明らかでした。それから1～2日後，胸腔ドレーンをはずしました。でも，残念なことに，彼は気胸になっていたのです。それだけで彼の状態はどんどん悪化していきました。私には，ごく些細なことで彼の体調は崩壊するということがわかっていました。彼には，また気管挿管がなされ胸腔ドレーンが挿入されました。その時点で，医学的管理が必要だという決定がなされ，彼はCCUに再び搬送されました。
　数日後，彼の家族が私を訪ねてきました。彼［患者］は，心臓病末期の状態となり，それ以上の治療をすることは不可能でした。そして，家族はついにDNR（蘇生処置拒否）を決意しました。私は家族に「ご家族［患者］に会いにお部屋に行ってもかまいませんか」と尋ねました。その時点で，患者には人工呼吸器が装着され，鎮静薬が投与され，麻痺状態でした。そして，彼のベッドの後ろはたくさんの輸液ポンプがまるで熱帯雨林のようにつながれていました。私は以前にも同じくらい重症な状態の彼を目にはしていました。でも，再びそのような状態の彼を見るのはとてもつらいことでした。その時の私に残っていた彼のイメージは，ベッドに座って夢中になって孫のことを話している姿だったからです。
　私は彼の家族のところに行きました。家族は明らかに彼の死に対して心の準備をしようとしているようでした。私はとてもつらくなりました。だって，その患者はいったんは回復していたのに，突然，またこれ以上ないはどのわるい状態に逆戻りしてしまったのですから。家族は彼のベッドサイ

ドにいました．DNRを決めたことに罪悪感をもっているようでした．自分たちは，できる限りのことをすべてしたのか，ということを何度も繰り返し尋ねていました．彼らは，もしかしたら他にもできることがあるのではないか，と感じていたのではないでしょうか．

**インタビュアー**：家族があなたにそのようなことを尋ねたのですか．

**看護師**：いいえ，直接そのような言葉では尋ねられませんでした．でも，彼らの言葉の端々からそれがうかがえました．私は，そのような家族にどのように対応したらいいのかやっと思いつきました．私には，その患者がベッドに座って孫と話をしている姿が浮かびあがってきたのです．そして，家族に伝えました．「皆さんは，できうる限りのことをなさいましたよ」と．「最初に病棟に戻ってこられた時，彼の状態がどれほどわるかったか覚えていらっしゃるでしょう．そして，彼は回復しましたよね．私たちは，彼の心臓が持ちこたえる限界まで，彼を支える努力をしたのです．でも，彼の心臓の状態は，それ以上持ちこたえることはできなかったのです」と伝えました．家族は「そうですね，たぶん，できる限りのことを私たちはしたのですよね」と，なんとか言うことができました．彼は，確かに一度は回復に向かっていましたが，あまりにも衰弱していて，それ以上の回復は無理だったのです．

その時，私たちはみんなその部屋の中に座っていて，それぞれの目から涙が流れ落ちていました．でも，それから，みんなの張りつめた気持ちが何となくゆるみ，彼のことについて話し始めました．それは，ちょうど，家族が彼の死を受け入れ始めたかのようでした．まるで誰かからもう大丈夫だよと許しを与えられたような感じでした．「もう罪悪感を感じなくていいよ」と言われたような感じだったのだと思います．その時点で，彼にDNRを適用するという決断は，彼に対する最も親切な対応だったのです．そのような状況において，結果はよいものではありませんでしたが，私は彼らに相違をもたらすことができたと感じています．彼らはあまりにもたくさんのことを乗り越えていかなければならなかったのですから．私にとっても，それはつらいことでした．人の死に遭遇するのは，そして，それを家族に伝えなければならないのは，いつでも大きなストレスがかかるものです．いつも「どのように伝えればいいのかしら？」と考えます．それを伝

える言葉はいったいどこから出てくるのか？　彼の場合は，過去2～3週間に彼が経験したこと，たとえば，病気が重くなった，それが一度は改善に向かった，といった転機となるような状態を振り返ることによって，言葉を選びました。私が，患者の死を家族に自分自身で伝えなければならない時は，特につらいです。私が家族のことをよく知っているかどうかはそれほど気になりません。でも，家族が私のことを知らず，私がその患者とともにどのような経験をしたかをその家族が知らないとしたら，それは残念です。私は，時々，患者の家族をとてもよく知っていると感じることがあります。そして，家族には，自分たちのことを知っている誰かから家族の死を伝えられてよかったと感じてほしいと思います。そして，自分たちの知っているその人が自分たちのことを気づかい，また，その人が，自分たちと患者のために本当に懸命に尽くしたということを知っていてほしいと思います。

　この状況において，この看護師が焦点を置いたのは，死に逝く患者の家族とのかかわりだった。看護師は，患者の家族のいるところを尋ねあてて寄り添い，家族が語った患者の病気と苦悩についての話に心を動かされ，患者の世界において彼ら［家族］が占める特別な立場を認識している。患者や家族に心を動かされた看護師は，彼らと"何かぴたっと噛み合った"のを感じる。彼女は，似たような患者との過去の経験を通じて，家族にこれからの見通しを伝える。患者の現在の状況を知らせて，起こりうる結果を伝えている。その一方で，彼女の説明を聞く家族の能力と理解力にも配慮している。患者の懸念に耳を傾け理解すること，その懸念への対応の仕方，悲しみのなかにある患者への支援，心肺蘇生はしないという家族の決断についての支援，これらにおける看護師の臨床判断が，このナラティブのテーマだ。この事例を読むと，診断治療モデルでは，この種の実践の内容を把握するのがいかに難しいかが明らかになるはずだ。彼女は，すぐに，家族がどれほど追いつめられた状態にあるのかを理解し，"気持ちのやり場"としてのニーズに対応している。どんな理論も，家族にとってのこの経験の意味をきちんととらえることはできない。看護診断の文献で特

281

徴的に使われる診断名では，この看護師がその特定の家族の懸念にどのように対応すればいいのかを理解するのに十分な意味を伝えることはできない。

　また，この説明で重要なのは，十分に臨床を把握すること——見て読み取るというスキル——にかかわる臨床判断である。病棟の他の看護師からその患者の話を聞いた看護師は，その患者の状態の重症度について事前の知識をもっていた。また，同じような状況にある患者の場合，通常どのようなことが予期されるか，その特定の状況への関連事項としてどのようなことが突出して見られるか，それらを見極める実践的知識をもっていた。彼女は患者の衰弱の度合いを認識し，次のように語っている。「ごく些細なことで崖から転がり落ちるような状態になりかねない…というのは非常に明らかだった」と。

　この実践において明白なのは，急激に変化する状況を管理するスキルである。患者の衰弱の状態を理解すること，人工呼吸器，胸腔ドレーン，点滴を管理することは，看護の問題として明確には表にあらわれない。しかし，患者ケアのこの側面に責任をもっているのは，明らかに看護師なのだ。それは，論理的な計算が表にあらわれるような行為ではない。患者の状態と体液を全人的にとらえて見極めるという無意識の行為と巧みな対応が，達人の臨床判断の特徴なのである。この状況において，少なくとも，相互に作用する5つの臨床判断が突出している。

　第一にあげられるのは，この看護師は，よいことと正しいことに対する基本的な姿勢をもって状況に入っているということだ。彼女にとって，自分の実践で重要なのは，家族の懸念に気づくことであり，それに対応することだということが明白である。そして，そのために，彼女は家族を探しに行っている。何が重要な目標だと考えるか，彼女のその理解が，その特定の状況下で彼女が何に気づくかということを決める。そのような状況においては，通常は主要な倫理的懸念としてみなされること——つまり，継続的なライフサポート（生命維持装置の使用）が患者にとって最善なのかということ——は，ナラティブの中に示されてはいるが，この特定の状況下にいるこの看護師にとって，その懸念は最重要課題にはなっていない。

明らかに患者の状態の低下に悩み悲しんではいるが，彼女は，その患者の死は不可避なものだろうということを認識している。そして，患者のそばにいて罪悪感をもったり悲嘆にくれたりしている家族の支援にまわっている。実践の技術的論理的モデル（Schon, 1983, 1987）においては，実践者の仕事は，手段目標分析で，そこでの主要な意思決定は，どの介入が望ましい結果を生み出すかを決めることである。最終的な結果，あるいはアリストテレスのいう"善"は，この手段的論証によって評価することはできない。看護においては，医学と同様に，目標が達成されるかどうかが疑問になる時，それは倫理的問題となる。少なくとも現代においては，倫理的で臨床的な意思決定を行うことは，研究および実践の両方において他とは明確に一線を画する領域だとみなされている（Gortner, 1985；Katefian, 1988）。

私たちは，最終的な結果が疑問視されない臨床状況においてでさえ，その底流には道徳的側面があると主張したい。つまり，日常のケアにおいて，何が善で何が悪かに対する看護師の基本的姿勢と，看護師が特定の状況において最も望ましいことだと認識する，あるいは信じることに対する基本的行動が存在するのである。前述の事例においては，その特定の状況における看護師の行動で明らかな善は，家族に慰めを与えるものとなっている。それは，個人的，主観的な"価値観"ではなく，必ずしもあらゆる状況にわたって一般化されるものでもない。日常の判断における道徳的側面は，より注目され始めてはいるが（Akerlund & Norberg, 1985；Bishop & Scudder, 1990, 1991；Gadow, 1988；Wros, 1994），意思決定に関する文献においては，それは一般的に無視されがちである。

第二に，ここに示した事例で紹介された看護師は，冠動脈手術を受けた数多くの患者とそうした患者の家族をケアした経験から，幅広い実践的な知識を身につけており，それを活用しているということだ。一連のケアを通じて，彼女には，この事例のHさんとその家族それぞれの反応のパターンとどのような人なのかということがわかるようになった。彼女は，患者の状態の悪化，孫との交流の支援と促進，家族の特別な懸念への対応などに関する自分の行動を説明している。その説明から，彼女がその状況

においてどのように対応すればよいのかを明確に示すことができる理論はない，ということは明らかだ。むしろ，この看護師が，その特定の状況において何を認識し，どう対応すればよいのかを認識する可能性を生み出すのは，言葉では説明されない知識 (Polanyi, 1958)，熟練したノウハウ (Benner, 1983)，あるいは，行動しながら理解すること (Schon, 1983)，そして，その特定の患者個人を知ること (Jenks, 1993；Jenny & Logan, 1992；MacLeod, 1993；Tanner, Benner, Chesla, & Gordon, 1993) なのである。

　専門職実践の技術的論理的モデルにおいては，理論的知識が唯一の重要な知識なのだ。抽象としての理論は，実践者に，特定の臨床状況について幅広い範囲での洞察を提供する。そこでは，有能な実践者は，ある特定の具体的状況を抽象の１事例としてとらえることができるとみなされる。たとえば，ある特定の家族の状況は非効果的なコーピングの事例だというふうにとらえたりする。その理論は，適切な看護対応を処方したりもする。それならば，この考え方においては，専門職的実践とは，科学的に引き出された知識や理論を特定の実践の問題に機械的に適用することである (Schon, 1983, 1987)。

　医学と看護両方における臨床判断に関するほとんどの研究は，専門職実践の技術的論理的モデルに基づいて構築されている。"臨床判断のプロセス"，その測定，そして判断におけるスキルと相関関係にあるものを調査する研究も含むほとんどは，シミュレーションの利用とシミュレーションの前後の発話思考のなんらかのバリエーションに依存している (この文献のレビューには Tanner [1987] と Fonteyn [1991] を，また，この研究アプローチの具体的事例としては，Grobe, Drew & Fonteyn [1991], Henry [1991], Jones [1989]を参照のこと)。シミュレーションは，被験者に同じ刺激を提供して，経験，訓練，個人の特性などによるバリエーションを検証することができるようにする方法だ。さらに，シミュレーションは，付随する"雑音"をできるだけ減らして，被験者のパフォーマンスを"タスク (課せられた仕事)"の対象となる側面との関連において，客観的に評価するため利用される。

　一般的に，このような研究は，問題解決のタスクにおける初心者と熟達

者間の"情報処理"の仕方には差があるということを私たちに教えてくれる。しかし，"タスクの特性"という大きな問題が存在していることも教えてくれる。つまり，パフォーマンスとアプローチは，いわゆる"タスク環境の要求"によって大きく異なるのである。いくつかの研究では，全"タスク"でみると，経験グループ間で存在する程度の違いが，同じ個人のパフォーマンスの中でもみられるのである（Corcoran, 1986；Tanner, Padrick, Westfall, & Putzier, 1987）。さらに，経験年数とパフォーマンスとの関係をシミュレーションで調べたほとんどの研究において，最初の6～8年間はパフォーマンスの改善が見られているが，それ以後は下降がみられている（Davis, 1972, 1974；del Bueno, 1990；Verhonick, Nichols, Glor, & AcCarthy, 1968）。しかし，こうした研究においてよいパフォーマンスとして重要なことは，ある意味，達人にとっては当然の暗黙知であるかもしれないことを明確にする能力なのである。さらに，達人は，判断のためにその個人の患者や家族を知り，前後関係や全体のパターンを重要視する。このような側面は，状況へのかかわりを要求するものなので，シミュレーションによって意義ある形で浮彫りにすることなどできない。

　前述の事例で示された臨床判断の3番目の側面は，そして，それは判断の技術的論理的モデルにおいては通常重要視されないものであるが，特定の状況の脈絡と看護師自身の感情的な反応である。事例で提示された状況では，看護師は，家族の懸念に心を動かされている。状況の外に立っていることなど彼女には不可能なことだった。彼女は患者の過去を理解し，患者が直面している現在の危機を臨床的に把握し，将来を予測することができた。この理解があったために，看護師は，Hさんの過去と現在の状況を理解し，将来を予測して，Hさんに今後起こることを家族が予期できるように支援できたのだった。その看護師は，自分の感情的かかわりと，そのように重症な状態のHさんを見るのがどれほどつらかったかについて述べている。彼女は，彼の世界を理解できるようになったことにも言及している。「私の心に焼きついている彼の最後の姿は，ベッドに座って自分の孫息子のことについて夢中でしゃべっている姿だ」と。この看護師にとっ

て，その患者は，もはや医学的事例ではなく，さまざまな意味にあふれる人生を生きている人なのである。彼女は，彼のライフワールド(生活世界)の一部に感情的にかかわり，彼の悪化を見るのが"とてもつらいと感じている"。この感情的なかかわりがあったために，彼女は，家族の気持ちを敏感に察し，意味あるやり方で対応することができたのである。

　臨床判断に関するほとんどの研究では，通常，状況の脈絡も感情も説明されていない。脈絡や感情をコントロールしたり無視したりするモデルや方法論に依存してしまうと，臨床判断においてそれらが重要だと考える可能性を排除してしまう。ガードナーはそれを次のようにまとめている (Gardner, 1985, p.6)。

> 　認知科学の1つの特徴は，認知機能のためには重要かもしれないが，その時点でそれを含めると認知科学の試みを不必要に複雑にしてしまう特定の要素を意図的に重要視しないようにすることである。これらの要素には，情緒的な要素あるいは感情の影響，経緯や文化的要素，そして特定の行動や思考が生じた背景の役割などが含まれる。(p.6)

　技術的論理的モデルによると，臨床家は，状況の外側に立ち，心的表象を通じてのみ現実にふれる，個人的な主体である。私たちの領域の常識，そして，西洋の伝統的常識では，ものごとを理解し，それと心的なつながりをもつためには，私たちは，それに関する私たちの知識と呼応する何かを自分の心の中にもっていると考えられている。表象についてのこの前提は，理論や概念を目ざす文献の多くに行動を指針するものとしてあらわれる。すべての人間の行動の底流には，そして，それは特に達人の行動に最も顕著であるが，なんらかの形で心的表象の理論が存在しているという前提だ。この哲学的な伝統の中では，感情は，通常，知識にとって破壊的なものだと考えられてきた。感情ではなく理性が，知識の獲得において不可欠なものとしてみなされてきた。理性的なものは，一般的に感情的なものと対比される。認知主義者の説明では，感情には，2つの構成要素があ

る。1つは，情緒的，あるいは感情的要素，そしてもう1つは感情を評価する認知的要素である。この区別は，教育実践においても認知的な行為と感情的な行為として見受けられる。そして，教育者たちは，どんな感情が適切かを明確にするために常に苦悩してきた。こうした説明に欠けているのは，感情はある程度社会的に構築されるもので，知識と感情は相互に作用しながら構成されるものだという認識だ。判断は，看護師が感情的に波長を合わせる特定の状況の脈絡の中で起こる。そこでは，意味ある側面が，重要なものとして際立ち，対応についての選択は，その特定の状況に対する看護師の解釈によって導かれる。

　先の事例の中でみられた臨床判断の4番目の側面は，直観である。私たちが意味する直観とは，理性に基づかない判断であり，計算的な論理に頼ることのない直接的な懸念や反応である。この考え方においては，直観は，経験の中から生まれるものであって，女性特有の不思議で神秘的な質のものではない。この事例の中で，看護師は，死へのパターンを認識した。彼女は「彼はとても弱っていて，ごく些細なことで崖から転がり落ちるような状態になりかねない…というのは非常に明らかだった」とコメントしている。

　直観は，何百年もの間，議論の熱いトピックであった。ウエストコット（Westcott, 1968）は，西洋哲学における直観についての多くの立場を次のようにまとめている。

> 　直観に関する考えにはかなりの多様性がある…。経験主義と直観主義の間で大きな軋轢になっている課題は，代替となる真実と現実を知るための別の方法が存在しているのかどうかということに関してだ。もしそうならば，1つの方法が他の方法より，より高等なのか，より完璧なのか，より絶対的なのか？　私たちは，通常そうするように，理性や証拠の限界内において行動するのか，そして，自分たちから非常に広大な知識の世界——おそらく伝達するのが難しく，完全に個人的でありながら，非常に強力で満足感のもてる世界——を奪ってしまうのか？（p.27）

心理学において最近主に論じられているのは，直観が推論の特別なケースなのか——つまり，無意識的でアクセス不能な論理的プロセス——あるいは，これまでとは全く異なる"知ることについての特殊な方法"なのかということだ(Wescott, 1968, p.27)。認知主義者は，私たちは内的表象を通じて世界にふれると主張する。つまり，パターンを認識するのは，こうした内的表象と外部のできごととを合致させる知的プロセスだということだ(English, 1993)。前述の事例について，認知主義者は，看護師の頭の中には，"虚弱"ということについての内的表象が存在していて，彼女は単にその内的表象の特性と外的な状況とを合致させただけだと主張するだろう。しかし，この解釈では，特定の状況において重要なこととして突出してみえるものや，看護師がいったいどのようにして関連する側面に気づくかということさえ説明できない。この議論の本質は，人間であることが何を意味するのかということについての異なる理解である。認知主義者にとっては，人間の行動に対する比喩は，コンピュータだ。この視点では，人間は，精神的な表象あるいはスキーマ*を通してではなく，かかわりをもちながら自己の世界を生きているという可能性が見過ごされる。突出した重要なことがらやニュアンスや意味は，単純にあらわれてくるものである。また，認知主義者の視点では，臨床家は，習慣的に患者を理解したり患者に対応したりする方法を発達させながら，自己の専門職文化において社会化するようになるということが認識されていない。

　イングリッシュ(English, 1993)などの認知主義者の主張にもかかわらず，直観は，看護の文献においては，臨床判断の正当な側面としてますます認識されるようになってきている。リュウやバローズ(Rew & Barrows, 1987)によってなされたような歴史的研究では，優勢な合理的視点が看護のような領域の発達に与えた影響を明らかにしている。彼らは，直観は，研究文献において真剣な注目はほとんど集めておらず，むしろ，科学的領域においては不適切として侮蔑されることがよくあると結論づけている。しかし，実践者の間では直観について活発な対話がなされており(Burnard, 1989)，看護実践の自然主義的研究では，臨床判断におけるその重要な役

割が明らかにされている (Benner & Tanner, 1987；Leners, 1993；Pyles & Stern, 1983；Rew, 1988；Schraeder & Fischer, 1987；Young, 1987)。

　ほとんどすべてのこうした研究では，直観は，臨床状況のその時点での懸念によって特徴づけられ，類似の経験によって得た知識の作用である。私たちが予備研究 (Benner & Tanner, 1987) でみられた現象として記述したように，たいていの場合，この懸念は，あるパターンの認識であることがしばしばだ。たとえば，レナーズ (Leners, 1993) は，経験を積んだ看護情報提供者についての最近の研究で，初期の"手がかり (cues)"について記述している。彼女は，それはその性質上状況や関係性に依存していると述べている。シュレイダーとフィッシャー (Schraeder & Fischer, 1987) もまた，看護師が新生児についての直観で使う"手がかり"を，動き，姿勢，調子などのパターンについて指摘しながら，"生理学に基づいてはいるが，簡単には計量できないもの"として記述している (p.48)。リュウ (Rew, 1988) は，直観について3つの側面を同定している。つまり，直接的に得た知識，全体としてとらえられた知識，そして，意識的で直線的な分析プロセスを通じて到達したものではない知識である。

　こうした研究のほとんどでは，看護情報提供者は，客観的な証拠が出る前に患者の衰えを予期する直観に関して具体的な説明を提供している。私たちも，初期の研究 (Benner, 1984a；Benner & Tanner, 1987) で，患者の死についての早期の警告は，もし，それが経験ある看護師実践において頻繁に起こるものでなければ，記憶に残るものになるということ，そして，パターンの認識と全体的な類似性の認識によって，その早期の警告が可能になるということを発見した。しかし，今回，私たちは，直観が，達人看護師の日常の実践で重要な部分を構成しているということを発見した。直観は，達人看護師の実践に非常に特徴的な巧みでよどみないパフォーマンスの核となっている。新卒看護師の場合，経験がないため，通常，意識的で論理的な計算が必要となる。意識的に考えて"答えを見つけ出す"よう努

---

＊訳者注：世界を認知したり外界に働きかけたりする土台となる内的な枠組み。

力しなければならない。新卒看護師は，特定の患者の状況で何に注意しなければならないのかを知るために，しばしば，少なくとも頭の中でチェックリストを確認することが必要だ。より経験を積んだ看護師には，重要性・非重要性の識別力が備わっている。そうした看護師には，特定の状況についての事前の知識があるため，また類似の状況の経験があるために，その状況に関する重要な側面が，努力せずとも顕著にみえてくるのである。そのような看護師は，論理的な計算をしなくても，関連性をもつ詳細に気づくのである。

　直観によって対応することは，思慮のない自動的な対応と同じではなく，むしろ真逆である。私たちの研究では，看護師は，患者のことをよく知らなくても，同じような患者への対応から得た経験に基づいて，直観を働かせることは明らかに可能だが，患者とのかかわりをもち患者をよく知ることは，私たちが直観と説明する直接的な懸念や理解を支えるものとなるということがわかった。さらに，ドレイファスが言うように (Dreyfus, 1986)，私たちも，達人看護師は，自分たちの直観全体を確認するために，ある種の熟慮による合理性も活用しているということを発見した。

　計算された合理性の意識的な活用は，初心者，いや少なくとも，一人前の実践者のスキルへの回帰を促す。その意味で理性的に考えるのは，ノウハウを捨て去ることであり，通常は望ましいことではないが，もし，それが重要な決断で，時間が許す時には，初心者のそれよりも，より基本的な形の合理性が役に立つ。この種の熟慮による合理性は，状況を脈絡から切り離して分析しようとするのではなく，全体的直観を確かめ改善しようとするものである (Dreyfus & Dreyfus, 1986, p.36)。

　経験を積んだ看護師がこのやり方を使っているという証拠は，数えきれないほどの事例にみられる。それは特に，看護師が，現在の処方と異なる治療法について，医師に対し論拠と説得力のある説明をするための準備を行う際に顕著である。そのような際に，看護師は，その状況についての自分の把握が最善のものだという確信をもちたいと思っている。そのために，その状況の理解について考えられる限りの可能性を意図的に試すので

ある。他のアプローチとしては，(1)現在感じる直観の基礎となる過去の経験から，関連性や適切性を考慮すること，(2)もしも，直観が間違っているとその結果どのようなことが起こり得るかについて考慮すること，などがあげられる。

　前述の事例で示された臨床判断の最後の側面は，患者のストーリー，意味，意図，懸念を理解する上でのナラティブの役割である。前述のエピソードの冒頭で，家族がHさんのストーリー――非常に困難な病気と苦しみ――を語る。看護師の説明全体を通じてうかがえるのは，病気が彼の人生をどのように中断させたかということや，彼の家族との，特に孫との関係が彼の人生においてもつ意味を理解することによって，彼女が患者と家族の両方とのかかわりをどんどん強めていったということである。

　クレインマン，アイゼンバーグ，グッド (Kleinman, Eisenberg, & Good, 1978) は，患者のナラティブは，臨床家の注意を疾患の生物学的世界に対してだけ向けさせるのではなく，その意味，価値，懸念という人間的世界にも向けさせると主張し，病気のナラティブへの注意を喚起している。ブラナー (Bruner, 1986) は，論理の規則に従う規範的思考と対比させながら，人間の動機，意図，意味はナラティブ的思考を通じて理解されると主張している。前述の事例においては，患者の状況についての看護師の理解と家族とのつながりは，その病気をどのように体験したかということについて患者や家族の説明に耳を傾けることを通じて可能となった。さらに，この理解は，看護師がやるべきことの優先順位――まず患者に会い，それから家族と再び会うということ――を決める助けとなった。最終的に，この理解は，家族の悲しみや罪悪感に対して，彼女がかかわりながら意味あるやり方で対応することも可能にしている。もしも，彼女が状況の外側に立ち，患者や家族の病気体験を傾聴し人間的側面を理解しなければ，これは達成できなかっただろう。つまり，ナラティブは，状況から切り離された抽象的なラベルやかかわりをもたない分析的な論証では伝えることができない，病気に関する人間的体験の側面を伝えるものなのである。

## 要約

　認知モデルや認知法を使った臨床判断の研究は，臨床判断の他の重要な側面を理解する可能性を制限している。私たちは，こうした側面を強調するが，だからといって，合理性が重要ではないといっているのではない。計算された論証は，経験を積んだ臨床家の実践において明らかに重要なものであり，またそうであるべきだ。ここでいう計算された論証とは，特定の状況の分析，解釈や解決法の可能性を求めて研究文献や理論的文献を検索すること，可能性のあるそれぞれの行動をとった場合のそれぞれのアウトカムに関する明確な比較評価，などを含むものだ。私たちが主張したいのは，計算された論証が唯一の論証の形態ではなく，最善の論証形態でもないということだ。むしろ，達人臨床家の日々の実践の重要な部分をなす論証は，熟慮による合理性を含む直観，何が善で何が正しいことなのかに対する姿勢，経験から得られた実践知，状況におけるかかわり，患者の通常のパターンに細心の注意を払うことを通じ，また患者の病気体験のナラティブに耳を傾けることを通じて特定の患者を知ることなどを重要視することである。

## 合理的モデルが引きつけるもの

　第1章において，ドレイファス兄弟は，西洋的合理性の伝統的なルールは古代ギリシャにあるとした。科学的知識と一般化可能な理論に基づいて人間の反応を分類し，説明し，予測する可能性は，実に魅力的なもので，実際に過去数十年間に看護学の想像力をとらえてきた。明らかに，科学的知識と理論は，看護の臨床判断にとって重要であるが，それがすべてではない。看護文献は，直観を理性に置き換えたり，特定の事例研究を科学的論理で説明したり，そして原理を頼みとして倫理的姿勢を分析したり正当

化したりすることを勧める示唆であふれている。そうした示唆のために，実践的にかかわりながらの論証は，専門職の論文や論議の隅に追いやられてしまっている。

　かかわりなき論証の最も極端な形態は，個別の患者ケアに関する意思決定における予後スコアシステムの活用であろう。APACHE Ⅲのような重症度診断システムが，患者の状態の重篤度や複雑性を考慮した上で，さまざまなクリティカルケアの介入のアウトカムを評価するために開発されてきた (Hall, Schmidt, & Wood, 1993)。そのような予後予測システムは，高度医療技術をいつ使用すべきかについて賢明な意思決定を支援し，また，そうした技術が不毛になる時期を予測するモデルを開発することを目ざしている。たとえば，正確に予測できるモデルから生まれる利点が以下のようにあげられている (Knaus, Draper, Wagner, & Zimmerman, 1986)。

- システムを使うことによって，最も恩恵を受けると考えられる患者ケアに医師による治療の焦点を向けさせることが可能となる。
- 治療の制限や中止に関する意思決定を支援する。
- ICU 間のパフォーマンス比較を可能とする。
- 新たなテクノロジーの評価を促進し，標準治療との比較分析を可能にする (Guest, 1993, p.1)。

　そのようなスコアシステムを，さまざまな治療に関連するアウトカムの測定値を使って，時間をかけてより精度の高いものにしていくことは可能であろう。特定の患者に対しては，過剰な楽観や悲観を防ぐために臨床的な道徳的指針を提供し，臨床的また倫理的意思決定の道しるべを提供できるかもしれない。しかしながら，確かに，そうしたシステムは，極端に低いスコア（＜20）や極端に高いスコア（＞140）の状況においては，信頼できる治療ガイドラインを提供することができるだろう。スコアの範囲は，0〜254である。中間のスコアについては，有用なものにするには，さらなる疾患特性や患者の治療状況に関する配慮が必要になる (Guest, 1993)。

そのようなシステムは，ある設定された時期に予後スコアシステムを実施して，そのスコアに基づいて"正当に，あるいは公平に"治療の継続や中止を決定するというような客観的な考え方でまとめられてしまってはいけない。役に立つものであっても，そのようなガイドラインは，特定の状況における臨床判断や倫理的判断にとって代わるものでは決してない。なぜならば，賢明で人間的思いやりのある意思決定のためには，治療に対する患者の反応や患者の状態の経時的な変化について，さらなる臨床的かつ倫理的判断が加えられる必要があるからだ。

4つの主要な社会的影響力が，臨床的かつ倫理的意思決定の拠りどころとして，合理的モデルへ依存し続けることを支援している。

- すべての患者や臨床状況に偏りなく適応できる，公平で公正な一般化できる規則の確立への探求
- 非効果的治療や死亡前の30日間に使う不均衡な医療費に対して過剰な支払いに制限を加え適正配分を達成するために，コスト-利益比を示す大きなデータセットに基づいて正当化できる医療費配分制度を開発したいという欲求
- 合理性についての認識論的理解。そこでは，相反する選択が正しいか正しくないかだけの判断で行われる。そのための基準は，2つの完璧に明確な立場を判断するために開発され，その意思決定が妥当かどうかは，その基準との関連で判断される (Taylor, 1993)。
- 医療を商品として理解する動向。そこでは，治療は商業的に評価され支払われる。そして，その会計システムや医療についての公的施策の議論では，ケア，細心の注意，回復についてはごくわずかしか論じられない。

基準のみに基づく抽象的な論証では，臨床状況の変化に沿った患者の状態における変化や臨床状況の理解における変化が考慮されない。患者，家族，医療者にとって臨床状況が展開していく時，変化と経験的学習から得

たものを考慮に入れるということに対する議論は，チャールズ・テイラーCharles Taylorが，異文化間の比較と歴史的理解との関連で行った議論を拠りどころにしている（Taylor, 1986, 1993）。テイラー（Taylor, 1993）は，認識論の伝統においては，論証に関する純粋に原理主義者的モデルを採用すると，明瞭に表現するという理性の機能を見失ってしまうと論じている。

　これは，(1)基準を基にした結果出される，(2)完璧に明白な立場間で判断する，(3)最初に出された，妥当かそうでないかについての絶対的判断とこれらと折り合いのつく場合のみの比較評価に感化されやすい，として純理的正当化を理解するものである。しかしながら，私たちの論証においては，基準には全く訴えることのない状況の移り変わりを直接的に特徴づける際，また暗に意味されることを明瞭に言語化する際に，公約数のない複雑な比較判断──状況の移り変わりについての判断──が重要な役割を果たしているということを示したばかりだ。明確に証明できる論証モデルを通じて，これらすべてを見えないように遮断してしまえば，ほとんどの倫理的議論は理解不可能なものになってしまう。科学とその歴史についての私たちの理解を阻害してしまう。そのような事例はこれまでも多く見てきた。しかし，実際には，科学的説明と実践的論証との間は，それほど離れてはいないのだ。一方の視点を見失うと，もう一方についても混乱が生じてしまうものである（Taylor, 1993, p.230）。

# 実践的論証と臨床判断

　ここで，本章の冒頭で提示した議論に立ち返りたい。私たちは，達人看護師の臨床判断は，看護過程などのモデルによって提示された手段目標分析的な合理的論証よりも，アリストテレスの実践的論証のほうにずっとよく似ていると主張した。私たちは，ある事例を通じて，実践的論証の側面が，達人看護師の判断にどれほど明確にあらわれているかを提示し，臨床判断が，技術的合理的モデルのレンズを通してとらえられた時に，これら

の側面がどのようにしてあいまいにされるのかを検証した。これから，善の概念と実践知の両方が，経験ある看護師の臨床判断にどれほど顕著にみられるかをさらに複数の事例で示しながら，実践的論証の本質をさらに追究していく。

　臨床判断の合理的モデルは，臨床状態の認識には，脈絡に関係のないパラメータのリストを体系的に評価すること，正常な結果と異常な結果の相違を見分ける能力，診断をつけるアセスメントデータの分析が必要だと推測する。このパターンは，もちろん，熟達した臨床家が臨床状況を把握し始める時に使うものである。患者をよく知らない時，注意すべき特定の状況が存在していない時，あるいは，納得いく臨床像を把握することができずに，臨床家がその状況の本質を見極めるのに苦労している時には，それは必要なことだ。しかしながら，臨床状況全体を見極め理解する巧みな実践では，脈絡に関係のないチェックリストの要素を分析する以上のことが要求されるのである。善であることと正しいことに対する臨床家の本質的姿勢が，特定の状況においてどのようなことに気づくかを決めるのである。また，看護師が患者を人として知ることができるような可能性を生み出すケアリング実践は，その患者と家族にとって何が最も重要なのかを見極め理解するための新たな視野を開くものでもある。患者の一般的な反応パターンを知っていると，微妙な質的変化に気づける可能性を生み出す。最後に，経験から生まれた実践的知識は，特定の患者グループに対する期待値を生み出し（例：冠動脈バイパス術からの回復で予期される回復の軌跡），テクノロジーに関する非公式なアセスメントを可能にするのである。

　意思決定の合理的モデルは，最も極端な事例では，治療の選択肢が非公式な確率アセスメントに基づいてつくられたりもすることを示唆する。この視点では，診断名がいったんつけられると，臨床家は，治療オプションのリストを作成する。各オプションには，可能性のあるアウトカムが複数予想されている。アウトカムは，望ましさという観点とその選択肢が提供された場合の見通しという観点から比較される。それから，こうした確率が組み合わされて，最善の治療選択肢が引き出される。治療に関する意思

決定に患者の参加を奨励するさまざまな方法——すなわち，起こりそうなアウトカムに対して価値を割り当てること——が述べられてきた。もちろん，こうしたモデルは，現実の臨床状況における変化や変化する関連性などを説明するものではない。私たちが発見したのは，看護師の行動の正当性は，抽象的な確率評価のモデルによってではなく，特定の患者の反応に基づいて継続的に判断され修正されるということである（第5章参照）。

## 善の概念

　善であることと正しいことに対する看護師の姿勢は，個人的倫理観の問題ではなく，看護という職業の中，そして，その看護師が働く病棟内の規範や慣行の中で構築され，埋め込まれているものである（第8章参照）。それは，看護師の実践の背景に存在し，看護師が特定の状況においてどのようなことに気づき，どのように反応するかということの基盤となる。さらに，それは，原則に基づいたものではなく，看護師が明瞭にすることができ，同じような状況で一般化できる規則や指針についての直観的な理解の中に存在している。いや，むしろ，こういったほうがいいだろう。それは，ある特定の状況における看護師の行動によって明らかになる善なのである。しかしながら，それは，完全に個別的で，主観的で，個人的なものでもない。それは，さまざまな看護事例にあらわれ共有される善なのである。たとえば，ケアを人間的なものにし個別化しようとする意思，患者や家族への情報開示の倫理，極度の苦しみや差し迫った死に直面した場合の安楽の大切さなど，これらすべてが，特定の臨床状況における看護師の気づきの基盤を形成し，その看護師の特定の反応を形成するのである。

　この項においては，一例として，安楽の提供方法に関する倫理，道徳上の善として最優先にする苦しみの緩和，そして，この倫理が特定の臨床状況についての看護師の理解と反応をどのように形成していくのかということを模索してみる。

　未熟児に対して問題を起こしかねないような痛みを伴う処置を行うにあ

たって，適切な安楽の手段なしに行われる場合がある。また，多くの場合，もし，看護師が，その乳児の扱い全般や安楽にすることに対して熟達者としての能力をもっていたならば，鎮静薬に代わる安楽の手段を検討できる。しかし，そのようなことが考慮されずに，治療が行われ，合併症が起こってしまうことがある。以下は，新生児看護師のグループによる，そうした状況についての議論である。新生児看護師たちは，乳児へのそうした対応を主要な目標として考えない看護師や医師たちに対する嘆きを表明している。

**看護師1**：本当に悩ましいわ。多くの場合，あの人たちったら安楽の手段を使おうとしないのよ。それから，すぐに鎮静薬を使おうとするけど，ちょっと安易すぎると思う。それに，小さな子どもに静脈点滴をする時に行うべき基本的なことをしないの。赤ちゃんをどさっと仰向けに寝せて，手か足をつかんで，針を挿入するの。気管挿管されていたとしても泣きわめくわ。そんな処置を行う時に，赤ちゃんを準備させるために前もってできること，安楽な状態にするためにできることがあるのよ。赤ちゃんが吸えるような何かを口にくわえてもらうとか，最初に針を入れる時に腕を振り回されたりしないように，おくるみでくるんだりするとか。そうしてあげると，その不快感にもずっとよく耐えてくれるのよ。なのに，あの人たち「この子，ひどい不飽和状態だわ」とか「スパゲッティラインが必要だわ」とかコメントする。本当にいやになってしまうわ。
**看護師2**：なぜそんなことをするのかしら？
**看護師1**：その子をそのような状態に追い込むことはないの。もう少し時間をかけてゆっくりと対応すれば，もう少し準備をしてあげれば，その子は十分に耐えることができるの。安楽の手段に気をつかわない人が本当に多すぎるわ。
**看護師2**：最も重要なのがその子どもではなく，タスクになっているのね。そのとき看護師の頭の中は，針を静脈に挿入することでいっぱいなんだわ。そういった視野の狭い状態を通り抜けるまでには時間がかかるのよね。
**看護師1**：でも，それが重要だと考えない人もいるよね。そういう人は，子ど

もだからきっと泣くし，それに対してできることは何もないわと思っている…とにかく我慢してもらうしかないと思っているのよ。

こうした看護師たちは，ケアリング実践，特に安楽にする実践は，規則に基づいたものではなく，知的理解以上のものが要求されるということを非常にしっかりと理解している。

> 10年前の私は，たぶん，赤ちゃんの安楽などあまり考えていなかったと思います。とても重症な患者に対するハイテクなケアのやり方につい流されてしまうんです。でも，今は，本当に重症な赤ちゃんでも，安楽ということは治療の間中ずっと考えています。クリティカルケアの側面は，しばらくクリティカルケア看護師をやっていると体にしみこんで習性のような感じで対応できます。それについて考えることにあまり時間を費やす必要がないので，他のことに時間を使うことができるのです…たぶん，多くの人が，未熟児に対しては安楽のケアが重要だということは頭の中では理解していると思うんです。でも，実際にはそれを行わない。それが，そうした人たちの通常の実践の一部になっていないからです。

この議論で，看護師たちは，安楽が重要ではない，苦しみは避けることはできないと決めこむ時に，狭い視野が生み出されると指摘している。しかし，こうした看護師たちにとっては，安楽は重要な目標なので，痛みを生じる処置の間でさえも，こうした赤ちゃんをできるだけ安楽にする新たな可能性を学ぶのである。安楽の倫理は，活動そのものの中にのみ見つけることができ，上手に安楽にしてあげる力量は，クリティカルケア看護の中で懸命に努力してはじめて得られるものだということが，こうしたコメントの中で明らかにされている。コメントは，また，ケアリング実践が，状況と繊細な感性に内在する可能性と看護師のスキルレベルによって形成されるものだということも示している。

次にもう1つ別の事例を紹介しよう。ある看護師が，疼痛の予防や緩和を主要な目標としてみないことによって，臨床において盲点が生じてしま

うということについて語っている。

　39歳のサモア人女性で腎臓移植をした患者をケアしていた時のことです。拒絶反応がでて，創傷部分にとても大きな壊死性筋膜炎が発現しました。彼女は人工呼吸器を装着していて，肺炎を起こし，胸部にドレーンが挿入されていました。ある日の午後，彼女の担当のレジデントがやってきて，片方の胸のドレーンを抜去したいと思い，警告なしにその処置を行おうとして，私にも鎮痛薬を投与させてくれませんでした。正確な日付は覚えていませんが，それは7月上旬で，教育実習期間中でした。新しいレジデントがやってきたので，その処置をすることにしたのです。そして，とても露骨で生々しい説明をしていました。むしろ，この女性の胸から園芸用のホースを抜き取ります，と言ったほうがよかったでしょう。なぜなら，そこで行われていた説明はまさにそのようなものだったからです。吐き気をもよおしたほどです。ドレーンを取り出すのをそれまでに何百回も見てきました。ですから，私は，ついに医師たちの説明に割りこんで言いました。「いつになったら，彼女に鎮痛薬をあげられますか。いつその指示を出してくれますか——彼女には鎮痛薬が本当に必要です」と。すると「いや，彼女は鎮痛薬なんていらないよ」という答えが返ってきたのです。私は怒りがこみ上げてきました。レジデントたち2人はとても若く，おそらく2人とも私より若かったと思います。そして，たぶん胸部のドレーンを抜いた経験はそれまでになかったと思います。彼らは，ドレーンの抜去には痛みが伴うということを全く知らなかったのだと思います。なぜ，この人たちは，そのベッドに横たわっているのが人間なのだということに気づかないのか，といらだちました。あなたたちは，彼女に痛み止めも全く与えようともせずに，胸のドレーンをどのようにして抜くのかということについて，彼女のベッドサイドに立って生々しく詳細に話したりすべきではないわ，と。

　この看護師は，若いレジデントの態度に怒り心頭に発している。患者を人としてみる能力のなさ，その処置にはおそらく痛みが伴うということを理解する能力のなさ，その患者がどのような人か，また痛みに対する彼女の通常の反応がどうであるかを知ろうとしない姿勢，そして，自分たちの

学びたいという気持ちやその処置を終えたいという思いよりも，患者の安楽を優先できない態度に大きな怒りを感じている。不必要な苦しみを防ぐことができないといういらだちと苦悩は，こうした看護師たちのナラティブに共通するテーマだ。

　次に紹介するナラティブでは，ケアの崩壊とその崩壊によって生じたある患者の過剰な苦しみに対するある看護師の正直な評価が，善の概念と変化する状況の中での実践的な道徳的論証を明瞭に浮き彫りにしている。

**看護師**：夜中に搬送患者がありました。私は，日勤のシフトに入るところでした。その男性患者は，状態のわるい急性脳腫脹と血管炎で，つまり肺の中に出血していたのです。彼は，自分と家族の両方の希望で，「DNR（蘇生処置拒否）」と記されていました。けれども，私たちの病棟に搬送されてきたのは，その時点になって100％実施する，つまり気管挿管も含めて医学的にできることはすべて行うことを希望したからです。基本的に，彼の状態は夜間はかなり落ち着いていました。微妙な状態ではあったのですが。でも，私が朝6時にやってきた時には，彼の酸素飽和度は40にまで下がっていました。彼には，6Lの100％のノンリブリーザーマスクが装着されていました。そして夜間に彼を担当した看護師は，彼が少し落ち着きをなくし始めていたので，安楽のためにモルヒネの処方を依頼しました。でも，最初，インターンは処方を出すのにすごく抵抗していたようですが，やっと皮下注射のモルヒネを処方しました。彼女がそれを投与すると，患者はどうにか少し落ち着いたようでした。私がシフトに入った頃には，彼はまた落ち着きをなくしていました。でも，もちろん私たちはできることはすべてやっていました。血液や薬剤を上から吊るしたりしながら，恐ろしく忙しい時間を過ごしていました。自分の目の前で，その男性がどんどん悪化していっているのがわかりました。彼は，とても落ち着きをなくし，過換気状態になりました。彼はだんだん支離滅裂になって，私は，薬の量を増やすか，モルヒネを点滴にすべきかを医療チームと話し合うために，3〜4回ほども病室を出たり入ったりしました。インターンたちはとても消極的でした。私の意見に一応同意はしてくれたのですが，主治医が来て判断するまでは決断をしたくないようでした。家族が来るのも待っていたのだと思います。

家族が来た時に，患者に覚醒していてほしいと思っていたようです。皮下注射のモルヒネの量は増やしてくれましたので，私はそれを投与しましたが，何の影響も与えなかったようです。ですから，私は，チームメンバーの1人ひとりが出勤して来るたびに交渉しなければなりませんでした。午前中の早い時間帯で，回診前でした。レジデントがやってきて，彼女は「ええ，モルヒネの点滴に切り替えるべきだわ」と同意してくれました。でも，まだすぐにそれを投与しようとはしませんでした。私が再び血ガスをとった時に主治医がやって来ました。血ガス値は全く改善されていませんでした。実際，彼は死にかかっていたのです。彼は，死に逝く人だったのです。私は心が引き裂かれそうでした。なぜなら，彼をできるだけ安楽な状態にするのが自分の優先すべきことだとわかっていながら，同時に，その時にはもう既にいろいろな処方が出ていたからです。ですから，自己血，血液製剤などを吊るしていました。医師たちがやっとモルヒネの点滴の処方を書いてくれました。その時には，既にそれは調製されて準備されていました。私が同僚看護師に前もって準備しておくように依頼していたのです。それで，すぐにモルヒネをボーラス投与しました。モニターを見上げると，彼の脈はひどく緩慢になり30になっていました。それは2時間弱の間のできごとですが，いろいろなことがどんどんと起こったので，まるで15分くらいの間に起こったできごとのように私には感じられました。それは本当に実に心穏やかざる経験でした。涙が出てきました。でも，なんとか泣きやみ，モルヒネを吊るしました――そのモルヒネもその時の彼には何の影響も与えないということを知っていました。無力感でいっぱいでした。もっと彼のために自分ができることがあったのではないか，十分なことをできなかったと感じていたのです。彼のチームメンバーたちに彼のベッドサイドに来てもらって，彼の様子を注意深く見てもらうべきだったと思いました。なぜなら，私は彼の様子をずっと見ていて，私は…彼がどんな状況を経験してきたかを全部見ていたのですから。彼は口からも絶えず出血していましたし，とても不快な状態に置かれていたのです。

それから，この看護師は，自分の道徳的苦悩と患者の最期の苦しみを防ぐことができたのではないかということを説明した。彼女は，医師たち

が，その患者がもうすぐ死を迎えると判断したがらなかった，あるいはできなかった，と感じていたのである。

**看護師**：彼が私の病棟にいたのは 2〜3 時間でした。それが ICU の問題なのです——ICU での焦点は，患者がどんな状態であっても，その患者をできるだけ生かし続けることにあるのですから。特に，最初に医師たちがやってきた時…彼らは二度目の血ガス値を見るまで判断を延ばしたのです。よくわかりませんが，二度目には，奇跡的にその結果が改善していると思ったのでしょうか。その 2 回の血ガス検査の間に，状況が改善するようなことは何もなされなかったのです…夜間，状態が進行するにつれ，彼には血液が必要で，血漿が必要で，私たちは彼にラシックス（利尿薬）を投与していました。でも，排尿はありませんでした。彼は，もう戻れない一線を越えていたのだと思います——彼は，もう決して改善できない肺水腫の状態に入っていたのです。彼の血圧はどんどん下がっていました。私たちは，彼がヘモグロビンの量を増やして少しでもらくに呼吸できるようにと輸血していました。でも，それは彼の肺に入り込んでいっていたのです。私たちは彼を助けたりしていなかったのです——私たちは彼を苦しめていたのです。夜が深まるにつれ，モルヒネや鎮静薬の必要性はどんどん重要になっていきました。

　この看護師は，自分の患者が不必要につらい死に方をしたために，道徳的に苦悩していた。彼女は，医師たちに患者の苦しみを理解してもらえるように，十分に自由に動けなかったことに責任を感じていた。これは，倫理的学習のナラティブである。この看護師が，将来同じような状況に遭遇して，それを認識したら，患者が必要としていることのために，より効果的に動くことができるだろうということは容易に想像がつく。これは，また，グレーゾーンの事例でもある。この看護師は，安楽を最優先にすべきだったと明確に認識している。彼女は，救急治療の必要性が自分の思考と行動を曇らせたと考えるが，自分の行動を弁護してはいない。振り返って，同僚に指示をもう少し適切に出してより効果的に動いてもらうように

していればと思う。そして，医師にも患者を直接観察してほしいと主張していればと。患者も家族も，気管挿管と極端なハイテク治療は処方しないということに同意していた。けれども，もし，もう少し時間があったなら，静脈注射で治療することは可能だったかもしれない。状態に変化が生じた。そして，患者の苦しみが増し，生存の可能性は消滅していった。道徳にかかわる状態が変化し，看護師は，苦痛の中の死を防ぎえなかったということで，フラストレーションと後悔の念でいっぱいだ。

　それぞれの事例が示したように，看護師は，日常的処置を行う中で，そして，生の最期の瞬間における極度の苦痛や不安が生じた場合，最終的な目標は苦痛の予防あるいは緩和と安楽の提供だということを理解していた。安楽の提供が道徳的に善である時，看護師たちは，患者の苦しみを新たな方向から考えてみる柔軟性をもっている。看護師たちは，相反する主張の均衡を保つにはどうすればいいのか模索する。安楽の可能性は，常に，他の懸念事項や課題と一緒に考慮される。たとえば，痛みを伴う検査を繰り返し行う必要性，あるいは，家族が来るまで患者の意識を保つ努力などと一緒に考慮されなければならない。したがって，看護師たちが，特定の状況において何に気づき，それにどのように対応するかは，この道徳的な善によって形成されるのである。看護師たちは，新たな安楽手段を学ぶ準備はいつでもできていて，痛みや苦しみを緩和したり防止したりする方法についての臨床的知識も豊富にもっている。

## 人格を明らかにし，それを保つケアリング実践[*]

　達人看護師の臨床判断の中心をなすものは，その日常の対話の中で"患者を知ること（knowing the patient）"と看護師たちは説明する。私たちのパイロット研究と本研究において，看護師が"患者を知ること"について頻繁に語るのに気づいた。彼らがいう"患者を知ること"とは，患者の一般的な反応のパターンを知ることと，人としての患者を知ることの両方を意味する（Tanner et al., 1993）。看護師の臨床判断が，人としての患者を知

ることによって形成される方法と，患者が看護師に自分自身を見せるようなケアリング実践とが，次に紹介するパラダイムケースで描かれている。

この看護師は，何年も前のオートバイによる交通事故のせいで四肢麻痺になっている60歳の黒人男性のジョージをケアした経験について述べている。彼はまた，過去に発症したがんを根治するのに頭頸部手術を行ったために，外見が醜く変形していた。彼は，感染症による呼吸不全のために集中治療室に入院してきた。そして，医療者は，呼吸器を装着するかどうか苦しい決断を迫られた。彼の場合，いったん装着すると離脱は難しいかもしれないと考えられたからだ。

**看護師**：彼がどのように見えたかということと，彼がどのような状態になっているか私たちが考えたことなどから，私たちには可能な限りのあらゆる治療をするようなことはしないという決断もあったと思います。そして，私は，本当に彼のために立ち向かいました。見かけでしか判断できない人もいます。そのような人たちは，「この人は体がすっかり変形しているから，こんな状態だとセルフケアなんか難しいよね」などとコメントするのです。ベッドの優先順位に関する限り，もし私たちが本当に空きベッドがなく苦労していたら，呼吸器を取りはずして，一般病棟に送っていたと思います。でも，その場にいた人は誰も，それは容易な決断ではないと思っていました。

**インタビュアー**：あなたは，彼は生きたいと思っているという確信があったようですね。彼の思いはどのようにしてあなたに伝わってきたのですか。そして，それがいつかを覚えていますか。

**看護師**：彼は常にそう思っていたと思います。彼はすごい闘志をもっていました。彼が怒っていると，それはすぐにわかります。そして，自分の中に引きこもってしまっているのもわかります。心を閉ざしている時でさえ，積極的な引きこもりなのです。彼は，私を直視したりはしません。でも，目

---

*この分析は，主としてTanner, C. A., Benner, P., Chesla, C., & Gordon, D. (1993) に基づいている。The phenomenology of knowing the patient. *Image: The Journal of Nursing Scholarship*, 25(4), 273-280.

で私たちの姿を追っています。部屋のどこにいても，そして，部屋の中で起こっていることは何でも注視しています。それから，こちら側に目を向けるのですが…ある時期，医師たちが彼に「あなたは死にたいと思っているんじゃないんですか」と尋ねていました。別に，彼を傷つけるつもりはなかったのです。でも，誰も彼のケアはしませんでした。彼は，ただ，こうした優れた医師たちに引き寄せられていました。どういうわけかわかりませんが。

インタビュアー：あなたの彼への見方と，彼が死にたいと思っているのではないかと考えた医師たちの彼への見方には相違がありましたか。

看護師：医師たちは，彼と同じ立ち位置にはいなかったと思います。彼をきちんと見たり，ペプシコーラをあげたり，一緒に野球の試合を見たりすることもありませんでした。彼は，生きていることに本当にたくさんの喜びを感じていました。どちらかといえば，医師たちのQOL〔生活（命）の質〕に対する考え方と，ジョージのQOLについての私たちの考え方の相違だと思います。私たちは彼のことを，そして，高度介護施設で生活していた時の彼がどんな様子であったかもよく知るようになりました。それで，[私たちは]彼のQOLは本当にとてもよいと[結論づけました]…医師たちは，彼が自分の介護病棟の社会的なまとめ役だったということを知りませんでした。他の患者たちのスポークスマンであったということも。彼は，アルコールや麻薬の問題を抱える人々を助けていました。そこでは，彼と同じように車いす生活のガールフレンドもいました。2人は，公共交通機関を使って一緒に出かけていました。2人はバレンタインの王さまと王女さまでした。医師たちは，彼をただ見かけで判断して，「もうこれ以上はよくならないよな。全く気が滅入ってしまう様子だ。そして，彼も本当に落ち込んでいる。だったら，なぜ治療を継続する必要があるんだ？ これは拷問だ」と考えたのです。彼は，野球の大ファンで，試合をよく見ていました…私にとっては，そんな彼が，生きるのをあきらめた人にはとても見えなかったのです（同じインタビューの中で，自分の1日をコントロールするために彼がとった積極的な手段について語ったあとに，彼女は次のようなコメントを付け加えた）。自分の1日をあれほど巧みにあやつる，あるいは，あれほど積極的に計画する人は，生きることに向き合いたくないと思う人でもなければ，

生きる強さをもっていない人でも絶対にありません。

　これは，かかわりながらの実践的論証のストーリーである。そこでは，患者を人として知ることとその個を保つことが，中心的なものになっている。看護師がジョージを知り，彼にとって何が重要かを知った時，それは，彼を新たな形でみる可能性を提供する。彼のQOLについての大方の見方に異議を申し立てる可能性，彼にとって人生が何を意味するのかを示唆することに気づく可能性が開かれていくのである。これは，この状況において，そして数知れない同様の他の状況において，特に注目すべきことである。そこには，言語によるコミュニケーションの可能性が全く存在せず，その人を知り理解するには他の手段に頼らなければならないからである。このストーリーのある時点で，この看護師は，ジョージの唇の動きを読み，彼が言おうとしていることを理解することが，最初はどれほど難しかったかを述べている。彼女は，それをこのように説明した。「彼は，『野球の試合（ballgame），野球の試合，野球の試合』と言っているかもしれない時に，私は『排便（bowel movement）をしたいんですか』などと尋ねるわけです。そして，すったもんだの末，やっと『野球の試合』だと理解するんです」。言い合い，仲直り，野球の試合のテレビをつけること，ペプシコーラ（お茶やコカコーラ，オレンジジュースではなく）を彼にあげること，彼の様子を尋ねるためにかかってきた介護施設からの電話で，彼の様子を報告したり，その職員が話す彼の話に耳を傾けたりすること，彼がキャデラックを運転していたという話を理解すること，そして彼が事故にあったのはその頃だったということを知ること，これらを通じて，彼女がどのようにして彼とつながりをもっていったかを説明した。ジョージの人生についてのナラティブを通じて，その看護師は，彼がどのような人なのか，彼にとって何が重要なのか，彼がどのようなことを心配しているのかを理解できるようになった。こうしたストーリーを通じて，看護師は，患者を擁護するために不可欠な方法で患者を知ることができるようになり，治療法やケアリングの仕方について適切な判断を下すことができるように

なるのである．それは，その人にとって，そしてその人の世界を保つために，必要不可欠なことなのである．

　人が重病の状態にあるとき，その人の世界は崩れ，主体的な行為者，一員，参加者としての自己についてのその人の観念は脅かされる．ありとあらゆるテクノロジーの中で，達人看護師は，彼の世界を引き戻し，個に対する攻撃を押し戻す方法を見つける．次に紹介するのはあるインタビューからの抜粋だが，そのことを如実に伝えている．

> クリティカルケアの現場で，私たちは，患者が再びその人格を取り戻すことができるように支援をしなければならないと思います．なぜって，家族が患者のもとにやって来て目にするのは，さまざまなアラーム，チューブ，チーム，ベッド，その他あらゆる煩雑な装具などです．そこに横たわっているのは，自分たちが知っている愛する人とは似ても似つかない様子なのです．青い病院着に包まれて横になって動かない家族の姿を見るのに慣れていません．もし，私たちが，家族から話を聞くことによって，患者の人格に気づくことができたら，そのベッドに横たわっている人を私たちが理解する助けとなると思います…そのような状況で私たちが対処しなければならない重要なことの1つは，彼が，あるいは彼女がどのようなことを望んでいるのか，また，その人たちがどのような人なのかということです．私は，いつも自分の患者について質問をします．なぜなら，私たちが患者に初めて出会う時，多くの場合，患者はまだ完全に麻酔がかかっている状態にあるからです．そして，もし患者の入院が長くなるようならば，私は患者の家族に，私たちが見ることができるような写真を持ってきてもらいます．それは，患者にとって役立つだけではないんです…（のちに，患者と犬の写真についての言及があった）．彼が覚醒した時，私は彼に犬のことを尋ねました．患者は犬の写真を見てとても喜び，その様子を見ることによって，私はその患者のことをそれまでより少しよく知ることができました．

　この看護師の話は，ICUにおけるすぐれた臨床看護実践に関するこの研究に共通するテーマである．この看護師は，患者の世界と家族の世界を包み込みながら働き，テクノロジーをより人間らしくして，異質な環境を

家庭的なものにする努力をしている。こうした看護師たちは，自分の患者の尊厳と個を保ち守るために，積極的に努力する。

> 患者は，自分の口から何かが流れ出ているということを知りたくないと思います。だから，私たちは彼の口元をふきます…私たちは，モニターを見て，点滴を見て，状態を判断します。でも，患者の家族にとっては，彼の外見がどうなのかはとても大切で，それによって彼がどのような状態なのかを判断したりするのです。

## 患者の反応パターンを知る

看護師は，特定の臨床エピソードを語る時，患者のパターンについて自分が知っている具体的な知識を説明する。彼女がどのように動くのか，どのような体位を心地よく感じるのか，彼女の傷がどんな様子なのか，患者がどのように食事するのか，人工呼吸器離脱にどのように耐えているのか，乳児がどのくらいミルクを摂取できるのか，安楽の手段にどのように反応するのか，毎日決まりきって行うことがどれほど患者の心を慰め安心感をもたらすのか，どのようなタイミングでケアを提供するのが一番うまくいくのか。これらはすべて，特定の患者の反応，身体機能，身体局所解剖学に関する非常に個別的で具体的な知識だ。この広いカテゴリーの中で，患者を知る特別な側面がいくつか存在している。(1)治療への反応，(2)ルーチンと習慣，(3)コーピングの資源，(4)身体容量と耐性，(5)身体局所解剖学と特性である。

そのような記述の一例を以下にあげる。

**看護師**：私は，26〜27週で生まれた900gの赤ちゃんのケアをしました。2週間くらいは状態はよかったんです。彼は動脈管開存症でした。9時と11時の様子の変化は非常に劇的でした。その時，次に何が起こるか本当に心配

でした。動脈管開存症には多くの合併症の問題がありました。動脈管開存症自体の問題だけでなく，それが他にもいろいろな症状を引き起こすのです。その赤ちゃんにそうした症状が出ないようにと気が気ではありませんでした。その子の状態を見ます。その子のことをよく知っているので，そして，2時間前にはどんな状態だったかを知っているので，その変化が劇的だということは自分にはわかっているのですが，それがどれほど劇的なのかを誰かに言葉で説明するのは難しいものです。レジデントのところへ行って，「X, Y, Zについて本当に心配しています」と言います。そして，「わかった」という返事をもらいます。で，30〜40分待っても誰もやって来ないのです。次にフェローのところに行って，「X, Y, Zについて本当に心配なんです」と訴えます。でも，返ってくるのは「回診の時に相談しよう」という答えなのです。

インタビュアー：あなたが心配したX, Y, Zって，どんなことですか。

看護師：その子がどんどん嗜眠状態になって，顔色も青白くなっていき，おなかも膨満して，授乳にも耐えられなくなってきているという事実です。彼の尿検査の試験紙を見ても少しおかしいかもしれないと思いました。こんなことすべて…いろいろなことがうまくいってなかったのです。この時点で，私はたぶんその病棟で働き始めて2〜3年だったと思います。どのようなことが起こっているのかわかり始めていた時期でした。でも，まだそのような状況に自分の全力をうまく投入できるところまでいっていませんでした。

　この看護師は，動脈管開存症による合併症について自分がもつ理論的知識を，その子どもの状態に個別化することについて話している。彼女は，その子をよく知っていたから，彼の反応の変化——嗜眠状態，青白い顔，授乳への耐性のなさなど——を認識できた。これらは，その子が通常どのように反応するかについて，その特定の事例に関する，言葉ではうまく表現できない，具体的で個別の事前の知識が必要となる質的な差異の識別なのである。この看護師が述べているのは，格段に珍しい状況ではない。患者の状況の変化は把握しているが，医師を納得させるのに十分なほどの具体的詳細を述べることができないという状況だ。

　この事例の場合，その看護師は，より経験を積んだ別の看護師に支援を

求めた。

　その後すぐに回診が始まり，彼女は，とても静かに主治医のところに歩いて行って横に並び，次のように言いました。「サラは，この子の状態を本当に心配しています」。彼女は，これまでのいきさつを説明し，「この子のこの状態は，3週間前に治療したあの子に似ていませんか」。とたんに，すべてが静止しました。その主治医は，聴診器を取り出し，その子を聴診し，「外科医を呼んで」と言ったのです。


　より経験を積んだその看護師は，計算された論証と断片的な情報ではなく，その子の現在の状態と以前に医師と共有した経験との類似性を指摘することによって，"説得力ある説明"をすることができたのだ。彼女は，"実体験に基づいた医療"を実践しているといわれていたその医師へのアプローチの仕方を知っていることによって，また，共有の理解と経験をもっていたことによって，さらに，数年一緒に働いた経験を通じてその医師から得た信頼によって，その説明に説得力をもたせることができたのである。
　これまでにもいろいろなところで述べてきたように (Benner, 1994d；Tanner et al., 1993)，看護師は，"体の導きに従うこと"を行わない時に感じる不安，"患者をよく知らないこと"，"離れた場所で意思決定を下すこと"についてよく語る。こうした実践から得た処世訓を通じて，看護師たちは，患者と家族についての理解，そして治療への患者の反応についての理解を基にして，状況にかかわりながら行う道徳的・臨床的論証を行っているのである。

　そのレジデントは，その男性患者を逝かせたいと思っていたんだけど，レジデントはだいたいそうした決定はしないのです。前のICUのベッド1の男性が…死にかかっていたので，L先生［主治医］が一度回診していました。レジデントは，「この男性を逝かせてあげるべきでしょう。彼はDNRが希望ですから。彼を逝かせてあげるべきです」と言いました。そして，主治医は「えー,

何％かの確率で，この種の患者は反応するものだ」というようなことを言いました。すると，レジデントは「そうですね。おっしゃる通りかもしれません」。私は彼を見て，言いました。「ちょっと待ってください。あなたは，今夜ずっとここにいたじゃないですか。何が起こっているかご存知ではありませんか。L先生，先生はここにずっといらっしゃったわけではありません。このレジデントは，この男性［患者］に一晩中何が起こっていたのかよく知っています。先生は，何が起こっているかについてレジデントにお尋ねになったほうがいいのではないですか。」すると，L先生は「そうか，そうだね」と。で，結局，DNRを行ったのです。

　看護師たちは，患者と家族に積極的にかかわった人，また状況における変化を同時進行で理解できる人から生まれる，臨床的で道徳的な意思決定における自信を繰り返し表現した。このインタビューでは，主治医がその患者固有の状況を理解しているとは思っていない。事実，その主治医の反応は，状況にかかわっていない人の臨床的論証に特徴的なものだ。その看護師の不信は，主治医が，賢明な臨床的・道徳的な意思決定に不可欠なその患者固有の病歴を把握していないという認識から生まれたものだ。

　看護師たちが語ったように，患者を知るということは，複数の方法による正式なアセスメントを超えるものだ。まず，看護師は，患者の一般的な反応のパターンを知っているので，その状況で示されたある特定の側面が重要なこととして明瞭になり，他の重要性は薄れる。次に，質的な差異の識別を行うことと患者の一般的な全体像と現在の像を比較することは，患者を知ることによって可能になるものだ。そして，第三に，患者を知れば，規定や抽象的な原則を個別化させることができる。臨床判断の論理的モデルは，一連の行動を決定することは，単に，科学に基づいた知識の手段としての適用にすぎないという考えに立つ。このモデルの限界は，ドレイファス兄弟（Dreyfus & Dreyfus, 1986）およびショーン（Schon, 1983）によって十分に記述されている。看護師たちは，本研究におけるナラティブにおいて，臨床判断には，「その」患者が「それら」の状況下でどのように反応するかを理解することによって，正式な規定や抽象を個別化していく

ことがいかに必要かを繰り返し述べている。患者を知ることが，看護師がケアを個別化するための土台となるのだ。次に紹介する看護師は，未熟児を知ることとその知識が，その乳児に対する彼女のケアと判断にどのような影響を与えたかを説明している。

> 　私が今ケアしている赤ちゃんは，本当にちっちゃい未熟児です。究極の未熟児。彼女の保育器の前を通って彼女の顔に影を落とすでしょ。たったそれだけで，酸素飽和度が落ちるの。彼女は，世界には自分の他にも人がいるということに耐えられない状態なのだけど，私は，1人で彼女の吸引をして，酸素飽和度も90台に保つことができることを発見しました。ゆっくりと注意深くやればいいのです。その子は，吸引すると，普通，ひどい徐脈になり，酸素飽和度がとても低下します。彼女はグズのチビ，という評判が広がりました。でも，私がみていたところ，最初の2時間ほど，何の問題もなかったのです。

　その赤ちゃんの反応は，他の未熟児にもみられる一般的なものであるが，看護師が，「彼女は究極の未熟児」というように，その未熟児を知ることは，その子を特徴づけ個別化することだ。その特定の赤ちゃんとその子の反応を知っていることは，その子の酸素飽和度の低下と徐脈の原因についての臨床判断の核となるものだ。そして，それは，その赤ちゃんに対するその看護師のケアの方向性を決めるものだ。患者を知ることについての実践での話は，クリティカルケアにおける極度に制限された状態から，よりコミュニケーションのある一般的ケアまで，さまざまである。次に紹介するのは，一般内科病棟で実施されたパイロット研究でみられた否定的な事例である。

**看護師**：その患者の行動はとても奇妙でした。でも，誰も彼女の普段の様子を知らなかったのです。私は，彼女と廊下を一緒に歩いたり，ケアをしたりしながら，多くの時間を過ごしました。だって，私は彼女のことを知らなくて理解できなかったのです。彼女はずっととても混乱していておかしな

ことばかりしていたんです。でも，そうこうするうちに彼女はなんだかとてもゆったりのんびりした感じになってきたのです。でも，私は，それが普段の彼女だとは知りませんでした…私は1日中とてもフラストレーションを感じて…カルテを読んでも，そして1日中，ずっと彼女と一緒にいろいろしたのに，彼女がどんな人なのか感じとることができなかったんです。申し送りの時，彼女について他の患者よりもずっと詳しい報告をしました。私の不安レベルはとても高くなっていて，その患者を知っているというふうに感じられなかったからです。2週間前にある患者のケアをしたのですが，2週間後に私はまだその人のことがわからないということがあったのです。そんなことがあると，なんとなく落ち着かないんです。

**インタビュアー**：ある患者を本当によく知るというのは，どういうことですか。
**看護師**：そうですね，その人の見かけがどんなか，どんなふうに話をするのか，そしてどんな朝食を食べるのか，そんなことを把握できるということです。あんまり重要なことではなく，医学的なことでさえないんです。

このインタビューは，患者を知るための非公式な会話が，実践にとって重要であるにもかかわらず，技術的な処置に関する会話のもつ正当性や重要性なしには，それは，不十分だということを示すものである。にもかかわらず，看護師は，患者をよく知るということは，すぐれた臨床判断と実践の核だと述べる。このインタビューで紹介された患者は，化学療法を受けていて，免疫抑制のために敗血症になる危険性があった。だから，変化を早く察知するためには，患者をよく知るということが不可欠だったのだ。この看護師の語りは，また，"患者を知る"ための会話は，今起こっているもので，状況的だったり個別性のあるもので，患者の状態の直近の履歴を含むものだということを示している。

## 特定の患者グループについての実践的な知識

ベナーの先の研究（Benner, 1983, 1984 a）においてそうであったように，この研究における看護師のナラティブも，臨床判断を支える実践的な知識

の宝庫だということを明らかにしてくれた。気づき対応するというスキルは，質的な差異の識別（第5章，第6章参照）とテクノロジーを使った非公式なアセスメント（第8章参照）など，実践的知識に支えられている。実践的知識の多くの側面については，本書および各種文献において述べられているが，ここでは，私たちは，特定の患者集団についての実践的知識が，知覚的に把握したり，急激に変化する状況に対応したりするための可能性を提供する方法を取り上げたい。

　次の事例では，ある看護師が，70歳の女性患者について述べている。腹部大動脈瘤の再建術後1日目の患者だ。病棟医によるその状況についての理解は，"彼女の回復はゆっくりだ"というもので，したがって，それはそのまま，その患者を担当している新人看護師の理解でもあった。彼女は，血圧が不安定で，代謝性アシドーシスとなっていて，術後からずっと反応しないままだった。その新人看護師は，勤務時間中ずっと，その患者の症状管理をしている病棟医が指示した"ニトロプルシドゲーム"*で遅れをとるまいと必死になっていた。達人看護師は，新人に助けが必要だということを"はっきり読み取ることができた"し，新人は"慌てた動き"をしていた。その新人看護師は苦闘しており，絶対的に助けが必要だった。

> 私には，何が起こっているのかわかりました。その患者を見て，すぐに2つのことに気づきました。1つは，彼女の腹部が非常に大きく硬いということ，そしてもう1つは，彼女の膝には斑紋が見られたということです。私は「腸が壊死しているわ」と言いました。すると，医師たちは「彼女の腸は壊死なんかしてないよ」と言います。でも，私は，「壊死しています」と言いました。けんかを売っても仕方ないので，「虚血性腸疾患だという可能性は考慮できませんか」と言いました。

　達人看護師は，パターンを認識していて，自分の状況把握が正しいことを知っていた。別の治療法をとるように説得しようと，その状況を同じ方

---

*訳者注：回復状態が安定しない患者の変化に対応して，ゲームをしているかのように先を読みながら行動することのたとえ。クリティカルケア看護師がこのたとえをよく使う。

法や他の方法でみるように他者をコーチングした。その状況を理解する彼女の自信によって，擁護と説得力をもつ主張に可能性が示されるのである。その達人看護師は，患者は手術室に送り返されるべきだと主張したが，主治医に連絡がとれなかった。その時点でも，病棟医たちは，主治医が戻ってくるまで待つことができると考えた。患者の状態は急速に悪化し，達人看護師は，もう一度，医師たちに，患者は心肺停止状態になると主張した。

> 私は，「この女性は死にかかっています」と言いました。そして，私がそう言っている間にも，家族にも知らせる必要がありました。誰か，家族のところへ話に行って…その患者のケアをしていた看護師は，かわいそうに，すっかり途方にくれて…その状態を何とか管理しようと午前中ずっと努力していたのですが，なにしろ経験がなかったから。彼女は，医師たちがやる通りにしていたのです。それはそれでいいのです。もし知らなければ，それ以外にどうすればいいのか，だって知らないのですから。私は，医師たちに，その女性について決断できるようにあらゆる鍵を提供していたんです。だから，とても悲しくて，とても腹立たしくて。私は，時に，医師たちは，私たちと別の目でものごとを見ているのではないかと感じます。本当に。やがて，戻ってきた主治医が言ったのです。それは，患者の回復過程の一部にすぎないと。それなら，それは，ずいぶんと大変な困難きわまりない回復ですよ。

この事例において，達人看護師は，この種の手術から回復する患者への対応を非常に多く経験してきた。彼女は，患者はもう反応しているはずだと考えた。さらに，即座に臨床的な徴候を認識し，論理的な計算に頼ることなく，患者の状態は異常で，腸の壊死のために苦しんでいるということを認識していた。この看護師は目利きだった (Polanyi, 1958)。彼女の気づいた臨床的な徴候は，その患者の病歴と現在の状況に照らし合わせて初めて重要性をもつものとなった。介入がないままで状況は進行し続け，看護師は，患者の状態が下降傾向に入った徴候を見逃さなかった。そして，その状況の緊急性について他者を説得しようとした。彼女は，新人には，そ

の状況を理解するための臨床的知識が欠けているということはわかっていたが，適切な医学的介入を引き出すことのできないその新人看護師の能力のなさにひどく落胆した。

## 要約

　本章では，私たちは，達人看護師の臨床判断は，単に，機器を用いた手段目標分析であらわすモデルによって把握されるわけではないということを示した。複数の事例を示すことによって，私たちは，善——善の基底をなす概念——に対する看護師の本質的態度が，どのような臨床状況においても彼女が気づくことと，そのことへの対応の仕方を示すということを明らかにした。私たちは，クリティカルケアにおける日常判断の道徳的側面を，安楽を提供する上でのケアの倫理の事例を使いながら明示した。

　過去20年ほどにわたって，優勢な看護臨床判断の診断治療モデルが，看護実践を記述するのに歓迎されて使われてきた。プロセスとして，それは，おそらく，看護師が臨床判断を下す方法を記述してきた——まず，アセスメントをして診断する，それから，そうした診断を治療する。一般的概念としての看護診断は，看護師が患者を見て理解する知覚的レンズとして考えられてきた。分類学的構造を開発することに努力が向けられ，看護診断は，看護師が懸念する現象を分類する方法としてとらえられている。究極的に，そのような分類は，理論の開発や研究，共通理解のある意味を伝達するラベルを使うことを通じて，職種内，あるいは多職種間のコミュニケーションを改善するためのメカニズム，記録のための手法，看護サービスコストの計算などのガイドとしての役割を果たす意図でつくられたものだ。明らかに，看護専門職実践の一側面だけで，たとえそれがどの側面であったとしても，概念としての，また分類学的努力としての看護診断が意図したすべてを達成することはできない。私たちのデータは，看護診断が看護実践に寄与したといわれる次の2つの点において限界があることを

示している。

　プロセスとして，診断治療モデルは，どのレベルの看護師のナラティブにおいても，明らかなものとしてあらわれていない。達人レベルで実践している看護師のナラティブにおいては特にそうである。判断は，むしろ，臨床状況のその時点での懸念，患者自身によるナラティブを通じた患者のストーリーについての進行形の理解，そして，その患者の反応パターンを知ることによって質的変化に気づく能力，それらによって特徴づけられていた。一般的に，看護の行動は反応に基づくものだ。過去の同様の状況でうまくいったことと，その特定の患者の反応に従って修正したこと，そして全体についての直観に依存している。この種の流動的で巧みな対応においては，明確な看護診断に基づいた"治療"の証拠はどこにも見あたらない。

　次に，この研究のために看護師から提供された何百というナラティブにおいて，看護師が自分の患者を見て理解した知覚的レンズとしてでも，あるいは分類学的レベルとしてでも，看護診断への言及は全く出てこない。私たちの研究に参加した看護師のほとんどは，看護診断を使った大学で教育を受け，記録のために既存の分類法の1つを採用している病院で働いた経験があるが，看護診断を自分の臨床判断の重要な特徴として採用していた看護師は誰1人としていなかった。

　私たちは，看護師が懸念する現象を同定して分類する動向を破棄すべきだと推奨しているのではない。その努力は，どのような現象が看護師の懸念に特有のものかを明瞭にするという点において，看護という職業に非常に役立ったと確信している。私たちは，診断治療モデルの活用の仕方と，看護実践の重要な側面を把握する上での限界に疑問を投げかけるのである。標準を示すラベルが，人間の病気体験の意味をなぜとらえることができないのか，したがって，看護の対応を導くためになぜ有用ではないのかについては，ビショップとスクーダーが大変うまく説明している（Bishop & Scudder, 1990, 1991）。さらに，本書の第1章で紹介した，実践的領域の理論に関するドレイファス兄弟の分析が，看護の行動を方向づける有効な指針

として示されることで，看護診断のような抽象的なものがもつ限界についてさらなる洞察を提供している。

## 解説

　臨床的論証は，その患者への細心の注意と，その患者が看護師の行為にどのように反応するかということに対する細心の注意を伴う，気づき，解釈，対応——変化の中の論証——の反復プロセスだ。臨床判断は，その状況の具体的な脈絡と同時に，看護師がその状況にもたらすこと——顕著に読み取れる臨床的知識と善の概念，看護師の患者との関係，患者の通常の反応パターンについての看護師の理解によって大きく影響される（Tanner, 2006）。

　臨床的論証と臨床判断には，単に知識の獲得だけではなく，状況下での知識の「活用」が必要である（Eraut, 1994）。臨床家は，実践的な臨床状況の本質が，実践的な臨床的論証の中心に存在するものであるがゆえに，その本質を十分に認識しなければならない。まず，そして最も重要なのは，臨床家は，患者の変化や期待（予測）からの逸脱に気づかなければならないということだ。経験を積んだ看護師には，その状況の重要な側面は，自然とあらわれるのである。新人の場合，この変化を見逃すかもしれない。あるいは，より微妙な側面を見てとれるようになるまでには，注意深い総合的なアセスメントをすることが必要かもしれない。まさに，新人の実践と達人の実践の相違は，重要なことを識別する能力なのである。

　臨床家は，その状況の本質をうまく理解したり把握できないかもしれない（例：患者は，鎮静薬の過剰投与ではなく，頭蓋内圧亢進のために鈍麻している）。しかし，その状況の本質をきちんと把握していなければ，患者のニーズと目の前の問題に対応するのは不可能だ。だからこそ達人レベルの臨床家は，間違った理解や把握に執着するのではなく，さまざまな可能性にオープンでありつづけ，状況の本質についての自分の理解や把握が

正しいかどうか試そうと努めるのである。たとえば，もし，患者の反応が鈍ければ，タイミングとどのような薬剤が投与されているかを即座に確認するだろう。あるいは，もし，その臨床家が，その患者に対しては鎮静薬も鎮痛薬も投与されていないということを知っていれば，患者の反応の欠如を鎮静薬に関連したものとは想像しないであろう。たいていの臨床状況には，開放性（明確な白黒の答えがなく，いろいろな解釈が可能な状況）があり，明瞭な証拠で説明できないものであるから，判断が必要なのである。患者の状態に影響を与えるものは複数あるかもしれないし，その患者の特定の反応は一般的なものでないかもしれない。臨床状況は，常に明瞭できっちりと説明できるとは限らないので，判断が必要なのである。そして，臨床家の判断と行動とが，通常，その状況を変化させる。これが，可変性であるということ，そして開放性があるということの意味である。専門職の判断は，ほとんどの場合，不確かな状況下でなされるものなのだ。

　臨床判断には，アクションステップをとることも必要だ。あることについて，あるいはそのあることを知っているだけでは十分ではない。臨床現場で働く臨床家は，その知識が実践的に示唆することを理解し，いつ，どのように，しばしば迅速に，行動するかを知っていなければならない（Benner, Sutphen, Leonard, & Day, 2009）。これは，その特定の状況とつながりの中で具体的に知ることを意味する。たとえば，どの医師に連絡し，その医師の納得をどのようにして得るか，必要な薬を薬局からどのようにして入手するかなどを知っていることである。

　原書の初版で報告された研究は，実践的論証として臨床的論証を考えるという点で時代を先行していた。臨床的論証は，実践的論証のよい例である。なぜなら，患者の状態，患者と家族の懸念，そして，臨床家自身の患者の状態や懸念に対する理解がそれぞれ移行（変化）する中で，臨床家は，論証していくからである。実践では，私たちは，患者の変化のアセスメントを説明するために，たとえば，傾向とか軌跡といった多くの用語を使う。そして，臨床家は，常に，患者の状態に対する自分の臨床的理解を確かめ，妥当だと確認し，更新している。正規の狭い論理的技術的論証モデ

ルでは，患者の状態と，患者の継続的アセスメント（確証と反証）に対する臨床家自身の理解が，経時的に変化しているということを考慮に入れることができない。臨床的論証の中心にあるのは，時間を経るに連れて状況の中で変化する関連性を認識する必要性だ。臨床判断には，状況下での思考が必要となる。その性質上，個別の臨床事例においてなされる判断は，証拠となるベースが確認され，個別の事例との関連で解釈されはするが，正式に定められた基準だけに従って，簡単に基準内あるいは基準外という形で決められるものではない。

　本書の執筆中，"クリティカルシンキング"が，あらゆる形態の思考（創造的思考，臨床的論証，意識高揚，語られていない懸念の開示と明瞭化，推測を認識して評価する，ナラティブと対話的理解など）を包含する用語としてもてはやされた。実際のところ，看護教育者が，こうしたあらゆる思考を包含したのは，排除するよりもずっとよいことだったと思う。看護実践には複数の形態の思考が必要だからだ。しかし，クリティカルシンキングという用語の過剰な使用が，その意味合いをあいまいなものにもしている。実際，その用語がCINAHLのデータベースに紹介されてから20年ほどになるが，その間に，英文の看護雑誌に発表されたこのテーマを扱った論文は2,300件以上になるが，ほとんどはその用語の定義や明瞭化に関するもので，研究自体は15%以下だった。今では，クリティカルシンキングと臨床判断は，同種の思考ではないという明らかな証拠が存在している（Tanner, 2006）。また，必ずしも相互に関連するものでもないことも明らかだ。しかしながら，多くの思考形態を教えることが重要だ——臨床的論証も，クリティカルシンキングのほとんどの定義を特徴づける合理的で距離感のある容観的な分析，その両方ともを教えることが重要なのだ。

　本書が執筆されて以来，根拠に基づく実践は注目を集めている。証拠についての一般的なヒエラルキーでは，よい証拠としては無作為の臨床試験というメタ分析が最高位を占め，専門家の意見は最下位である。もちろん，臨床における意思決定は，根拠に基づいたものであるべきだ。つまり，どのようなアセスメントがなされるべきか，そのアセスメントのデー

タはどのように分析されるべきか，そして，もし必要なら，どのような行動がとられるべきかなど，こうした決定は，入手できる最善の根拠に基づいてなされるべきだ。しかし，それは，決して状況下での臨床的知識——特定の状況において，どの根拠が使われるべきか，また，使われるべきか否かなどについての知識——にとって代わるものではない。根拠についての臨床的論証とクリティカルシンキングでは，そのどちらにおいても，どのような状況であっても適切な判断を下すことが要求される。健全な臨床判断は，特定の患者への関心と患者の経験への深い理解，そして，最善の根拠から派生する一般的な知覚概念に基づくものである。

## 第8章

# 社会的に埋め込まれた知識

　本章は，臨床的知識とケアリングの知識の社会的側面に焦点を当てる。どちらも変化の中の実践的論証を含む。臨床的知識は，科学と技術に依存するものだが，それは，過去の経緯を含むもので，臨床家，患者，そして，その家族の間で共有される理解にも依存している。ケアリングの知識は，コミュニティを必要とし，お互いの対話と関係において生じるものだ。臨床的知識でもケアリングの知識でも，状況の中で質的な差異を識別するには，豊富な知識をもつ臨床家が必要で，そうした知識は，研究参加者による変化についての観察やナラティブを通して最もよく理解できる（付録A参照）。正確で忠実な臨床的知識とケアリングの知識が，それらが使える状態になるにつれ，科学的知識，臨床アウトカム，そして，個人的理解や社会的理解を通じて明瞭にされる。このように，臨床的論証とケアリング実践は，社会的に埋め込まれたものである。つまり，それらは，変化の中の論証を必要とし，関係性の中で生じるもので，合意によって正当性が実証されたものを超えることはない（Benner, 1994d；Taylor, 1989）。臨床アウトカムに基づいた事後の論証でさえも，その臨床の軌跡とアウトカムを検証するには，社会的記憶とグループの注意深さを頼りとする。

臨床的知識とケアリングの知識は，標準的な科学的論証よりも正当性を欠くとみなされている。しかし，それは，私たちが，客観的知識についての理想化した見方と，日常生活における知を科学的に概算する私たちの能力について非現実的な期待をもっているからだ。科学知識自体も，科学者の背景にある実践の中に埋め込まれている (Kuhn, 1970, 1991)。しかしながら，論理経験的科学を確認する手順は，静的標準的論証の理想化されたモデル——2つの時点で計測された状況の静的評価——に基づいているのである (批評については第1章と第7章を参照)。

　互いをケアリングするということは，全く社会的なことだ。臨床的知識にもケアリングの知識にも，重要性が顕著な状況の同定と，いつ，どのように行動するのかということに関する判断力が必要だ。特定の臨床状態に付随するリスク，機会，特性に関連する知識とスキルを発揮できるようにするためには (すなわち，それらを考慮に入れたり，目に見えるようにするためには)，実際の具体的な臨床状況と対話が必要とされる。臨床状況は，達人レベルの臨床家によってある程度の正確さで認識される。そして，それらは，ある一定の範囲内においては，客観的な生理学的データによっても追認される。そして，もちろん，臨床状況の中には，非常に複雑だったり珍しかったりするものもあり，それらは，今存在する臨床的知識の枠を超えてしまう。

　臨床状況に内在する関連性のある科学的，技術的，臨床的，人間的懸念のすべてを明白にしようとする中で，すぐに限界にぶつかってしまう人は，完全に明白にできることの限界に直ちに遭遇する。新卒看護師は，自分たちの臨床実践のために必要なすべてを，教科書や科学論文によって見つけることはできないということをよく認識している。もし，見つけられるとしても，適時に対応できるほど迅速にその情報を見つける時間はないだろう。しかし，それよりさらに問題なのは，経験不足のために，新人は，二次的な無知に苦しむという事実である。新人は，自分が知らないことを認識していない。そして，状況を見極めることができないかもしれないし，いつ行動したらよいのかを判断できないかもしれない。自分たちが

まだ認識していないことに自身の注意を向けるようにするには，他の実践者の力を借りなければならない。そして，より経験を積んだ臨床家に自分の観察とデータを提供して解釈を仰ぐべきだ（第1章，第2章参照）。他者への依存は，より経験を積んだ臨床家の場合，その種類と範囲が異なる。しかしながら，彼らでさえも，臨床知やケアリングの英知のためには，他の臨床家による複数の視点や蓄積された経験などに依存するのである（医師との臨床的知識の交渉に関する議論は第11章を参照）。

本研究プロジェクトにおいて使った小グループインタビューと観察は，臨床的知識とケアリングの知識が社会的に埋め込まれているということを示す事例にあふれている。患者のケアを通じて得た臨床的知識とケアリングの知識は，その患者を次にケアする看護師につないでいかなければならない。ある1人の実践者が注意深さに欠けても，それは別の実践者と集合的な注意深さのエートスによって支えられる。その人が重要性が顕著な臨床的徴候や症状を見極めることができなければ，それは他者の経験知と判断力によって修正される。特定の医療機器とその特異性に関する実践経験が不足していると，その機器について経験的知識をもつ誰かに尋ねることによって補われる。不明瞭で難しい臨床問題は，記憶と過去の臨床事例と臨床家の専門性を蓄積することによって，対応できる。難しいことを手ぎわよくやること，技術的スキル，人間的スキルは，具現化された巧みなスキルを示す他者を観察することによって学習できる。社会集団のスタイルや習慣が，どの知識に価値を置くかを形成し，どの知覚的スキルを発達させ教育していくかを決定する。また，社会集団のスタイルや習慣は，どのくらいお互いを教え合い，どのくらいお互いから学び合うかという範囲をも決定する。協働的で協力的なチームワークは，専門性の蓄積を可能とし，重大で深刻な状況に直面した際に感じる無力感への恐怖に立ち向かう支援と可能性の風土を創出するのである。

本章においては，社会的に埋め込まれた臨床的知識とケアリングの知識について，以下の主要な知識に関する社会的側面との関連において模索していく。

- 蓄積された専門性と複数の視点の力とは，知識が対話的で集合的であるという状態を指す――つまり，それが，会話と他者との関係において生じるという点で対話的であり，共有された理解は，部分の単なる集合よりも大きなものを生み出すという点において集合的である。
- 具現化されたスキルとそのありようの模範を示すということは，社会集団内でのデモンストレーションや事例を通じた教育を意味する。
- 卓越性についての集合的なビジョンと当然と思われている実践を共有し形成することは，善の概念と社会集団の文化によって共有される，検証されていない実践の概念を意味する。
- 社会的情動的風土とは，グループ内における信頼，雰囲気，可能性についての意識の質を意味している。

臨床実践コミュニティのライフワールド（生活世界）のこのような複雑な側面は，事例によって最もよく定義される。もちろん，知識が受けとられ，伝えられ，創出されるすべての方法を出しつくすものでもない。しかし，それらは，デカルト的ビジョンに対する修正を提供するものである。デカルト的ビジョンとは，個別の対象が単独で知識を所有し創出するという考え方や，知識が理論と科学によって生み出され，状況についての解釈や状況の示唆なしに実践に直接的に適用されるという見方である。

## 蓄積された専門性と複数の視点の力

専門性は，意識的に非公式に蓄積される。知識は，個々の知者によって生み出されるだけでなく，異なる立場と視点をもつ他者との対話においても生み出される（Taylor, 1985a, 1989）。蓄積された専門性，対話，複数の視点が可能となるのは，当然と思われる背景にある習慣，スキル，実践が共有されていると同時に，実践的知識と論理的知識と経験の相違が共有されているからである。蓄積された専門性，対話，複数の視点が，臨床的知識

とケアリングの知識をどのように創出し伝播していくのかを示す，6つの事例がインタビューと観察メモを通じてみられた。

- 徴候や症状として重要なことを学ぶ
- 患者を知り，その特定の患者の反応を学ぶ
- 機器がどのように機能するのかについて実践的知識を獲得する
- 臨床の達人を同定することによる英知の蓄積
- 十分な気づきの力を維持するための蓄積された注意深さ
- ナラティブを通じて他者の経験から学ぶ

これら6つの事例は，実践における知識の社会的性質を示すものであるが，余すところのない説明を提供しているわけではない。

## 徴候や症状として重要なことを学ぶ

　第2章と第3章で示されたように，新人と一人前の看護師は，徴候や症状の実地でのあらわれ方（例：疲労，引きこもり，うつ，チアノーゼ，陥凹水腫，呼吸音など）についての学習に取り組んでいる。熟達した達人は，達人が創出した脈絡において，こうした実地でのあらわれ方を，経験やスキルのより少ない看護師に指摘したり確認したりする。看護学校においては，学生は，講義や教科書の説明から，徴候や症状が実際にはどのような見え方をするのか想像するのは難しい（Benner, 1984a）。患者のチアノーゼの見分け方を説明する。実践全体を通じて臨床的ノウハウを発展させるのに必須なのは，知覚的鋭さを発達させることだ。一般的に，新人は，徴候と症状の解釈，傾向の同定，標準からの逸脱について，より経験ある臨床家の助言を請う。一人前レベルでは，看護師は，現在の徴候と症状の評価を過去のそれと比較する。そして，それらにあるパターンあるいは傾向がみられるかどうかを分析するかもしれない。達人レベルの実践をする看護師は，患者の状態における傾向をすぐに見てとることができ，患者の懸念

と状態について複雑な質的な差異を識別できる。たとえば，ある看護師は，「彼は，意図的に体を引こうとしているのか，それとも，敗血症のために注意力が低下しているのか」と問いかけた（第5章参照）。他の達人看護師たちは，一般的に，中心静脈圧が低い原因が，血液量が不足しているからなのか，血管緊張度の低さなのか，ポンプ（心臓）不全なのかを評価する。これらは非常に重要な臨床における識別で，特定の患者および特定の患者集団について，具体的な状態の経緯の中においてのみ慎重に行うことができるものだ。看護師たちは，自己の知覚を明瞭にし確認するために，同僚の視点を躊躇なく求める。

**看護師**：新生児の血圧に関しては，他にも多くの要因が関係していると思います。たとえば，ベッドサイドでの薬［昇圧薬］。高齢の心疾患患者の場合，そうした薬は血圧そのものを示していると思います。でも，子どもの場合は，そうではない。水分状態，体液状態，そして，そこにはどのくらいの血液細胞がはたらいているのか，出血があるか，中枢神経系統のかかわりがあるのかどうかなど，非常に多くの要素がかかわっているのです。そうしたすべてが重要で，薬だけの問題ではありません。何か新しい治療が始まるたびに，こうしたすべてを評価しなければならないのです。薬の量を単に増やせばいいということにはならないのです。それが問題ではないかもしれないからです。

**インタビュアー**：より複雑ということですね？

**看護師**：そうですね。薬を増やすだけではなく，血液量をもっと増やさなければならないかもしれないとか，膠質が必要だとかいう可能性が高いですよね。

　このインタビューは，単一要因思考あるいは視野が狭くなる（トンネルビジョン）のを避けるために，看護師が他者に伝達でき，他者を敏感にさせる情報を示している。心疾患患者のケアをする達人レベルのクリティカルケア看護師たちは，自分がケアする特定の患者と特定の患者グループについての知識に基づいて，自らの質的な差異を識別するだろう。こうした識別は，特定の患者についての対話，問いかけ，助言，相談などによって

経験的に学習され，伝播されていくのである。看護師たちは，共通して，徴候や症状がもつ複数の意味や複数の治療間での相互作用の可能性についてヒントを提供していた。

社会的に埋め込まれた視点と識別のウェブ（くもの巣状のネットワーク）は，病棟の文化が協働的で，スタッフが比較的安定している場合に，最も効果的だ。そして，そうした看護師は，他の看護師がどのようなことを知っているのか，誰を頼りにすることができるのかがわかるようになる。

> ええ，確かに，私の病棟には，3〜4人の優れた看護師がいます。そして，自分もそうなりたいとそうした看護師たちを見習っています。彼女たちの示す高い専門性を自分でも働く病棟の自分の勤務帯，今は午後の勤務帯なのですが，そこで適用しています。この勤務帯にはいい看護師が多いですよ。

## 患者を知り，その特定の患者の反応を学ぶ

脆弱で，言語で明瞭に伝達できない，あるいはもの言わない患者をケアするには，経験的に獲得した知識はどんなことでも蓄積し，他の看護師に伝達するということが必要だ。特定の理解を獲得する状況は二度と起こらないかもしれないからだ。たとえば，私たちは，ある乳児の吸引について学んだことをお互いに教え合っている看護師たちの様子を観察した。その乳児にどのくらい，どんなことに対する耐性があるのかということは，乳児によって大きく異なる。なかにはとても状態が不安定で変わりやすい乳児もいて，十分な酸素を確保するために，気管洗浄や吸引には2人が必要なこともある。達人看護師が述べているように，乳児は異なるものを"好む"。つまり，気管吸引による血液中の酸素レベルについて，どのくらいの耐性があるかは乳児によってそれぞれ異なるということだ。可能な場合はいつでも，特に脆弱な乳児に対する巧みな吸引技術（それは試行錯誤で学ばれる）は，次の勤務帯の看護師たちに実演を通して伝えられる。

観察メモ＊：私はまず，その赤ちゃんが"開胸術後ほやほや"の時にまず観察した動脈管開存症について尋ねる。すごくかわいい赤ちゃんで，今は状態がずっといい。浮腫も少なくなっている。

観察者：その夜のその後のことを話してください。

看護師：その赤ちゃんは，頑張りました。看護師が吸引していた時に，ちょっとだけ症状が出ました。酸素が不飽和状態になって，徐脈になり，PA［肺動脈］圧が上がり，全身状態がわるくなっていきました。でも，私たちは，彼を鎮静させ，手動換気を行って，その状態を脱することに成功しました。ちょっとおかしかったんですよ。なぜって，ベッドサイドにいた看護師は…彼の［酸素］飽和度は，通常のそれよりも低くなっていました。それで，私は「少し肺水腫になっているかもしれないわね。それとも，吸引が必要なのかもしれない。どうかな？　小さなET［気管］チューブが入っているでしょ，それってときどき詰まることがあるのよね」と言ったのです。すると，その看護師は，昼間に彼のケアをする看護師から「吸引はしないで。前に吸引した時に，血圧が下がって大変だったから」と言われたというのです。私は「最後に吸引したのはいつ？」と尋ねました。彼女は「5時間くらい前です」と答えました。私は，1人ではやらないけど，やってみる価値はあるわ，と言いました。それで，彼女がやってみると，日勤帯で起こったのと同じ状況が起こりました。そこで私は次のように言いました。「そうね，これって，やってもやらなくても困ったことになるっていう類のことね」。なぜなら，もし吸引をせず，チューブが詰まったら，問題なわけです。彼女に申し送りをした看護師が「どうしても絶対にやらなければならない状況でなければ，吸引はしないで」と告げていたので，彼女は少し神経質になっていました。でも，これは，どっちもどっちという状況で，自己判断力を問われるたぐいの状態です。彼は肺水腫なので，別の理由で飽和度が下がっているのかもしれないけど，やらなきゃならないんです。

観察者：彼の飽和度がなぜ下がっていたのか，原因を突きとめましたか。チューブが…

看護師：彼は，体液がサードスペースに移動して貯留している状態になってきていました。肺水腫がひどくなっていました。それで，PEEP（呼気終末陽圧換気）をかけるしかなかったのです。判断力を問われるわねと言いました。

観察者：小さいチューブを吸引しないというのは怖いですね。
看護師：次の日まで待っていると，チューブは詰まって，それは誰かの責任になるのです。私は，彼女が吸引する前に言ったのです。「あなたがしなきゃいけないのは，赤ちゃんを十分に鎮静させて苦しくないようにして，2人でやることよ。そうすれば，あなたは手動で赤ちゃんを十分に換気することができるわ」と。そして，彼女はそれらをすべてしました。少しだけ困った状態にはなりましたけど，でも，15分も手動で換気しなければならなかったような日勤の時ほどわるい状態にはなりませんでした。私たちは，換気を2分くらいですませましたから。
観察者：あなたが準備できていたからですか？
看護師：ええ，赤ちゃんがどのような反応を示すかわかっていましたから。

　この例は，曖昧な状況におけるものだ。しかし，2番目の吸引のエピソードは，難しいことは難しかったが，前の吸引よりもうまくいった。最初の吸引では，その後その乳児に15分間も換気サポートを行わなければならなかった。経緯に基づく経験的学習を通じた事前情報は完璧ではなかった。しかし，事前情報があったのは間違いない。指示は，必ずしも，その詳細さや実際性においては十分ではなかった。パフォーマンスは，その乳児の呼吸反応と酸素飽和度の数値によって導かれたわけではない。より豊富な経験があったので，その看護師は，その患者自身の経験により近い詳細な情報を提供できたのだ。以下はその例である。

　（この患者は，心臓手術後に脳卒中を発症した。）最悪なことは，空気飢餓感があるのに，自分が適切に呼吸しているかどうかわからないと感じることです。だから，私たちは，まず，彼の呼吸状態を改善させて安楽な状態にしました。彼を安楽にできたことが，そのあとの彼のケアにおいて大きな違いをもたらしました。彼は自分の中にとても引きこもっていました。彼は肉体的にとても弱かったけれども，決して弛緩した状態ではなかった。いくらかの運動能力は残っていました。感覚も残っていました。リハビリの可能性は十

---

\* "観察メモ"とは，看護師の実践のフィールド観察の際のメモを意味する（方法論は付録A参照）

331

分あったのです。でも，呼吸器系統を通じて彼をあのように安定した状態に保つことで，他の活動が戻ってきたのです。

　この看護師は，患者がどのように見えたか，どのように動くのか，空気飢餓感にどのように反応するのか，そして，筋緊張の度合いをきちんと述べている。彼女の記述は，他の多くの患者との比較からなされたもので，具体的で経緯に基づいて把握されていた。そして，彼女は自分が記述していることを私たちがわかっていると想定していた。このナラティブは，徴候と症状についてより精度の高い説明をするための学びを例示している。この熟達者の知覚的鋭さによる学習は，その臨床家が実践を通じて臨床的ノウハウを発達させるなかで継続されていく。そして，自分のアセスメントを他の実践者のそれと比較することによって，より研ぎ澄まされていく。

　時間を経るに従って，知覚的鋭さに傾向とパターンの認識が，加えられていく。メルロ＝ポンティ（Merleau-Ponty, 1962）が指摘するように，見るということは，心と体の統合的スキルである。次に紹介するインタビューでは，新生児を担当するクリティカルケア看護師の乳児の変化を認識する自己の知覚的鋭さについて記している。

　　新生児ケア病棟では，赤ちゃんの顔を見て，「具合がわるそう」とコメントすることはよくあります。赤ちゃんは少し不機嫌になり，対応しなければならない何かが起こっている。そして，私たちは，包括的なアセスメントをどんどん行い，彼の過去の臨床情報から，今，彼に何が起こっているのかを見つけ出そうとするのです。一方，成人の場合，まず，数値が必要かもしれません…成人は，赤ちゃんのように速くダスト（空気中の浮遊微粒子の総称）を吸い込まないようです。赤ちゃんは，心停止状態になる前に，肌が黒っぽく，血液があまり灌流していないように見えます。

　この看護師の知覚的鋭さは，新生児が一般的にどのように見えるかということと，特定の新生児が通常どのように見えるかということの知識に基

づいている。こうしたアセスメントスキルの学習は，他者が微妙な差異を指摘してくれたり，自分の観察を他者から確認してもらったりすることに大きく影響され，さらに，最終的には，臨床状況がどのように展開するかに影響される。

　病態生理学の本を読むことによって徴候や症状を学んでも，それは，その臨床家が，教科書に記された病気の症状が実際に目の前であらわれた際にそれを認識できるということを保証するものではない。実践現場であらわれるさまざまな徴候や症状を直接指摘できる，より経験を積んだ臨床家によって，教科書の単調で単一的な記述からの飛躍がなされなければならない。ちょうど鑑定家のように，実践者は，実践の場で見られる多様な徴候や症状を識別できなければならないのである。患者を知るということは，正規のアセスメントをはるかに超えるものだということを示す次の3つの方法を特筆しておきたい。

　　まず，看護師は，反応の一般的パターンを知っているので，その状況のある特定の側面が重要なこととして際立っていることを見てとれ，その他の重要性は薄れる。次に，質的な差異を識別する上で，現在の状態をその患者の一般的な状態と比較するが，それはその患者を知ることによって可能になる。そして，3番目に，それは，事前に書かれた処方と抽象的な原則をその状況に合わせて特殊化（個別化）することを可能にする。この研究のナラティブに登場する看護師たちは，臨床判断では，状況下において「その」患者がどのような反応を示すかを理解することによって，正規の処方や抽象的概念を個別化していくことがいかに必要かを，繰り返し示している。その患者を知ることは，看護師にとってケアを個別化するための基盤となる。(Tanner et al., 1993, p.278)

　患者とその家族を知ることは，患者を擁護する上で，そして，テクノロジーを活用する上で，最も重要なものである。しかしながら，"患者とその家族を知る"能力は，他の実践者によって例示されなければならず，患者や家族から直接学ばなければならない。経験を積んだ看護師は，"体の

導きに従う"ということについてよく語る (Benner, 1994a)。それは，つまり，その人が，どのような活動，刺激，栄養などに耐えることができるかをよく観察するということを意味している。体の導きに従うことは，過剰な技術的介入，薬学的介入で体を管理しようとする誘惑に抗うことである。乳児をケアする場合は，人的な安楽の手段が薬によって完璧にとって代わられるべきではない。乳児は人間的つながりや癒しに反応できるにちがいないからだ (Benner, Wrubel, Phillips, Chesla, & Tanner, 1995)。体の導きに従うということは，看護師が患者の反応を正確に読み取り，その患者の反応についての知識を他者にも伝えていかなければならないということを意味している。承認・非承認にオープンに対応して，それによって，必要な知識が，蓄積されていくのである。"体の導きに従う"という観念は，教科書では的確に言語化されていない社会的に埋め込まれた知識の好事例である。そして，言語化されたあとでさえも，看護師たちは，この知識の伝播のために達人レベルの臨床家に依存し続けるだろう。

## 機器がどのように機能するのかについて実践的知識を獲得する

　私たちが想像する現実についての理想的なバージョンでは，機器は単なる手段だ──情報あるいは行動を供給する，目に見えない，そして押しつけがましくないツールだ。しかし，現実には，技術的機器には，それ自体の実際現実がある。よくある失敗や不正確さの履歴は，その使用法に関する社会的体験知となる。経験を通じて非公式に獲得されるこの知恵は，どこかに記述されて残されるということはほとんどない。そのため，人々は，特定の機器のトラブルシューティングの"経験を積んでいる"人として認識される。事実，機器の使用の訓練に関しては，人々は驚くほど無頓着で注意が欠如していた。私たちは，看護師たちが，心臓補助装置など技術的にとても高度な機器について質問する様子を観察した。そのような装置についての概念的そして実践的な訓練は不十分であるということが実践でも示されている。次に蔓延している問題は，物品購入部門に，使い捨て

機器の購入で他と不適合があったり，一貫性がなかったりするということだ。したがって，スタッフは，それぞれ独自の特性をもつ複数のブランドを使いこなすことに難しさを感じている。そうした物品や機器にさらに不慣れな一時的な派遣人材の存在が，この問題をさらに複雑なものとしている。

**観察メモ**：ジュディスは，病棟に新しく一時的に派遣された看護師から，静脈ラインの数の多さと混合について確認してほしいとの連絡を受ける。ジュディスは，中心静脈ラインをもっと単純化して，活栓のついていないものにしたいと考えた。ジュディスによると活栓は感染源が多く存在しており，そのために感染の可能性が高まるからだ。2人の看護師が，ラインを適切に設定するための助言を求めてきた。同時に投与され調整されている複数の与薬ラインが存在していたからだ。それから，静脈と動脈モニターのためのトランスデューサのついたラインもあった。これは，単純化と刷新的改革の機が熟している分野だと気づく。また，それは，相互作用や効果などについて科学的調査があまり行われていない応用技術の分野でもある。

テクノロジーは，経験のある実践者たちが，その機器に関してよく生じるエラーや問題を把握して，安全のためのその使用方法をできるだけ単純化する方法を見つけることによって，はじめて安全なものとなる。静脈ラインやモニター装置の使用は異常に複雑になり，ある看護師が複数の静脈輸液ポンプのことを"アイバックの林"*と呼んでいたほどだ。

生理学的パラメータの正確なアセスメントは，テクノロジーと社会的に埋め込まれた経験知を巧みに活用できるかどうかに依存している。たとえば，パルスオキシメータ値のばらつきは驚くほど大きいので，臨床家は，その酸素飽和度の妥当性について解釈しなければならない。この知識は，逸話あるいはストーリーの形で伝えられている。臨床家たちは，パルスオキシメータの測定値のばらつきについて同僚の記憶に頼っているのであ

---

*訳者注：アイバックはシリンジポンプのメーカー名。

る。次の詳細なナラティブは，その新卒者にとってのそのできごとの重要性を明らかにし，またこの種の学習では典型的なものである。

　私は，パルスオキシメータの［ブランド名］社のMRが，商品を持ってここにやって来た時のことを覚えています。それはパブロン化製剤でした（パブロンを投与するテクノロジーで，完全な筋麻痺を起こさせてしまう）。彼らは，その子を完全に麻痺させたいと思っていました。横隔膜の動きまでも麻痺させてしまおうとしていました。私はそれを完璧に防ぎたいと思っていました。パブロン製剤の投与をやめた時に，真っ先に動きだすのが横隔膜と目です。私は，吸引のためにその子の換気を手動で行っていました。そして，酸素飽和度に注意していました。飽和度が落ち始め，私は経皮モニターを見ていました。MRはコントロールオキシメータ［ここでも彼女は商標名を使った］を使っていて，私はそれを見ていました。MRもそれを見ながら「こんなはずはないわ」と言いました。MRは自分のオキシメータサイトを見ており，私は私のを見ていました。そして，私は，酸素飽和度を上げて$CO_2$を下げるためにバッグをどんどん速く押していきました。そして，私がバッグを速く押せば押すほど，酸素飽和度は上がっていくはずでした。でも，そうはならなかったので，私は「おかしいわ」と言いました。何かが絶対に間違っていると思いました。それで，私はMRのモニターを見ました。MRのも69でした。私は「こんなことってある？」と思いました。そして，私の手はずっと動いてました（手動の人工呼吸器を使うしぐさをする）。でも，その時，私はついに言ったのです「こんなの，もうやめる。人工呼吸器につなぐわ，そしてどうなるか見ましょう。もしかしたらバッグを押すスピードが速すぎたか，それとも私の押し方に問題があったのかもしれない」。すると，酸素飽和度はたちまち95〜96に戻りました。何が起こっていたかというと，オキシメータの感度がよすぎたのです。そして，MRは高度なモニター機器を持って来ていたのですが，オキシメータは，その子の足の指につけられたプローブから，私が換気した回数を実際の酸素値だとして読み取っていたのです。つまり，肺からの圧が，毛細血管床に持続的に圧をかけていて，それが，私がバッグを押す速度で毛細血管に赤血球を送り出していたのです。そして，それが酸素飽和度として読み取られていたのです。私は1分間に69〜70回のスピードでバッ

グを押していました。そして，それが飽和度として表示されていたのです。そして，私たちは，[それが] MR が持っていたモニター機器のせいだということを理解しました。モニターを見て，こんなふうにバッグを押していくのです。そして，大きな波形の中にたくさんの小さな波形が見られるように，バッグをちゃんと元に戻さなければいけませんでした。こんなふうに（手で実演する）。それを2人でやっとつきとめたのです。オキシメータの会社の MR はそんなことが起きると聞いたことがあったと言います。でも，その MR は自分でそれを見たことはそれまでなかったのです。そして，もし MR がモニター機器を持ってそこに来ていなかったら，私は酸素飽和度を見て，60台後半だと考えたと思います。実際はそれは私がバッグを押す回数だったのですが。

　このナラティブは，その場の実践的論証には，技術機器の巧みな扱いが必要だということを示している。その看護師は新卒だったので，その赤ちゃんがどんな様相だったのか，どのような反応を示したのかということについては聞き取ることができなかった。なぜなら，新人は，その乳児の一般的な反応の幅と比較して，その時の皮膚の色の変化や落ち着きのなさなどの反応を識別できるほどの経験的基盤をまだ十分もち合わせていなかったからだ。彼女は，モニターとその機器の特異性についての MR の逸話による知識に依存した。これは，達人レベルの新生児看護師による，自分は「乳児の変化を［ブランド名］社のモニターよりもうまく察知する」というコメントと極めて対照的だ。上記の，機器の欠陥や特異性にまつわるトラブルを解決する学習についての詳細な説明は，犯罪の手口を解き明かす思考のようだ（つまり，刑事がミステリーを解決する手法と似ている）。状況に深くかかわる一方で，看護師は，さまざまな説明とそこからの分岐など，展開するその状況に対する最善の説明を試みている。

　機器の不具合は，ほとんどのインタビューに共通していた。私たちの観察では，達人看護師は，不具合を起こした機器のトラブルシューティングや特定の機器をどう扱うかということについての他者の教育にしばしばかかわっていた。機器についてのこの知識は，すぐに表面には出てこない習

慣,スキル,期待となり,一般的には達人看護師がそれらについて語ることはあまりない。

　しかしながら,機器の実際の扱いを習得することは,新人看護師にとっては,とても専心する重要なことだ。次に紹介する別の病院で働く新卒看護師の事例は,実践における機器の扱い方を習得するために使われた犯罪の手口を解き明かすような思考を示すものだ。この場合の機器とは,手動の人工呼吸器とパルスオキシメータである。

**看護師**：私は,26歳の死に逝く男性のケアをしていました。彼は生きるために闘っていました。でも,私たちは吸引をしなければなりませんでした。それで,専門看護師がやってきて,私を支援してくれることになりました。すべて準備を整え,私が吸引を始めようとしました。専門看護師がバッグを押すことになっていました。彼女はアンビューバッグを手に取って,彼に空気を送り込み始めました。私はまだ吸引を始めてもいませんでした。手袋をはめたところでした。吸引用のチューブを手にとって,いよいよ準備ができました。彼の心拍数は下がってきていました。そして,彼女はバッグを押してどんどん空気を入れていきます。そして,「ちょっと待って,彼はまだ準備ができてないわ」と言うのです。私たちは,彼の心拍数がどんどん,どんどん下がっていくのを見つめていました。そして,私は「何かがおかしい。でも,何がおかしいかわからない!」と叫びました。そこで,呼吸療法士がやって来て,みんなで彼を見つめて,専門看護師はまだバッグを押し続けていました。それから,呼吸療法士がもう1人やってきました。そして,それは,ほんの数秒間,15秒とか20秒の間のできごとだったのですが,何時間もの間のできごとのように思えました。でも,彼の心拍数は本当に下がっていました。そして,それでもまだ下がり続けるのです!
私は,吸引器を手に,「えー,なんてこと!」と言いながら,ただそこに立っていました。そして,私は彼女にバッグをもっと速く押すように言いました――彼は――彼の酸素は…酸素飽和度は,99で大丈夫だったのです。前に飽和度は落ちていたのですが,でも,最低でも95くらいだったと思います。それでも酸素は大丈夫でした。でも,彼の心拍数はどんどんと下がっていったのです。もう1人別の呼吸療法士がやってきて,彼女がアンビュー

バッグを取り除いた時，バルブがオフになっていることに気づきました。彼女は室内の空気を彼に送り込んでいたのです。それは本当に恐ろしいできごとでした。私は，あの小さなボールが落ちたということを確認するまでは，絶対にアンビューバッグを外したりしません。それは本当に怖かったです。彼女は，「えっ，何が起こってるの？　わからないわ。ぜんぜんわからない」と言い続けていました。そして，彼女は，室内の空気を送り続けていたのです。彼女は，かなりの速度でバッグを押していました。彼は頻脈だったのに，徐脈になっていました。でも，本当に奇妙だったのは，彼の酸素飽和度です。ええ，彼の指につけられたモニターは95以上を示していたのですから。

**インタビュアー**：追いつくまでにしばらく時間がかかるのでは…
**看護師**：血液にあらわれるまでに…心拍数と血圧は観察できます。確かな変化が見られたのです。そして，彼にはドーパミンが投与されていました。私たちは「ドーパミンをもっとあげて！」と言い続けていました（笑）。でも，それは，心拍数には何の影響も与えていなかった。本当に怖かったです。

　この学習には，重要なことが非常に多く含まれている。患者の生命がかかっていた。"ポップオフ"バルブの重要性と働きは，経験的に学ばれるものだ。学習は，状況下で対話の中で起こるものだ。この詳細な振り返りは，その機器のよりよい理解を促すとともに，危険も教えている。この新卒看護師も，患者はどんな様子で，このエピソードにどのように反応したか，ほとんど語っていない。彼女は，患者の顔色の変化ではなく，心臓モニターの変化だけを述べている。しかし，この事例は，機器についての経験的知識が他者にどのように教え伝えられていくかを物語っている。

## 臨床の達人を同定することによる英知の蓄積

　新卒看護師をはじめとして，すべての小グループインタビューの参加者たちは，臨床に関して相談する際に誰を信頼するかについて述べている。観察では，私たちは，他の看護師たちを支援するために割り当てられた看

護師（リソースナース）を見つけた。こうした看護師たちは，患者とその夜担当の看護師の臨床的知識を評価し，どの患者を自分たちがより頻繁に注意してみなければならないかをチェックしていた。どの看護師が達人看護師であるのかは，看護師たちの間では共通の知識だった。たとえば，スムーズな心肺蘇生を実施することについて話していた時には，看護師たちは，心肺蘇生中に頼れる専門レベルの実践的知識について言及していた。

> 誰が勤務しているかによります。たとえば，ジェニファー（達人）のような人が1人で，その病棟に来て3か月という人が6人いると，問題です。そうした人たちにすごくたくさんの指示を出さなければならないし，その指示に対して「これはどうしたらいいんですか？」「あれはどうしたらいいんですか？」とたくさんの質問も返ってきます。どのくらいの経験があるかということが本当に大きな違いをもたらします。

このインタビューの別の時点で，上記の看護師は，「もしジェニファーが乳児のケアをしていたら，その乳児を自分もチェックしなきゃとは思わない。でも，病棟に来てまだ間もない看護師が担当していたら，自分たちも確認しなきゃと思う」とも話していた。

看護師1：もし，オリエンテーションを終えたばかりの看護師が多くて，スタッフの半分くらいが新人で，自分が責任者だったら，そして，病気が重い子が多かったら，私はたぶん36人全員を確認してまわるでしょうね。

看護師2：もちろんそうね。そして，ときどきすごく怖い思いもするわね。あなたは，経験が浅い看護師には重症患者は割り当てないようにすると言ったけど，実際には，ある程度安定した患者は安全だと思って，そういう患者に経験の浅い看護師を割り当てたりすることもないと思う。なぜって，そういう安定したと思った子どもにかぎって，わるくなったりするんだから。一方，もし［経験のない看護師を］重症患者に割り当てたら，自分がそうした看護師たちのケアをちゃんと確認して，病棟医師も注意深く確認し

ているということがわかるわ。そんな場合，彼らの限界について，周りがより認識していると思う。重症の子どもの場合，新人たちは周りにより助けを求めたり，尋ねたりすると思う。でも，新人が多い場合，経験の浅い看護師にそれほど重症でない小児患者ばかりを割り当て，経験を積んだ看護師により重症な患者を割り当てる，というのはあまりよくないと思う。なぜって，均等に配置すべきでしょ［達人を病棟のあちこちに分散させるという意］。

看護師1：時には，経験のある看護師を状態が軽い患者に割り当てるというのもいいと思うけど。そうしたら，15分くらいでどの患者も大丈夫って感じになるでしょ。そうすると，次の1時間は何にもすることがなくてらくだわ。

看護師2：よくやることだわ（笑）。

　達人は病棟に分散し，達人の英知の恩恵をすべての患者が最大限に活用できるようにいろいろな戦略が立てられている。新人は，臨床知について，誰が信頼でき，誰が信頼できないか，見極めるものだ。

看護師1：私たちはみんな，新生児室の夜勤は初めてでした。夜勤帯にはあまり経験のある人が集まりません。2人ほど知っているけど。病棟に最初に行ったら，「リンダは，主任看護師の1人，この病棟に5年ほど勤務しているわ」と言われました。すると，誰を頼ればいいのかわかります。でも，頼りにできない人もわかります。

インタビュアー：どうやってわかったのですか。

看護師：事前に質問をしてみるんです。それから，自分のやっていることを確認してもらったりすると，まるで私がわからないのと同じくらいわからないって様子をするんです。で，「この人はわかっている」と思える人に出会うまで，次の人，次の人って，同じ質問を繰り返したのです。それからは，何か質問があると，その人のところに行きました。最初の質問に［その人が］答えることができたので，［彼は］きっと次の質問にも答えることができると思ったのです。

病棟内における達人の知識がある場所に関するこうした非公式なネットワークは，誰にでも自明の理というものではなく，常に更新され，修正されている。病棟がある程度安定していて，社会的統合もよりよくなされていると，人々は，特殊な知識がどこに存在しているのかがわかるようになる。次に紹介するのは，一人前レベルの看護師の語りである。

> 　私たちは，背中に私たちの専門「v-tach」（心室頻拍）と書いたＴシャツをつくるって決めています。なぜなら，私たちのそれぞれが専門性をもっていて，一緒になると急性 MI［心筋梗塞］とその他の異なる心疾患患者の専門家グループになるからです。スワン-ガンツ・カテーテルの専門家に，たとえば，情報をたくさん提供して，何が起こっていますかと尋ねる。どうしてこうした数値なのか？　医師に電話をかける前に，「彼の楔入圧は5，RAは20。ここで何をすべきだと思う？」とお互いに尋ねるんです。夜勤は初めてという人が多いです。そして，どんどん新人がきます。でも，医師に電話をかけて質問する前に，お互いにできるだけ知恵を出し合って答えを見つける努力をします。

　ある臨床状況に関して専門性を集積して複数の視点を獲得することは，視野が狭くなることや即断することの限界を補うものとなる。しかし，これは，グループとしての臨床的知識を最大限にするための強力な戦略でもある。個々の看護師の勤務は8〜12時間なので，特定の患者について自分が得た臨床的知識は，次の勤務帯の看護師に伝えなければならない（例：どんな楔入圧が肺水腫の悪化を示すのか；その患者がニトロプルシドやその他の昇圧薬などにどれほど敏感に反応するかなど）。もし，看護師が学んだことによって患者が利益を受けるようなら，看護師は，自分の臨床的学びを他者に伝えていかなければならない。
　看護師たちはよく，自分の臨床判断について，お互いに相談し合っていた「私は，他の5人の看護師に来てもらって，その赤ちゃんの状態を評価してもらったんです。で，みんな，その赤ちゃんの肺には水がたくさん入っているって感じていました」。この集積された専門性は強力で，看護

師の間ではごく当たり前のやり方だと考えられている。

**観察メモ**：これはジュディスに関する私の2番目の観察だ。彼女は，今日は病棟教育者だ。つまり，彼女はトラブルシューティングをし，すべての患者の様子を見て，情報や導きを提供する。彼女は生き字引といったタイプの人だ。この方法は，費用対効果のある達人看護師活用法のようだ。みんなの実践が向上し，臨床的知識の発達が促される。彼女は，文字通り，その病棟の実践標準を設定している。彼女は，現場の看護師がその特定の臨床問題に実際に直面した経験がない時，臨床状況の比較と複数の視点を提供する。

ジュディスが働く病棟の看護師長は，高い離職率と新しい看護師の入職に対して，達人臨床家たちに病棟の教育者の役割を担わせるように配置することで対応した。それによって病棟に，臨床知を補い，情報を更新し，資源を調整することができたのである。観察をしていて，もし，柔軟性のある達人の優れた判断力がなければ，その病棟に当時いたスタッフだけで，いったいどのようにして安全な看護ケアを行うことができたか，とても想像しがたいと感じた。達人の優れた判断力がギャップを埋めたのである。

## 十分な気づきの力を維持するための蓄積された注意深さ

　重症ケア病棟の患者には，常時細心の注意が必要だ。重症ケア病棟は，一般的に，モニターへは複数のアクセスが可能で患者の観察がしやすいように設計されている。NICUにおいては特にそうだ。常時注意を払うことは，その病棟全体で協力的な努力がなされるからだ。そうした専門職は，その看護師がその患者のケア担当になったかどうかにかかわらず，どんな状況にも対応して迅速に細心の注意を払うことを請け負うという特性をもっている。それは次の臨床についてのナラティブで明らかにされている。

先週，その子［未熟児］の口には ET［気管チューブ］がテープで止められていましたが，チューブそのものは抜管されていました。それでも，彼女は，まだ挿管されているように見えました。彼女のおなかはこんなに膨れていて，酸素飽和度は 60, $CO_2$ は 80 で，「あ～，あ～，あ～［うなっている］」って言ってるんです。人工呼吸器は 1 分間に 10 呼吸の速さです。それで，彼女が「あ～，あ～」って言うものだから，体に入った空気すべてを機器内に戻しているようなものでした。私は，その病棟で働いているわけではないのですが，通りかかったのです。その時に，$CO_2$ が上がり酸素飽和度が下がっているのに気づき，「吸引が必要だわ」と思いました。それで，私が手動で彼女の換気を行っていると，彼女の看護師がやってきて「その子は抜管したと思うわ」と言うのです。それで，私は「その通りね」と言いました。彼女は「もう 2 時間ほどもそんな様子なんです。今誰かに来てもらうように電話したところです」というのです。私は「お願いだからフェイスマスクを持ってきて。私はこの ET チューブをはずすわ。そしてこの赤ちゃんに気管挿管をしなきゃいけないわ」と言ったのです。「見てわからないの！」と言いたいほどでした。

　その未熟児をケアしていた看護師は，適切に対応しなかった。それは 2 時間もそのままに放置されておいてよい状態ではなかった。幸運なことに，その未熟児は，この最適以下のケアでも生き抜くことができた。その未熟児をケアしていた看護師は，カウンセリングを受け，より多くの臨床指導を受けた。

　患者の重症状態には，集合的な細心の注意と対応が必要とされる。重篤な状態が見られた時，すべての権限委譲や"割り当て"は，最も効果的で迅速な緊急ケアを優先するために，放棄されるものだ。集合的に細心の注意を払えば，必要不可欠な重複対応が可能となる。このことは，次に紹介される臨床プリセプターによって提供された教育，監督，バックアップの一般的な事例で示されている。

インタビュアー：［その新人看護師と］連絡をとり続けなければとどうして思ったのですか？

看護師：なぜって——彼女はベッドの周りを落ち着きなくうろうろとしていて，自信がなさそうに見えたのです。誰かがベッドの周りを落ち着きなくうろうろしていたら，何が起こっているのか確かめよう，と私は思うのです。それで，「どうしたの？」と尋ねました。

インタビュアー：でも，申し送りされた内容以外，患者について特別なことは何もなかったのですよね？

看護師：私は，患者の心臓がとても肥大していることと彼の血圧が気になっていたのです。だから，注意して見ていました。それと，その患者のケアは，私がプリセプターとして受け持っている看護師（プリセプティ）にとって，とてもいい経験になると思っていたのです。その夜，私は，プリセプティと一緒に彼の状態を確かめ話し合いをする予定でした。それから，その夜は，その子の他にも，リドカイン点滴を始めることにした心室性期外収縮を頻繁に起こしている男児もいました。

達人看護師は，問題が起きる可能性のある患者の場合，予測した問題が起こった時に迅速に対応できるようにいつでも準備しておくという習慣がついている。そのため，そのような患者にはすぐに気づくのである。特に状態が不安定な患者の場合，申し送りで言及される。その情報を考慮に入れて，その患者の担当に誰を割り当てるかを決める。オリエンテーションを受ける人のために，どんなことを学習する機会があるかが記される。状況下でのこの種の臨床教育が，臨床判断を学ぶために必要なのである。また，新人看護師にどのようなスタッフ支援が必要かも示される。人員不足，あるいは経験不足の人材を配置する危険性の１つは，この重複によって生み出される信頼が失われることである。

さらに，集合的に患者ケアや患者観察に参加することによって，看護師は，個別的なケアから組織的なケアまで，患者ケアの多くの詳細を観察することができる。看護師たちは，これを"クリーニングアップ"と呼ぶ——患者ケアが期待された通りに進展するように保証する日常的メンテナンスである。たとえば，看護師たちは，既に過去のものとなった指示を，看護師がまだ継続して実施していないかなどをチェックする。

看護師1：ときどき起こることですが，術後4日目の小児が，もう挿管チューブもはずされ，起きて食事をしているのに，看護師たちはまだ4時間ごとの検査を実施していることがあります。そして，もし，その看護師たちが新卒だったり，病棟の新人だったりした時には，「医師がこの次診察にやって来た時に，その子の4時間ごとの検査を中止して，1日1回にしていいかどうか尋ねてみたらどう？」とか「どうしてまだこれを継続しているの？」とか尋ねるのです。そんな些細なことです。そうそう，カルシウムの持続点滴もけっこう問題になります。小児の総合摂取カルシウム量が8，9，10，11，12などになっているのに，まだ，カルシウムを毎時投与しているなど…たとえば，［開胸手術後］3日目に，小児がもう経口摂取を始めている時に，まだ毎時カルシウム投与をしていれば，看護師に尋ねます。「医師にそれを中止していいかどうか尋ねた？　彼のカルシウムレベルは？　まだ毎時投与しなければいけないレベルなの？　それでいいの？」など。そんな小さなことを確認していくのです。

看護師2：新人は，中止するのをしょっちゅう忘れます。

看護師1：そうなのよね。創部の抜糸を忘れないように忠告するのも私たち次第なのです。そんな些細なことを注意します。まっさらの新人が患者ケアにあたっている時には。新人は，どのように患者のケアを行うか記されたリスト通りのことをやっています。そして，少し経験を積むと，看護師たちも上達し，よりよいアセスメントができるようになります。小児患者が喘息で少しゼーゼー言っているとか，ちょっと風邪をひいているとか，少し顔色が青ざめているとか，わかるようになります。クリーニングアップのようなものです。

この会話は，"クリーニングアップ"についてより多くの詳細をあげながら継続された。クリーニングアップとは，社会的に埋め込まれた注意網の形成と患者の最大の利益に気を配ることを意味する。この対話は，クリティカルケアにおいて非常に多くの詳細を忠実に実施することに対する，また予測できる変化に対する，集合的な警戒と責任について社会的に埋め込まれた特性を示している。これは，前述した臨床的専門性の"重複"を維持する重要性についてのさらなる証拠を示すものだ。

## ナラティブを通じて他者の経験から学ぶ

　ストーリーテリング（物語を話すこと）の実践は，懸命に努力して獲得した経験的知識をさらに拡大していく。口頭で語るというやり方は，突出した重要な記憶を定着させるのに効果的だ。ストーリーは，状況から取り出した警告を集めた一覧表よりも記憶に残る。ナラティブによる記憶は，聞き手を語り手と同じ気持ちにさせ，感情的な反応を生みだす。それによって警告は重要なものと認識される。情動的なナラティブは，臨床家の知覚と反応を向上させる繊細さと想像力を生み出しもする。細心の注意を払うという特性──過ちを次回改善するために思い出させるものとして扱うこと，そして他者に自分の痛い過ちから学んでもらうということ──が，しばしばストーリーの道筋をつける。

　ナラティブは，聞き手にとって話し手に感情移入しやすく，感情的な反応を生みだす。それによって認識され，より記憶に留まるものとなる。

**看護師1**：普通でないできごとは長い間語られていくと思う。でも，それは1つの学習経験になると思う。なぜなら，もしあなたがその状況で自分が行った間違いについて語るならば，それは他の人にあなたの間違いから学ぶ機会を与えているから。もし，あなたが本当に大きな間違いをしなければ，過ちも学ぶチャンスとなるのです。そして，間違いでなくとも，もし，あなたが，何かをもっとよいやり方でできたとしたら，もっと効果的にできたと感じたら，それについて話せばいい。

**看護師2**：それで学ぶことができる。

**看護師1**：他の人はその人の話を聞いて学ぶことができるし，自分も語ることによってそのことをもう一度よく振り返り，それで納得できるようになる。

　次の会話も似ていて，患者の排尿量を2時間も見過ごしたことに対して起こったものだ。排尿がないということは，患者が出血していたということを示唆していたかもしれなかったために，その新卒看護師は，非常に落ちこんでいた。

看護師１：過ちを犯すのは１回だけ。そして，他の看護師にそのことを話してすごく落ちこんだと言うと，他の看護師たちもそれよりもっとわるい経験を話してくれるものよ。ある人は，こんなことを話してくれたわ。「ああ，私は，UA［臍動脈］ラインを持っていたの。この病院では赤ちゃんのおなかにそれを入れないのだけど，小児病院ではそうしていたの。それで，試してみようということになった。私は，赤ちゃんの下にビニールシートを敷かなかったのね。UAラインがはずれて，赤ちゃんが出血した。赤ちゃんは助かったけど，私は，赤ちゃんが出血していることに気づかなかったの。なぜなら，血は全部毛布にしみこんで，それが上のほうまでしみ出してくるまでには時間がかかったから…私はいまだにそのことで落ちこむわ。でも，もうあの時ほどではないわ。」

看護師２：UAラインの赤ちゃんを見たり，それを入れようとしている時には，私はいつもビニールシートを持って来て，念のために，それをまず体の下に敷くようにしているわ。

インタビュアー：もし，誰かが，今あなたが言ったような恐ろしい話をしたならば…

看護師２：忘れないわ。

看護師３：夜勤の看護師はみんな若いんです。だから，みんな，最初に夜勤に入った時，どんなだったかよく覚えています。みんな，いろいろ語れる経験をしているわ。

　ナラティブは，聞き手にとって話し手に感情移入しやすく，感情的な反応を生みだす。それによって警告は重要なものとして認識され，より記憶に留まるものとなる。ナラティブはまた，臨床家の想像力を生みだす可能性を広げる。間違いを正すようなナラティブは，看護における細心の注意力・観察力の精神を明らかにする。私たちが聞いた多くの話は，モニターアラームの"誤作動"に対しても，実際の警報を見逃さないために，絶えず注意を払わなければならないと促していた。それらは，アラームを見逃したために起こった，恐ろしい，時に悲劇的な事例に関するストーリーを通じて，集合的に警戒する気風の必要性を強調するものだった。しかし，こうした過ちを正すようなナラティブは，実践者が自分の仕事のリスクに

ついての展望を得て，リスクにどう対処すればいいかを考えるのに役立つものである。過敏すぎる警戒心と罪悪感は，目の前の状況に対する現実的な警戒心と適切な現状把握の妨げとなる。だから，看護師たちは，過去の過ちにいつまでもこだわり続けない方法を見つけ出さなければならない。多くのストーリーは，質を改善するための協働的な社会的仕組みをともに紡ぎ出していく。学習したことを強化できる。そして，うまくいけば，許しと経験的学習の共有を可能とする。ある若い看護師が，経験を積んだ看護師が彼女に語ってくれた悲劇について語った。それは，彼女や他の新卒看護師たちに，心電図モニターへの注意を喚起するものとなった。

**看護師１**：その赤ちゃんは，本当に活発で，すごい汗かきでした。それで，電極がすぐにはずれてしまって。ある日，彼女はモニター上に"心停止"状態［心拍がないことを示唆するまっすぐな線］を目撃しました。でも，その赤ちゃんは動き回っていて，電極がまたはずれたということを知っていました。そしてそういう時は，［誰かが］そのうち赤ちゃんのところに行って，電極をつけ直していました。モニター上の心停止をあまりにも多く見かけていたので，彼女たちは，その赤ちゃんのモニターを切ることにしました。そして，彼女たちが次に気づいた時には，その赤ちゃんは既に亡くなっていたのです。

**看護師２**：赤ちゃんだったのね。

**看護師１**：ええ，赤ちゃんでした。それで，彼女は私に，心臓のリズムを確認する時，絶対にアラームは消さないことにしていると言ったのです。だから，今，彼女は，アラームを見ると，そのアラームに本当に集中します。彼女はモニターに集中して，誰かに確認しに行ってもらうようにしています。もし，点滴のアラームが鳴り，誰もそちらのほうへ動こうとしなかったら，彼女は「あそこに行って，点滴を確認して」とか「あそこに行って，患者を確認してきて」と指示を出すのです。たとえ，どんなに忙しくても。

その経験を積んだ看護師は，その後ずっと自分が学んだ悲劇的教訓を生かしながら仕事をしている。彼女は，他の看護師たちに，自分が経験した

ような悲劇を経験しないように，その話を伝えている。彼女は，もはやアラームを無視することはできない。彼女たちは，重要性と緊急性を強力に認識する力をもっている。そして，それは思考しなくても自然に反応するような能力になっている。臨床的な手がかりを見逃したり，患者ケアをしている際に重要なことを見逃したりしたストーリーは，指導や修正のための手段として語られている。次の観察ノートは，勤務帯交代時の申し送りの際に記されたものだ。誤ったビジョンを修正するようなトーンのものである。

**観察メモ**：今，開かれたばかりのスタッフミーティングでの議論である。骨髄移植の患者についてだ。看護師と医師が不満を伝えた。「骨髄移植チームは，骨髄と細胞の状態に集中するあまり，その患者の状態が急激な下降状態にあるかもしれないということを見逃しかねない。その子は，"骨髄"はうまく機能していたのに死亡したということにもなりかねない」と。ある客員フェロー医が，スタッフミーティングで最近起こった子どもの死（骨髄移植）を話題にした。子どもの全身状態は不全だったけれど，移植自体はうまくいっていたために，その子の両親は，その死に対する心の準備ができていなかった。彼らは，南カリフォルニア大学の最近の研究に注目していた。それは，補助換気に関連する高い死亡率についてだった。骨髄移植の小児に人工呼吸器をつけると，［その子に］人工呼吸器による感染が生じてしまう。その研究結果は，この医療センターの医師や看護師が，その病院における限られた骨髄移植患者治療経験から得た実践的知識と一致する。

この研究の小グループインタビュー・セッションで語られたストーリーは，よい意味において患者とともにいるということがどういうことか，そのビジョンを生みだす。私たちは，特に，うまくいって記憶に残った状況とうまくいかずに記憶に残った状況について語るように頼んだ。首尾よくいったことについて語ってほしいという私たちの指示は，間違いを正すようなナラティブを語るという自然な経験の対極に位置していた。しかし，優秀さについて語る場と時間をつくりだすことによって，臨床的に優れて

いることをより広く伝えていけると考えた。参加した看護師たちは，この語りのセッションを心待ちにし，その経験が，「自分や同僚の仕事に誇りを感じさせてくれた」，「そのセッションが自分たちの実践のために新たなアイディアを与えてくれた」としばしば私たちに語ってくれた。

これまで述べてきたことをまとめると，臨床的知識とケアリングの知識の集積は，少なくとも，知識を生みだす以下の4つの方法として機能する。

- 臨床家は，対話を行い，それを通じて，異なる時点で特定の患者について得た経験的知識を集積する。
- 臨床家は，自分の臨床的理解を他者と共感をもって確認する。
- 看護師たちは，時間をかけて他の看護師たちに共感しながら確認することを通じて，患者についての理解や臨床的知覚をしっかりと根づかせる。それが，そのコミュニティの実践者の間に，一連の社会的に埋め込まれた特徴と鑑識眼を創出する。
- 集積された専門性と複数の視点は，個々の看護師の臨床における専門性の発達を促す。

達人の臨床における態度そして倫理的態度を学ぶにあたって，ナラティブは中心となるものなので，このトピックについては第9章でさらに広く論じる。

## 具現化されたスキルとその場にどのように存在するかについての模範を示す

巧みな臨床的知識とケアリング知識の多くは，患者とともにいるということに関して具現化されたスキルとその場にどのように存在するかというスキルを身につけている実践者によってのみ示されるものだ。つまり，熟達した達人の知識は，具現化されたものであると同時に社会的に埋め込まれたものでもあるのだ。

## 具現化された知識を獲得する

　フィジカルアセスメント，身体ケア，患者の体位，安楽の手段，陣痛時のモニタリング，赤ちゃんの取り上げ，治療上の介入，そして，テクノロジーの管理は，すべて熟練したノウハウ，あるいは，具現化された知性を必要とする (Dreyfus, 1979；Dreyfus & Dreyfus, 1986)。こうしたスキルは，実演と観察を通じて学習される。たとえば，未熟児をケアするスキルは本当に複雑で，他の看護師を観察したり，その乳児の反応によって時間をかけて訓練されたりすることにより，学習されるものだ。看護師たちは，自分の"小さな赤ちゃんプロトコル"の開発について述べている。それは，乳児本人たちが安全だと感じられるような未熟児の"寝かせ方"について述べたものだ。そのスキルは紙に記述することができるかもしれないが，実演を必要とし，特定の乳児から実践で学習することを必要とする。その事例を以下に示す。

**看護師1**：未熟児は，あれこれ扱われるのをあまり好まないものです。どの未熟児もほとんど例外なく。酸素飽和度が低下するんです。どんな小さな刺激にも対応できない。だから，まず，アイソレット*に静かに手を入れます。開口部に手をぶつけたりは絶対にしません。そうしたら赤ちゃんは1マイルほども飛び上がってしまいますから。そして，赤ちゃんの背中に手を入れます。それから，私がそこにいるということに慣れてもらう時間をつくります。そして，私が彼女を傷つけたりしないということをわかってもらいます。私は，いつも，赤ちゃんに触れます。両手をしばらく赤ちゃんの体に置いたままにします。私の手の間で，体をくねくねさせ，どうしたいのかを考えてもらいます。普通，まず，赤ちゃんの指を口にくわえさせます。もしも，泣きたいと思ったり，ご機嫌斜めになったりした時に，すぐにしゃぶれるものがあるようにするためです。そうすると，だいたいしゃぶります。だいたいそんなところでしょうか。他に何をするか思いつきません。

**看護師2**：あなたは，未熟児のところに行く時，十分に準備をしているのです

ね。そこにいるのを最小限の時間にするために，必要なことを全部準備しておくのですね。
看護師１：すべてのことを手早く終えるようにします。しなければならないすべてのことを。そしてドアを閉めて，記録します。
看護師２：あなたが赤ちゃんの体位を変える時には，一度に１つの部位だけを扱って，他の部位は…
看護師１：バタバタしないように包みこんでおきます。ただ単に向きを変えるのではないんです。膝を胸のところまでもってきて，腕は体の脇に添えて，体を少し持ち上げた時に背中を反らさないようにするんです。それって，反射的なもので，赤ちゃんを驚かせてしまうと，そっくり返ってしまうんです。すごく不安になるんですね。だから，体位を変える時は，体を包みこむようにするんです。実際，最初のバイタルをとる時など，多くの場合，私がまずするのは，赤ちゃんの体を小さくして扱いやすいように足をおむつの中にいれます。足をウエストのあたりまで引っ張り上げて，脚もすっぽりと中に入れてしまいます。そうすると，もう脚のことは心配しなくていいわけです。脚をバタバタさせたりしないし，そのほうが気持ちいいようですよ。バイタルサインをとっている間中は，できるだけずっと，おむつやブランケットで脚をくるんでしまいます。そうすると，脚をバタバタさせたりすることもなく，赤ちゃんも安心感があるようです。基本的に，赤ちゃんが安心できるように心がけているのです。それだけ。簡単ですよ（笑）。
看護師２：考えてみれば，簡単なんですよね。それが重要だと考えれば。でも，それになかなか気づけない…
インタビュアー：あなたが簡単だというそのことに，どのくらいのノウハウが詰まっていることか。
看護師１：私は，他の人にもそうするようにできるだけ教えるようにしています。もし，誰かから吸引を手伝ってと頼まれると，そこに行くでしょう，そして赤ちゃんに今言ったようなことをします。みんな私を見て笑うんです——ちっちゃな指を口の中に押しこめてると，みんな「ほら，またリンダがやってる」って。私の指をなめさせたりもします。点滴とかをしている時

---

*訳者注：保育器のこと。アイソレットは商品名。

には，私の手をしゃぶらせます。あまり衛生的ではないかもしれないけど，でも，手をきちんと洗っていれば，まあ，大丈夫でしょ。でもね，そうしてあげると，赤ちゃんの興奮状態に大きな違いをもたらすのよね。でも，他の人はそのことに全然気づかないんですよ。

看護師2：赤ちゃんのケアの仕方もずいぶん変わってきましたよね。最近では，おくるみに包まれていない子ってほとんど見かけないですよね。そして，他の人が始めたことは，次の人が少なくとも継続はしていきますよね。

看護師1：そうですね。うちの病院では，ここ1，2年で発達段階検討委員会ができて，それで，「赤ちゃんを屈曲した状態に保って，包みこむように毛布でくるむ。仰向けに寝かせない」といった赤ちゃんを扱う際のプロトコルができたの。

看護師2：そしてアイソレットにはカバーをかける。ほとんどすべてのアイソレットには毛布がかけられているわね。

看護師1：ええ，カバーをかけています。昼夜の区別をつけることはできないけど，私たちがそばにいる時以外はいつもカバーをかけていますね。

　経験を積んだ看護師にとって，未熟児を安心させたり扱ったりすることは，簡単で，習慣的で，反応に基づいて行えることだ。しかし，未熟児を安心させるなど複雑な反応に基づいたスキルは，熟達者のやり方を観察しなければ，学ぶのはなかなか難しい。新人は，ふれ方，ペースの取り方，微妙な調子の合わせ方などを学ばなければならない。脆弱な未熟児を扱うことには繊細さが必要で，新人や部外者が想像するよりはるかに難しいものだ。

看護師1：2週間ほど前，新人看護師がやって来たの。彼女はとてもあがっていました。みんなに注意して見られているようなところがあったので，すごく緊張していました。彼女は，赤ちゃんの頭を片側に向けたので，私は彼女に，その赤ちゃんを腹ばいにするように言いました。すると，頭を360°回転させてしまうような，間違ったやり方で体位を変えようとしたのです。私は「やめて」と叫びました。彼女はほとんど体位を変えていました。私は

「元に戻して。よく赤ちゃんを見て。前と後くらい見分けがつくでしょ」と言いました。彼女は，自分が何をしたのかやっと気づきました。あの時はぞっとしました。他の人が，そんな状況を見たことがあるって言っているのを聞いても信じられなかったけど，それを自分で目撃したのは初めてでした。

**看護師２**：この人たち［その小グループインタビューの人々］に，赤ちゃんの前と後とは，それほど見かけに違いがないってこと教えておいたほうがいいと思うよ。だから，注意しなきゃいけないってことを。赤ちゃんって骨張っていて，肋骨はぐるっと背中まで回っているんです…インターンも，そんなことするんです（未熟児の扱いに不慣れなインターンに言及）。

　反応に基づいたスキルを学ぶには，特定の乳児と状況に調整できるような一定範囲の能力（レパートリー）が必要だ。時間が経つに従って，そのレパートリー自体が，うまくいった反応パターン，うまくいかなかった反応パターンに関連してくる。テクノロジーや疾病，そして治療法だけに焦点を置いていると，安楽のためのケア，つまり傷ついた脆弱な体をケアしているという基本的なことを，人々が第一に注意し続けるのは難しい。しかし，こうしたスキルは，より侵襲的な技術的処置と同じほど重要で救命につながるものだ。人間的にともにいる方法，そしてふれる方法があり，これらは安全に学習できるようなやり方で示された模範をまねるように学んでいかなければならない。うまくこなすことができれば，こうしたスキルは驚くほどシンプルに見える。プリセプターは，実演をたくさん見せて，具体的な実践標準をつくるべきだ。たとえば，ある新卒看護師は，ダウン症の乳児をなだめる難しさについて次のように語っている。

**看護師**：僕は別の人とペアになって仕事をしていたのですが，彼女がその子の担当だったんです。僕は彼女のやり方をただ観察していただけだったのですが，とても勉強になりました。
**インタビュアー**：彼女はどんなふうにしたのですか。
**看護師**：その子を放っておいたんです（笑）。「大丈夫！」とか言って。彼女がケ

アしてきたダウン症の子どもの多くは，あまりさわられるのが好きではないのだということ。だから，身体ケアはひとまとめにしてさっと行って，その後は体にふれるのはやめるとのこと。時に，ふれることが過剰刺激になってしまうこともあると。でも，アプローチは人によって違いますよね。細長い布でくるむ看護師もいます。それがうまくいく時もあります。

　NICUの看護師たちは，看護師自身の緊張や不安，そして不慣れな扱い自体が，そうした乳児を緊張させたりいらだたせたりしてしまうと確信している。

**看護師1**：あの子［乳児］たちは，扱い方をきちんとわきまえている人かそうでないかをちゃんと感じていると思います。それで，もし，不慣れな人に扱われていると思うと，神経質になってしまう。そんな人が赤ちゃんを扱うのを見ていると，確かに私も神経質になります。
**看護師2**：それとか，もし，看護師が忍耐ぎりぎりの状態にあったり，その日ものごとがうまくいかなくて不機嫌だったりすると，赤ちゃんはすぐにわかるわね。
**看護師1**：ええ，私たちと一緒になって不機嫌になるよね。
**看護師2**：手が緊張していたりすると，すぐにばれるわね。
**看護師1**：ときどき，病棟でね，その日一番気難しいのは誰かって当てられることがあるわ。なぜって，その人が担当している赤ちゃんがその日一番気難しいから。
**看護師2**：本当に，子どもってこちらの気分をすぐにわかって反応するのよね。
**看護師1**：シフトの間中，気持ちが落ち着かない子どもがいるようね。なぜって，担当看護師がずっとその子から手を離さずに，何の理由からか，とにかくキリキリしているからなのよ。
**看護師2**：だから，みんな私のことを笑うのよ。私はそこに行って「私のやり方はこれ，そして，うまくいくのよ」って言うことに何のためらいも懸念もたないの。そして，それをやって，赤ちゃんと看護師の両方をなだめる。だってそれで，その日，その後がずっと快適なものになるでしょ。

上記のインタビューから，社会的に埋め込まれ，模範から学ばれる安楽のスキルは，そのグループの安楽の実践と乳児を安楽にするということについて共有する期待（当然なされるものという期待・予測）によって維持されているのがわかる。看護師たちは，看護師によって具現化された乳児に対する扱いや安楽のスキルへの乳児の反応に気づいている。また，そうしたスキルの欠如についても気づいている。安楽の実践は，新生児集中ケアを行う看護師たちにとって，きわめて重要だと認識される行為なのだ。こうしたスキルは，具体的な状況下において，実際のやり方を示すことによって学び受け継がれていくものである。

　静脈ラインの挿入，血ガス検査のための動脈穿刺，体外膜型酸素化（ECMO）装置の操作の仕方，気管チューブの挿入，栄養チューブの挿入，患者の吸引などの技術的なスキルも，達人の臨床家から学ぶことが必要なものだ。原則や手順書などは，優れたパフォーマンスを行うために十分なものではない。たとえば，静脈ラインの挿入を学ぶ時，練習をしていくと体が延長しているような感覚が生まれる。つまり，訓練を積んだ看護師は，針の先を体の延長のように感じ，静脈の壁を感じ，針の感覚を感じ，そして針を抜去したあとの皮膚の状態を感じ取ることができるのだ。これは，フランスの哲学者メルロ＝ポンティ（Merleau-Ponty, 1962）が記述している，盲目の人が杖を使うことに似ている。盲目の人は，最初は手のひらにかかる物理的な圧を感じるが，経験を重ねると歩道の縁石の端を感じとることができるようになる。新生児に手動で換気を行うのを学ぶということは，同じように知覚的に具現化されたスキルで，それは，患者の反応とその看護師の経験の範囲内における比較によって獲得されていくものだ。

　ある呼吸療法士が新生児の手動換気を効果的に行っていないということに気づいた看護師が，自分の反応を次のように述べている。

**看護師1**：もしあなたが他にしなきゃいけないことがあるなら，私がその赤ちゃんのバッグを押すわ［手動で換気する］，チューブの交換とか何かしなきゃいけないことがあるでしょって言ったの。なぜって，あの人たちのやるこ

とを見ていられなかったの。赤ちゃんが心配で，そこに30分もいるようなことになりそうだったから。赤ちゃんは…
看護師2：そうなのよね。赤ちゃんの状態は一度ある一定の低いレベルに達してしまったならば…
看護師1：そうなのよ。
看護師2：元のレベルに戻すのにすごく長い時間がかかるわ。だから，そんな低いレベルにはならないように気をつけなきゃいけないの。でも，それと同時に，他の人を侮辱するような態度はとれないでしょ。
看護師1：でも，もし，その人が私の手に負えないような人なら，どんなふうに［手動での換気の仕方を］説明したらいいのかしら？　同じことを何度も何度も繰り返しているわ。
インタビュアー：何か基準となるようなものはあるのですか。
看護師1：私は，手動の換気をしている時には，使えるいくつかのパターンがあるって言っています。長い深いため息をつく。これは医師に効果があります。短く，パッパッパッと息を吐く。これは呼吸療法士に効果があります。両方の組み合わせを使ってもいいです。これが一番効果的だと思います。4対1の比率［短い息と長い息］で。それとも，ゆっくりした…
看護師2：面白いんですよ。話し合ったわけではないけど，私たちも同じようなパターンが効くという結論に達したんですよ。
看護師1：前にも言ったように，赤ちゃんの様子をよく観察して，必要なことはどんなことでもやって，もしそれが5秒以内に効果を上げないようなら，他のことを試してみる。なぜなら，それがその子に有効ではないから。子どもはみんな違うから。

　他の実践者を観察したり，乳児の反応を観察したりすることから，多くを学ぶことができる。上記のエピソードから，看護師は自分がもっている知識をひけらかしたり断定的であったりしてはいけないけれども，それを行動で示すことはできる。そして，自分たちの経験知を特定の状況に応用することはできる。私たちは，熟練したノウハウや社会的に熟練された身体を説明する豊かな言語に欠けているので（Benner & Wrubel, 1989；Dreyfus, 1979），この種の知識は，正規の教育から除外されているようだ。フラ

ンスの社会学者ブルデュー（Bourdieu, 1990）は，実践の構造的な説明について同様のことを指摘している（第6章参照）。臨床家は，患者の反応に，そして医療チームのスキルと反応に対応することを学ばなければならない。たとえば，熟達者たちによるある"よい"コード（心肺蘇生）を行う実践をチームワークの一例にあげた。なぜなら，その場では，皆が何をすべきかを知っていて，指示したりすることはほとんどないからだ。

インタビュアー：コードをスムーズに行うには何が必要なのか，また，うまくいかない場合はどんなことが原因なのか，教えてください。
看護師1：スムーズにいかないのは，予期していない時に起きた場合に，それにどう対処するか，その対処の仕方の問題です。あるいは，人員不足の場合もあります。薬を取り出し，注射器に吸い込み，それを実際に投与する人に渡すなど，とても多くの準備が必要です。点滴のミキシング，それにも少し時間がかかります。胸部チューブを挿入しようとしている時に，吸引のための別のチューブを探しまわるとかいったこともあります。すべての準備が整っていて，そうした必要なものがすべて手に届く範囲内にある時は，自分のタスクをこなすだけですし，それを適時に行うことができます。そのためにものごとがスムーズに運びます。人手不足で，1人で四方八方に走り回らなければならないような場合は，スムーズにはいきません。一度にあまりに多くのことをやろうとするので，なすことなすこと，すべてがうまくいかないというふうになってしまいます。
看護師2：それから，それについて言葉で伝えなければならないことが少なければ少ない状況ほど，よりうまくいきます。だから，みんなが自分のこなすべき仕事があり，そのやり方を知っていて，そして（複数の人が話をしている）みんなが，今何をしなければならないかをわかっている場合は，あまり言葉を交わす必要はありません…経験のレベルでも大きく変わってきますね。
看護師1：よいコードが実施されている場合，みんなが自分を見ることができ，自分もみんなが見ていることをわかっている。あまり言葉は交わさない，でも，その代わりにアイコンタクトを多くとっている…みんなは，自分がIVラインを今挿入したということをわかっていて，誰かが自分に点滴薬を

手渡してくれるのです。

　コードがスムーズに進む時は，チームメンバー全員がそれぞれしなければならないことを理解していて，それを行い，それが同時に調子を合わせながら行われるものだ。この熟練したノウハウには，すぐに手渡せるようにすべての機器や薬を事前に準備することが含まれる。この実践は，患者の反応に対応して，チームメンバー全員が一致団結して行うことによってのみ学ぶことができるものである。

**看護師1**：誰かがヘマをして，患者に気管挿管しなければならなくなりました。その場には4人いたのですが，私たちはみんな団結して行動しました。みんなそれぞれ，自分たちが何を行っているのかを理解していて，淡々とことを運びました。すると，そこにいた医師が言ったのです。「あなた方の協働の仕方は本当にすごいですね。今までに，こんなに巧みな協働を見たことがありませんよ」と。私たちはただ…誰もが自分のすべきことをちゃんとわかっていて，それをきちんと実行できる能力をもっていたからそれができたのです。

**看護師2**：そう，あの患者さんが入院してきてから，どのくらいだったっけ？　たしか，1時間も経っていなかったよね。

**看護師1**：ええ，そうよ。それで，私たちすべてをうまくやってのけたわ（複数の声が重複する）。なぜできたかといえば，おしっこのこととか，つまらない細々としたことをしてくれる人がいたから。看護師だったら，そんなこといちいち自分でしなくて，報告を受ければいいのよね。それで，尿量がどのくらいだかいちいち心配するかわりに，患者さんに実際に何が起こっているのかを観察することができるわ。

**看護師2**：それって，でも，日勤と夜勤では大きな違いがあるのよ。私は日勤もするんだけど，日勤だとだいたいすべて自分でしなければいけないわ。忙しすぎる。唯一，本当に頼りにできるのは，チャージナース*。誰がその時のチャージナースかにもよるけどね。でも，チャージナース以外には，誰も頼れる人はいないわ。極端な話，患者が本当に死にそうな場合だって，

自分で何とかするしかないの。実際にそんな経験をしたわ。でも，夜勤だと，昼間より病棟はずっと静かだし，同僚と話をしていい関係を築く時間ももてるわ。だから，患者が搬送されると，手伝わないと目立つのね。隅っこの机に座って別の仕事をしたりせずに，すぐに立ち上がって，同僚が患者さんの入院時の処置をするのを手伝うわ。そうやって手伝うのがごく普通なの。IVのガーゼを交換したり，IVチューブを交換したり，ええと，看護計画を立てたり…それで，患者さんの入院対応を1～2時間で終えることができるんです。

**インタビュアー**：日勤だと，どのくらいかかるのですか。

**看護師1**：4，5時間でしょうか——それでも，看護計画を立て終わることはできません。[この看護師は，日勤については，チームワークの欠如と仕事を中断する回数の多さを指摘した]

　心肺蘇生という事態にうまく機能するためには，平素からチームとしていかに協働しているかどうかが重要になる。上記の例では，看護師たちは，夜勤ではチームとして機能しているが，日勤では，チームとしてというより個人として働いているとその違いを対比している。臨床実践と臨床的知識の発展に関する可能性において，明らかな違いが，日勤と夜勤の社会的構造によって生み出されている。チームワークそのものが，可能性を生みだす資源として経験されている。

　心臓手術後の患者をケアする達人看護師グループのディスカッションでは，グループの専門性と患者の状態を微妙に調整していくことについての臨床的知識の伝達が示された。その中の1人は，開胸手術を受けた患者の回復期における血液動態の変化をどのように認識するか，その変化を見逃さないようにモニタリングするパラメータをどのように設定するかということに関する新人看護師への指導について述べた。以下の説明は，回復中の患者の変化の認識，事前の準備ができていること，患者の状態が非常に

---

*訳者注：その病棟のその勤務帯のリーダー。自分の受け持ち患者をもたずに，その病棟全体の看護師の支援や監督をする立場の看護師。勤務帯ごとに変わる。日本の主任とリーダーの中間的な立場。

不安定，あるいは，介入がターゲットではないという合図として"ニトロプルシド（血管拡張薬）ゲーム"を行うことなどが示されている。ゲームの比喩は，クリティカルケア看護師によってよく使われるものであるが，患者の変化を予期して対応するためにとられる行動を把握するものだ。

インタビュアー：それは，心疾患の患者のケアをしようとする新人看護師に話して聞かせるのですか。

看護師１：多くの場合，患者にニトロプルシドの投与が必要かどうかについて，新人が考慮する手助けしてあげるのです。多くの場合，新人は，ゲームのどの段階に進まなければならないのかを考えるのに手助けを必要とします。なぜなら，患者の状態が一方の極端から反対側の極端へと変わったりするからです。患者は，冷たくなって血管が収縮したかと思ったら，とても多くの血液量を要求するほど拡張したりして，次の瞬間には，どんどん輸液を増やさなければならないほどの状態になったりするのです。患者が回復期のそれぞれの段階に到達できるように，頻繁な支援が必要です。

看護師２：ニトロプルシドについて新人看護師を教育しようとする時は，アラームのパラメータ幅を狭めに設定するといいなど口頭で教えなければいけないと思います。ニトロプルシドはすごく速く効く薬なので，点滴する際にはアラーム範囲を狭くします。それで，もし患者の血圧が落ちているなら，それが低すぎるかどうかすぐに判断できるし，もし点滴の量を増やしたいと思い，患者が覚醒しようとしているなら，ニトロプルシドを増量できるようにアラームの上限を少し下げたらいいとか，教えなければなりません。

看護師１：新人の多くが，この微調整を適切にできるまでには時間がかかると思います。すごく微妙な調整なんです。だから，きちんとできるようになるには，かなり長い時間が必要だと思います。

"微調整"は，患者の反応を基にして経験的に学ばれるスキルだ。ニトロプルシドゲームを行うための熟練したノウハウは，社会的に埋め込まれ具現化されたものだ。そのための多くのコツや設定，予測などは，手順書には書かれていない（Hooper, 1995）。熟練したノウハウは，タイミングと組織化に関連していることがよくある。たとえば，患者の血圧値を読み取

ることは，測定時の不連続な個別の事実ではなく，患者の反応を解釈することなのである。

看護師：あなたが患者を注意深くみている人なら，あなたがさっき言ったように，いつ鎮静薬を投与すればいいのかきっとわかります。もし［血圧が］80 くらいだったとしても，すぐに戻ってくることがわかっているから大丈夫だと考える。80 が 10 分間続いているからといって，点滴を調整したりする必要はありません。血圧は戻ってくるということを知っているからです。でも，［休憩中の看護師に代わって］患者をケアしている場合，血圧が 80 の時に，点滴の量などを変更せずに様子をみることができるかどうかは，必ずしもわからないかもしれません。自分自身でがまんのできるレベルみたいなものがあるのかもしれませんよね(笑)。

インタビュアー：その患者の血圧はどのくらいまで下がったのですか。覚えていますか。

看護師：ええ，75 くらいだったと思います。破綻したりはしませんでしたよ。だいたいその辺りをいったりきたりしていました。

　看護師は，突然の血圧低下（"破綻"）と鎮痛薬への反応として"上下する"血圧値なのかの質的な差異を識別している。これは，患者の状態が変化する中で実践的なかかわりをしながら論証をするということの好例である。タイミングが教えられなければならない。ここで紹介した事例は，対応を組織化し総合的にうまく調整するための学習を明確に示している。その看護師は，新人看護師たちに，開胸手術後に患者の体が温まってきて，さらに輸液がすぐに必要になってきた時のために，事前に，病室内に常に 2 リットルの乳酸リンゲル液を準備しておくように指導している。先のインタビューに続けて，看護師たちは，患者に起こる事前に計画しておける予測可能なできごとを以下のように述べている。

看護師 1：もし胸部 X 線撮影にやってきたら，注射器と鎮静薬を準備しておくようにしています。なぜなら，急に覚醒して，騒いだりすることがあるか

らです。
**看護師２**：そうね。血圧もものすごく上昇することがあるわよね。ひどい頻脈が出たりするのですが，それはまさに避けなくてはいけないことです。で，注射器を取り出して，少しずつ鎮静薬を投与していきます。「これから，この硬い板の上に寝ていただきます」と患者に話しながら，まぶたの反応を注意深く見ます。

　こうした達人看護師たちは，新人看護師への指導を，お互いの言葉を引き継ぎなら完成させていく。それが，開胸術患者をケアするその病棟全体の知恵だということを知らせる。そうすれば，新人看護師は，その知識を試行錯誤の学習によって学ぶ必要がなくなるわけだ。

# 要約

　具現化されたスキルとその場にどのように存在するかということは，情動的および身体的な対応，姿勢，組織化，そして，特定の状況および典型的な状況においてどのようなペースでものごとを進めるかということを含む。状況下において行動するということは，実践的論証と熟練したノウハウを示すものだ。他者をまねるということは，新人にとって，その状況に安全に入り，また，まねるという行為から学ぶための想像力を養うことを可能にする。達人実践者は，どんな指導書からも適切に学ぶことができないことを教える。つまり，効果的な行為と適切な対応で特定の状況に反応することである。流動的で信頼のおける対応は，他の実践者に，必要不可欠な卓越性を目に見える形で提供する。

## 卓越性についての集合的なビジョンと 当然と思われている実践の共有

　病棟の文化において，卓越した実践とは何なのか，普通のことは何なのか，当たり前とされていることは何なのかについてのビジョンが維持される。こうした実践とビジョンは，どのようなことが期待されているのか，新人と一人前レベルの看護師のそれぞれの学びの内容を決定する。一人前の看護師は，タスクについては習得しているかもしれない。しかし，自分の臨床学習の新たな焦点を定めなければ，臨床学習とは，新たなタイプの処置を学んだり，新たなタイプの患者グループをケアしたりすることに限定されていると考えて，患者に焦点を当てたり，特定の患者グループについての学習に焦点を当てたりすることがなかなかできない。臨床学習へのこの技術的アプローチの極端な形が，次の事例に明確に示されている。

> 　私は先天性異常を学ぶことに集中しています…講義を受けて書籍を読んでいます。でもそれは私の知識基盤をよりしっかりしたものにするだけです。それで，私はいつもより多くのことを学べる場所で働きたいので面接を受けています。みんなは，「あら，あなたはもうここで1年も働いたから，次はどこに行くの？」とからかいます。でも，私は，とても多くの知識を既に獲得したし，個人的には，慣れて鈍麻してしまったりすることのない，変化のある場所で働くことは，役立つと思います。私は，あらゆることについて多くを知っているわけではありません。でも，多くのことについてある程度の知識はもっています。

　"新たなテクノロジーやテクニックを習得すること"は，看護など急速に変化する分野では不可欠かもしれない。しかし，専門性とは，どのくらいの数のものごとのやり方を知っているかを数えることだと考えると，社会的に埋め込まれた，歴史的な実践は見過ごされてしまうかもしれない。一連の技術的なスキルを習得することだけに焦点を置くと，個々のタスクを行うことができるということが知識-スキルを獲得したという定義に

なってしまうために，患者の反応に焦点を当てたり，患者の状態について統合的理解を得ることに焦点を当てたりすることができなくなるかもしれない。

　技術的に必要なことを習得することと，特定の患者や家族に対応するアートやスキルを磨くこととの間で感じる緊張は，熟慮した選択としてあらわれる。

看護師1：本当に残酷に聞こえるかもしれないけど，私は，あまりいいプライマリナースではありません。プライマリナーシングは本当に重要だと思いますが，私はそれはしません。やらないのです。

看護師2：同じ患者を担当することはないんですか？

看護師1：3日間連続して働く場合，同じ患者を担当します。でも，もし，より重症な子どもがいたら，その子を担当します。

看護師2：そういうやり方をしているのはあなただけですか。

看護師1：いいえ，準夜勤だと，私と同じような働き方をする看護師が他にも2人ほどいます。でも，ほとんどは，プライマリナーシングをしているわね。それはすばらしいことだと思うんだけど，私には向いていないのです。

インタビュアー：それについてもう少しきちんと理解したいのですが。プライマリナーシングをするために払う代償は何だと考えているのですか？

看護師1：私は，子どもたちに気持ちが入ってしまうんです。だから，プライマリナースを引き受けないのは，自分の気持ちが子どもたちに入り込んでしまわないようにするためなのかもしれません。私は，最も重症な子どものケアを担当して，次には，その次に重症な子どものケアを担当するようにしています。看護師の中には，仕事中は患者との結びつきを大切にして，仕事を離れると，それを忘れるということをうまくできる人もいます。子どもの親とすごく親しくかかわる看護師もいます。病院外でも会ったりする看護師もいます。それは，それでいいと思いますが。

インタビュアー：あなたは，そのような看護をしたことがありますか。

看護師1：一度か二度は，患者やその家族ととても親しくなったことがあります。でも，他の看護師ほどではありません。たぶん，ここ何年か感じているのは，私はそれほど若いわけではありませんが，この職業でプライマリ

ナーシングをするにはまだ若すぎるということだと思います。こんなことを言うのはおかしいかもしれません。でも，学ばなきゃならないことがとても多いでしょ。プライマリナーシングをするためには，すごくたくさんのことを学びたいと思うし，すごくたくさんのことをしなきゃいけないと思うんです。でも，私は，実際の臨床的な技術をしっかりと学びたいんです。だから，こんな働き方をしているんです。

インタビュアー：その考えは，今後変化すると思いますか。それとも，変化しないだろうと思いますか？

看護師1：私が，新しいことを学びたいと思っている限りは変わらないと思います。そうですねぇ，あと20年くらいして，私がもし燃え尽きてしまったら，そうなったら，もしかしたら…。看護師の中には，今，気管挿管を学んでいる人もいます。主任とかその代わりの人とか。そして，私も本当にそれを学びたいと思ってるんですが，させてもらえません。なぜって，私は，たぶんいつだってそれをやりたがると思われているんです。ええ，私ってそんな感じなんです。

　プライマリナーシングでは，特定の患者や家族との関係に焦点を当てる。そして，患者をよく知り，ケアにおける継続性を計画できるようなやり方で，臨床的な課題や回復の課題に取り組む。しかし，こうしたケアリング実践は，技術的スキルほど高く評価されていないのかもしれない。上記のインタビューの看護師に，同じ病棟の他の看護師と比較して自分のことをどのように考えるかについて尋ねた。それに対する彼女の答えは以下の通りだった。

> 　私のチャージナースはとてもよい臨床家です。でも，よいプライマリナースではありません。彼女は，技術的なことにとても強いんです。そして，私が看護師になる前に私を訓練してくれた看護師，つまりまだ学生だった時に私のプリセプターだった看護師は，日勤のチャージナースだったのですが，彼女も優秀な臨床家です。だから，私には将来自分がどんな看護をしたいかということを私に示してくれた2人のロールモデルがあったのです。そのよ

うな2人のロールモデルがあって，私もそうなりたいと思ったのだと思います。そして，実際に私はそんな看護をしたいと思っています。

　彼女が指す優秀な"臨床家"とは，技術的なスキルを習得していて，緊急的な臨床状況に対応する看護師のことだ。特定の患者や家族との関係において高度に技術的なケアを提供すること，つまり，変化する状況の中での臨床的論証と，患者や家族を教育したり，コーチングしたり，安楽を提供するようなケアリングの知識を統合するような仕事を指しているのではない。これは，彼女が実践で感じた"スランプ"としてどのようなことを語ったかによくあらわれている。

看護師：最近，静脈注射がうまくいかなくてスランプに陥っています。子どもに静脈注射ができないのです。とてもイライラします。静脈を一発で見つけて注射する看護師もいますけど，私は2回やってみるという感じです。注射は3回までで，私は2回やってみて，それから他の誰かが来てくれると1回で入るのです。
インタビュアー：何か失敗するという感覚はあるのですか。
看護師：ときどき針を入れるのを急ぎすぎてしまっているなとは思います。上手にやる看護師は時間をかけています。私はいつも急いでしまうんです。もう少しゆっくりやれば，たぶんもう少しうまくやれるとは思うのですが。単に疲れているせいかもしれませんが。

　静脈カテーテルをうまく挿入するということは，わずか1つの技術を習得することにすぎず，それは重要なスキルではあるが，実践はそれだけで構成されているのではない（第9章参照）。実際，中堅レベルに到達するためには，一人前レベルの看護師は，患者の反応に焦点を当て始め，一般的な患者グループの中の特定の患者について理解し始めなければならない。その同じ小グループインタビューで，他の病棟の看護師が，このディスカッションに呼応して，卓越性に関する異なるロールモデルを提示した。

看護師：私がとても尊敬する日勤の看護師がいます。彼女は非常に優れた看護師だと思います。彼女はとてもいい臨床家です。そして，家族や，社会的な側面にもとてもいい対応をします。私も，あと2, 3年くらいで，彼女のような看護師になれたらいいなと思っています。

インタビュアー：彼女のどのようなところが，それほどあなたに深い感銘を与えたのですか。

看護師：そうですね。彼女は生理学や疾患過程に関して十分な知識基盤をもっています。そして，患者に，2時間後，あるいは2日後に，もしかしたら起こるかもしれない問題を予期することができるのです。それって，とても重要なことだと思います。私自身，そうした能力をもっと発展させていきたいです。彼女は家族に慰めや安心感を与えるのも上手です。家族といい関係を築くのが上手で，すぐに親しくなれます。それもとても重要だと思います。ICUの患者の家族は，危機的な状況におかれています。だから，そうした家族の愛する患者をケアすると同時に，その家族のケアもできるということがとても重要だと思います。

先に述べた事例では，新人看護師は，自分の考えるよい看護実践を具現化する看護師をロールモデルとして選択していた。その事例とこの事例では，全人的なプライマリケアと，プライマリケアを過小評価する高度に技術的なケアについて対照的なビジョンが示されている。ある看護師は，"臨床的"なことと"ケアリング"とは統合可能だと考え，別の看護師は，その2つは相容れない特質だと感じている。

## 臨床学習と臨床判断に関する病棟文化の影響

病棟の文化は，特色のある学習アプローチを形成する。たとえば，重症ケア病棟によって，それぞれ協働のパターンや競争のパターンなど，さまざまな特性が形成されている。ある看護病棟は，教育，支援，協働についてきめ細かく配慮する文化を発達させているが，別の病棟では，個人の達成を強調し，知識はその個人の所有物として扱われる。ほとんどの社会集

団においては，どちらの文化的自己理解もみられる。次に示す事例には，学習に対する強力な病棟文化が示されている。経験的学習は，個人の所有物とか個人の利点や力を示すものとしてではなく，ケアリングのコミュニティで共有されるべきものとみなされている。

看護師：新たな状況に遭遇するたびに，あとでそれについて振り返ってみなければなりません。心の中で振り返り，再体験し，そこから学ばなければなりません。新たな状況を自分の心の中で100回も再現します——そして，次に直せるところはどこかを考えなければなりません。
インタビュアー：そして，あなたはそうすることができるのですか？
看護師：ええ，いろいろ思い起こして，他のスタッフにそれについて話をして，何度も反復するのです。私が，それについて話をするのにはいくつもの理由があります。まず，1つには，それは自分自身のための教育ツールとなります。他の看護師たちがそうした状況に対応できるよう準備するためのツールともなります。これを行うことは，絶対になされなければならないことについて優先順位を決める際に役立ちました。すごくいいなと思うのは，それを一緒にやる同僚がいるということです。午後のシフトは全般的にとてもいいです。私も学ぶことができる，臨床的に鋭い看護師たちもたくさんいます。私自身がすべてを知っていなくてもいいのです——私よりもよく知っている人たちがいます。その上，私たちはチームとして働きます。私たちのほとんどは，午後［準夜勤］のシフトで何年か働いています。だから，お互いのことをよく知っていて，医師たちも私たちのこと，私たちが知っていることやできることをわかっています。新人看護師はあまり自信がないので大変きつい思いをします。何かを知っていても，あるいは何かを理解できなくても，それを医師に伝えないのです。私は新人に言います。自信がもてるようになるには時間が少しかかると。だから，とにかく自分のすべきことを継続してやること，続けること，そうすれば，いつかきっと自信がもてるようになると。私は，新人を支え続けるつもりです。最初の2回ほどは，私はただその場にいます。それから，病室に一緒にいてケアを行うのですが，新人のすることには，尋ねられないかぎり口出しをしないようにして見守ります。そんな感じで支援を始めて，それから，ケア

のあとでどうだったかを話し合います。これは，人工呼吸器をつけた赤ちゃんのケアはあまり経験がない他の看護師に対しても行います。あまり忙しくない準夜勤の日に，人工呼吸器のケアをあまりしたことがない看護師に，それをつけた赤ちゃんのケアをしてもらって，本当に十分な時間を割いて教えていきます。ベッドサイドで。私はスタッフを教育するのが好きです。だから，時間がある時はいつでも喜んでやっています。そうした看護師を学習できるような状況に置くように心がけています。みんなに，自分もできるんだという自信をもってほしいんです。少しだけ自分の背中を押してね，と。

　教えることと学ぶことは，社会的なものである。社会的期待と科学的かつ経験的に学習した知識を研ぎ澄ますための実践が，働くグループ内での臨床的専門性，またケアリングの専門性の発達と蓄積を決定づける。

　病棟のサブカルチャーもまた，当たり前と思われ，受け継がれていく患者ケアに関する思考と患者とともにいるあり方に影響を与える。慢性的に高い離職率や看護師不足がみられ，大きな変化が起こっている非常に抑圧的な病院の看護システムでは"きびしい看護文化"が存在していると私たちは実感した。私たちは，看護師を遠ざける患者や家族の話について聞いたり，患者や家族について外から見たような印象，つまりより批判的な印象の話を聞いたりした。この病院の看護師から聞いたのは，ほとんどすべてが，学びのためのナラティブではなく，"闘争のストーリー"だった。そうした看護師の話からは，具体的な懸念やライフヒストリーをもつ患者や家族像を何ひとつ伺い知ることができなかった。

　これは，病棟全体で共有する優れた認識実践を発達させた病棟とは対照をなすものであった。そこでは，コミュニケーションが難しい重症疾患をもつ物言えぬ患者について，優れた認識実践が共有されており，病棟全体が直接的あるいは間接的にそうした患者を知ることができるようになっていたのである。慢性的に重症な患者について得られた新たな理解は，どんなことでも他者と共有するという実践が確立されていた。それによって集合的な理解が存在していた。私たちは，ある神経内科病棟で，患者の身体的能力と意識レベルについて，詳細な相違や特性を，非常に具体的かつ客

観的に報告するという文化的規範を観察した。患者の具体的な能力と意識レベルを伝達する非常に練り上げられたこの共有言語が，非常に重大な神経系統の変化を伝達する行動や感覚における微妙な変化を認識させたり，他者に伝達したりする集合的な可能性を生み出していた。この社会的に埋め込まれたスキルが，神経系統の変化についての早期警告を全体で共有することを可能にしていた。

　私たちは，非常に効果的なケアを行っている外傷集中ケア病棟で，直接的な患者観察とかかわりのために共有された倫理を観察できた。これは，"常に情報を周知された"そして患者を"知っている"病棟師長，主治医，病棟看護師によって支援されていた。同様に，モニタリングシステムの設計もこれを支援するものとなっていた。この病棟には，集中モニターシステムは採用されていなかった。それゆえ，看護師は，患者のベッドサイドにいて自分の患者を知ることに対する責任感を強めた。看護師から聞き取った話からは，患者の家族ができるだけ患者に接することができるようにすることを当たり前と理解している病棟と，そうした患者への接近は例外として許可していた病棟とが浮かび上がってきた (Chesla, 2008a)。それぞれの病棟の文化が，臨床的知識とケアリングの知識について，実践，関係性，監視，伝達のパターンを確立する。こうしたパターンを検証することによって，医療ケアチームの臨床的専門性を向上させる新たな道を開くことができるのである。

## 集合的英知と急速に変わりゆくテクノロジー

　テクノロジーの継続的な発展は，高度な技術分野において文化的に期待されている。今年不可能だったことも，将来は可能になることが期待されている。この共通の前提は，臨床実践の中から生み出されていることがしばしばだ。新しいテクノロジーが導入されたばかりの時には，失敗の確率が高い。なぜなら，そのテクノロジーがまだ十分に使いこなされていないからだ。これは，NICU，心臓外科，臓器移植の分野で特に顕著だ。

**看護師１**：ECMO（膜型人工肺）のおかげで，５年前は救うことができなかった赤ちゃんを今は救うことができるようになっています。
**看護師２**：心臓外科でも状況は同じです。新生児の心臓手術を始めたのは，わずか２年ほど前からです。


　テクノロジーと科学を発展させるという文化的なプレッシャーのために，臨床家は，現時点での臨床的期待と，出現してくる新たな科学とテクノロジーによって将来可能になることとの整合性がとれるようにしていかなければならない。看護師たちが不毛な事例や過度に高度な治療について論じた小グループインタビューでは，あらゆる困難を乗り越えて生き延びた患者についてのストーリーが語られた。また，達人グループでは，看護師たちは，しばしば，過去においてだまされた事例をあげ，オープンマインドである必要性を説いたりする。達人の臨床的かつ倫理的姿勢についての緊張は，テクノロジーを過度でも過少でもない適度なレベルで提供するということにある。目ざすのは，科学とテクノロジーにおける新たな可能性に常に心を開きながらも，ただ延命するだけの治療は回避できるように，治療において慎重かつ現実的であることだ。これは，ほとんどすべてのインタビューで浮かび上がったリスクについての主要なことの１つだ。テクノロジーを過度にあるいは過少に提供することの危険性は，次に紹介する看護師のナラティブで明らかにされている。

>　私たちは新生児室で人工呼吸器の使用を中止します。仕方ないのです。なぜなら，私たちの病棟では，肺の状態がわるかったり，頭部の出血があったり，その他諸々の問題を抱える未熟児が本当に多いのです。だから，仕方ないのです。それで，私たちは，それにどう対処するかを学んでいきます。時に，あまりにも早くに，あきらめることを受け入れなければならないこともあります。特に，妊娠24週の未熟児で，頭部出血がひどく，肺の状態もわるくて，もしも，少しだけ延命できたとしても，それはただその赤ちゃんにとってつらいだけという時には。何年もこういう経験をしていると，そうい

う場合は，「もう停止する時だわ」と言えるようになります。でも，臨月で生まれてきた赤ちゃんの場合は，少し違います。臨月で生まれた赤ちゃんがいました。とても美しくて，意識もはっきりしていました。肺以外はどこもわるいところがなかったのです。私自身のただ単に感情的な問題かもしれませんが，肺を生命維持に絶対必要な臓器だとなかなか結びつけられないところがあります。もちろん，それってとても奇妙だということはわかっていますが。でも，肺の状態だけがわるい赤ちゃんの場合，回復した例を幾例も経験しているのです。

　この達人看護師のナラティブは，不確かさゆえに生まれる，テクノロジーを過度にあるいは過少に提供することの緊張をよく表現している。彼女は，将来質の高い生活を送れるような生存の可能性をもっているかもしれない乳児に真摯に向き合うために苦悩する。この緊張感をもって特定の乳児の生命と可能性によって突き動かされて生きるということが，慎重で献身的なクリティカルケア看護師によって提供される，必要不可欠で豊かな道徳的資源なのである。

## 倫理的緊張感と沈黙の社会的パターン

　文化的伝統は，知らず知らずのうちに，なんらかのものごと，問題，人を可視化する一方で，その他を見えにくくする，あるいは不可視化してしまうような何か（すなわち，習慣，実践，スキル，存在するということの理解，疑問）を生み出してしまう。前述の事例に示されるように，終末期に関しては，多くのあいまいさと論争が存在している。重症ケア病棟は，命を救うために設立されている。その設計によれば，死に逝く人々は，これらの病棟にはいないはずだ。もし，さらなる治療が不毛な場合，患者は自宅または緩和ケア病棟でケアされるべきなのである。しかし，重症ケア病棟での死亡率は高い。DNRの指示が出されたあとも，患者はその病棟に入院している。不毛ということについての認識は，看護師，医師，患者にとって一様ではない。この研究対象となったすべての病院において，医

療チームはこれ以上の治療は不毛だと認識している状況で，不適切な治療と家族の同意を得るための対応を"スローコード"*だと述べていた．

**看護師１**：スローコード，でもそれは実際には…
**インタビュアー**：スローコード，それは，実際にはフェアな表現ではないかもしれない．でも，それは…
**看護師１**：言葉にはされない種の…
**看護師２**：「"まず私 (医師) を呼ぶまで何も処置をするな．"でも，その時には，時既に遅し」
**看護師１**：ええ，そうね．

　スローコードは，不合理で，道徳的にも法的にも受け入れられるものではない．それは，拷問のようになった延命するだけの不毛な治療を停止するための場当たり的で中和的な対応だ．"スローコード"については語らないという暗黙の社会的合意がある．なぜなら，理想的には，倫理的選択が，率直に議論され，明瞭にされるべきだからだ．その選択とは，患者に対して，完全な心肺蘇生の努力がなされるか，全くなされないか，そのどちらかなのだ．だが実践では，その状況はあいまいさに満ちていて，望まれる明瞭さはとらえにくいものだ．歴史的に，経験的に学ばれた知識も，科学的に得られた統計データも，絶対確実なものではなく，すべての状況に対して決定的な答えを提供できるものではない．慎重な判断には，統計データとともに，経験による臨床的知識とケアリングの知識の両方が必要である．ウィリアム・A・ノウズが設計した APACHE Ⅲ システムなどの客観的な予後予測システムの開発がなされている (Guest, 1993)．そのようなシステムは極端な状況を明瞭にすることができるかもしれないが，変化する状況下での実践的論証にとって代われるものではない．そうしたシステムが使われるべき重大な状況を認識するためには，そして，そのスケールの予測値が限定的な中間スコアのすべてに対しては，賢明な臨床判断と

---

*訳者注：形だけの心肺蘇生 (薬物治療や機器による介入をほどほどにしか行わない) をいう．

ケアリングの判断が必要となるのである。生死にかかわるような倫理的状況を考えると，脆弱な患者の残された能力と懸命に固有の可能性に対応する，ケアリングのあるやり方において，その患者とともにいるためには，その状況を可能な限り理解することが要求される。看護師たちは，"常に心を開いておく"ことと，驚きも歓迎するということについて話している。なぜなら，看護師たちは，過去5年くらいの間でも，患者の臨床上の可能性について急進的な変化を目撃していたからだ。この常に心を開いておくという気風は，緊張を生みだすとともに，一方では医学的に不毛なことの判断を明確にすることにも貢献している。たとえば，2人の看護師が，赤ちゃんの栄養状態を改善できるまでECMOの使用を延長してほしいという両親の闘いに加わった。その延長は功を奏し，その乳児はECMOと人工呼吸器から離脱することができ，自宅に退院していった。こうした学習は過大に一般化されてしまうかもしれないが，この経験は，看護師に，最も極端なケースにおける生存の可能性に対して心を開かせておくのに役立つ。

> それは難しい判断でした。でも，私は，今後，赤ちゃんの生存について「この子は助からないわ」と簡単に言ってあきらめてしまうことは決してないと思います。どうしてそう簡単に決めつけてしまうことができるでしょうか？

例外や奇跡に近い回復に遭遇すると，医療チームは，新たな治療やテクノロジーの可能性に対して心を開いておくように駆り立てられる。発展のテーマは，時に過去の経験と反目することもある。これらの病棟で，現在使えるテクノロジーを使い改善し続けるというテクノロジー上不可避なこと（Koenig, 1988）と，あらゆる症例で生存の可能性を模索するために心を開いておくという気風とが共存している。倫理的実践は，この当然のように受け入れられているテクノロジー上不可避なことは，苦しみが大きすぎたり，生存の可能性が小さすぎる時には覆されるべきだということを要求する。また，同時に，苦しみを助長し延命するだけの誤った希望や不毛な

治療を避けるという強い気風も存在する。これは，臨床的知識とケアリングの知識，そして科学によって，教育されなければならない主観的に判断する余地のある決定だ。それは，本研究のようにそれを明瞭に表現するような研究が，さらに多く，多様な組織的文脈の中で起こる日常の倫理的実践と課題を記すために必要な分野である。

　特定の患者に関する倫理的でケアリングに関する課題に関係なく，不可能を可能に変えるテクノロジーは，科学的な医学には本来内在しているものだ。新たな可能性は，臨床的知識が固定されすぎたり厳格になりすぎたりしないように，歴史的で経験的な知識を適度に調節するものでなければならない。過去の事例に基づいた実践的な臨床的かつ倫理的論証は，実践者が，どのようにすれば患者や家族とともにいることができるか，どのようにすれば患者を擁護することができるかを理解するのに役立つ。科学的に得られた統計的で客観的な指針は，有用なパラメータ，矯正策，そして時に明瞭さを提供してくれる。最も頻繁に起こるのは，状況が不十分な証拠で説明され，どんどん変化し，臨床家は，最善の臨床的かつ倫理的な判断を行うために，競合する善，可能性，懸念の間にみられる緊張と格闘していかなければならないということだ。経験的指針と科学的指針によって生み出された対話，比較，そして倫理的緊張を活用する実践者は，過去の経験が義務づけたことに厳格に従ったり，統計的指針や抽象的な規則に盲目的に従ったりすることの間で，なくてはならない中庸の着地点を提供するのである。

## 医学実践のスタイル

　医学実践のスタイルには，ストーリーを語るという口頭の伝統，教育的背景，習慣，実践，財政的インセンティブと会計実務を含む組織的構造とが寄与する。たとえば，次に紹介する看護師たちのインタビューからの抜粋では，2つの医学グループが比較されている。このディスカッションでは，看護師間で共有される卓越性のビジョンと当然だと考えられる実践に

対する，医学実践のスタイルの強い影響が示されている。

　この看護師たちは，先に，ICU の麻酔医チームに管理されている心臓手術後の患者のケアはあまり好まないと述べていた。この特定の医学チームに関するディスカッションは一般化することはできない。実際，他の病棟では，麻酔医チームは好まれていた。ここでこのインタビューのこの部分を紹介する目的は，医学実践のスタイルが，看護師の臨床判断とケアリング実践にどのような影響を与えるのかを明らかにするためである。これらの看護師は，2つの異なる医師グループを比較している。

インタビュアー：なぜ ICU チームなのですか？
看護師1：なぜって，あの人たちは，研修中の医師で，麻酔科医だからですよ。
看護師2：重症な心疾患の患者の場合，私はとても神経質になります。
看護師1：それに，医師たちは，ずっとその場に座っていて，私たちは自分たち自身で意思決定は何ひとつできないんですよ。他の医師の場合は，私たちにパラメータを提供してくれて，私たちは，医師に連絡しなくていい範囲内で，輸液を投与したり，呼吸器の設定を変更したり，可能なら離脱したり，指示の範囲内での変更を決めたりしながら仕事をしているんです。
看護師2：このチームに自分の代わりをしてくれと指示しているのは，外科医です。だから，私たちに指示しているのは外科医ではないんです。私は外科医にときどき言います。「あの，この患者さんの回診をする時間です。それから，あの人たちに，もうこれ以上の輸液をこの患者に投与するなって言ってもらえませんか？」などと。
インタビュアー：するとどうなりますか。
看護師1：だいたいうまくいきます。でも，コソコソとお願いしないといけません。あの人たちに知られないように。でも，私は，患者が少しでも嘆かなくていいように助けていると感じています。なぜって，あの人たちがあんな治療をしているかぎり…全然理解できません。
看護師2：そのつけを払わされるのは患者ですよ。

　医学実践のスタイルが，看護の専門性や看護で当然と考えられている実践に影響を与えるすべてを把握することは，本研究での取り組みの枠を超

えるものだ．しかし，私たちのデータで広くみられるのは，医師の教育と日勤や夜勤で提供される臨床上の可能性を変えるという点において，看護師の役割の影響が比較的はっきりと読み取れることだ．

インタビュアー：レジデントは肺の音を聴診しましたか？　聴診器がポケットから取り出されることはありますか？

看護師：いいえ，ありませんでした．私たちはレジデントに「彼の肺は湿っています」と言いました．その患者には特に必要はなかったのですが，「胸部写真をとりますか」と尋ねたりしました（ここで看護師は，看護師-医師ゲームをしていることに気づいている．ヒントは与えているが，診断名は教えていない）．レジデントは，「ええと，よくわかりません」と．彼は，よくわからなかったんです．もちろん，そうでしょう．だって，7月だったのですから（笑――レジデントは6月にメディカルスクールを卒業するので，7月は新米ほやほや）．こう言うのはわるいけど，レジデントは7月は医師になりたてだから，指示を書くのも恐れているという状況なの．私たちはわかっているんですが，「レジデント3年生に電話したらどうですか？」などと勧めます．そして，ついには「それで，私たちが正しいことをやっているかどうか確かめましょう」と言うんです．

インタビュアー：あなたはレジデント1年生にレジデント3年生へ電話するように指導したのですか．

看護師：ええ，彼はすごくいい人で，とても受容的だから．彼は，私たちの言うことを聞くんです…とにかく，そんな状態で，夜勤はイライラしてしまうことが多いんです．だって，人手不足ですから．レジデント3年生に連絡がつくまでには何時間もかかってしまいます．だから，私たちは，基本的に，常にレジデント1年生たちに対応しなきゃいけないんです．ときどき，彼らは「R1（レジデント1年生）の同僚はそこにいます．何をしているんですか．あなたが彼に電話をかけてみたら？」と言ったりします．で，私は「ええ，電話をかけて彼が何をすればいいのかわかっているかどうかみましょう」と答えたりするのです．多くの意思決定，本当に難しいです．夜勤の時には本当に大変です．

臨床判断について医師と交渉するスキルは，第 11 章でより詳しく論じる。ここでは，看護師の卓越性についての文化的ビジョンと当たり前のことだとみなされる実践は，医学実践と医学教育のスタイルに関連して発達していくものだとだけ述べておきたい。これらのスタイルの意味をはっきりさせると，臨床的知識の発達を促進し，看護実践における優れた臨床判断とよくない臨床判断の両方を批評するのにとても役立つ。

## 信頼と空気の力

　信頼，協力，専門性の社会的レベルは，期待と希望の文化を創造しうる。病棟の空気あるいは雰囲気が，仕事をするグループ内における可能性の感覚，信頼感，支援のトーンを確立する。たとえば，ある病棟は，より広い範囲で，患者を人工呼吸器から離脱させる看護師の専門性で知られていた。そのため，離脱の難しい患者が，周辺地域から送られてきた。次に紹介する小グループインタビューでは，この病棟で働く看護師が，その病棟の空気と文化について述べている。

看護師 1：姿勢です。私たちは，この患者を絶対に離脱させるという姿勢。だから，時に，この患者はそうなる［離脱できる］とあらかじめ想定すると，治療はその方向に動き出していく…だから，どのようなことをしてでも，実現しようと懸命に努力する，そんな状況を目の当たりにします。
看護師 2：患者にとって［人工呼吸器を着けていることは］とても大変なので，だから離脱させてあげられることは快感です。彼らは，すごく依存しています。それで徐々に日常生活動作に慣れていってもらって，自分は回復しているんだという自信をもってもらうようにします。

　この看護師コミュニティは，長期間人工呼吸器に依存して，呼吸のための筋力を失い無力感に陥っている患者を励まし，人生を再び肯定的にとらえてもらうようにコーチングするために多くのスキルと実践を発達させて

## 第8章 社会的に埋め込まれた知識

いる。ストットランド(Stotland, 1969)は，精神科の患者ケアにおける希望の心理学について記している。この病棟においては，可能性の感覚，期待感のある空気，そして高いレベルの自信がうまく作用しているようにみえる。そこでは，実践において多くの画期的なものを発達させたが，看護師たちは，自分たちの期待感と過去の成功が，患者のよいアウトカムを生んでいると考えている。姿勢と巧みなスキルは，相互に補完し合うもののようだ。

社会的な期待感は強力だ。看護師たちが不毛な事例や過度の治療について上記のインタビューで述べているように，あらゆる障害を乗り越えて生き延びた患者についてのストーリーも加えられている。あるいは，達人看護師のグループでは，看護師たちは，過去のだまされてしまった事例を紹介し，常に心を開いておくことの必要性を述べている。

期待感と希望のある風土は，社会的期待を網のようにはりめぐらせ，グループのアイデンティティを確立する。経験的学習と成功は，実践コミュニティ内に可能性についての感覚を創出する。ケアの崩壊を予防しケアを改善することを目標に，特定の患者や家族についてのよくないアウトカムは，よいアウトカムやよいケアと比較することができる。もし，グループの士気やアイデンティティが肯定的で支援的なものであれば，エラーに対峙するために"事後"の検証と検討会，そしてナラティブからの学習が，次回には改善するという精神で行われ，そうした強い気風が存在する。

> こうした看護師は，私が何年もの間ともに働いた人ばかりだったので，主任として，とても心地よい雰囲気でした。働く環境が，その日，勤務するスタッフによって本当に変化するということに驚きます。私たちはみんな一緒に働くことに慣れていました。そして，チームとしてそれはごく自然なことに思えました。今朝，注意を喚起する心臓のリズムを示した患者がいました。それで，私は彼女の12誘導心電図をコピーしました。そうするのがごく自然だと思いました。なぜなら，私たちはみんなでそれを見て，意見を出し合うからです。皆，それを学習の機会としてとらえていました。

上記の事例では，学習の文化が，熱意あふれる雰囲気によって支えられている。しかしながら，ストットランド (Stotland, 1969) が記したように，雰囲気は別の方向に流れることもありうる。混乱，スタッフの削減，スタッフの離職などに直面すると，有能さのレベルは低下し，絶望的で無力感にあふれた雰囲気になってしまう。

看護師1：私たちは，最近，ひどい心肺蘇生の事例を3つ経験しました。病棟に搬送できたのはそのうちの1人だけでした。レジデントが自分のしていることをもっとよくわかっていたら，もっとよい心肺蘇生ができたのではないかと感じる事例もあります。レジデントが，そこに突っ立ったままで「うーん，心拍，得ることができるかな？」などと言うのです。
看護師2：「誰か何かいいアイディアはない？」とかね。（笑）
看護師3：そうそう，それ，あり得るよね。
看護師1：でも，私がかかわった最近の心肺蘇生で，3人の医師がそれぞれ四肢の静脈アクセスを探していたの。誓って間違いないから。それで，私は言ったの，「この患者，中心静脈ラインですよ」って。
看護師2：それって本当のこと？
看護師1：あの人たちが考えられるのはその程度しかないってこと。
看護師2：それって，けっこう頻繁に起こるのよね。ひどいよね，まったく。

　この病棟では，看護師間で，また看護師と医師の間で，そして，医療者と患者や家族との間で，不信感を抱いたり，論争が多いという関係が存在していた。エラーが起こった時には，問題を解決したり責任を共有するのではなく，非難したり自己弁護するような言葉が飛び交っていた。次の事例では，過ちを直すという気風ではなく，責める気風が明らかに読み取れる。そこでは，ある看護師が誤って，他の看護師に経口薬を静脈ラインに投与するように指示を出している。

　私は［他の看護師に］「私がそうするようにとあなたに言ったわ」と言いました。それはすべて私の間違いでした。私の間違い。それで私はヒステリッ

クになったの。本当にひどい状態だったわ。それで，みんなに知られてしまった。なぜって，誰がそれをしたのか，みんなが犯人探しをしていたから。そのことは全スタッフの間で噂になって，そしてついに私が犯人だと突き止めた。で，その時私は休暇中だったんです。自己弁護はしませんでした。ポートがマークされていなかったということ以外，弁解の余地はなかったからです。だから，私はそのことは決して忘れられません。最終的には，その患者は無事だったのですが。

将来同じ問題が起こらないように修正したり予防できるように，エラーの原因は突き止められなければならないが，恥や責める文化は，社会集団のナレッジワークを妨害する。クリティカルケアの際にエラーによって起こった重大な状況において，自分や他者を罰するというスタイルは，将来の問題を予防するという点においてはほとんど役に立たない。それどころか，そうしたスタイルは，問題を同定できるようにする率直さや信頼の風土をみごとに妨害する。不信感に満ちた感情的な風土においては，臨床上の教訓，記憶の共有，合意に基づいて妥当だと判断した臨床的な差異の識別の共有は消え失せてしまう。グループは，集合的な能力のほとんどを失い，お互いの実践を強化することに集中する能力を失ってしまう。英知を蓄える可能性と慎重な警戒心の共有，強みと学習ニーズを基にした仕事の割当に関する柔軟性が消失してしまう。

## 示唆

欠勤，ストレス，離職を減少させるために，士気や組織内の社会的風土が重要だということは，既に多く記されている。しかし，病棟内のサブカルチャーが卓越性に疑問のあるようなビジョンに焦点を当てていたり，グループの雰囲気が，支援や改善を促すものではなく，絶望的で希望がなく，敵対的だったり，批判的な場合，臨床的専門性のレベル，知識の発達，ケアリングの知識は劇的に低下する。スキル獲得と臨床的専門性の発達は，ワークグループの社会的生態に依存するものだ。パフォーマンスの

改善とビジョンの共有に焦点をおいたチーム構築は，組織的な環境における専門性のレベルを改善する (Mohr & Mohr, 1983)。エラーのリスクが高く，大きな損害賠償が要求されるような高度に複雑なタスクの場合，管理者が，そのタスクを小さく分割して，そうして分割された個々のタスクを能力の低いスタッフに割り当ててしまうような戦略を立てることがある。しかし，そうすると患者の変化を早期に認識したり問題解決をしたりする能力が失われてしまう。タスクを複数のスタッフに分割して担当させると，統合性と臨床学習への焦点が損なわれてしまう可能性がある。あるいは，ボーグマンが指摘するように (Borgman, 1984)，手段と結果を過激に分断してしまうと，人間の実践を乱暴なものにしてしまうことがある。そのような分離は，手段の価値を"単なる"手段へとひそかに格下げさせてしまう。

## 要約

　本章の目標は，臨床的知識とケアリングの知識がどのように社会的に埋め込まれているかを把握することである。看護師の実践を通じて，文化，対話による理解，変化する状況下での臨床的論証，歴史的理解，そして実践グループの実践・スキル・習慣についての概念を示した。知識が歴史的な状況下に置かれていて，特定のコミュニティにおける実践で確かめられるという事実があるが，それは，決して絶望的に相対的，あるいは無意味なものになるわけではない。有能な実践者のナラティブの記憶や複眼的な視点が，科学やテクノロジーと歩調を合わせれば，たとえ歴史的に時代を超越したものでなくとも，蓄積された信頼できる臨床とケアリングの知識は創出されていくものだ。科学的理論や情報は，個別の状況の理解を一般的な説明へと明確に拡大できる機会をもつ優れた実践者の手によって，知識となり判断となりうるのだ。

## 解説

　本章は 1996 年に執筆されたもので，それ以降，安全のためのチームワークに関する重要な文献がいくつも発表されている（Institute of Medicine, 2003）。私たちは，よいコミュニケーションと協働関係が，患者の安全とアウトカムを改善するということを知っている（Baggs et al., 1992；1997；1999；Knaus et al., 1987；Larson, 1999；Rosenstein, 2005）。行動しながらの思考は，特定の要求がなされる特定の時点において，あるいは特定のコミュニティの雰囲気の中で生じるものだ（Wenger, 1999）。2009 年 1 月から，病院の認証を行うジョイントコミッション（The Joint Commission for the Accreditation of Hospitals）\*は，妨害的な行為や不適切な行為を定義した明確な行動規定とそれに対応する介入戦略を要求するようになる\*\*。実践のコミュニティは非常に協働的で機能的でありうるが，機能不全にもなりえる。私たちは，社会的に埋め込まれた知識のこの種の側面を，グループ内における信頼・雰囲気・可能性の感覚の質に関係する社会の情動的な気風とよぶ。

　チームワークは，しばしば，システムに特徴的なものとして考えられる。しかし，それは，チームを通常の構成と構造において考える時のみに正しいことだ。チームが一体となって働く方法は──そして，日常的に特定の患者グループをケアするそのチームを誰が構成しているかということさえ，"システム"の構造分析の外側にあるものだ。実際，協働，コミュニケーション，軋轢のレベル，ミスコミュニケーションなどは，非常に個別性が強く，その動力が患者アウトカムを変化させるのだ。実際，チーム機能の日常的なレベルは，変化する実践のコミュニティの動力として考えるのが最善だ。そして，その動力は，システムや個人に基づいた複数の分析間に存在している。対照的に，1 つのシステム分析は，一般的にチーム

---

\*訳者注：現ジョイントコミッション。米国の医療機関を評価する民間団体。
\*\* http://www.msnbc.msn.com/id/25594124/from/ET/（2015 年 9 月 13 日アクセス）

の役割や機能に，そして，7月1日に新たなレジデントのローテーションが開始すると予測するなど，一般的なシステムの特徴に焦点を置く。しかし，特定の医師，レジデント，看護師で構成される実践コミュニティの実際の機能は，その日の特定の要求や制約によって，状況に埋め込まれた関係性の質やタイミングを引き受けるものだ (Benner et al., 2002 ; Malloch, Benner, & Weeks, 2009)。たとえどの日でも，仕事における相互のかかわりは，その時誰に対しているかによって，社会集団で変化するスタイルやかかわりのパターンを反映していく。

　もし，病院の管理者たちが，自分の職場の文化の礼儀正しさや正義を改善したいと思うのなら (Marx, 2001)，学習，行動しながらの思考，状況に埋め込まれた認知などの社会的な性質を理解する必要がある (Benner, Hooper-Kyriakidis, & Stannard, 1999 ; Wenger, 1999)。1996 年以降は，"公正な文化"を発達させることがより強調されている (Marx, 2001)。

　本章は，新たな人類学的視点を地域の実践コミュニティの文化に提供するものだ。社会的に埋め込まれた知識とスキルに関して論じられた主要な点は，組織の発展と実践の改善に新たなアプローチを提供する。地域の実践コミュニティにおけるこうした側面はそれぞれに，病棟管理者や看護管理者によって，病棟や病院の文化の非公式なエスノグラフィーを通じて評価されうる。実践的な組織の発達に関して投げかける質問には次のようなものが含まれる：実践コミュニティのこうした側面すべてがよく機能している病棟では，スタッフの離職が少ないのか，患者アウトカムがよいのか？　共有された卓越性や専門性のビジョンのどのようなものが，よい患者アウトカムに対する障害となってしまうのか？　どのような共有ビジョンがよい患者アウトカムを導くのか？　よい患者アウトカムと関連するある病棟に埋め込まれている知識を，どのようにすれば他の病棟に適用できるのか？　よく機能するコミュニティを認識するためのどのような戦略が，継続的に実践の改善を促進するために最もうまく機能するのか？　病棟で"当然の実践"と考えられていることで，陳腐化しているものはないか？　ある病棟が，通常以上に高い実践の専門性を発揮している分野があ

るか（たとえば，患者の状態における差し迫った悪化について早期警告を出すなど）？　彼らは，患者を呼吸器から離脱できるか？　よい退院計画を実践しているか？　こうした専門性のすべての引き出しは，いったんそれらが認識されれば，他の実践コミュニティに転用することが可能なのである。

# 第9章

## 臨床的・倫理的専門性におけるケアリングの優位性と経験・ナラティブ・コミュニティの役割

　倫理的知識と臨床的知識は，伝統的に学問においては分けられている。これは，知識の2つの分野で，分析的に重要な特質と焦点を別々に分けておくことを可能にしている。しかし，実践を行う臨床家にとっては，倫理的知識と臨床的知識は分けることはできない。倫理原則と善の概念は，臨床での意思決定において不可欠な指針となる。看護学生は臨床的なスキルを学ぶ時，同時に，患者とどのようにしてともにいるのか，そして，患者のケアをどのようにするのかを学ぶ。患者の権利，自律性，利益に関連する倫理原則は，日常の倫理的態度に置き換えられなければならない。実際に，日常の倫理的態度によって，学習した倫理原則は行動で理解できるようになるのだ。この章で目ざすのは，倫理上の質的差異と臨床上の質的差異の学習において，ナラティブとコミュニティの役割をより詳細にみていくことである。患者をケアする上で，同様の懸念や質的な差異をわかっている他の実践者たちと対話しなければ，そうした差異を識別する機会は失われる。少なくとも，より研ぎ澄まされたものにはならない。変化する状況における実践的論証を学ばせ思い起こさせてくれるナラティブの本質が，考慮されなければならない＊(注はp391参照)。

本書は，よい人生，つまり存在し守る価値があるものの概念を検証するためには，日常の倫理的専門性とコミュニティの実践に埋め込まれているナラティブを学習しなければならないと考える。コミュニティ内で語られた実践とストーリーは，日常の倫理的態度と形式的な倫理的判断を理解するために必要となる背景を提供する。葛藤の倫理と手続き的倫理は，身体をもつ知者によって形成される熟達した倫理的態度と実践の道徳的論証を頼りにする。葛藤の倫理と手続き的倫理は，日常の倫理的態度の崩壊と権利の判定に焦点を当てる。権利と原理原則を判定する倫理への手続き的なアプローチは，"「よい人生の本質」ではなく「義務の内容」を定義する上で，「何が善であるのか」ではなく「何が正しいか」"に焦点を当てる (Taylor, 1989, p.3)。

　権利と原理原則を判定する倫理への手続き的なアプローチは，それ自体では成立しない。なぜならば，それらは，善について肯定的な陳述を提供することができないからだ。それでいて，それらは自らを維持するために，日常の善の実践的知識を頼りとしているのだ (Sandel, 1982；Taylor, 1989)。

　看護においては，日常の実践のストーリーにみられる倫理で優勢なのは，ケア，他者への反応，そして責任などである。ケアは，脆弱さの緩和，成長と健康の促進，安楽の促進，尊厳，あるいは安らかなよい死，相互の理解・認識，そして人・コミュニティ・家族・伝統における人間の可能性を守り広げること，として定義されている (Benner & Wrubel, 1989；Gordon, Benner, & Noddings, 1996；Tanner, Benner, Chesla, & Gordon, 1993)。第8章で指摘されたように，ケアの倫理は，経験的に学ばれなければならない。なぜならば，それは，特定のコミュニティ・実践・習慣の中に存在する特定の状況における突出して重要な倫理的態度の認識に依存しているからである。

　「経験」とは，周りをよく見ること，微妙な差異を加味すること，そして既成概念を修正したり変化させたりすること，あるいは状況の認識，などを意味する (Benner, 1984a；Gadamer, 1975)。優れた倫理的態度の発達は，

第9章　臨床的・倫理的専門性におけるケアリングの優位性と経験・ナラティブ・コミュニティの役割

経験的に学習され，実践者の集団によって引き継がれていく。「倫理的態度」という言葉は，他者の懸念を尊重し，それに対応し，それを支援する際の他者とのかかわり方に関して，具現化された，熟練したノウハウを指すのに使用される。「態度」とは，単なる言葉，意図，信念，そして価値観以上のものを指す。それは，姿勢，感触，志向，つまり，物理的存在と行動に融合した思考や感情を包含するものである（Benner & Wrubel, 1989）。経験は，人が，状況についての自己理解を変革するような実際の状況に遭遇する時に生じるものだ。経験は，人が，実際の状況において，行うべきことを認識したり，よりよいか，わるいかを認識したりすることを積極的に学び，重要な倫理的な差異を認識し感じ取ることができる時に得られるものだ。したがって，経験は，長年にわたる特定の習慣の活きた歴史，つまり，実践のナラティブにおいて，日常の優れた実践，卓越性の概念，崩壊を通じて長年にわたる特定の習慣の本当の姿を理解することだと考えられる。実践は，善の概念が埋め込まれた熟達した行動として定義されている。そうした行動が，実践者のコミュニティの中で生き延びてきた関心や配慮の中に存在するからだ。

　看護実践における日常的な倫理的態度と実践上のモラルに関する論述は，脆弱さの保護，成長と健康の促進，あるいは，穏やかでよい死に，関連していることが多い。抽象的な論証や前後の脈絡から切り離された一般化が可能な原理原則は，そうした原理原則に関連する状況が気づかれないまま進行したり，実践者が倫理的に行動するスキルをもっていなかったりすれば，実践に影響を与えることはできない（Benner, 1984a；Benner & Tanner, 1987；Benner & Wrubel, 1982；Dreyfus, 1979；Dreyfus, 1982；Dreyfus & Dreyfus, 1986）。

　第1章から第5章，そして第8章で述べたように，社会に根ざした実践内での経験を通じて，ストーリーや具体的で直接的な経験が，突出する重

---

*この章は，最初は，次の記事として出版された：Benner, P.（1991）. The primacy of caring, the role of experience, narrative and community in clinical and ethical expertise. Advances in Nursing Science, 14, 1-21.

要な臨床での状況についてのナラティブや記憶を構築する。それによって，看護師は，新人から熟達した実践者へと育っていくのである。この社会の一員になる，そして参加者になるプロセスが，社会的に埋め込まれた実践の中の善の知識を生み出すのである。実践において専門性が獲得されていくにつれ，抽象的なものは，具体的なものへと変化していく。経験を重ねるにつれ，具体的な状況は一貫性をもつようになり，実践者は，以前よりうまくなっているか，あるいは下手か，似ているか異なっているかということについて，ナラティブの感覚を発達させていく。また，共有される意味と実践と他者のナラティブに参加することを通じて，ナラティブの感覚も発達させていく。そうすることによって，実践者は，共通する臨床的分野や課題を認識できるようになる。抽象的な原理原則は，結局のところ，現実と完全に一致することはなく，現実社会の経験を通じて，拡大されたり，明瞭化されたりしなければならない。問題解決は，問題が認識された場合にのみ可能で，突出する重要な課題が認識された場合にのみ，行動は起こされる (Benner & Wrubel, 1982；Vetlesen, 1994)。

　看護師の実践的知識に関する本研究およびその他の研究で，私たちは，善の概念と看護実践の中に埋め込まれた知識を検証した (Benner, 1984a, 1989, 1990；Benner & Tanner, 1987；Benner & Wrubel, 1989)。優れた実践，崩壊，あるいはパラダイムケース (看護師の将来の実践を変革する新たな臨床的理解を獲得する状況) に関する実際の臨床事例を語るナラティブは，その日常の臨床的な知識とケアリングの知識について検証される。一人称の実践ナラティブは，倫理的態度，実践的な道徳についての論証，そして，倫理的差異についての解釈的現象学的研究のためのテキストを提供する。懸念，恐れ，希望，会話，課題が明らかにされ，そのストーリーを語り，論議する中において記憶される。ストーリーは，直線的なものではなく，括弧書きや脇道を可能にして，主体的行為者の視点や懸念を差し入れる余地のない診断的論証に関する事例研究や説明ではなく，初期の懸念から後の懸念へと自然な流れをもっている。ナラティブによる説明は，ナラティブを語る本人自身が身をもって体験した実践から得た脈絡的，関係

的,形態的知識に光を当てるやり方で,意味や感情を明らかにしていく。ナラティブによる説明は,患者の状態に関する一般的でコード化された,暗号的で,効率的な専門職的アセスメントと著しい対照をなす。ナラティブを読んだり聞いたりする他の実践者にとっての解釈的目標は,そうしたストーリーで語られたもの以上を得ようとすることではなく,ストーリーが描いたノウハウ,意味あるパターン,そして対応を理解することである。ルービンが指摘したように(第6章参照),実践に気持ちを入れてかかわっていない経験ある看護師は,特定の患者との出会いについて,豊かなナラティブを提供できない。そうした経験ある看護師が提示するのは,できごとについての技術的側面の説明や,自分が典型的な対応と考えることについての一般的な考えだ。しかし,それらは質的な差異の識別や倫理的懸念が豊かに描かれたストーリーではない*。

　解釈的現象学の方法(Benner, 1994a, 1994d)を使った,実際に実践で起こったことについてのナラティブに埋め込まれている善の概念を検証することは,決疑論の対極にある(Jonsen & Toulmin, 1988)。決疑論では,特定の倫理原則を例示する事例研究を使う。一方,一人称のナラティブは,自然に生じた状況を使って,帰納的で,倫理的懸念と善の概念を詳説する。それは,特定の個人,コミュニティ,状況との関係で価値があるものだ。自然に生じるナラティブでは,状況の要求にしたがって,新たな課題や刷新が紹介される。その状況を既成概念による倫理的課題に還元するのではないのである。

　実践的倫理的論証では,その人の状況下での知識と,その人に関連するグループを参照することから,状況が明瞭になる。さらに,この特定の知識には,実践に根ざした善の理解とその冒瀆が反映される(Taylor, 1989, 1991)。たとえば,私たちは,看護師は,"患者を知ること"について詳しく語り,患者を知ることは,アセスメントの前に起こるということを発見した(Tanner et al., 1993)。患者を知ることは,ケアと責任の倫理にかかわ

---

*これは,以前,私たちの解釈的研究セッションにおいて,ジェーン・ルービンが私たちに示してくれた洞察である。第6章参照。

るとても重要なことだ(Gilligan, 1982)。

　しばしば，この患者を知るという道徳的な技術は，非常に恵まれない同情の念を抱くべき脆弱な状況に置かれている患者や家族を人として知ることに関連している。このかかわりの中から得た患者と家族についての知識は，英知と微調整されたケアリングを生む。なぜなら，患者を知ることは，互恵主義的な期待感をもつことなく，ケアする価値のある他者としてその人に対応するよう看護師に要求するからである。

　倫理的態度は，客観的な論理的計算では具現化できない，脆弱さの理解・慈愛・保護を許容する共通の人間的な状況を提供してくれる。具現化の共有体験は，日常の倫理的態度における道徳のための資源となる(Taylor, 1989)。規範の倫理で，価値・誇り・勇気・苦しみ・尊厳などという具現化された不可欠な人間的な特質を把握できないのは，抽象的で概念的な立ち位置のせいである(Taylor)。かかわりをもって経時的に理解するということを全く含んでいない倫理的熟考は，倫理原則や見過ごされていた課題についての熟慮を促すかもしれないが，状況が提供するあるいは脅かす善の概念について最善の理解を促すものではない。状況を抽象的な原則や論理的な計算に基づいて問題とかジレンマとしてとらえると，状況にかかわったストーリーの中に既に存在する賢明な構造を無視してしまうかもしれない。現実の具体的な苦しみに直接ふれることなく課題をとらえると，正確な理解と感情移入が阻止される。したがって，実際の状況にかかわりをもたない論証を，特定の状況におけるかかわりながらの論証より優位に立たせてはならない(Taylor, 1989, 1993；第1章参照)。少なくとも，状況へのかかわりをもたない倫理的論証は，状況の中の可能性と制約についての論議をより豊かなものにしたり修正したりすべきである。

　熟達した倫理的態度は，時間をかけて，うまくやったり失敗したりしながら発達するものだ。"うまくやること"は，規則や手続きによって厳しく規制されるべきものではない。なぜなら，それは，特定の状況とその状況の移り変わりの中で，特定の人間の懸念を理解することによって導かれなければならないからだ。一方，失敗とは，障害物をつくったり，崩壊を

引き起こしたり，可能性を制限したり，特定のケアリングのある関係に埋め込まれた善の概念に背いたりすることである。

## ナラティブのテーマ

　看護ナラティブについて蓄積されてきた研究では，2つのテーマがよくみられる。優れた実践におけるナラティブの機能を示すために，それらを以下に提示していきたい。

- 構成的・持続的ナラティブ*
- 学習のナラティブ

構成的・持続的ナラティブのサブテーマには以下のようなものがある。

- 癒しと超越のナラティブ
- 巧みで迅速な行動とテクノロジーの適切な使用を通じた思い切った救命処置（看護師は，これらを"本物の救命"とよぶ。救命された人が通常の生活に戻ることができるような救命である。"本物の救命"の反対とは，死を遅らせるだけの不適切な延命だけのための救命をいう）
- 患者と家族，あるいは患者と看護師の間のケアやつながりを育てること（しばしば，これは，NICUの未熟児との間で起こるだけでなく，非常に危険な状態にある成人患者の家族との間でも起こる）
- 患者の存在感を示したりするストーリーや患者を見捨てないストーリー（これらのストーリーは，苦しみのまっただ中にあって忠誠を尽くす難しさを描く。劇的な例は，意識の覚醒はあるが，意思疎通のた

---

*パトリシア・ベナーは，持続的ナラティブの概念について，シンシア・ストゥールミラー Cynthia Stuhlmiller に負うところが大きい。ストゥールミラー (Stuhlmiller, 1991, 1994) は，本件実施中に，彼女の論文の中に"持続的ナラティブ"を発見した。

めの運動能力は瞬きをすることくらいしかない"閉じ込め"症候群に苦しむ患者とのコミュニケーション，接触，つながりなどである）

リストは，たぶん，際限なく長くなるかもしれない。しかし，だからといって，構成的・持続的ナラティブについての共有された模索から気をそらしてはならない。構成的・持続的ナラティブは，通常，より大きな文化的なストーリーやより大きな文化の中に埋め込まれた善の概念につながっている。本書には，全体を通じて，あらゆるタイプの構成的・持続的ナラティブ事例が紹介されているが，ここで，深く詳しく模索する唯一の構成的・持続的ナラティブは，癒しと超越のナラティブである。

学習のナラティブのサブテーマは以下の通りである。

- かかわりのスキルの学習
- 経験に心をひらく
- 幻想から目覚めさせられたナラティブ
- 死と苦しみに直面するナラティブ
- 解放のナラティブ

この2つの主要なナラティブテーマとそのサブテーマや筋書きは，社会的記憶，優れた倫理的態度，そしてコミュニティと文化構築における一人称のナラティブの役割を明らかにしたり創出する上で，実践のナラティブの役割を例示するものだ。

## 構成的・持続的ナラティブ

構成的・持続的ナラティブは，看護師とは何かということについてのその個人の理解を構成する状況を描くものだ。これらは，実践の重要性をとらえ，看護という仕事の価値を伝える意味がたくさん詰まった臨床エピソードを例示する。こうしたナラティブは，しばしば，困難なことに遭遇

した時に，記憶に直接持続的に語りかけるものだ。聞き手は，どのような文化であろうと，通常，実際に経験したストーリーと，より大きな文化的ナラティブとの関係を感じ取ることができる（ユダヤ教の文化，ユダヤ教とキリスト教共通の文化，イスラム教の文化など）。キンバリー・ベアード Kimberly Baird による次のストーリーは，構成的・持続的ナラティブであると同時に，その他のテーマや筋書きが含まれている。この語り口は，このナラティブが構成的であると同時に持続的ナラティブとして機能しているということを示している。

## 「サミー」
### キンバリー・ベアード，RN（登録看護師）[*]

　「サミー」，私は，彼の顔，名前，そしてそのストーリーを長い長い間，自分の記憶に留めておくことだろう。たぶん，永遠に。サミーは，6歳のアーミッシュの少年。家族の所有する農場でひどく不機嫌で荒れたラバに蹴られるという不運に見舞われた。そのラバの足がサミーの頭を蹴った時，脳外科医が"細かい破片のジグソーパズル"と表現したほどの頭蓋骨骨折，脳裂傷・脳挫傷，そして重症の大脳浮腫という損傷を受けたのだ。
　サミーは，脳損傷を回復するための開頭術を受けたあと，何日も小児 ICU で過ごすことになった。その間ほとんどは，人工呼吸器に依存していた。彼は，私の金曜日の勤務帯の終わりに，病棟に搬送されて来た。その時には，ケオフィード（Keofeed）チューブ[**]がつけられ，頭部右側には馬蹄型の縫合が残っていた。頭蓋損傷患者のほとんどがそうなのだが，非常に闘争的で，自損したりチューブを引き抜いたりすることによる損傷を避けるための抑制が常に必要だった。既に多大なケアが必要な患者グループに新たに加わったその患者に目をやりながら，「なかなかの週末になりそうだわ」と私は憂鬱になった。
　サミーとその家族にとって不幸なことに，サミーの脳損傷は広範囲に及んでいた。医師は，彼の両親に，治療がどんなにうまくいっても，経口で食べ

---

[*]訳者注：わが国の正看護師にあたる。
[**]訳者注：経管栄養チューブの一種で，とても細く柔らかいために，挿入するのが難しいチューブ。

られることくらいしか望めないと伝えた。サミーは，歩いたり話したりすることはできないだろうと。将来，両親に完全に依存しなければ生きていけないだろうと。

　土曜日の朝は厳かに始まった。午後11時から午前7時勤務の看護師と一緒に回診をしていた時に，サミーの母親は既に洋服を着て，彼のベッドサイドに座って静かに編み物をしていた。サミーは，たぶん体をもそもそとさせて抑制帯から手をすり抜けさせ，ケオフィードチューブを引き抜いていた——チューブはベッド上の彼の体の脇に置かれていた。「なかなかの1日の始まりだわ」と私は心の中でつぶやいた——こんな週末になるのではないかという私の恐れが的中した。アーミッシュは，グループとして静かで控えめな宗派で，感情をあらわにしない。私は，ふつう，患者の両親，特に危機に直面した両親の扱いはうまいと思っていたけど，その時は，これ以上1秒たりとも，サミーの病室にいるのは耐えられないと感じた。それはサミーのせいではなく，静かで，受容的で，待ちの姿勢の彼の母親のせいだった。私にも娘がいる。だから，自分の子どもの悲劇をただ静かに受け入れているようなその母親の態度は理解しがたかった。私が彼女の立場なら，絶対に気も狂わんばかりになっていただろうと思ったからだ。

　予測された下痢以外は，土曜日は比較的平穏に過ぎた。下痢は，経鼻管を通じてまとまった量のエンシュア*を投与されている患者にはよくみられることなのだ。サミーの母親が，おむつを替えたり，沐浴をさせたり，自由な手がチューブをつかんだりしないようにしながら体位を交換したり，彼のケアのほとんどを行っていた。彼女のタッチは，常にやさしく愛情に溢れていた。でも，彼女の静かさが，ずっと私の癇に障っていた。

　日曜日は，土曜日よりいい感じで始まった。サミーの母親は，家族は教会に行くけれど，サミーの姉が彼に付き添うと説明した。母親によると，姉は英語とオランダ語のどちらも話すので，もしサミーが何か必要な時には通訳できるということだった。どちらの言語にしても，サミーは理解できるような言葉を全く発していないということは，彼女の念頭には全くなかったようだ。

　お昼すぎ，サミーの部屋のナースコールのライトが点灯した。インターホンから聞こえてきた彼の姉の声が，私が一番恐れていたことを告げた——「サミーがチューブを抜いてしまいました」。彼の病室に入って行きながら，私は

頭の中で，医師がケオフィードチューブを交換して，チューブの挿入位置を確認するＸ線写真を撮る時に，誰に手伝ってもらえるか，勘定していた。彼の部屋に入ると，私が予想した通りのことが起こっていた——チューブは彼のベッドの横に置かれており，彼の姉はサミーがおむつを引き裂くのをやめさせようと必死だった——でも，それは全くの無駄骨にすぎなかった。
　私は，残りの抑制帯をほどき，おむつを交換しながら彼に話しかけた。特段重要な話ではない。たぶん，「サミー，私たちは，いったいあなたのケアをどんなふうにしたらいいのでしょうね？」といったとるに足らないことだ。でも，話しかけながら，彼を見ていた。すると，その時，私は，彼のケアを開始してから初めて，彼も私を見ている，ということを感じたのだった——それは，私の見慣れたあの虚空を見ているような目つきではなく，それまで私が見たこともなかった「ちゃんとわかっている」というまなざしだった。
　彼の看護計画に書かれていた医師の指示を思い出した。「経口で液体投与を試みてもよい」それを読んだ時，私たちは皆笑ったものだ——サミーは，嚥下反応も催吐反射も全くなかったからだ。彼を見つめながら，私は，それまでにチューブを交換した際の困難を思い出していた。そして，私は思った「なぜ，だめなの？——試してみればいいじゃないの」。私は，口から水分が飲めるかどうかサミーに試してもらうと，サミーの姉に告げた。彼女は，私の言葉を疑うような様子だったが，何も言わなかった。私は，彼のベッドの頭部を上げ，ベッドの両側に抑制帯がだらりと垂れ下がっているのをそのままにして，カップに流しの水道水を注いだ。すると，サミーはそれを飲んだのだ。60 cc の普通の水道水をごくごくと飲むのを目の当たりにした時の自分の気持ちをどう表現すればいいのかわからない——胃がばくばくとし，胸の鼓動が激しくなり，息切れがした。そして，私が，カップにもう一度水を注ぎに行った時に，サミーが何か言った。
　彼が言ったことを発音したり，理解したりすることができたとしても，それをここでもう一度再現することはできない。彼はオランダ語をしゃべっていたからだ。でも，オランダ語を解さない私の耳にさえも，この６歳の男の子が何かを要求しているということは理解できた。彼の姉の目は，彼の顔から私のほうへ向けられた時大きく見開かれていて，彼女はこう言ったのだ「お

---

＊訳者注：経管栄養剤。

水よりアイスティーがほしいって」。今思い返しても，私は，サミーのアイスティーを取りに行くために，キッチンまで飛んで行ったと思う。150 cc のアイスティーも問題なく飲み干した時，彼は次の段階に進めると私は確信した。私は，レジデントに電話をかけ，サミーにアイスクリームをあげてもいいかと尋ねた。レジデントは，たぶん私が正気を失ったか，科学的に障害を起こしたと思うに違いないと頭のどこかで半ば確信していた——朝の回診では，サミーは"神経学的には無反応"だということを皆知っていたからだ。しかし，レジデントは，試してみてもいいと言ってくれたのだ——「ただ，誤嚥だけはさせないでください。明日リハビリセンターに連れて行きましょう」と。

私は（何の気なしに）サミーの姉にバニラでいいかどうかと尋ねた。廊下に2歩ほど出た時に，彼の姉が私のあとを追ってきた。「あの，弟は，チョコレートのほうがいいって言っています」。サミーの両親が教会から戻ってきたのは，それからほどなくしてだった。私は，彼の進歩がただ嬉しくって——お手洗いにでさえ，最小限の支えで歩いて行けて，トイレで排泄をすることさえできたのだ。彼の母親が帰ってきて，彼を見たらどんなふうな反応を示すだろうか。

その日，彼の両親だけでなく，祖父母，姉妹，叔父たち，叔母たちが，みんなサミーに会いにやって来た。控えめな人たちは，決して喜びをあらわにしなかった。サミーのおじいさんは，ただ「神の思し召しだ」と言っただけだ——それでも病室内にあふれた喜びは十分に感じ取ることができた。そして，サミーが母親にオランダ語で話しかけた時，二粒の涙が母の頬に光った。それを見て，私は，彼女は，屋根の上に駆け上って叫びたいほどの喜びを心の中で感じているのだということがわかった。

サミーのストーリーの結びはこうだ。サミーは，近くのリハビリセンターに数週間入院したあと，私に会いに来てくれた——自分で歩いて，家族とオランダ語でおしゃべりしながら。6歳の子どもは誰でもあまりよく知らない人には恥ずかしそうにするもので，彼もそのご多分に漏れなかった。彼の母親は，サミーへのケアのお礼を私に言ってくれた。そして，医師も看護師もみんなサミーにすばらしいケアを提供してくれたと言った。彼女の賛辞を聞いて，私はとても恥ずかしくなった。結局のところ，私たちは，経口による水分摂取という指示を笑っていたのだ。私は，サミーの姉が通訳として彼の

ベッドサイドに座っているという考えに，頭の中ではうんざりしていたのだ。なぜなら，私たちは皆，彼が再び話すことはないのは"わかりきったこと"と思っていたのだから。けれども，この静かな信仰心をもつ人々は，心の中にどれほどの痛みを感じていようとも，神を信じ，サミーを信じ，私たちを信じてくれたのだ。

　このできごとは，私の職業生活において多面的な重要性をもっている。まず，この経験は私に自分自身と，自分が他者とどのように向き合うか，その向き合い方を検証させた——特に，静かな親をどうとらえるかということについて。それは，あまり心地よくはないけれど，私は，今，静かな母親や父親と話をするのに十分な時間をとるようにしている。しばしば，その控えめさというのは，心の中の恐れの裏返しなのだ。そのような親は，うまくコーピングしているように見えても，その子が家庭ではどんな様子かとか，仕事は何かとか，あまり脅威を感じさせないような優しい質問とか些細な質問をして話をつないでいると，いつしか心を開いて，自分たちの恐れや思いを表現したり質問したりしてくるのである。

　その重要性の第二の側面は，レッテルについてだ。"のろま"とか"知恵おくれ"というレッテルは，自己満足的な予言になりうるということを看護学生の時に教えられるのだけれども，あの日まで，私はその概念の意味するところを本当にはわかっていなかったのだと思う。だから，今，いつも成功するわけではなくとも，たとえば，経胃チューブをつけている赤ちゃんの将来を考えて，できるだけ口から食べてもらうように特別な努力をはらったり，自分の子どものためにジゴキシン療法やラシックス療法の重要さを十分に認識できないでいる母親を特に熱心に教育したりする。私も自身の体験から学んだように，レッテルは，誤解を招きやすいし，よい看護のセンスを鈍麻させてしまいかねない。

　最後に，このできごとは，最も重要だと考えている。なぜなら，私自身がそれを奇跡のようだと考えているからだ。小児看護を6年間やっているので，医師たちは，子どもの親に，もし可能ならば，楽観的だけど現実的な予後を提供しようとするのを知っている。だから，サミーの予後についての医師たちの宣言は，それが本当に悲しい状況だということを思い知らされるものだった。でも，その後も，私は，他の親たちが自分の"奇跡の赤ちゃん"や自

401

分の子どもに起こった"奇跡"について語るのを聞いたりした。そして，今の私は，何か目に見えないもの——その人の神への信仰，人間の魂のエッセンスで，心を動かす明らかな源のようなもの——が人間の中にあると思わざるをえない。それによって，この難しくてすばらしい仕事——"奇跡"がその子たちにやってくるように祈りながら，そうした子どもたちを身体的に支援するという仕事——を私は続けていくことができる。あらゆる点滴チューブが抜き取られて，レジデントがみんな険悪なムードの長い長い日々でも，サミーの奇跡と勝利が私を笑顔にしてくれる。

　これは倫理的な話だ。このストーリーの中心は，善の概念と倫理的懸念である。それは，規範的説明の欠けているもの，あるいは正義と公正な行為のための最低標準に見合うことについての手順上の懸念を超える。医原性疾患や訴訟の可能性でさえも，背景にぼんやりと潜んでいるのではない。むしろ，上記で紹介した話は，人間的状況での特定の要求に，看護師がいかに"真摯"に向き合うかということによって，突き動かされたものだ。この状況が倫理的に要求することにいかに真摯に向き合うかということと，そこから得られた倫理的教訓に関する話は，ベアードのその後の看護実践の中に示されている。しかし，それは単なる教訓以上のものだ。それは，道徳的想像力の源，つまり彼女の仕事に統合性と価値を与える可能性についての知覚を提供している。ナラティブの記憶は，彼女の具現化された熟練したノウハウを生き生きと示し，同様の状況を彼女に認識させる感情をもって完結している。感情は，その人がなぜそれを類似の状況だと認識するのかということを言葉で明瞭に説明する能力は提供しないかもしれないが，類似の状況を知覚したり同定したりできるようにするものなのだ。戦略的言語は，意味をもつ言語には一歩道を譲るしかない (Taylor, 1985a, pp. 97-114)。その"経験"は，その看護師をアーミッシュの信奉者にしたわけではない。しかし，それは，アーミッシュのコミュニティの中に存在すると今彼女が認識する可能性を生むことができるほどに彼女の想像力を膨らませたのだ。彼女は，彼らの"信仰"経験を自分の現世での世界に置き換えて考えるが，彼女が遭遇した，これまでと同じ基準では測れな

いような世界も受け入れるゆとりを残している。

　このアーミッシュのコミュニティの超越と癒しの具体例は，困難な状況に直面した時，彼女を支え，「行う価値のある，そして自分に笑顔を運んでくれるもの」となっているのである。将来の臨床状況は，このパラダイムケースに照らし合わせて解釈されたり理解されたりするのは，疑う余地もない（Benner, 1984a 参照）。そして，それは，構成的・持続的ナラティブとしての機能をもっている。

# 学習のナラティブ

### 経験に心を開くということ，振り返るということ，"覆される"ということについてのナラティブ

　キンバリー・ベアードのナラティブは，経験に心を開くことについてのナラティブと分類することも可能だ。もっとも，その分類だけで，サミーについてのベアードのストーリーの意味を完全に説明することはできないが，もしも，そのストーリーのアウトカムが異なっていて，それでも，彼女が，その物静かな母親についての既成概念を覆すことができたのなら，そのストーリーは，構成的・持続的ナラティブにならずに，"覆す"筋書きの特性にのみ合致したかもしれない。

　このナラティブは，ベアードが，道徳的に，そして個人的にかかわりをもったということを如実に示している。たとえば，彼女は，その母親が"普通とは違うこと"にいらついた。それが彼女を悩ませ，「他者」と向き合うということについての自身のいらだちに直面させられた。今では，彼女は，レッテルを貼って人間の可能性を排除しないように，道徳的な指令（原理原則や規範）の枠外で生きるということがどんなことを意味するのかを悟った。この事例は，ベアードの優れた実践に新たなビジョンと可能性を提供した。彼女は，サミーと彼の家族から学ぶという——つまり，彼女の既成概念を覆すという——道徳的勇気をもっていた。このように，現

403

象学的視点からは，この状況は経験（変化の旅路と過程が含まれている）として説明できる。そして，それは，実践と伝統の中に位置しているために，他の人が近づくことができるものである。それは個人的な経験であるが，完全に主観的で私的なものではないのである。ベアードが見つけた善は，具体的な実践にいかされ，質的な差異を生み出している。その教訓は，レッテルを貼ることの問題についての議論がより豊かなものとなる道徳的対話を包含している。なぜなら，そうした対話は，関係性のスキルを含み，彼女の盲点を明らかにし，倫理的態度のための新たな可能性を生み出しているからである。

　新たな経験に既成概念を覆されたり，心を開いておくということは，失敗から学ぶことを示唆している。こうしたストーリーは，警戒心を維持すること，細心の注意を払うこと，気づくことに関連している。そして，それらは，しばしば，「オオカミが来た」と叫んでまわった少年の物語の教訓に似ている。それらは，"戦いのストーリー"で，看護師に，カリウムのレベルを深刻にとらえるように，薬剤への反応に注意するように，点滴の滴下速度も正確であるように，機器の頻繁な誤作動アラームを無視する免疫ができたりしないようにと警告する（第8章の集合的な注意の気風に関するディスカッション部分を参照）。しばしば，そうしたストーリーは，緊急時に医師が患者の治療に間に合わない場合に，看護師が何をしたらいいのかわからないということがないように，緊急時の介入について看護師に教えるものだ。サミーについてのナラティブも修正的なナラティブとしても考えられる。なぜなら，ベアードは，"神経学的には無反応"な状態に，新たなやり方で注意を払うことを学び，さらなるテクノロジーによる介入を避けるために，患者が口から食べられるように忍耐強く支援することを学んだからだ。そのナラティブは，感情，思考，知覚的把握，既成概念，そして記憶を統合させる機能をもっているので，そのストーリーは突出する重要な倫理的課題についての気づき方と倫理的な態度のとり方を例示している。

第9章　臨床的・倫理的専門性におけるケアリングの優位性と経験・ナラティブ・コミュニティの役割

## かかわりのスキルを学ぶナラティブ

　看護師になることを学ぶということは，看護実践における適切なかかわりのスキルを学ぶことを意味する。医師，看護師，教師，弁護士，歯科医，牧師，カウンセラー，ソーシャルワーカー (Phillips & Benner, 1994) など，それぞれのかかわりは，そのタイプにおいてもレベルにおいても異なる。私たちの文化では，かかわりのスキルは，経験を通じて時間をかけて発達させる熟達した知識というよりも，才能とか性質としてとらえられる傾向が強い。ナラティブは，かかわりのスキルについての知識（レベルとタイプに合致したかかわり方と状況に当てはまる適切な距離感を得ること）を伝達し保存する。なぜならば，関係的スキルは，常に具体的な他者にかかわるもので，状況に依存するものだからだ。そうしたナラティブは，個人的な知識が得られるストーリーなのである (Polanyi, 1962)。偏見をもったり，可能性を除外することには，つながりのための新たな可能性を発見できるように立ち向かう。かかわりのスキルについてのナラティブは，しばしば，具体的な他者としての人に心を開くことに関する学びを記述する。そこでは，最適な"ケア"についての看護師のビジョンに当てはめようとするのではなく，その人がその人であるための自由が尊重される。

　看護師は，患者と家族に対する適切なかかわりの種類，度合い，量について詳細に会話する（第4章，第5章参照）。看護師たちは，かかわりすぎること，感情移入しすぎることについて語る。過度になることによって，代替案を提供する能力や，関心を示す"他者"として支援を提供する能力さえも失ってしまう。これは，明らかに"誤った方法"だ。彼らは，飛び込んだり，代わりに引き受けたり，患者や家族を過度に依存させたりする (Benner, 1993 ; Heidegger, 1962)。これも誤りだ。一方，正しいやり方（よい関係の状態にあること）は，一般的に，患者家族のニーズや希望を繊細に理解すること，害や危険の兆候を初期に認識すること，回復の次のステップを促進すること，理解しコーチングすること，そして，状況によっては，ただ黙って涙してそこにいるということに関連して語られる (Ben-

405

ner, 1984a；Dyck & Benner, 1989；Magnan & Benner, 1989)。ここで述べられた概要は，特定の具体的状況を考慮することなく使えるような客観的な基準ではない。それらは，そのような実践とはどんなものなのかを例示するために特定の状況を必要とする，状況下での理解と行動を指し示すだけである。ベアードは，サミーの母親との自身のかかわりのレベルを，最初は距離を置いた，拒否的なものだと述べていた。この経験的学習は，彼女に，将来における物静かな母親へのかかわりを改めさせている。看護師たちは，また，ケアしたり，かかわったりする能力を失った人たちについても語っている。これらは，傷を負った看護師で，コミュニティ内では，もはや真の看護師でも，実践者でもなく，コミュニティによって共有される意味に依って立っていないと皆が考えるような人々である。

このように複雑な人間関係と実践においてよくやっていくには，時に失敗したりすることもある。よくやっていくには，特定の臨床状況内での倫理的対話や，かかわりながら直面することから生まれるスキルや倫理的ビジョンを必要とする。人は，かかわりやケアリング，苦しみ，希望，回復についての質的な差異に気づくために，十分な教育を受けられる状況にたとえ置かれていたとしても，学習は，実際の状況において起こるものである。そして，熟達した倫理的態度は，特定の状況において，うまくできたことやあまりうまくできなかったことについての継続的な対話に基づくものである。その対話が，実際の状況を伴う実践でなされなければ，共有される倫理的規範によって代表される善の概念を増幅させたり拡大させたりはしないだろう。抽象的な原理原則は，懸念の適切な分野に人を誘導したり，それに気づかせたりするために，そして公的な議論を明瞭にするために必要ではある。しかし，それらは，それら規範が関連性をもつ時が，実践の中で認識されるということを保証するものではないし，理想的なことが実現されるということを保証するものでもない。ある ICU 看護師は，そのことを次のように説明している。

第9章　臨床的・倫理的専門性におけるケアリングの優位性と経験・ナラティブ・コミュニティの役割

　家族にどう向き合うか，何をすべきか，どのくらいの近さまたは遠さがいいかという距離感は，自分の勘で判断するしかないんです。そして，それを説明する方法はありません。それは，そばにいて，時に間違いをし，「ああ，彼女は，私にこうしてほしくはないんだわ」と発見したりすることによってだんだんとわかっていくものです。看護を続けるうちに，私は，だんだんと言語化するようになってきています。たとえば，「こうしてほしいですか？」「それ，私がやったほうがいいですか」「私はここにいます。あなたのためにここにいます。私にやってほしいことがあったら何でも言ってください。牧師さんを呼びましょうか？　医師に来てほしいですか？　私に何かできますか？」そして，広い意味で，それが看護だと思うんです。それが，看護師が，本当の意味で死に逝く患者とその家族のそばにいるということだと思うのです。

　特定の看護師のコミュニティにおいては，長い間にわたって一連のストーリーが構築されていく。それらは，尊厳を保ち，希望をつなぎ，自制と自律という幻影を守るための懸念・ノウハウ・ケアリング実践を示すストーリーだ。実践的ノウハウの豊かな伝統――多くの具体的な状況において，また患者・家族・同僚との対話を通じて，長い時間をかけて発達させたもの――によって，こうした人間のスキルを実践に生かすことができるのだ。そのスキルは，認識の引き金となる感情で，また成功すれば満足感を，失敗すれば失望や悲しみを抱かせる感情で補完されて完結する。
　行動のための形式的で明白な原理原則を重要視するあまりに，こうした熟練したノウハウを無視してしまうようなことがあってはならない。規範や原理原則は，タイミングの重要性について手がかりを与えるかもしれない。けれども，タイミングにかかわることを学ぶことには，長い間にわたって蓄積された具体的な状況についての知識が必要となる（Bourdieu, 1990）。タイミングは，患者や家族との会話に基づくものだが，同時に，見慣れたパターンの認識にも基づくものでもある。患者や家族の心の準備に注意する過程で，軽率な言行，パターナリズム，誤解などが生まれるリスクもある。患者や家族の懸念に忠実であるようにみえる，熟練し焦点を当てた注意，傾聴，倫理的態度は，実践者がそうしたものを修正するため

に使える唯一の矯正手段なのだ。この現実的なリスクを認識し謙虚な姿勢をとることによって，ケア提供者は，どのような権利や正義が危険にさらされるかを事前に決めてしまうような規則に厳格に縛られることなく，違反行為と同時に可能性にも気づく能力を発達させていくことができる (Benner & Wrubel, 1989)。

　スキルは，患者や家族を理解するうちに発達していくものだ。具体的な過去の状況が，重要性・非重要性の識別力とパターンについての認識を可能とする記憶を提供するのだ (Benner, 1984a；Benner & Tanner, 1987；Dreyfus, 1979；Dreyfus & Dreyfus, 1986)。規範，あるいは倫理的合意でさえも，医療の確実性，魔法のようにすばらしい患者・家族の保護，あるいは医療者の行動する力量や能力などを提供する可能性を高めるかも知れないが，全面的に提供したりするものではない。

> 　ほとんどの人は，それ（死）をどのように迎えたいかということについて同じような考えをもっていると思います。ただ，その通りに実現できるわけではないのです。ちょうど昨夜のように。昨夜私が遭遇した死は，これまでの経験の中で最悪の死でした。救急現場では，生きることについて同じような状況があります。そして，希望する状況をいつもつくり出せるとは限りません。みんなに生きていてほしい，だからそのために一生懸命に尽力するというのは医療者すべてが思うことです。でも，いったんこれ以上できることは何もないとの決断が下されると，その死はできる限り安らかなものであってほしいという強い合意もあります。ほとんどの人がそう感じると思います。でも，それを実現できるかどうかは別問題です。どうなるのか，本当に怖いですよね。

　この看護師は，この問題のまさに核心を突いている。一定の原則を"適用"できるようなシステムはない。したがって，人間のケアの関係と責任のなかで，リスクと不確実性を引き受けなければならない。これは，一方の関係者が特に脆弱な状況において，いっそう明瞭になる。熟達した倫理的態度は，原則についての教育に基づいていると同時に，長い期間にわた

る同僚や患者の家族との対話や実践にも基づいている。この専門性は，特定の場所において長い間に蓄積された状況の中で，長い時間をかけて獲得されたよりよい理解に基づくものだ。歴史的・長期的視野での対話は，文化社会的対話内に存在する。私たちは，経験していないことは決してわからないものだ。対話やナラティブをよいものに改善したり拡大したりすることによって，うまくやれているということが何を意味するのか，またそれが実際の実践においてどのようなものかということについての倫理的想像力と合意を拡大することによってはじめて，熟達した倫理的態度というものは，さらに深く習得することができる。研究者と実践者の共同体は，特定のストーリーで何が例示されているか，またどのような知識・スキル・善の概念がそうした臨床のストーリーに顕著であるか，あるいは欠如しているかについて，長期間にわたって微妙な意味合いをもつ会話を展開させることができる。

## 幻想から目覚めさせられたナラティブ

　幻想から目覚めさせられたナラティブとは，約束が破られることや他者の知識の限界――実際，形式ばった知識の限界――などを発見する種のストーリーだ。これらのナラティブでは，コントロール，理解，知りうることの限界に突き当たることも語られる。これらは，規則や方針や手順などが状況に合致しない時のストーリーだ。それは，しばしば，ユーモアと自己発見に満ちている。こうしたストーリーは，回避できない苦しみや死との対峙に関連したものだ。それらは，重要な具体的な懸念であり，私たちの文化は，こうした人間として経験するできごとを避けたり隔離したりしがちだ。苦しみや死は，文化において指摘される時，それはしばしば解決すべき"問題"として，あるいは医療チームとか患者・家族による個人的な失敗を示唆するものとして提示される (Benner, Janson-Bjerklie, Ferketich, & Becker, 1994；Callahan, 1993；Wros, 1994)。医学−技術的治療モデルでは，苦しみや死に直面するための文化的空間，比喩，魂をケアする実践などは

ほとんど提供されてはいない。そして，死に逝く人のケアは看護学校では教えられるものの，看護師たちは，死に逝く人とともにいるにはどのようにすればいいのかや，文化的沈黙や回避についても，自己の実践を通じて学ばなければならない。幻想から目覚めさせられたナラティブでは，苦しみ，倫理的違反，道徳的ジレンマ，軋轢などに直面した未解決の道徳的な憤り，かかわりをもたないこと，失望，怒りなどが語られるかもしれない。次のダナ・マーシャルの幻想から目覚めさせられたナラティブは，理論的および理想的な実践と現実との距離感に直面した典型的な事例を示している (Benner, 1974 ; Benner & Wrubel, 1989 ; Kramer, 1974)。

## 「責任を担って」
### ダナ・マーシャル，RN（登録看護師）

　私は，まず，歯科衛生士として3年半働きました。それから看護学校に入学しました。RN（登録看護師）の資格を取得し，私が選択したのは老年看護でしたので，介護施設で働き始めました。勉強を続けたかったので，夜勤専門で働き，主任看護師に抜擢されました。夜勤で働かざるをえなかったので，断る余地はありませんでした。さらに，私は患者たちを知っていると，自分自身を納得させようとしました。彼らは，歯科衛生士として私が受け持った患者でもあったのです。私は，ほとんどの新卒看護師よりも年上で成熟していました。その上，私と一緒に働く2人の准看護師 (Licensed Vocational Nurses ; LVN) は，フィリピンでは登録看護師だったのです。誤解に基づく安心感に支えられて，私は，最初の1週間半は何事もなく終えることができました。その期間を，私は"蜜月期"と呼びたいと思います。

　私たちは，病棟の50人の患者を誰かがケアできるように，交替で夕食をとりました。いい日には，4〜5人のスタッフがいましたが，わるい日には3人しかいませんでした。それはわるい日のできごとでした。私がトイレで用を済ませようとしていた時に，看護助手がドア越しにこう言ったのです。「Dさんが今亡くなったと思います」。私は急いでトイレを済ませ，Dさんの部屋にかけつけました。彼はベッドでとても安らかに横たわっていました。彼が

DNR（蘇生措置拒否）の患者がどうか，急いでカルテで確認しました。そうしながら，准看護師は昼食に出ていて，病棟で看護師資格をもっているのが，私1人だということに気づきました。私を助けてくれていたのは，看護助手1人だけでした。認めたくはないのですが，カルテにDNR指示を見つけた時にはほっとしました。私たちは，彼の家族が"ご遺体に会う"ことができるように，丁寧に彼の体を清拭して整え，ベッドの上に横たえました。また，患者の死亡確認をしてもらうために，宿直中の医師に電話を入れました。この間中，私の頭の中では，いろいろな思いが駆け巡っていました。私の最初の死亡患者，私の最初の危機，私の最初の看護の仕事，そして私の最初の神経衰弱！　医師が到着する前に，私は学校時代の自分の聴診器を取り出しました（日常的に私たちは聴診器を身につけていない）。それは，2学期前の小児科実習でまとわりつく男の子をつかまえたピンク色のゴム管がついた聴診器。私がその聴診器を医師に手渡した時，チェストピースの上に貼っているダイヤフラムがはがれ落ちてしまいました。プロフェッショナリズムも何もあったものじゃないですよね。でも，それは大丈夫でした。その夜の宿直は，精神科医だったのです！　それで，彼がカルテに死亡を記録する際には，私が技術用語のスペルを彼に教えてあげたりしたのです。

　こうしたパニック状態とぬか喜びを背景に，私は，カルテのDNR指示では解決することはできない真の問題を抱えていました。また，長く充実した人生を生きていくことについて気づかされたことがありました。私たちの病棟には，入院できるホスピス病床が5床あります。ホスピスの哲学は，緩和処置だけを施す尊厳のある死。私がその日勤務し始めた時，師長も病棟医師も，S夫人――おそらく60歳くらい――が，外泊許可をとって娘を1週間訪問してきたと説明しました。彼女は白血病で，モルヒネで痛みを止めていました。そのため便秘がひどく，彼女が病院に戻ってきた時には，糞便性の腸閉塞ぎみとなっていました。看護師が摘便をしたため，直腸から出血しました。血小板に問題があったために，止血するのが難しかったのです。そして，私は医師から，たぶん私の勤務帯中に彼女は失血死するだろうと伝えられました。これはもちろんすごく優しい口調で伝えられましたが，彼女の病室のトイレに行くと，そこはまるでチャールズ・マンソン（米国の犯罪者）がそこにいたかのような惨状でした。彼女は便座に座り，その時にまさに出血が始

まったのが明らかでした。それを見た時，突然，"失血死"は，医師が説明したような優しい響きとはほど遠いものだと実感しました。師長のところへ取って返し，"失血死"の定義をより現実に沿ったものに変えるようにと言いました。バケツが必要？　私が取ってくるべきかしら？　あっという間に起こるのかしら，それともゆっくりと？　家族はその場にいるべき？　それとも，亡くなったあとに会ったほうがより人道的かしら？　こうした理論的質問は，トイレの床が血まみれになっているのを見た時，真実味を帯びました。出てきた血をためるために彼女におむつをつけました。それから，家族に電話を入れました。何かできたことに安堵していました。まるで使徒信条あるいはヒポクラテスの誓いを暗唱するかのように，ホスピスの理念を自分に向かってつぶやいていました。この出血エピソードは，明らかに，元看護師だったS夫人を心底怯えさせました。私は，止血のためにできる限りのことをしていると彼女に伝えました。それは，一部真実でした。なぜなら，私は医師から，彼女がその疾患の末期状態を示しているために輸血はしないことにしたと告げられていたからです。"緩和処置のみ"，それが，あの暗い嵐の夜，医師が病棟を離れた時に言った最後の言葉でした。S夫人の娘が到着した時，私は，"緩和処置のみ"というホスピスの理念について少し理解してもらおうとしたけれども，残念なことに，娘はいっそう怯え，残された母親のわずかな命に何とかしてしがみつこうとしたのです。彼女と私はだいたい同じ年齢で，私も母親を亡くしていたので，彼女の思いはわかっていたつもりです。でも，こうした状況に典型を当てはめることはできないもので，私も自分が行うべき決定についてはできる限り客観的であろうと努力しました。

　ちょうどこの頃，宿直医が，Dさんの死亡確認をするために病棟に呼ばれてやって来ました。その機会をとらえて，その医師が特定の医療専門用語のスペルを知らなくても，私は自分が抱えている問題の荷を降ろそうと，S夫人の様子もみて，どう考えるかを教えてほしいと頼みました。彼は，S夫人とその娘とずいぶん時間を割いて話をしてくれました。この時ばかりは，彼が精神科医であったことを本当に嬉しく思いました。彼は，とても心配げな表情で戻ってきました。それはいいことでした。彼は，血液内科に電話をかけ，"緩和処置のみ"の指示がでていたにもかかわらず，輸血することが決まりました。私はほっとしました。なぜなら，その時点では，患者も家族もま

だあきらめる心の準備はできていなかったからです。輸血すれば，2人にはもう少し考える時間ができます。私は思いました。新人看護師として，もしも私が過ちを犯すとしたならば，保守的な決定での間違いのほうがいいと。特に彼女の家族は，保守的な決定を好んでいるように見えましたから。病棟担当医が，S夫人に輸血をして祝日の期間持ちこたえられるようにし，その後緩和のみの処置に戻るという決断をしました。彼女はその後輸血を必要とする状況には陥らず，2か月後に穏やかに死を迎えたのでした。彼女の娘と私は，その間とても親しくなり，私は自分の母を失った経験なども彼女に話しました。私のこの話は，今にも母が逝ってしまおうとしている時に，その自分の気持ちをわかってくれる人が身近にいることを，彼女に感じさせるのに役立ったようです。

　この経験によって，死と死に逝くことについての私の考えは形づくられました。だから，私はこの経験をよく思い出します。私は，尊厳をもった死，そして適切な場合は，逝かせてあげるという死の哲学を信じています。でも，時に，人はまだ生をあきらめる心の準備ができていないことがあります。私たちが行う処置が，過度な苦しみを生じさせたり，誰かの苦悩を長引かせたりするようなことがない限り，看護師として，意識が清明な人の願いを尊重すべきだと思います。どの事例も，個人的なもので，それぞれが，自分にとっての最善を決定しなければなりません。時に，標準的ケアの決まりを，無視することも必要なのです。

このストーリーには，幻想から目覚めさせられたストーリーの典型的な材料がそろっている。しかし，同時に，死とそれに伴う苦しみに直面するということについての，とても強力なストーリーでもある。これは，新人としての疑問が詰まったナラティブだ。けれども，その経験は形を変えることができるものであることは明らかだ。彼女の話には，破られた約束や叶えられなかった期待が多いのだが，それらは反語や機知で巧みに表現されている。その状況の真っただ中にあって唯一の戦略だといえる。もしそれが達人看護師であれば，このストーリーにおける精神科医の役割を自分で担ったことだろう。その最も困難な状況において，患者と家族が何を望んでいるのかを明瞭にする役割だ。しかし，彼女は新人だったので，他者

の支援を求めたのは正しい。計画された意思決定は，現実に直面した時には，しばしば変更されるものだ。救命のためのアドバンスディレクティブ（事前指示）は，難しい問題の1つだ。原則とは，タイミングや脈絡をうまく考慮できないものだ。ケアする人々にも死に逝く人々に対しても倫理的な義務が存在する。"教科書"には限界があることがわかり，看護師には，目の前の状況から進んで学ぶことが要求される。この事例の場合，マーシャルは，明らかに，母親の死に直面した娘の孤独と淋しさを軽減させられるようなレベルの介入を行ったのであった。

## 死と苦しみに対峙することについてのナラティブ

　前述の事例も，死と苦しみに対峙することについてのナラティブである。その経験を通じて，ダナ・マーシャルは，タイミングと心を開いておくこと，また患者や家族の願いを明瞭に理解することについて学んだ。通常，このような学習についてのナラティブは，死と死に逝くこととその苦しみに関連して，異なる可能性や懸念を発見するのに役立つ。こうしたナラティブによって，看護師は，死とその苦しみについての自分自身の恐れに対峙することになる。大きな文化的テーマは，苦しみを避けるということであり，それは善でもある (Taylor, 1989)。しかしながら，実際には，苦しみや死を避けるという世俗的文化において，避けることのできない苦しみが，しばしば，離れていることや，適切な言語の欠如，比喩，儀式，実践，意味するものなどによって増大させられる。私たちは，テクノロジーによる継続的進歩や技術的解決が将来的にあると期待することで，自分たちの有限性を避けようとする。苦しみは，病室に移される。そこでは，患者，家族，そして看護師が，お互いにコミュニケーションを図り，お互いを慰める方法を模索することを余儀なくされる。落ち着いた声やスムーズな技術的説明だけでは，直面しなければならない現実を伝えることはできない。ナラティブは，言語，タッチ，儀式的な決まりごと，親密さ，そこにいることと勇気，そして新たな理解あるいは可能性などが経験

される瞬間を切り取ったものだ。たとえば，ある新卒看護師は，どのように存在すべきか，そしてどのように泣いたらよいのかについて，より経験を積んだ看護師から次にように教えられている。

> 私は，彼［死に逝く患者］に話しかけていました。でも，経験を積んだ看護師は彼に話しかけ，私が彼に対して行っている処置すべてについて説明していました。彼女は彼と会話をしていました。彼女が最後に「いいんですよ。もう頑張らなくてもいいんですよ。どうぞ，もう逝っていいんですよ。あなたが恐れているということ，私はちゃんとわかっています」と言ったのです。すると，彼は泣き出し，彼女も泣いていました。そして，私はただそこに突っ立っていたのです。それから彼女が振り返って，私に，泣いてもいいのよと声をかけてくれました。それで，私も泣き始めました…つらかったです。でも，自宅に帰る途中で人知れずにそうするのではなく，自分の感情をやっと表に出すことができて，気持ちが本当に軽くなりました。

看護師は，死に直面して，存在すること，慰め，勇気について，多くの道徳的で実践的な教訓を学ぶ。けれども，同時に，期待や希望がかなわなかった時に，どのように自分自身の，そして他者の怒りに直面したらよいのかということも学ばなければならない。これらは，より広いコミュニティに対して，死に対峙するということについて教える，困難を通じて学びとっていった人の心を打つ効果的なナラティブである。

## 解放のナラティブ

看護は，過去20年ほどの間に非常に重大な変化を経験した女性の職業の1つである。現在の看護実践には，即座の判断が必要となる多くの治療が含まれる。以前は「医師の指示書」とよばれたものが，今は，「医療ガイドライン」とか「パラメータ」などとよばれる。なぜなら，現在の治療には，患者の反応によって，瞬間，瞬間の調整が必要になっているからだ。これらの臨床判断は，医学上・看護上の意思決定についての時代遅れな視点で

なされる (第7章参照)。その結果として，解放のナラティブの多くは，自己の看護経験に基づく臨床判断の価値についての発見と確信に関連したものとなっている。

また，解放のナラティブは，看護師が自分の声を発見する過程を記録するものでもある。これらのナラティブは，高度に技術的で治療優先の医療システムにおいて，女性差別の状態だけでなく，ケア提供者の声がいかに軽んじられているかということにも関連している。看護師は，細心の注意を失うことが患者の死の原因となってしまいかねない組織において，自分の仕事の価値を自分自身で発見しなければならない。患者や家族の回復，そして尊厳ある死のために自分自身の発言がいかに重要かということを自分で発見しなければならない。しかも，細心の注意は，勘定元帳のようなものに明確に記載されるわけではなく，しばしば，看護の専門性の過小評価やコスト削減によって軽んじられたりする。ゆえに，解放のナラティブには，しばしば，幻想から目覚めさせられたナラティブが含まれている。

(患者は未確認の出血のためにショック症状を示していた。医師は看護師にもう一度患者を起こしてほしいと要求していた。)

　医師は「もう一度試みたい」と言いました。私は「どうして再度試みたいのですか。今，何が起こったかご自身で見たばかりではありませんか」と言いました。それは，大変難しいことでした。過去に，ある医師の指示について確信がもてなかった時に医師に電話を入れ，その時にその医師が言ったことが，頭の中で鳴り響いていました「医師があなたに指示を出した場合，あなたはその指示に従うのだ。そして，何も質問などしないものだ」。私は彼の意見には賛成できません。でも，患者に出血があるかどうか調べるべきだと主張しながら，彼の声が頭の中で鳴り響いていました。でも，私は同じことを繰り返すつもりはありませんでした。医師の認識不足のために，彼女が徐脈［心拍数が減少すること］になり，私に倒れかかり，本当は彼女には必要のない薬を点滴するはめには絶対に陥りたくないと思っていました。それでも，「質問はするな」というあの時の医師の言葉が頭の中に蘇ってきました。［でも，私は思

いました]とんでもないと。医師は妥協しました。私たちは胃カメラ検査の準備をしました。彼女の血管から出血がみられました。医師はそれを焼灼して,患者は大事にはいたりませんでした。

　これは,新卒看護師が,規則的に傾斜する力関係のヒエラルキーに抗して,自分の臨床判断を揺るがすことなく主張することを学んだナラティブだ。これは,専門職的な権力と支配を目的とした空虚な主張ではない。主張する力は,有害なことをしない,そして患者にとってよいアウトカムを得るという倫理的切迫感から生じたものだ。患者の状態に関する彼女の明瞭な認識が,その主張を可能にしたのだ。解放のナラティブについては,医師-看護師ゲームの現状を議論する第11章で検証する (Stein, 1967)。
　解放のナラティブは,医師-看護師の相互作用や不均衡な地位の問題に限定されるものではない。ケアリング実践に制限を加える偏見や誤解から自由になることについてのストーリーも数多くある。そうした抑制の原因となるのは,臆病さ,リスクに対する恐れ,弱さを露見させる不安,親密さへの恐れ,可視性と責任への不安,注意散漫,苦しみの回避,心を開くことの回避,官僚主義的要求の横暴,あるいは有無を言わさず従うことが要求される規則や手順などさまざまである。解放のテーマは,ケアリング実践,オープンさとつながりの妨害となる人間的な不安や恐れ,そして弱い立場にある人々をケアする倫理的要求と同じほど多種多様である。

# 【　ナラティブの機能とコミュニティ　】

　ここで提示されたナラティブのテーマは,過去15年間にわたって,クラス,ワークショップ,2つの研究調査において,看護師たちから提供されたパラダイムケースを研究した結果である (Benner, 1982, 1984a ; Benner, Tanner, & Chesla, 1992)。パラダイムケースは,新たな実践分野を切り開く臨床の状況や,看護実践について看護師に何か新しいことを教える臨床

の状況についてのナラティブによる説明である。これらは，看護師がただ記憶に留めておくだけのものではなく，前進していくために活用するものだ。それらは，ナラティブとして述べられた具体的なできごとに似た事例や状況として，目の前で起こっている重要なできごとあるいはパターンを認識するのに役立つ。実際の具体的なできごとを通じて習得した具現化されたスキルは，その状況への感情的な反応と一緒にとらえられている。具体的なできごとのナラティブの記憶は，パターン認識を促す知覚的記憶，あるいは感覚的記憶をよび起こす。そのため，たとえば修正の要心を認識するナラティブは，その看護師の世界を変える。ある一定の警告が突出していて，それ以降は絶対にその警告に注意を怠ってはならないと考えるようになる。あるいは，「私は，今回はその問題に精力を注ぐのはやめる」というように，ある警告はあえて無視すべきだと考えたりするようにもなる。あるいは，ひどく注意をはずされたり，大きな悩みがあったりすると，ある警告にはあまり注意が払われないという場合もある。

　ここに提示されたテーマ別カテゴリーは，看護師の倫理的懸念や倫理的態度について何かを伝えるものだ。しかし，それらに認知的な，あるいは"信念システム"としての意味合いを与えるのは間違いだろう。看護師は，自分たちのストーリーを"構成的，あるいは持続性のあるナラティブ"あるいは"学習のナラティブ"という枠組みに意図的にとらえているのではない。ナラティブは，具体的な状況でのかかわりの結果として経験的に提供されている。看護師は，特に記憶に残る臨床の状況について，自分の実践を通じたストーリーを語ることはできるが，彼ら自身は，ストーリーを思い起こすために与えられたカテゴリーで自分のストーリーを思い出すのではない。ナラティブの記憶とは，どうやら，知的に分けられたカテゴリーではなく，実際のストーリーの筋によってよび起こされるもののようである (Dreyfus & Dreyfus, 1986)。

　ナラティブの記憶と，実際のできごとをストーリーの形で語り，それを，繰り返し語ることは，それを物語ることが必要となるような懸念が存在していることを意味する。状況のある側面が強調される一方で，他の側

面は全く描写されていない。倫理的な関心なくしては，納得のいく起承転結を備えた一貫性のあるストーリーを伝えるのは難しい（第6章，第10章参照）。焦点のない"ストーリー"は，ストーリーとは思えず，ただ単にできごとやタスクのうんざりするようなくどい話になってしまう。さらに，ストーリーとは——事例研究や分析報告と違って，語り手に，自身のこれまでの経験に基づいた理解と個人的知識をもって，自分が学習したことを語るものだ。

そこに埋め込まれている善の概念によって完結する実践を想像することは簡単ではない。しかし，その実践を行いその体験を伝えるストーリーが語られなければ，そうした実践は想像し難い。また，実践者のコミュニティが存在しない実践を想像するのも難しい。なぜなら，実践は（現在の実践，あるいは記憶に残る実践のいずれでも，たとえ科学的な実践であっても）社会的に埋め込まれた知識に基づいているからだ。ブルデューによると（Bourdieu, 1990），「観察するためにその状況から身を引く観察者の立場は認識論者的であるが，同時に社会的断裂…科学的活動の社会的状態の忘却に結びつく暗黙の実践理論へとつながっていく…」（p.33）。

個人は，コミュニティに貢献するが，そうした貢献は，決して，孤立してつながりをもたない個人のもたらすものではない。知識の受理，生産，変革，伝達は社会的なものだ。コミュニティは，ナチスのホロコーストやジョーンズタウンの集団自殺が示すように，本質的に善ではない。しかし，コミュニティは，人間の懸念や関心が善になったり悪になったりする場所で，それを事例に基づいて裏付けることができる唯一の場所だ。コミュニティが表現し実践する善は，その文化的な伝統，共有されるナラティブ，習慣，実践，関心，経験的英知に依存するものだ。コミュニティは，対話が生み出す人間の可能性，複数の視点や過去の経験的学習の記憶を通じた矯正を提供する。公共の道徳的空間は，ナラティブの中にある対話と経験を通じてコミュニティで創造されるものだ。

## 実践の性質と機能

　ケアリング実践は，抽象的概念や心理学的態度に凝縮されるべきではなく，実際のケア提供者によって遂行され，実際のケアリング実践の中に埋め込まれなければならない (Benner, 1990 ; Benner & Gordon 1996 ; MacIntyre, 1981 ; 第2章参照)。マッキンタイヤー (MacIntyre, 1981)，ルーディック (Ruddick, 1989)，テイラー (Taylor, 1989)，ウィットベック (Whitbeck, 1983) は，実践を，ここに特徴づけられるようなものとして定義した。以下の定義は，これらすべての著者の主張に共通する。

> 　実践は，一貫性のある，社会的に組織化された活動で，その実践の中に埋め込まれた，つまり，実践に内在する善の概念と共通の意義をもっている (MacIntyre, 1981)。

> 　実践は，伝統の中に存在し，歴史の中で継続的に試され，実践が継続的に発達していく中で試される。実践には，意義，スキル，機器に関連する脈絡があり，実践の中に埋め込まれた善の概念を現場で実現する力がある。実践には，新たな状況において実行されるべき力がある (Benner, 1990, p.8)。

　実践は，完璧に客観化したり公式化したりすることはできない。なぜならば，そのような公式化において必要となってくる単語の量という面からも，実践の関係的，具体的，かつ経時的な現実を大きく変えてしまうという面からも，その複雑で社会的な，実際的な，狭い場所に限られた，経時的なベースが，別々の客観的な要素による公式化を不可能としているからだ (Dreyfus 1979, 1991a,b)。まさにこれが，実践を構成し持続させるためのナラティブが必要な理由である。実践の達人は，卓越した実践や悪しき実践の強烈な事例を認識できる。さらに，実践に内在している善の概念は，実践を経時的によく理解しようとする過程を通じて，継続的に拡大され精

# 第9章　臨床的・倫理的専門性におけるケアリングの優位性と経験・ナラティブ・コミュニティの役割

巧で複雑なものとなっていくのである。

　ここで指摘したのは，伝統主義——過去の慣行の不毛な，あるいは儀式的な反復——と，絶えず発展し試され続ける生きた伝統との相違である（Shils, 1981）。マッキンタイヤー（MacIntyre, 1981）は，三目並べ*は，この意味においては実践でもなければ，ゴルフボールを打つといったような個別のスキルの行為でもないと指摘している。確かに，ゴルフはより社会的に組織化されたゲームではあるのだが。看護において，実習室や個別化されたスキルの訓練で静脈カテーテルを挿入することは，そのタスクのみが行われるものであって，けっして実践そのものではない。しかしながら，特定のニーズがある特定の人のケアに関連した懸念に配慮しながら静脈カテーテルを挿入することは，ケアリング実践である（Benner & Wrubel, 1989）。"ケアリングの姿勢"とか抽象的な感想だけでは，その行動はケアリング実践とはならない（Benner & Gordon, 1996）。実践は，どういうものがよい実践を構成するかという概念に忠実な卓越したやり方で実行されなければならない（Brown, 1986）。ベラ，マッドセン，サリバン，スウィドラー，ティプトンらは，単なる手段や技術とは対照的に，コミットメントする実践を次のように定義づけている（Bellah, Madsen, Sullivan, Swidler, & Tipton, 1985）。

> 実践は，結果を生み出す手段として行われるものではないが，技術的なもの自体は優れている共有される活動だ（ゆえに，アリストテレスの感覚におけるプラクシスに近い）。純粋なコミュニティ（共同体）は——それが，結婚であろうと，大学であろうと，あるいは，ある社会全体であろうと，そのような実践によって構成されている。純粋な実践は，そうした実践は，倫理的に善である活動に関連するため，ほとんど常にコミットメントの実践だといえる。厳密な意味においては，"個々が切り離された実践"は，真反対の行為だ。なぜなら，そのような活動は，他者へのコミットメントを犠牲にして，自分自身のために行われるものだからだ（p.335）。

---

*訳者注：五目並べに似たゲーム。

自身の感情とスキルの具現化によって微妙に調整された，知識ある寛大なケアリング実践においては，相互の尊敬と他者についての知識が，単なる正義と公正以上のものをもたらす。費用便益分析という言葉や他の合理的打算の形態は，その状況における人間的つながり，コミュニティ，そして，特定の人間的懸念に欠ける，不毛な"裏返しの弁明"のように見える。この意味において，正義と公正の倫理は，常に修正可能なものなのである（Sandel, 1982）。
　18世紀の啓蒙運動以来，伝統と実践が隷属的なのに対して，理論は解放的だということが，当然のことのように受け入れられてきている（Taylor, 1985a）。しかしながら，解放する理論の起源は，実践と実践的ノウハウに依存していた（Benner, 1985, 1990；Dreyfus, 1979；Dreyfus & Dreyfus, 1986；Heidegger, 1962；Taylor, 1985c, 1989）。人生をよく生きるためには，新たな倫理的可能性を発達させ，倫理的想像力をかき立てることが必要となる。その倫理的想像力とは，その時に理論として打ち立てられていて，実践にさらに影響を与え，実践を再定義していくものである。
　倫理家は，コミュニティ，歴史，個人的・社会的関心や懸念，宗教的・文化的・実践的ナラティブを考慮に入れずに，ひな型として使うことのできるような倫理的判断と英知のための土台をもっていない。数多くの看護師との対話が示してきたように，その人を知るためには，一定の形式に則った効果的なアセスメントが必要だ。実践からの道徳的論証と熟達した倫理的態度が，最終的に私たちがどれほど道徳的でありうるかを決定する。正義と公正に基づく手続き上の倫理だけでは，どのようなものがケアを構成しているか，どのようにケアすべきかについての難しい問題すべてに答えることはできない。なぜなら，原理原則に基づいた倫理的対話は，日常の倫理的態度，実践からの倫理的ナラティブ，そして純粋なケアに，自動的に置き換えることはできないからだ。人は，実際の現場の状況に存在する現実にある質的な差異や倫理的懸念に気づかなくても，倫理原則はよく知っているということがありうる。
　合理的手順を通じて公正さと確実性を求める合理的-技術的な探求は，

第9章　臨床的・倫理的専門性におけるケアリングの優位性と経験・ナラティブ・コミュニティの役割

旧来の規範が何の疑問も投げかけられることなくそのまま残るという危険性に対して，何の防御策も提供しない。たとえ，実践と文化的対話が，これまでの規範についての理解を拡大したり変化させていたとしても。規範的倫理それ自体は，倫理的脈絡や背景における急激な変化に容易に注意を払ったりしない。なぜなら，合理的‒技術的モデルでは，善の概念は問題にされないと推測するからだ。精査する時の焦点は，既に確立されている規範を達成するための手段に限定されている。つまり，規範的倫理は，突出して重要な倫理的課題，脈絡，文化的多様性，変化についての疑問を明瞭に特定したり，価値ある規範の選択に容易に対処したりはしない (Taylor, 1991, 1993)。

　たとえば，ケア提供者と患者の関係を，物品の売買——つまり，自由市場において自由な自律的販売人によって，医療ケアを物品として売り買いすること——として考えるような最近の傾向は，道徳的課題の範囲を"悪しき"販売員と無力な患者，あるいは賢明な患者のストーリーに圧縮してしまう。つまり，利潤を追求する実践者の個人的利益という気まぐれに左右される無力な患者のストーリーと，自分たちが"購入"しようとしているものに用心深い，情報を十分に提供された積極的な消費者と悪しき実践者のストーリーにまとめられてしまう。人は，必要とされている価値ある製品を売る，善良な販売員の倫理的実践を維持することはできるが，自由市場での賢明な選択の責任は，経済的な自由行為者——つまり"消費者"に委ねられている。脆弱さや苦しみ（"妥協を余儀なくされる消費者"）を，この実践的道徳方程式の中にうまく導入することはできない。そのために管理された競争では，過少治療という倫理的誘惑にそそのかされ，"出来高払い"制の方法においては，過剰治療という倫理的誘惑を生み出すのである。

　また，物理科学に厳密に基づいた科学モデルも，信頼に足る倫理的英知を提供することはできない。なぜなら，人間として意味をもつ条件が抜けているからである(Taylor, 1985b)。熟達した倫理的専門性を生み出すには，医療の科学は，人間の健康と病気，そして疾患に精通していなければなら

423

ない (Benner, 1994d ; Kleinman, 1988)。医療における倫理は，人であるということはどういうことなのか，どのようなことが医療従事者，患者，家族，コミュニティの間の関係を構成するのか，そして，どのようなことがお互いに対するケアと責任を構成するのか，ということに関する実践に基づいた理解から始めなければならない (Benner, 1985 ; Benner & Wrubel, 1989 ; Leonard, 1989)。理論的な道徳的論証と実践的な道徳的論証の狭間には，倫理的な差異が実際の状況において表現された時に，その倫理的な差異がどのように見え，聞こえ，感じられるのかということについてのあらゆる生きた事例とナラティブが存在している。標準的なアプローチと違い，実際に展開していくプロセスは，規範を変更したり，あるいは，再構成したりさえするかもしれない。なぜなら，具現化とその状況に存在するということが，実践での道徳的態度に影響を与えるからである。自分自身の経験についての一人称で語られるナラティブは，具体的な参加者である看護師と，患者，家族，そしてその他の医療従事者間の関係の問題に注意を向けさせる。ナラティブは，問題や欠陥だけでなく，何が善なのかということについての肯定的な概念も例示する。そして，それは，その人が，例示された善の概念を公式に，あるいは明白に述べることができるかどうかにかかわらず，真実である。

　看護師が何か新たなことを学んだ臨床状況，あるいは自分のケアリング実践についてよかったと感じた臨床状況のナラティブは，道徳的対話を例示するものだ。その人を人間社会のメンバーであり参加者としてとらえれば，功利主義的個人主義よりも，その脆弱な人のためのケアリングをより適切に説明できる。そして，それは，自律的ではなく，相互依存する人々の間や，特別な意味において依存する人々の間におけるケアリング実践で見つけた，道徳の可能性について説明できるように倫理的理論を拡大することによって，倫理的理論を変革するよう私たちに挑戦してくる (Benner, 1985 ; Benner & Wrubel, 1989 ; Zagarell, 1988)。人について最近優勢になっているとらえ方は，その反対 (Whitbeck, 1983)，あるいは対立するようなものだ (May, 1988)。この見方によると，人は他者と競争的対極に位置し

ている。そこでは，自己の利益が，他者の利益と競争し，他者の懸念やニーズから切り離されて定義される。その結果，対立する側の説明では，どんな"ケアリング"も"与えること"も自己犠牲によるものだと想定するか，あるいは，それは，満たされなければならない自己の明白なニーズや隠されたニーズに基づくものだと想定しなければならない。この見方では，ケアリングやかかわりをもつということは，経済的取引，社会的慣習，対人関係のスキル，そして管理方策に変容させられる。しかし，ここに紹介した看護師の道徳についての対話で例示されているように，自己満足という隠れた動機が，ケアリングや，人々やものごとが意味あるものとしてとらえられることについての唯一の説明ではない。実際，自己満足のためのケアリングは，いやケアリングのためのケアリングでさえも，ケアとしての資格はない。なぜならば，ケアは，必ずしも，ケアされる人の特定の善に焦点を当てるものではなく，他者への反応として起こるものだからだ。

　幸いなことに，倫理的態度は，しばしば，形式的な倫理的理論を超越する。必要なのは，私たちの最も解放的で賢明なケアリング実践によって，私たちの倫理的理論を形成することだ。そして，このために，私たちは，抽象的な理論ではなく，実際に行った行為やかかわったストーリーを話すことによって，私たちのストーリーを公にもっと増やしていかなければならない。私たちの最善のケアリング実践では，人々は，ケアリング（ケア）とキュアリング（治療），そして時に経済取引の間で起こる緊張を超越する方法を学ぶということがわかるであろう。それによって，患者やコミュニティを知ることを通じて，特定の状況におけるケアリング実践が，治療に対する私たちのアプローチに指針を与え，資源の割り当ての問題をうまく解決する指針としての役割を果たすのである。私たちの無駄の多くは，タスクを小さく分けることによって効率性を上げようとする衝動から起こるものだ。その一方で，患者を知るという実践者の能力，実践者を知るという患者の能力を弱めてしまうのである (Tanner et al., 1993)。

　人間は，厳密な形式的ルールや倫理的理論をつくりあげることはでき

る。しかし，それを行う私たちの知的能力は，私たちがその知識を実際の倫理的態度に置き換えることができるということを保証しはしない。私たちは経験以上のことはできない。そして，私たちは具体的な特定の関係と現場の特定の状況における，熟達した倫理的態度から私たちを遠ざけようとする理論に依存してはならない。経験という予測不可能なできごとを越えようとするプラトン的探求――習慣・スキル・実践・経験の向こう側へ私たちを連れて行こうとする大胆な探求――は，間違った方向への転換だった（第1章参照）。もし私たちが，理論を，手を加えていない具体的な道徳的体験の支配下に置くことができれば，そして熟達した道徳的態度が経験を越えたところに私たちをよびよせるのではなく，私たちは経験を通じて調整し学ぶのだということを認識できれば，その転換を修復できるかもしれない。その時には，倫理的理論と熟達した倫理的態度の間の関係は，それぞれ互いを形成し，互いに情報を提供するパートナー間の対話でなければならない。現場から離れた理性と合理的な推定が，英知の道徳的拠りどころとして，かかわりのあるケアに取って代わることはできない（第10章参照）。しかしながら，私たちのコミュニケーションは，ますます，"客観的"事実の技術的かつ分析的な報告と，測定可能な観察によって形成されるようになってきている。一般化と共通性の模索は，抽象的な原理原則という形態，あるいは客観化された説明という形態をとる。しかし，抽象的な原理原則，分析報告，客観的一般化といった形態は，日常の倫理的態度に必要とされるケアリングのある関係と臨床知を喚起したりはしない。それらは，質的な差異の識別，関係的で脈絡的な問題，あるいはかかわりのあるケアに細心の注意を払ったりはできない。そこで，私たちは，倫理的な差異の識別や懸念・関心を失わないようにするために，私たちの実践におけるナラティブや倫理的実践に関する対話のナラティブを強化する必要がある。ポランニー（Polanyi, 1962）は，臨床家はいつも，自分が伝えられることよりも多くのことを知っていると述べている。臨床家はまた，自分が実践できることよりも多くを知っているのかもしれない。そして，この倫理的緊張は，自分たちの実践から学べるようなオープンな姿

勢を臨床家に要求する。また，冷淡さ・無頓着さではなく，ケアリングと細心の注意を支援できるような大きな医療システムを設計するためのビジョンも要求する。倫理的専門性には，経験的に学ばれなければならないスキルが必要だが，他者とどのようにつながりをもつか，私たちの公共のシステムをどのように設計するかということに対する道徳的ビジョンも必要となる。それによって，ケアと平等性が，妨害されるのではなく，促進されていくのである。

# 解説

　本章では，実践からのナラティブが，社会の中に埋め込まれている実践の知識を，1つの実践コミュニティから別の実践コミュニティへといかに伝播させていくかということを例示した。経験的学習のストーリーは，妨害された実践の修復についての道徳的ビジョンや，優れた倫理的態度の可能性についてのビジョンを創出する。これらのナラティブは日々の実践と倫理的態度についてのものである。それぞれの看護師が，自己の懸念，推測の間違い，行動や判断の間違いなどとともに，記憶されるに値する，あるいは価値があると判断された日常の実践と倫理的態度についての洞察も語っている。私たちは，そのようなナラティブを，英雄的な事例としてはとらえない。つまり，あらゆる艱難(かんなん)を乗り越え，あらゆる障害をものともせずに提供された，質の高い実践についてのナラティブとはとらえないということだ。むしろ，それらのナラティブは，自己の実践の限界や障害物に遭遇した看護師のごく普通だが，賞賛に値する人生を映し出している。そうした限界や障害は，システムに由来する問題の場合もあるし，自身の理解不足に起因するものもあるが，いずれにしても，実践について何か新たなことを教えてくれるものとしてとらえられている。個々のナラティブは，そのストーリーが生まれたコミュニティにおける実践の特性を示している。私たちは，そうしたナラティブは，普通の看護師が普段の看護実践

で遭遇した困難，強力な教訓，英知，実践的知識を少しずつ地道に収集した結果だと確信している。
　一人称の経験についての臨場感あふれるナラティブは，臨床における経験と遭遇を映し出す構造になっている (Benner, 1984, 2000 ; Benner et al., 1999 ; Montgomery, 2006)。結果として，それらは臨床状況における経験的実践，知覚的把握，臨床的な先見性に最も近いものになっている。実践現場にいる看護師は，臨床的ナラティブを理解し解釈することができる。なぜならば，彼らには，当たり前と考えられているよい看護実践の知識，スキル，概念についての理解があるからだ。看護ナラティブを通じて，実践における看護の知識は，可視化され，利用可能なものとなり，蓄積されていく。また，将来の研究のための新たな質問を明瞭にすることもできるかもしれない。ポリシーや手続きの効果や環境の効果についての例外も発見されるかもしれない。患者安全に関する実践の崩壊についてのナラティブは，エラーの根本原因分析を始めさせる可能性を秘めている。疑う余地のない当たり前のことと考えられていた実践コミュニティ内の特定のコミュニケーションと実践習慣の一面を明らかにするかもしれない。すべての実践コミュニティは，学習するコミュニティでもある。臨床のリーダーは，1つの医療組織内の，個々の医療実践コミュニティにおける，臨床学習と臨床実践の発展の効果をより豊かなものにしていく役割を担っている。

# 第 10 章
# 熟達した日常の倫理的態度を教え学ぶ際に専門性の現象学が示唆すること[*]

ヒューバート・L・ドレイファス　Hubert L. Dreyfus
スチュアート・E・ドレイファス　Stuart E. Dreyfus
パトリシア・ベナー　Patricia Benner

　日常の倫理的専門性を身につけることに関してよりよく理解すれば，それが，現在の生物医学的倫理の議論に光明を投げかけ，医療における日常の倫理的態度を教えるための示唆を提供する。倫理的な感性と鋭敏な知覚を発達させる上で，また，それぞれの段階におけるスキル獲得で臨床判断・倫理的判断に非常に重要となる質的な差異を認識する上で，感情がどのような役割を果たすのかについてはすでに述べてきた。また，変化する状況での臨床的論証と倫理的論証を臨床的専門性の中心をなすものとして説明した（第 1, 6, 9 の各章参照）。日常の倫理的専門性を獲得するこうした側面のそれぞれが，生物医学的倫理におけるアプローチ，および優れた実践者となることを教え学ぶために現在とられているアプローチに示唆を提供している。
　熟達した倫理的態度の現象学的理解は，葛藤の倫理の研究を拡張することができる。そして，規範的手法と決疑論的手法のどちらにも光を当てる。

---

[*]本章は，Dreyfus, H. L. (1991b) によって先に書かれた論文「Towards a phenomenology of ethical expertise（倫理的専門性の現象学について）」（Human Studies, 229-250 に掲載）を土台としている。

私たちが主張したいのは，倫理的理論と判断は，背景にある意味，スキル，習慣，実践に依存しているということ，そして，葛藤の倫理のようなアプローチは，人々が共通の文化的意味――つまり，熟達した日常の倫理的態度に関する専門性――の背景を共有しない限り成立しないということである。
　生物医学の倫理理論家たちは，葛藤の倫理に焦点を当てている。熟達者であるということは，公式な道徳的原則と倫理的軋轢，ジレンマ，困惑を扱う理論の中で教育を受けたということを意味している。つまり，葛藤の倫理における専門性は，熟達した日常の倫理的態度の崩壊に倫理原則を当てはめること，あるいは，決疑論の場合には，倫理原則を新たな状況へ拡大することを支持するパラダイムケースを詳述する専門性を基盤とする (Jonsen & Toulmin, 1988)。倫理的問題解決の板挟み，あるいは崩壊に焦点を合わせることによって，方法論的に，熟達した日常の倫理的態度に埋め込まれた善を考慮しなくなる。なぜならば，崩壊の事例のみが，精査の対象となるからである。何がよいことなのか，適切なのか，日常のコーピングでどんなことがスムーズにいくのかなどに関する当たり前と思われることは見過ごされる。
　人は，どのようなことが倫理において成功，あるいは失敗とみなされるのかと尋ねるかもしれない。倫理において，実は，熟達者の行為とみなされることは，すでに熟達者として受け入れられている人々が行ったり承認したりすることを行うことなのだ。アリストテレス (Aristotle, 1953) は私たちに，「何が最善なのかは，善人以外には明らかではない」(V1.12) といっている。これは，循環論法だ。しかし，さほどひどい循環論法だともいえない。
　学習は，同じような循環性を示す。どのような専門性の分野においても，熟達者になるためには，人は，すでに熟達者である人々と同じように，同じタイプの状況に対応することができなければならない。たとえば，チェスをマスターレベルで行うためには，人は，マスターと同じ視点でボードの駒の位置を見なければならない。この基本的能力は，特定の領域における才能とよばれるものだ。さらに，学習者は，自分が対応した結

## 第 10 章　熟達した日常の倫理的態度を教え学ぶ際に専門性の現象学が示唆すること

果に対して，社会的に適切な満足感とか後悔の念を抱くことを経験しなければならない。達人レベルの看護師になるためには，患者と家族の苦しい状態について，冷淡になるのではなく，関心をもつべきだ。それから，倫理的専門性を獲得するには，人は，倫理的な状況に対して，倫理の熟達者のような対応ができなければいけない。また，自分の行為の結果に対して，社会的に適切な満足感，あるいは後悔の念を抱くような感受性をもっていなければならない*。

　倫理的な習熟は，専門性の 1 つにすぎない。私たちは皆，多くのタスクの専門家だ。そして，私たちの日常のコーピング術は，通常，スムーズに，そして明白に機能する。それによって，私たちは，自分たちがそれほどのスキルをもっていない他の側面に気づく。しかしながら，ケアリング実践 (他者への認識と尊敬，相互理解，育成，脆弱性の保護) が最も重要となる領域においては，臨床的専門性と倫理的専門性の双方とも包含しない場合に遭遇するのは，不可能でなくとも，極めて難しい (第 1, 6, 7 章参照)。デューイ (Dewey, 1992) は，そのような日常についての熟慮なき習熟に注意を喚起するため，何かを行う能力 (knowing-how) と事実と情報 (knowing-that) の相違を紹介している。

> 　私たちは…習慣によって「どのように行うか (ノウハウ) を知っている」と言われ…私たちは，歩き，声を出して読み，電車に乗ったり降りたりし，衣服を着たり脱いだりする。他にも数多くの行為を考えることもなく行っている。私たちは何かを知っている，つまり，どのようにそれらを行うかを知っている…[もし] 私たちが，[それを] 知識とよぶように選択するならば…，それならば，他にも知識とよばれる，いろいろなものごと "の (存在を知っているという)" 知識，いろいろなものごと "についての" 知識，ものごとはこういうふうだ "という" 知識，振り返りと意識的な真価の評価が必要な知識は，他の種の知識となる (pp.177-178)。

---

*賞賛に値することや非難されるべきことに対する共有される倫理的感受性がなければ，人は，コミュニティにおける熟達者たちが不適切だと見なすことを行い続け，悪しき習慣を身につけ，そして，アリストテレスが不誠実な人と称するような人になってしまう。

人生において，どれほど多くのこと——働くこと，ものごとをうまく乗り越えること，話すこと，食べること，運転すること，そして他者のニーズに応えること——が，ノウハウによる行為で，そして，know-that（事実と情報）を必要とする意図的，努力的，主観−客観モードに割く量がどれほど少ないかに驚くべきだ。しかし，慎重な行動，そしてその極端な形態である熟慮は，私たちが気づきやすい行動の形態で，したがって，哲学者が詳細に研究してきたのはこの 2 形態のみだ。

　私たちは次のような仮説を立てた。もし，現象に立ち返り，倫理的専門性で説明しようとするならば，現象学が，最近の議論に大いに貢献していると気づくかもしれない。特に，メタ倫理学的課題における関心から，私たちに何が正しいかを教える原則に基づいた冷静な批判的道徳性を要求する人々と，何が善かを定義する伝統の中でのかかわりに基づく倫理を擁護する人々の間の議論へと，その焦点が移行したあとの議論に非常に貢献していると気づくだろう。カント派とヘーゲル派，つまり Moralität（原理）と Sittlichkeit（習慣と実践）の新たな衝突は，一方では，ユルゲン・ハーバーマス Jürgen Habermas とジョン・ロールズ John Rawls として認識される，また他方ではバーナード・ウィリアムズ Bernard Williams とチャールズ・テイラー Charles Taylor として認識される 2 つのグループを生み出した。同様の二極化がフェミニズムにもあらわれ，最も高い道徳的成熟度の段階を，状況の外側に立ち普遍的道徳原理の視点から人の行為を正当化する能力と定義したコールバーグ Kohlberg の尺度は，具体的状況への直観的な反応を主張するギリガン（Gilligan, 1982）から批判された。

　人が関連性のある現象として調査するように選択をしたこと，それ自体が，その人がこうした重要な問題に対してどういう立ち位置をとるかという出発点から偏見を与えることになる。もし，一般的な現象学的アプローチを採用するなら，道徳的「判断」の合理性に焦点が置かれるだろう。エトムント・フッサール Edmund Husserl は，まさにこの方法で研究を進めた。同様に，ピアジェ（Piaget, 1960）は，彼の古典的テキストである『児童の道徳的判断（*The Moral Judgment of the Child*）』の最初のページにおい

て，明らかに倫理学を判断に限定している。最初から，彼は，「私たちが調査を提案するのは，道徳的判断であって道徳的行為ではない」と述べている (p.vii)。「論理学は，ちょうど道徳学が行動の論理学であるように，思考の道徳学である」と述べ，「純粋な理性［は］，理論的内省と日常の実践の仲裁者である」と結んでいる (p.404)。

これはマンデルバウム (Mandelbaum, 1955) が著書の中で採用したアプローチでもある。『道徳経験の現象学 (*The Phenomenology of Moral Experience*)』は，より新しい著作であるが，現象学を現代の倫理的議論に持ち込むことに失敗している。

> 現象学的アプローチの…必須の方法論的信念は，倫理学的な問題はどんな問題でも，その解決法は，個人的な道徳的判断についての注意深く直接的な検証から抽出され実証されたものでなければならないということである (p.31)。
>
> しかし，マンデルバウム (Mandelbaum, 1955) は，致命的な排他的な手法を使ってしまったということに気づいていないようである。彼は「そのようなアプローチは…"すべての"道徳的経験の一般的な特徴を発見することを目的とする」と主張している (p.36)。

なぜ道徳的経験を倫理的態度ではなく判断と同等化するのか？　この質問へのマンデルバウム (Mandelbaum, 1955) の回答は，このアプローチで具現化される主知主義者に特徴的な偏見だと私たちは考える。彼は，まず，自発的な倫理的態度に対して知覚的同意を与えている。

> 私は，人が困惑しているのを感じると，その会話を脇におく。私は，危険に直面する子どもを見てその手をつかむ。私は，凄まじい音を耳にすると援助しようと注意を研ぎ澄ます (p.48)。

彼は次のように記している。

このような行為（そして，それは，私たちの日常生活を少なからず構成しているものであるが）は…自己自身から派生しているようには見えない。そのような場合は，私は，私が直面することに直接的に自然に反応している…それは，"反応"とか"対応"として語ることが適切だ。なぜなら，その中には，主導的感覚や責任感がまるで存在していないからだ…私たちは，状況が私たちにそうした行動をとるように要求してきたからそのように行動したまでだというしかない (pp.48-49)。

次に，マンデルバウム (Mandelbaum, 1955) は，状況に対するこの思考しない自我のない反応＊を，意図的な行動と比較している。後者では，人は，"私"が別のものに働きかけ，結果を引き起こす能力を経験する。

　一方，"意志のある"行動では，行動の源は自己自身である。私が特定のやり方で行動するのは，私が，そうすることを願い意図するからである…その"私"は，意志のある行動に対して責任を感じる人間として体験されている (p.48)。

さらに，彼は続ける。

　この種の責任感を現象学的に説明することは，難しいことではない。すべての意志のある行動は，思い描いた目標を目ざし，それを信奉するという事実に基づいている。私たちが，直近で与えられているものを越える目標を思い描き，それを達成しようとする時，私たちは，その行動が自分たちのものだと感じる (p.48)。

そして，意図したあるいは熟慮した行動，そして目標に焦点を当てると，私たちは再び合理性に到達するのである。

　意図した行動では…私たちは理由をつける。私たちは，特定の目標を達成しようと目ざしたために，私たちがとった行為をしたのだ。［私たちの］行動を説明するように求められると，私たちは，自分たちが達成しようとした目

標がその価値があるからだと主張することを一切ためらわない (p.49)。

このように，道徳的経験の現象学が，判断と正当化に焦点を当てるのである．道徳的生活の1つの側面と道徳的哲学のほとんどを是認し，選択，責任，正当化に関心が払われているが，それでも，私たちは，マンデルバウムがみて即座に却下したこと——つまり，私たちの日常の倫理的態度のほとんどは，現在の対人関係の状況に対して，内省的でない，自我のない反応に帰着するということ——を深刻に受け止めざるをえない．しかし，この非内省的，自我のない反応は，コミュニティの伝統の中で最初に学ばれるべき知覚的スキルなのだ．これらの習慣とスキルは，どちらも完璧に公式化はできない（完璧に記述された標準的論証の要求に従わない）かもしれないが，他者との対話の中で，受け取られ，生み出され，発達させられていくもので，修正可能なものだ．なぜ，この自発的なコーピングのレベルから始めることができないのか？

倫理的生活を現象学的に説明しようとすると，いくつかの方法論的な注意が浮上する．

- 実際に今起こっている私たちの日常の倫理的なコーピングを説明することから始めるべきである．
- どのような状況下において，熟慮と選択があらわれ，どのような状況下で，他者に調子を合わせることと反応することが最も重要になるのかを決定しなければならない．
- 熟慮と選択の構造を私たちの日常の倫理的態度の説明に読みこんでしまうという典型的な理性的な間違いをおかすかもしれないということを認識しておかなければならない．

---

*ここで使用する"自我のない"という言葉は，心的内容から自由なことを意味する．無我や自己犠牲といったことを意味するものではない．

看護においては，倫理的態度は，看護学生の時にすでに習得していると私たちは推測するが，それは，看護実践の新たな倫理的要求によって修正されていくものだ。これは，その看護師が新たに学ばなければならない臨床的スキルとは異なる（たとえば，背景としての経験的学習がなければ，その看護師は，患者の血圧を維持するために昇圧薬を調整する準備はできていないことになる）。新たな臨床的スキルの学習と倫理的・対人的スキルを拡大させることの相違は，看護師のスキル獲得モデルの最初の3段階（初心者，新人，一人前の段階まで）において，特に著しくあらわれるが，専門性に収斂する。初心者である看護学生は，自分たちが行動するように期待されている医学と看護の技術的状況の経験が全くない。したがって，学生たちは，疾患についての客観的な属性と形式的な理論を教えられる。しかしながら，彼らが最初に実践現場に入る時，対人関係のスキルと倫理的懸念は身につけていない。それらは，のちに現場において，発達させられ，修正されていくものである。コミュニケーション理論の授業で，学生は，よりオープンであることや，決めつけをあまりしないことなどを学ぶ。しかし，ある新卒看護師が，死に逝く乳児患者の家族に対応した自分自身の能力について以下で説明するように，彼の熟達した日常の倫理的態度が不可欠なものだった（第5章参照）。

**インタビュアー**：お父さんを一緒に連れて来るということを，あなたは，どのようにして理解したのですか？　誰かに尋ねたのですか。
**看護師**：いいえ。どのようにして自分がそれを理解したか，ですか？　わかりません。学校ではそんなことは教えてくれないので…大学の心理学の授業では，積極的な傾聴者になるにはどうすればいいのか，相手の立場にたって考えるにはどうすればいいのか，［そして］それらをどのようにするのかなどを教えます。でも，理論の本をどんなに読んでも，実践のセッションでどんなことが起ころうとも，もともとそういうことが得意な人と，そうでない人はいるんです。

　この新卒看護師は，死期の近い赤ちゃんの父親に細心の注意を払って寄

り添い，とてもうまく対応したという経験をもっていたが，それをどのようにして学んだのかということを尋ねられた。彼は，一部は看護学校で学んだが，以前に働いた経験があり，その職場での対人関係の経験があったために，その状況に対応することができた，と答えた。つまり，倫理的態度やコミュニケーションのようなスキルは，一から教えてもらうというものではなく，以前学習したことに近い状況に遭遇した時に，その過去の経験から学んだことが一部修正されたり拡大されたりしていくもので，その習得は一様ではないのかもしれない。そうした過去の経験が達人レベルのパフォーマンスを可能にするのである。

　理論に実践を関連づける学習は，それまでに身につけたスキル，実践，習慣，意味を拠りどころとする。ある文化の中で成長することで，倫理的態度に必要な共通の背景にある意味，習慣，実践，スキルを学ぶ。たとえば，この個人主義的文化の中では，子どもたちは，まず数多くある非内省的実践とスキルのなかで，まず，尊敬，互恵，そして関係性のスキルを学ぶ。その子どもたちは，成長した時に，自分たちが分かち合うことと順番で行うことについてのルールを教えられたことを理解する。このルールに基づいた指導の効果は，その子どもの経験的学習が，そのルールにどれほど密接に合致しているかということによって異なる。熟達するに従って，他者を尊敬するというこうした初歩的スキルは，複雑性と柔軟性を兼ね備えて発達していく。人のまねやルールに基づく学習は，多くの脈絡や社会的状況において経験されるからだ。達人の熟達した日常の倫理的態度は，他者に尊敬をもってかかわるということを実際の経験を通じて学んできたことによって，身についたものである。

　「成人」が，看護，教育，法律，あるいは医学などの実践を学習する時，その分野において熟達した倫理的態度と考えられることについて，スキル，習慣，実践，そして理論をまねたり質問したりすることによって，熟達した倫理的態度を学んでいく。これは，子どもの時に身につけた背景にある理解を前提としている。看護師たちは，看護で要求される熟達した倫理的態度を拡大しながら，適切な種類の適切なレベルのかかわりを達成す

437

るのに必要なスキルを身につけることについて語る*。しかしながら，看護師としての熟達した倫理的態度には，子ども，学生，労働者，友人，家族の一員として要求されるものとは異なる種類とレベルのかかわりのスキルが必要となる。つながりとかかわりのスキルは，誕生から死までに至る生涯で経験する極端な状況において，見知らぬ人をケアするための要求を満たすように修正されなければならない。それに直面する看護師は，複雑な臨床状況，健康促進，あるいは危機的状況に直面する脆弱な人を保護する熟達した倫理的態度を学ばなければならない。

　脆弱性の認識，それに対処できるような介入の開発，そして，自分自身の感情のコントロール，これらすべてに，看護師としての熟達した倫理的態度を部分的に修正していくことが必要だ。もし，看護師が患者や家族と過剰に一体化してしまうと，痛みに圧倒されてしまい看護師として効果的なケアを提供することはできない。一方，痛みを麻痺させる厳格な防護姿勢をとると，患者や家族の苦しみを見逃してしまい，効果的なケアリング実践が行えない。初心者に典型的にみられるルールに縛られた行為は，制限的で柔軟性がない。第2章と第9章で述べたように，パフォーマンスを導くルールを提供されたとしても，それは，その人が，ルールが関連性をもっている状況かをいつでも認識できるということを保証するものではない。そして，初心者の場合，ルールによってその気づきが支配されるので，彼らは，ルールの適用範囲外であったり，指摘されたりしていない状況には気づかない可能性もあるのだ。

　看護における熟達した倫理的態度を発達させることは，技術的，医学的，看護学的な専門性の獲得という要求を満たすことで完成されなければならない。新卒看護師は，新人で，多くのタスクや重い責任のある複雑な臨床の世界に対峙しなければならない。基本的なスキルに焦点を置いて，こなすべきタスクを組織化することが最優先で，"心理社会的"スキルについては，意識的な訓練を積み，スムーズで柔軟性に富み，熟考することなく行える，というより，むしろ努力をしながらどうにかこなしている段階だ。看護学校で学んだ心理社会的スキルは，多くのことを要求される現

実の状況においては，初心者レベルへと後退しているかもしれない。たとえば，ある新卒看護師は，懸命に努力して身につけた熟達した倫理的態度を次のように振り返っている。彼女は，状況の可能性を模索する上で違いをもたらす状況的な要素に気づいている。

> 　私の組織化する能力といったら本当にひどいものです。今，懸命に遅れを取り戻そうとしています。心理学的な側面は，後退しています。より経験を積んだ看護師ならばそれほど時間がかからない技術的なタスクをこなすのに，私の場合 30 分もかかってしまいます。なぜなら，私はまだ，起こるかもしれないあらゆることを意識しているからです。自分がやっていることが間違いないということをいつも確認しています…独り立ちをして実践を始めた最初の月は，心理社会的スキルはほとんど活用していませんでした。「ご気分はどうですか？ 痛みはありますか？ 今，ご自分がどこにいるのかわかりますか？」などといった基本的な質問に終始していました。今は，患者に話しかけるのが前よりうまくなって，以前よりも社交的になったと思います。なぜなら…私たちは，患者が人間だということをつい忘れてしまって，ただ体として扱ってしまいがちなのです（このインタビューで，彼女はのちに，彼女にとっては 2 番目の患者であった消化管出血のある患者への対応について述べ，それを心理社会的スキルの進展だととらえていた）。私は，冷却した普通の生理食塩液で患者の胃洗浄を行いながら，同時に，患者に「大丈夫ですか？ つらくないですか？」などと声かけができるようになりました。私は，彼女に出血があるということについてとても心配していたけれども，その懸念の中でも彼女のことも忘れていませんでした。彼女の出血は，私の最初の患者ほどひどくはありませんでした。そして，その出血は，最初の患者の時のように私の勤務帯の最後ではなく中ほどで起こりました…。でも，この患者のケアでよかったのは，彼女が患者だということを私が忘れなかったということです。私は彼女に声かけを続け，その行為で自分自身の気持ちもらくになりました。私は，本当はすごくこわかったのです。

---

＊本研究は，初心者である看護学生は対象に加えていない。したがって，最近の新卒看護師からの振り返りによる説明を提供できるのみだ。看護における“初心者”の優れた倫理的態度の検証は，今後の研究を待たなければならない。

この描写は，達人看護師のそれとは大変異なるものだ。達人の場合，一般的にすぐに，患者はどんな人か，そして具体的にどんな懸念をもっているかなどを説明できる。それに比べ，この新人の場合，ごく一般的な患者に安心感を与えるような言葉や質問を患者に対して発することさえ努力を要したのだ。
　看護師は能力を発達させていくに従って，主体的な行動をとれるようになり，組織化と計画にどんどんと焦点を当てることができるようになる。首尾のよい計画は幸福感を生み，過ちがあれば胃が痛くなる（第3章参照）。私たちは，看護にはチェスと似ている点があると考える。それは，冷静な計画，計画に重要な要素である意識的なアセスメント，行動についてのルールによって導かれた分析的選択，そして，それに続いて起こる結果についての感情的な体験である。その経験は感情的なものだ。なぜなら，一人前の実践者にとって，計画，目標，長期的見通しを立てることは，決して容易なことではないからだ。長期的見通しをどのように立てるかということについて，誰もルールを教えてくれたりはしない。だから，彼自身が複数のルールをつくらなければならない。そして，それらがどのように働くかによって，さまざまな状況において，どのルールを採用し，どのルールを無視するかを自分自身で決めなければならない。しかし，このプロセスは，強いフラストレーションを引き起こす。なぜなら，どのルールも，当てはまるできごとと当てはまらないできごとがあり，また一連の客観的な特徴や側面のどれもが，その成功や失敗に強い因果関係をもっているわけではないからだ。それにもかかわらず，選択はしなければならない。状況に少しずつ慣れてくると，やがて希望，恐れなどの感情が生まれてくる。しかし，一人前の実践者は，見通しを冷静に選択する過程で，こうした感情をうまく抑制できるようになるのだ。
　看護師たちは，きわだった臨床状況のことをよく覚えている。なぜなら，そのような状況では，違いをもたらしたり，自分の実践がうまくいったと感じたり，何か新しいことを学んだり，崩壊や軋轢を経験したりしたからだ。看護師は，その実践についてのナラティブの中で，可能性につい

て患者や家族がもつ気持ちを支えるというよりも，むしろ不適切な"乗っ取り"や支配的な実践を行ったことなど，エラーや誤ったケアリングについて自分の思いを言葉で伝えている。"うまくいった"とか"うまくいかなかった"ということについての違いは，熟達した倫理的態度の核心に存在する。多くの特定の状況において，よい実践を行うとどんな感覚なのか，またそれはどのように見えるものなのか，実践者は，それを自分の実践から直接見つけていかなければならない。そして，この言葉による思いの伝達は，他者をケアしたり思いやったりする中で，さらに育まれ継続されていく。次に紹介する看護師の自分自身との対話には，このことが如実に示されている。

> その患者は，若くて，話すこともでき，ベッドから起き上がることもできたので，楽しい看護ができそうだとつい期待してしまいました。でも，彼は，うつ状態にあったのです。[それでも，私はまだ次のような会話を続けていたのです]「気分はどうですか？　前に，ここで移植を受けた教師がいたんですよ。」すると，その患者は「で，彼はしばらくは大丈夫だったというんでしょ？」と返してきました。私は「ええ，本当に彼は順調でしたよ」と続けました。実際，その人は10〜12年くらいは順調で，学校に戻り教鞭をとりました。でも，私は，目の前の患者がだんだんと私から体を引き離すように遠ざかっていっているのを感じました。私は心の中で思いました。「大丈夫，落ち着いて。この人は，あなたと話し続けたいとは思ってないんだわ」と。ええ，あれは，本当に否定的な経験でした。私は，たぶん，おしゃべりをしすぎて，越えてはいけない境界を越えてしまったのだと思います…。彼は，病室にやってきて彼と話をしようとする看護師とはあまり話をしたがりませんでした。多くの看護師が同じような経験をしていました。彼の担当看護師が何人かいたのですが，そうした看護師とは親しくしていましたが…彼は，私とはかかわりをあまりもちたくないと思っていたようです。彼には，担当看護師ではない私と絆を結ぶほどの気力がなかったようです。それはそれでいいと思います…患者のニーズには敏感でなければならないと思います。私も，いつもはそうなのですが，でも，あの時，私は，自分のニーズにより敏感だったの

ではないか,と思います.あの時,私は楽しい仕事が割り当てられるのを渇望していたのです.それまで,意識のない人々のケアをあまりにも長くしていましたので.

　この看護師は,患者のニーズを考慮した上で,かかわりのスキル,適切なレベルと適切な種類のかかわりを彼女に学ばせた実践についての内省を示した.将来的には,彼女は自身の熟達した倫理的態度に部分的に修正を加えながら,看護実践により適切になるようにこの対話は拡大されていくだろうということが予測できる.そのようなスキルは,積極的な経験的学習を必要とするものだ.
　第4章で記したように,看護における熟達した倫理的態度の証明は,タスク中心の世界で技術的要求を越える能力であり,患者の世界における近すぎもせず離れすぎもしていない巧みなかかわりのスキルを再獲得する能力である.次に紹介する看護師のナラティブは,救命の可能性のある状況から,患者の死という状況に移行した時の,自分のケアモードを変更する能力について述べている.

　私は今の病棟に2年間勤務しています.1年ほど前から,私はすべてが完璧にみえるようにきっちりと仕事をするのはやめました.そして,機械を先に見るのではなく,人をまず見るようにしました.それは私にとって本当によいことでした.でも,今,私は以前よりもずっと患者にかかわりをもつようになったので,これまでよりも大変になっています…私たちは,とても多くの機械を使って仕事をしています.ICUでの仕事の仕方に適応するというのは,機械を使って仕事をするということに適応することなのです.もちろん,人に対しても適応はしますが,数値やフローシートや,多くのモニター,チューブ,ドレッシング材,そして,自分のシフト中にしなければならないこと,つまり,自分がケアしているのは,そうした多くのドレッシング材や数値のついた,ベッドに横たわっている体なのです…[もし,患者が亡くなりそうな場合は]私は,家族とのかかわりをよりもつようになります.その際には,血圧測定や検査結果の確認などにはあまり注意を払いません.私は,今,

> 家族と話をすることやその時起こっている状況に家族がどのように対処しているのかにより関心をもっています。

　患者に医学的選択肢がもはやなくなった時に，見通しやアプローチを変えるということは，外から見れば，当たり前のことと思えるかもしれないが，その状況のまっただ中にいて，そうした変化や新たな状況に対応する能力を認識するということは，それほどたやすいことではない。特に，まだタスクを習得するということに必死なレベルの看護師には不可能なことだ。さらに，家族の問題に気づくと，看護師は家族にどのように対応するのかも学ばなければならない。
　一人前レベルの看護師が，問題ある状況に慎重に距離を置いた観察者として考えこむことがなくなり，そして，自分の行動を導く原則を探し求めるというようなことをしなくなったら，一人前のステージでの学びや経験は，次の段階のスキルへと進むベースとなるのである。
　多くの感情の詰まった状況を経験し，それぞれにおいて計画を選択し，その計画の適切さや不十分さなどについての鮮明な情動の表出を得ると，そのスキルの世界にかかわった実践者は，ある一定の計画，目標，見通しなどに"気づいたり"それらから"強い影響を受けたり"するのである。もはや，かかわりの魔術は，距離を置いた意識的な計画によって破られたりすることはないのだ。
　一般的に，"行動する方法"より"観察する方法"のほうがはるかに少ないので，意識的な努力なしに何が起こっているのかをある程度理解できるようになっても，中堅レベルの実践者の場合，まだ何が起こっているのかについてよく考えなければならないだろう。この思考の間に特別に重要なこととして浮上してくる要素が，意思決定を行うために，評価され，規則や一般的な原理原則によって結合されていく。
　次に紹介するインタビューでは，一人前レベルの看護師が，患者には疼痛があり，レジデントは，その状況に適切に対応できるほどの経験を積んでいないということを認識している。彼女は，その問題ある状況を認識

し，患者の文化的背景についての自分の知識と常識を使って，どうすればよいのかを決断する。

> それで，私は彼ら［レジデントたち］を遮って言いました「いったいいつになったら彼女に鎮痛薬をあげられますか？ これ［胸腔ドレーン］をいつ抜去しようと思っているんですか？ 彼女には鎮痛薬が本当に必要なんです」。すると，彼らから「彼女には鎮痛薬なんて必要ないよ」という答えが返ったきたのです。それを聞いて，私は本当にいらつきました。レジデント2人はとても若く，おそらく私よりも若くて，たぶん胸腔ドレーンを抜去した経験がまだないのだろうと推測しました。2人とも，抜去がどれほどの痛みを伴うものかということについて全く知らなかったのだと思います。［それで，私はこう思いました］「このベッドに横たわっているのが人間だということをどうして認識できないの？ 彼女のベッドサイドに立って，その胸腔ドレーンをどのようにして抜くのかということについて，こと細かにいちいち説明する必要はないでしょ。それより鎮痛薬を投与することを考えるのが先決でしょ」。この［サモア人の］女性は，感情に動かされずにすごくストイックでした。彼女の痛みは，そばにいる人が推測すべきだったのです。それは，彼女が文化的にもっている側面でした。サモアの文化では，痛み止めがほしいなどとは絶対に言ったりしないものなのです。私は，やっと，いつドレーンを抜去するつもりかをレジデントから聞き出し，彼女に鎮痛薬を投与しました。

この看護師は，医師の抵抗を押し切り，疼痛のための事前処方を使い，その鎮痛薬投与の時期を決定したのだった。彼女の説明の中で示唆されていたのは，極度の疼痛を緩和しようとするよりも，疼痛を予期して予防するほうがたやすい，というよく知られた実践の原則だった。

熟達した活動の世界でずっと仕事をしてきた中堅レベルの実践者は，何がなされなければならないのかを確認するだけでなく，それをどのように行うのかを「決定」しなければならない。同じ視点だが，異なる方策の決定が必要とされるさまざまな状況での十分な経験があれば，その中堅レベルの実践者は，徐々に，そうした状況の全体を，同じ決断や1つの行動あ

るいは方策を共有する小さなグループに分けることができるようになる。そうすることによって，各状況に即座に直観的に対応できるようになるのだ。

　看護において，私たちは，その状況の脈絡を考慮に入れ，要求に即座に対応する達人の熟達した倫理的態度に遭遇する。たとえば，ある看護師は，延命治療をするかどうかを話し合うための適切な時間を選択するということについて，次のように述べている。

　　私たちは，生きることと同じように死ぬことに対しても，患者の準備を整えていきます…。その男性は86歳で，死ぬ可能性もありました。でも，私は，彼や心配している家族に，心肺蘇生を行うかどうか話をするのは適切だと感じていませんでした。彼は86歳で，その健康が悪化している事実を考えると，ある時点で，そのことは彼と彼の家族の間で話し合われるべきことでした。彼はとても神経質になっていて，私が彼のケアをした時点では，その話をするのは適切だと思えませんでした。「延命治療について考えたことがありますか？」など，決して私がその時に言うべきことだとは思えませんでした。そして，その時点での彼の状態は，それを決断しなければならない状況が差し迫っているというのとはほど遠いものでした。その時点では，自宅に帰って86歳の人生を続けることができないと考える理由はどこにもありませんでした。

　これは，他の事例との関連で語られたものだ。そうした事例では，看護師たちは，患者や家族に心停止時の蘇生処置とリビングウィルについて，十分な情報を提供することは大いに価値があるということを語っていた。しかし，私たちは彼女に確認したが，彼女がその86歳の男性と家族をケアしている時には，その話をする可能性すら浮かび上がっていなかった。そして，彼らの不安の度合いを考えると，そのようなことについての会話は誤解を招いていたかもしれない。

445

# 熟慮するということ

　ここまでは，アリストテレスが，よい特性を生み出すような日常の実践によって形成されると考えた日常の直観による倫理的専門性は，アリストテレス自身からマンデルバウムにいたるまで，哲学者によって見過ごされてきたということを私たちは示してきた。そして，もし認識されていたとしても，それは，熟慮の結果，発見された精神的側面を読みとることによって歪曲されてきた。しかしながら，自発的なコーピングのすばらしさに驚嘆して，そればかりにとらわれていてはいけない。熟慮の上の判断が重要な場面もあるということも認識しておくべきだ。正しい熟慮を得るということは，倫理的専門性の研究に対する現象学の貢献の半分を占める。実践者は，自我にとらわれない，状況によって支配される態度が広く浸透している状態であっても，それから，思考がいつも破壊的で劣るものだという結論を出すべきではない。

　より具体的に指摘すると，達人の熟慮は，直観力に劣るものではない。しかし，それは，思考だけで充足される精神活動ではなく，直観力とともに使われるべきなのだ。その思考は，直観力を「基盤」としている。主知主義者による自己充足型の認知についての説明では，なじみはあるが問題ある状況に直面した直観力のある達人が状況への「かかわりの中で行う」熟慮と，直観力の働かない「新たな」状況に直面した達人が距離感をもって行う熟慮の区別が十分になされていない。

　チェスで考えてみると，普段の試合で見られるようなポジションとは全く似ていない問題に直面したチェスプレーヤーは，状況から距離を置いた分析を余儀なくさせられる。同様に，難局に直面した倫理の専門家は，倫理原則に立ち返らざるをえないかもしれない。しかし，「原則」は達人の行為を生み出すことはできないので，原則に立ち返ることで，それがより劣る対応になってしまったとしても驚くことはない。その意思決定の結果は，当然粗雑である。なぜなら，そうした結果は，感情の詰まった状況へ

のさまざまな直観的な対応の結果という経験や，またそうした対応の結果に続いて起きる満足感や後悔によって磨かれたものではないからである。したがって，なじみはあるが問題をはらむ状況においては，離れたところに立って抽象的な原則を適用しようとするのではなく，達人は自分の直観が適切かどうかを熟慮するのである。この種の熟考は一般的であるにもかかわらず，そのような直観的理解という支柱について書かれた文献はほとんど見当たらない。それは，おそらく，状況とは距離感をもった原則を基盤とした熟慮が，しばしば，直観に対する唯一の代替だと誤ってとらえられているせいだろう。

　ここで，再び現象学に戻ってみよう。それほど頻繁ではないが，時々，直観的に意思決定を下す人は，同じような重みをもって迫ってくる2つの意思決定の間で引き裂かれるような思いをすることがある。そのような状況は，おそらく，現在の状況が識別できる2つの状況——そして，それぞれがそれぞれに関連する行動を伴うような状況の境界上に位置しているような時に起こる。たまに，こうした行動の妥協点を見いだせる時もあるかもしれない。しかし，往々にして，それらは両立できない。現在の状況についての見直しのみが，その均衡を破ることができることもある。その場合，意思決定者は，可能ならばより多くの情報を入手しようとするために，意思決定が遅れるかもしれない。もしも，時間的余裕がある場合は，その決定は，片方の行動にのみ直観的に動かされるような何かを学ぶまで先延ばしされる。デューイ（Dewey, 1960）は次のように述べている。

　　［困惑から］唯一抜け出す方法は，十分な検証，調査，そして，［頭の中で］何かこれというものが浮上するまで熟考を繰り返すことである。もしかしたら，少し時間をかけて頭の中で思考を発酵させることができたら，［善人は］それに直接的に反応できるのかもしれない（p.131）。

　直観的決断が明らかであるように見える場合でさえも，そうするのが最善ではないかもしれない。デューイ（Dewey, 1960）は，次のように警告し

ている。

> ［達人は］自分の道に踏み出し，彼の即座の認識は，無意識下で形成された自己の習慣によって敷かれた轍に沿って進んでいくものだ。したがって，価値についての自発的な"直観"は，結果の個人的な観察やその質と範囲についての問い質しによる，訂正や，確認と修正を厭わないものでなければならない (p.132)。

　自分の明瞭な知覚は，1つまたはそれ以上の疑わしいものの連鎖を伴う一連の見通しの結果であるかもしれないと気づき，トンネルビジョン（視野が狭くなっている）の危険性があるということも認識して，賢明な意思決定者は，自分の現在の理解を吟味しようとする。そのために，彼は，今のものごとの見方に自分を導いた一連のできごとを追体験しようとするかもしれない。そして，それぞれの段階で，彼は意図的に，最初に重要だと考えなかった要素に焦点を置き，代替の直観的解釈ができるかどうか試してみる。もし，現在の理解をこの方法で払拭することができなければ，賢明な意思決定者は，異なる結論に達した人たちとの対話を試みる。それぞれが，現在の状況についての自分の理解について詳述するだろう。そのために，それに対する自分自身の反応が要求される。それぞれが，他者の視点でものごとを見ようと試みる。それによって，自分か他者が考えを変えるかもしれない。それによって，最終的に1つの同意に達することができる。しかし，さまざまな達人の過去の経験は異なるために，最終的に合意に達するかどうかはわからない。

## 具体性と一般性を考慮する上での熟達した倫理的態度の関連性

　専門性の現象学は，私たちの感覚を研ぎ澄まし，ある重要な今日的議論においてどちらの側を支持するかを考えさせる。その議論とは，道徳性の

発達に関するコールバーグの認知主義的モデル（Kohlberg, 1981, 1984）の倫理的示唆を中心としたものである。コールバーグは，道徳的判断をするための能力の発達は，一様のパターンに従っていると主張する。彼は3つのレベルを識別している。慣習以前のレベルでは，行為者は自分のニーズを満足させようとし懲罰を回避しようとする。慣習的レベルは第1段階と第2段階に分かれており，第1段階では，行為者は，大半が行う行為という典型的なイメージに同調しようとする。そして第2段階では，定められたルールに従い，既にある社会的秩序を維持しようと努める。そして，もう1つは，脱慣習的で原則主義のレベルだ。コールバーグ（Kohlberg, 1981）のこの最も高いレベルの中の最も高い段階は，次のような特性があるとされている。

> 何が正しいかに関しては，第6段階は，普遍的な倫理原則によって導かれている…これらはただ単に認知された価値というだけではなく，特定の意思決定をするために使われる原則でもある（p.412）。

ハーバーマス（Habermas, 1992）は，コールバーグの研究結果をとり入れ，自分自身の倫理的論考を基にしてそれに修正を加え，第7段階を付加した。その段階では，行為者は，対話を通じて論理的な合意に到達することを可能とする普遍的な手順の原則に基づいて行動するとされている。

テイラー（Taylor, 1989）は，ハーバーマスにとって「道徳（モラル）」は，ある種の論証で，それは不文律のなかで原則的優先権をもつものと定義される」（p.88）と指摘している。コールバーグの発達的段階は，その優先権を説明するものとされている。冷静な道徳的論証は，倫理的直観の中から発達し，倫理的直観よりも優れたものである，というハーバーマスの主張に経験的支柱を提供するものだ。ハーバーマス（Habermas, 1992）が説明するように，「道徳的判断の段階は，ヒエラルキーを形成する。そこでは，より高い段階の認知的構造は，より低いものを弁証法的に『否認する』ものだ」（p.162）。

ハーバーマスは，道徳的意識は，かかわりをもった倫理的態度で始まるが，最も高い道徳的意識の段階は「仮定的で第三者的な視点からの道徳的質問を考慮する」意欲と能力を要求するものだということの証明として，コールバーグの功績をとらえている (Habermas, 1982, p.253)。したがって，ハーバーマスによると，カント学派的見解とは，道徳的成熟の最も高いレベルは，抽象的で普遍的な原則に従った判断的行為によって構成されているというものだ。コールバーグの研究は，修正されてはいるが，十分に認識可能なカント学派的見解に経験的支柱を提供するものだ。ハーバーマス (Habermas, 1992) は，「コールバーグが，経験学的に分析する発達経路の引用規格の拠りどころは，原則に基づいた道徳性で，そこに私たちは対話的倫理の主な特性を認識する」と私たちに伝えている (p.150)。
　それは，ハーバーマスにとって，抽象的正義という私たちの西欧的道徳性は，普遍的原則に欠けるどんな文化の倫理よりも，発達学的に優れたものであるということになる。さらに，そのコールバーグの発達スケールが若い男女の道徳的判断の経験学的研究において試された時，男性のほうが一般的に女性よりも道徳的により成熟しているという結果が得られた。
　ギリガン (Gilligan, 1982) は，その著作『もうひとつの声 (*In a Different Voice*)』の中で，その分析の基になったデータには男性のバイアスがかかっていると主張して，この後者の結果について異議を唱えている。彼女は，コールバーグの研究で使われた道徳的葛藤への対応の分析について，次のように反論している。

> 葛藤…は，道徳的規範とその解決への論理の模索との間の軋轢を提示することによって，思春期における道徳的発達を測定するためにコールバーグが考案した一連の問いの1つである…(ヘインズという名の男が，自分の妻の命を救うために，自分が購入できない薬を盗むべきかどうかを思案している)。その葛藤の記述には…次の質問が続いている「ヘインズはその薬を盗むべきかどうか？」(p.27)。

コールバーグは，道徳的に成熟した男性——つまり，第6段階に到達した人たち——は，生存権は私有財産権よりも，より基本的なものだという理由で，その薬を盗むべきだと答える傾向にあるということを発見した。しかしながら，女性は，その葛藤に成熟した論理的な方法で対応することができないように見えたとしている。私たちは，典型的な事例についてのギリガン（Gilligan, 1982）の分析を引用する。

> その葛藤にみられるのは数学の問題ではなく…時間を経るに従って拡大していく関係性についてのナラティブだ。エイミー［ギリガンの研究における女性］は，その妻が継続的に夫を必要としていること，夫が妻を継続的に気遣っていることに思いをはせ，つながりを断ち切るのではなく維持するような方法においてその薬のニーズに対応することも模索する…こういう視点で見れば，関係性を「認識」することからくる彼女の道徳性の理解，軋轢の解決策としてのコミュニケーションへの「信頼」，そして，葛藤への解決策はその胸に迫るような「事実の説明」から生まれてくるだろうという「確信」は，ナイーブとか「認知的」に未成熟といったものとはほど遠いものだ（pp.27-30）。*

こうした興味深い観察への対応で最初に指摘すべき点は，多くの女性は自分の道徳的対応に関して「その論理を言語化する，あるいは説明することができない」（Gilligan, 1982, p.49）ということだ。彼女たちはその状況にかかわり，自分の直観を信頼する。一方，多くの男性は，道徳的問題に直面する時，自分が何をすべきかを決める方法として，一歩引いて自分の原則を明瞭に言語化しようとする。しかし，これまで私たちが見てきたように，原則では，達人が，数多くの具体的状況に遭遇して対応することや，その結果を見ることによって身につけるノウハウをとらえることは決してできない。したがって，葛藤に直面すると，達人は，原則を探すのではなく，1つの決断が明白になるまで，より多くの情報を入手することによって，自身の自発的な直観力と向かいあい，それを磨くのだ。ギリガン（Gil-

---

*「　」中の認知学的語彙は，その批判にもかかわらず，ギリガンは，コールバーグの研究の土台をなす認知学的仮説を無批判に引き継いでいるのかもしれないと，私たちに警告している。

ligan, 1982)は,彼女の被験者の熟慮する姿勢に同じ現象を見つけている。

> 女性は,仮説の葛藤を現実に置き換えて再構築し,人々や彼らが住む場所の特性について欠けている情報を要求したり提供したりする[傍点はあとで追加]という傾向があり,それによって,自己の判断は,原則をヒエラルキーに従って秩序立てることや,意思決定の正式な手順から遠ざかってしまう (pp.100-101)。

　しかし,ギリガンは,彼女の被験者たちの「問題への解決策」を模索し,それらの解決策の土台にある「原則」を言語化するように被験者たちを支援しようとすることによって,自身の発見における根本的で興味を惹くものを台なしにしている。「エイミーの道徳的判断は,『もし誰かが誰かを生かすことができる何かをもっているならば,それを彼らに提供しないのは正しくない』という信念に基づいている[傍点はあとで追加]」と彼女は私たちに言う (Gilligan, 1982, p.28)。しかし,私たちが提示した優れたコーピングの現象学が正しければ,原則と理論は,新人が新たなスキルを学ぶのを支援するものであり,熟達した倫理的態度の事例においては,スキルが新たな実践の要求に適するように,以前のスキルを修正する役割を果たすものだ。チェスの試合において理論や規則が達人レベルの動きを説明するのには限界がある。同様に,どのような原則も理論も,達人の倫理的対応の土台を形成するものではない。

　私たちが予期したように,ギリガンの直観的な被験者たちは,重複語や陳腐な表現で自分たちの反応を正当化しながら,原則に関する哲学の質問に答えようとする（例：彼女たちは,自分たちが生きる世界をよりよい場所にするようなやり方で行動しようとする,と表現するなど）。彼女たちは,自分たちの最も高い道徳的原則は,「何かよいことをする」ことだとあっさりと言ってしまえばいいのだ。もし,ギリガンが,彼女の直観的な被験者たちに問題に対応するための原則を方式化させようとせずに,彼女たちがどのくらいの頻度でそうした問題をもち,そしてそれに対してどのように

自発的な倫理的態度をとってきたかを調査したならば，彼女は，道徳的成熟が問題の発生を減少させ，もし問題が起こっても，具体的な状況から自分を引き離したりせずに，行動することができる，それによって，倫理的直観を維持することができるという証拠を発見できたかもしれない。

次の，そして最も重要な考慮すべきポイントは，ギリガンが，ヘインズの葛藤に対するエイミーの反応の中で，普遍的な原則に照らし合わせて行動するのではなく，倫理的生活への全く新しいアプローチを正しく探知していることである。これは，彼女が聞きたいと思い，自著の中で詳細に記したのとは異なる声だ。批判に答える中で，ギリガンは(Gilligan, 1986)は，そうした2つの声を性別に分けたのは，彼女の研究の主要なことではないと明確にしている。

> 私の著書の題は慎重に考慮した意図的なものである。その題は『女性の声』(in a woman's voice)ではなく，『もうひとつの声』(in a different voice)…だ。読者には次のように警告したい。「この言葉による連想は，絶対的なものではなく，男性の声と女性の声の対照は，ここでは2つの異なる思考形式の間の相違を強調するために提示した…どちらかの性についての一般化を示そうというものではない」(p.327)。

彼女は，2つの声を「正義とケアの視点」とよんでいる。1つの記述でよいことは，「原則に基づいている」ことで，他方は，「原則に基づいていない」こと——つまり，原則のないことだ。

ギリガンは指摘していないが，私たちは，ギリシャ哲学の時代，特にソクラテスとプラトンから正義の伝統を受け継いできているということは哲学者にとっては明白だ。2つの状況は，道徳的に関連性のある見方においては同じで，同じタイプの状況を同じ方法で扱うという原則が必要だということを前提にしている。そして，普遍化可能性の原則は，かくして，カントにおいては，道徳の明確な定義となった。私たちは皆，ただ単に私たちの社会でたまたま行ったことというよりも，私たちが公正であろうとする時，そして，自

分たちのしていることを正当化しようとする時,この哲学的立場への引力を感じる。さらに,私たちは自分たちの社会的決定や政治的決定の土台として正義や公正さを保証するような普遍的な原則を模索している。

　もう一方の声は,初期のキリスト教者のメッセージを伝える。つまり,聖パウロが「法は満たされた」と語ったように,したがって,今後は,私たちは,それぞれの状況に愛で対応すべきなのである。この視点の提案者たちは,全く同じ状況,全く同じ人は2つと存在しないと考える。個人ひとりをとっても絶えず変化している。というのも,人は経験を積むことによって,その人の対応は常に洗練されたものとなるからだ。したがって,ある特定の状況において何が適切な反応かについての最終的な回答はない。2つの抽象的には全く同一だと考えられる状況が,異なる反応を誘発することだってあるので,ケアリングの態度は,哲学者には公正には見えないかもしれないが,クリスチャンには,思いやりや哀れみのように見えるかもしれない。私たちは,私たちの周りにいる人々のニーズに直観的に対応する時,そうしたクリスチャンのケアリング実践の影響力を感じる。

　しかしながら,ギリガンは明瞭にしていないが,そのケアの視点には,たとえば,人は親しい人間関係を促進すべきだといった,特定の行動方法が必然的に伴っているわけではないということをはっきりさせておくことが重要だ。「汝の隣人を愛せ」というキリストの教えは,愛がどのように表現されるべきかを指示したりはしない。最も純粋な形におけるケアリングは,通常の愛ではない。それは,状況が要求することを自発的に行うことである。これまで私たちが見てきたように,2つの状況があらゆる点において全く同じであったとしても,2人の倫理の熟達者が,必ずしも同じやり方で対応するとは限らない。それぞれが,固有の状況に対して,「経験に基づく直観を手引き」として,単純に自分にできる限りのやり方で対応しなければならない。ハイデガー (Heidegger, 1962, p.346) は,この倫理的スキルを,真のケアについての自身の概念の中で,「一般的な」状況への対応ではなく,「固有」の状況への対応としてとらえている。

　一般的な状況への対応とは,倫理的規範に従い,受容可能な標準的な対

応をすることをいう。これは，コールバーグの慣習的レベルに相当する。コールバーグとハーバーマスにとっては，学習者は，次の段階で，原則に基づいた正当性を模索する。しかしながら，私たちのモデルでは，脱慣習的レベルに到達するとは，真のケアを行えることを意味する。個人が，自分の文化の実践やその文化内の専門職の実践を習得すると，その人は，もはや，通常のやり方に従おうとするのではなく，文化や専門化された実践内で積み重ねた経験に基づいて対応する。それを行うには，一般的に行うべきことを指示する規則や規範に従うことを放棄できる十分な経験をもっていることが必須だ。このレベルに達した人は，慣例に従うのではなく，人生の結果から生まれた直観に従って行動するのである。その人生においては，才能と感受性が同じような状況で以前に感じた満足感や後悔の経験から学ぶことを促進させる。この意味における真の看護は，パウロのアガペー（無償の愛）とアリストテレスのフロネーシス（スキル，判断，人格，英知に基づいた状況下での行動）に共通するものである。

　ここで，また私たちはより成熟した議論に戻ろう。つまり，正義に関する合理的判断に基づいて行動するか，その文化でよいとされていることについての直観的判断に基づいて行動するのかという議論である。一方の考え方にはコールバーグの第6段階やハーバーマスの第7段階があり，そこでは，道徳的成熟は，具体的倫理的状況から自己を引き離し，抽象的・普遍的・道徳的原則に基づいて行動できる能力という観点からとらえられる。もう一方のペリー（Perry, 1968）の考えに従うマーフィーやギリガンは，"成熟への移行"を，道徳的環境から倫理的環境への移行，形式的なものから実存的なものへの移行としてとらえる（p.205）。この視点では，成熟した人は，"脈絡的相対主義"を受け入れる（Murphy & Gilligan, 1980, p.79）。マーフィーとギリガン（Murphy & Gilligan, 1980）は，この問題を次のように述べている。

> その論理的思考において完全に形式的で，その道徳的判断において完全に原則に基づく人々がいる…しかし，そうした人々は，その道徳的理解におい

ては完全に成熟してはいない。逆に，道徳的判断と道徳的葛藤の状況に依存する部分に対してよりオープンであるという点において，その思考がより相対論的な人々は，コールバーグの一連の発達段階においては最上位として評価されない。ある時間にわたって自己の思考を相対化させることは，発達的進展としてではなく，後退，あるいは道徳的な多義性（あいまいさ）として解釈される(p.80)*。

　ハーバーマスは，[ギリガンによって提起された]「その論争は，哲学的伝統の言語においては，倫理的生活に対する"道徳性"の関係（ヘーゲルの人倫"Sittlichkeit"）に関連する問題（p.223）として注目を集めた」と認識している。もちろん，彼は，依然として，純理的道徳性のほうが，人倫よりも発達学的に優れていると主張している。
　もしも，原則によって生み出される「判断」という観点でのみ道徳をとらえるならば，倫理とは，実践的な分別の一形態のようにみえる。そして，相反性と普遍性を保証するために，状況から距離を置く能力が成熟の印のようにみえる。しかし，もし，善であるということが，具体的状況における他者の要求に適切に対応できるように，経験から学び，学んだことをいかす能力だとするならば，倫理的態度の最高の形態は，状況の中に身を置きながら，自己の直観を磨くことの中に存在する。
　脱慣習的レベルにおいて，学習者は，自己の直観的対応を受け入れ，その結果，成熟の段階に到達するということを認識する点で，マーフィーとギリガンの考えに私たちは従うべきだと思う。その成熟段階では，学習者は，状況と結びつけて考えるために慣習的道徳性の規則から離れる。
　とはいえ，それは，それ以前のどの状況にも類似しない，それに対して誰も達人として直観的に対応する力をもち合わせていないような倫理的葛藤の状態が起こりうる，ということを否定するものではない。そのような時には，その状況にどれほど意図的にかかわったとしても，達人の直観を研ぎ澄ますことはできない。そのような完全な崩壊に直面した際には，そして，そのような事例のみにおいて，倫理の達人は，いったん状況から距

離を置いて振り返る必要があるだろう。しかし，苦境において原則に照らし合わせて考える必要性は，倫理的態度が，通常，暗黙のうちに妥当性を主張するものだということを支持するものではないし，道徳性の合理的原則を把握するということが，倫理的実践の「最終目標（telos）」だという主張を支持するものでもない。私たちは，そのような崩壊の事例と，私たちの人倫\*\*に内在する日常の直観的倫理的態度・意図の事例を区別しなければならない。もし，私たちが，この2つのタイプの事例を区別することに失敗すれば，そして，崩壊の事例を通常の事例に読み込んでしまえば，倫理的態度は，合理的分別の初期の形態と化してしまい，倫理的専門性は，他の認知能力と同じような発達を示す1つの認知能力として"合理的に再構築"されてしまう。

しかしながら，直観的倫理的専門性が合理的原則に「置き換えられる」ということを示す根拠はどこにもない。たとえ，正義の原則が，ピアジェのような認知主義者が認知的成熟の特性と考える均衡と可逆性を示しているとしても，それは，抽象的・普遍的な道徳的原則に基づいて行動することが，直観的に状況に応じて対応することよりも発達学的に優れているということを示すものではない。認知主義者の詰め手は，妥当に思われるかもしれない。しかし，それは，伝統が，直観的熟慮を見逃し，距離を置いた熟慮の構造を通常の倫理的態度に読み込んでいるからにすぎない。

したがって，ギリガンの2つのタイプ――彼女の2つの声――の道徳性を専門性の現象学に照らし合わせて評価すると，成熟と決定的な超然とした態度の優位性に対する伝統的西洋的かつ男性的信念は逆転する。倫理的

---

\*ここでも，思考，判断，葛藤といった認知主義者の語彙に注意したい。
\*\*訳者注：ヘーゲルは，最小の共同体である家族（主観的），市民社会（客観的），そして国家（主観と客観それぞれに欠けているところを補った上での統合）の3段階で人倫は形成されていくと考えている。ヘーゲルは，それまでの道徳性では，普遍と特殊，形式と内容，主観と客観が分断されており，具体的にどのように行動すべきかを，直接導いたり動機づけしたりできないため，2つの項目の統合を行う必要があり，その統合を行うのが法や国家だと考える。ここで著者がヘーゲルの人倫を用いて「私たちの人倫」としているのは，主観と客観が統合された倫理的態度を意味する。

態度の最高の形態は，状況へのかかわりを続け，自己の直観を磨くことができるということの中に存在するとみられるのである。認知主義者による発達の説明という名において，もし，倫理と道徳を1つの発達学的物差しで測ろうとするならば，普遍的原則を適用できるようにするには，2つの状況が同等である判断をする必要がある。正義の主張は，倫理的領域についての十分な理解に回帰しているように見える。一方，固有の状況へのケアリングの対応は，実践知として際立つ*。もし，そうならば，スキルと専門性の現象学は，フッサール，ピアジェ，ハーバーマスの見解をただ単に学問的に正すだけのものではないだろう。それは，巧みなコーピングを見過ごすことによって，かかわり，直観，ケアについて，伝統的な哲学が2500年もの間維持してきた誤った考えを正す一歩になるだろう。

## 専門性の現象学が医療倫理に示唆すること

熟達した態度はどんな理論的説明よりも複雑である。たとえば，正義と公正についての理論的対話は，2つの理由から，豊かなものとはいえない。まず，形式的理論では，実践で遭遇する具現化された熟練したノウハウのすべてを指摘することはできない。次に，形式的手順的倫理では，質的な差異の識別や実際にその状況を生きている複雑性を説明することはできない。正義と公正に関する正規の説明だけでは，弱者を保護しながらも，強みと可能性への思いを育むような，具体的な他者との正しい関係でみられる，ノウハウとその状況をともに生きることによって生じる意味を描写することはできない。ケアリング実践は寛容さと愛を提供するが，正義と公正についての対話は，状況を悪化させる原因となるかもしれない（Sandel, 1982）。寛容で知識あるケアリング実践という脈絡においては，自身による具現化によって緻密に調整された相互尊重のレベルや相互知識が，単なる正義や公正以上のものを可能にする。費用対効果分析やその他の合理的計算の形態で使う語彙は，その状況にいる特定の人間の懸念を見

# 第 10 章　熟達した日常の倫理的態度を教え学ぶ際に専門性の現象学が示唆すること

過ごしているというような，外側から中を見て説明しているような貧しいものに見える。もちろん，抑圧や堕落の状況においては，正義と公正の倫理は，解放と激励を提供しながら状況を改善することができるであろう。

　熟慮や正当化のための厳密な形式的規則や道徳理論を点検する私たちの知的能力は，私たちが，道徳的勇気，習慣，スキル，そして，私たちの日常においてそのような理論を体現し拡大するような実践のコミュニティをもてるということを保証してくれはしない。

　まず，私たちは，自分たちが直観的に対応することへのビジョンと勇気をもたなければならない。専門性の発達についての現象学は，私たちがパターン認識と直観的に対応する力を発揮する可能性をもっている複雑な実践的状況において，標準や原則を適用してしまえば，熟達した倫理的態度を一人前レベル程度へと低下させてしまうことになるだろう，と予測している。標準や原則の適用を通じて，審判判定\*\*を得たり確実性を模索したりするという戦略は，らくかもしれないが，達人の熟達した倫理的態度を生み出すことはない。

　次に，専門性を獲得するための現象学は，私たちが，予測的理論的知識の限界を直視する勇気をもたなければならないということを示している。

---

\*もし，ここで提示された専門性についての見解を受け入れるならば，かかわりあるケアリングに自己の卓越性を受け入れなければならない。しかし，私たちは，自己の「発達」には危機が必要だというギリガンのピアジェ的主張には同意できない。スキル学習，そしてそれは「どんな」スキルの学習にも当てはまると思うが，「過ち」から学ぶ必要はあるが，必ずしも「危機」から学ぶ必要があるわけではない。危機は，自己が成功だと思い込んでいた基準を変更しなければならなくなった時に生じる。アリストテレスは，彼の文化において，人間は，少なくとも男性は，危機を通してではなくとも人格を発達させることはできると確かに考えた。発達には道徳上の危機を必要とするという考えは，理論の変更についての主知主義者の見解には当てはまる。それは科学にとっては真理かもしれないが，自己とは無関係のものである。これは，私たちの多元的文化において，そして特に，矛盾的で歪曲された役割を提供された人々にとっては，危機が必要かもしれないということを否定するものではない。もしかしたら，女性は，成功に関するわなに導かれていて，危機の必要性が一人歩きしているのかもしれない。危機は，「実際」，必ずしも「必要」ではないのに，現代を生きる西洋人女性の道徳的発達において，重要な役割を果たしているのかもしれない。この点において，ギリガンは正しいのかもしれない。

\*\*訳者注：チェスで時間が限られている時に，判定によって対局結果を定めること。ここでは比喩的に用いられている。

臨床状況は終わりがなく，絶えず変化し，あいまいなものだ。あいまいさは，疾患や治療の知識の中だけでなく，患者や家族の懸念の理解においても存在する。ケアリング実践における熟達した倫理的態度には，疾患や治癒についての臨床的知識をもつだけでなく，患者や家族の懸念――どんなことを守り生き抜こうとしているのか――についての知識も含まれなければならない。医療提供者は，既存の知識の限界に直面する勇気をもち，これらの限界の中でできる限り慎重に行動し続けなければならない。状況がより明らかになり，自分たちの実践や判断に過ちがあったことが明らかになれば，失敗を合理的に解釈するのではなく，失敗から学ぶ勇気をもたなければならない。さもなければ，自己のパフォーマンスを改善することはできないだろう。
　達人も，経験の域を超えることはできない。そして，形式的理論が，確実性を提供したり，エラーを予防したりすることもできない。つまり，理論は，具体的で特定の局部的な状況における熟達した倫理的態度を超えることはできないのである。経験のばらつきを超えるために一般則を得ようとするプラトン的模索は，誤って導かれた方向転換で，私たちの習慣やスキルや実践を超越しようとする大胆すぎる模索だ。それは結局失敗した。もし，私たちが，私たちの理論を具体的な倫理的経験と知識に服従させ，熟達した倫理的態度は経験以上のことを私たちに要求するのではなく，私たちは経験によって鍛錬されたり教えられたりするのだということを認めることができれば，この過ちを修正することができるだろう。ならば，道徳理論と熟達した倫理的態度の関係は，相手を形成し，相手に情報を提供しつつ，敬意を払うパートナー間の対話でなければならない。理論は，実践によって形成され，また逆に，実践に影響を与えるものでもあるのだ。
　臨床の徴候や症状のアセスメントなど新たなスキル獲得のプロセス（第2章参照）は，新人は厳格な規則や特徴を使って判断を下すが，才能と多くのかかわりの経験が伴うにつれて，新人は，規則を適用することなく，また決めつけることなく，何をすべきかが直観的にわかる達人へと成長していくことを示す（Benner, 1984a；Dreyfus & Dreyfus, 1986）。主知主義者

の伝統では，新人と達人が「不慣れ」な状況にどのように反応し対処するのか，正確に記述している。しかし，通常，達人は「問題を解決」しない。論理的に判断しない。熟慮して行動しようとさえしない。むしろ，通常うまくいったことを自然に行う。そして，当然，それは通常うまくいく。

　ここまでの議論をまとめると，私たちは，現象学的分析に浮上する倫理的配慮として，態度，コミュニケーション，教育，正当化の4つの異なる脈絡を識別した。

**態度**　これまで，倫理的行動と人が達人レベルのパフォーマンスを行うことを，またさらにそれを改善していくことを，いかに学んでいくのかについて論じてきた。私たちの疑問は，「人は倫理的状況に適切に対応する能力をどのようにして発達させるのか」であった。私たちが発見したことは，必要なのは，かかわりのある活動と自己の成功と間違いから学ぶ能力だということである。その経験によって，学習者は，意識的な振り返りをせずに学習を重ねていくことができる。実際，感情を伴ってかかわった経験を，将来の直観的行為を修正するのに役立てることができれば，何かを思い出したりする必要性を感じることなく学習していけるのである。

**コミュニケーション**　これは，経験と対応を共有するコミュニティを形成する複雑なプロセスのための簡略的なネーミングだ。そのようなコミュニティは，共有された実践に焦点を当て，それらの実践が共有されているということを明白にする模範を共有することによって形成される。模範例は，そのグループの過去の歴史を吸収し，そのグループがどのようなことに取り組むのかを示し，それによって，新人に方向性を示し，既にそれについていくらかの理解をもっている人々に英知を受け渡していくのに役立つのである。

**教育**　新たなスキルの学習は，新人に対しては典型的な側面を指摘す

ることで促進され，既に経験のある人々には，全体的に規範となる状況を指摘することで促進される。したがって，学習者は，関連性のある側面を選び出すように，また，既にコミュニティにいる人々の視点で状況を理解できるように導かれる。

**正当化** 達人の倫理的対応について，説明と擁護が必要な場合，その達人が自分の専門性を示すためにできることは，他の達人たちが，そこで行われた行為が適切だと判断できるようなストーリーを語ること以外にない。もし，さらなる正当化が部外者や達人ではない人たちから要求される場合，その達人は，原則に訴えることはできる。ただ，そのような原則では，他の状況においては達人の反応を生み出すことはできないのが常だ。したがって，その行為者の決断の真の説明とはならない。つまり，それは真摯な正当化ではなく，単なる合理的説明にしかなりえない。

その人ができる最善のことは，ある「特定」の状況への自分の対応を，ある対応が既に受け入れられている具体的な「タイプ」の状況への対応として解釈することである。人は，問われている事例は，一般的な事例や，同じような状況として判断される強力な事例に十分似かよっているので，適切だと既に見極められているのと同じような対応が要求されると推測する。そのような"正当化"は，原則へ訴えるよりもよい方策である一方，達人の専門性を十分にとらえることはできない。なぜなら，達人が，同じタイプだと考えるほどに一般的事例と似かよっていると現在の状況をとらえる理由は，基本的ではあるが，原理原則ではとらえることができないからだ。

私たちが言いたいのは，倫理的達人とは，微妙な意味合いをそれほどとらえることができない，形式的な原理原則に基づいた一人前レベルの向こう側へと進むことができる，多くの具体的な経験の恩恵を受けている人々だということだ。状況から距離を置くことは，一般的に望ましいことでは

なく，外から中を見るような逆の視点では，英知を保護することはできない。

## 解説

　この章において明確に記した道徳的発達へのアプローチは，すべての道徳的責任が個人の意志内に存在するというカント派的見解を超越するものだ。人の倫理的態度と道徳形成は，道徳的懸念や問題がいつ重大なものになっているのかを認識する看護師の知覚的能力や，関連性のある知識・スキルはどのようなものか，そして道徳上の主体的な行為者としての社会的能力はどうかということを認識する看護師の知覚的能力の発達にかかっている。どのような臨床家も，別の臨床家を非難するような立場に立つべきではない。エラーの再発をどのようにすれば予防できるかを理解するために，より関連性をもつのは，実践の崩壊についてのシステムとしての視点と，特定の実践コミュニティ内で，特定の時点において発生した実践の崩壊に関する視点の両方を発達させることである。臨床家の道徳的で主体的な行動は，臨床家の社会的統合，実践コミュニティの文化，その臨床家の知識・スキルと知覚的鋭さ，およびその臨床家のコミュニケーションスキルと明瞭な表現能力に依存する。人が，システムの複雑性とその関与，必要とされる知識の分野，そして実践崩壊へのコミュニティの関与を理解すれば，誰かを，特に臨床家個人を"責め"ようとする衝動は減少する。私たちは，エラー防止についての"個人対システム"の解釈という対立的な枠組みではなく，実践コミュニティと社会的に埋め込まれた知識と実践コミュニティ内に埋め込まれている善の概念の中間的な見解を推奨する。しばしば，"個人の責任"という見方は，エラーを防止して安全でよい実践を保証するという市民的責任感を共有する実践コミュニティへの参加メンバーの1人としてではなく，その人の競争的個人主義の見解から出てくることが多いのである (Benner et al., 2002 ; Benner, Malloch & Weeks, 2010)。

# 第11章

# 看護師−医師の関係
# ：臨床的知識の交渉*

　肯定的な看護師−医師の関係の重要性は，広く認識されてきた(Baggs, 1989；Baggs & Schmitt, 1988；Eubanks, 1991；Fagin, 1992；Mechanic & Aiken, 1982；Prescott & Bowen, 1985)。医師−看護師間の肯定的な関係が，患者のアウトカムの改善にも貢献するというエビデンスも増えている。1980年代の半ばに実施されたある研究が，多職種協働と高度なレベルでの同僚尊重が，肯定的な患者アウトカムに寄与しているといういくつかのエビデンスを生み出している(Schmitt & Williams, 1985)。さらにもっと最近では，広く引用されているクナウス，ドレイパー，ワグナー，ジマーマン(Knaus, Draper, Wagner, & Zimmerman, 1986)による研究が，13の三次医療機関の集中治療室における治療結果を検証した。治療効果に関する病院間のばらつきは，一部，医師−看護師間の相互のかかわりとコミュニケーションの度合いに起因するとされた。米国クリティカルケア看護師協会(The American Association of Critical Care)が後援したデモンストレー

---

*本章の原稿作成と解釈については，オレゴン医療科学大学のシェイラ・コダデック Sheila Kodadek，マーサ・ヘイラー Martha Haylor，ペギー・ウロス Peggy Wros らの大きな貢献があった。

ションプロジェクトにおいては (Mitchell, Armstrong, Simpson, & Lentz, 1989), 看護師-医師の強固な協働が, 肯定的な臨床結果 (すなわち, 低い死亡率, 新たな合併症がないこと, 高い患者満足度) に関連する 4 つの主要素の 1 つとして同定された。

今では古典となっている論文の中で, ステインは (Stein, 1967), 「医師-看護師」ゲームについて記述した。そこでは, 医師と看護師は, どんなことがあってもあからさまな衝突を避けるようなやり方でかかわりをもっていた。看護師は, 何かを医師に推奨することはできるが, それは, 推奨しているように見えない間接的なやり方においてのみ行われた。医師は, 看護師に提案を求めることはできるが, それは看護師にそれを求めているようには見えないやり方においてのみ行われた[*]。このゲームは, 看護に対する医学の優越と医師に与えられたより高い地位を保護する役割を果たした。最近では, ステイン, ワッツ, ハウエル (Stein, Watts, & Howell, 1990) は, 看護師と医師の相互関係は, 大部分において, 意思決定については異なるけれども, 同等だと評価される貢献によって特徴づけられていると主張している。この見解は, 1980 年代のほとんどの看護文献と相反するものである。そうした文献では, 医師と看護師の関係は, 医師の優勢と看護師の従属のパターンが依然として継続しており, 平和的なものとはほど遠いとされていた (Prescott, Dennis, & Jacox, 1987 ; Spoth & Konewko, 1987 ; Weiss, 1982)。

1980〜1984 年に実施された全米調査では, 看護師も医師も同様に, お互いの関係は満足がいくものだと報告していた (Prescott & Bowen, 1985)。しかしながら, 興味深いことに, 満足のいく関係を構成している内容についての報告は, 医師と看護師とでは異なっていた。看護師は, 相互の尊敬と信頼を強調しているが, 医師は, 看護師が医師とどれほどよくコミュニケーションをとるか, どれほど快く医師の補助をするか, そしてどれほど有能かということをあげていた。満足度が高いという評価には, 明らかに, その関係において協働レベルが高いということは要求されていなかったのである。医師-看護師間で異論が出た場合は, 協働して一緒に問題解

決を図るのではなく，競争（主張と非協力）あるいは同調（非主張と協力）を通じて解決された。看護師も医師も，一般的に，共同の意思決定の過程を，看護師が意思決定者である医師に情報・視点を提供することととらえていた。

　医師の優勢と看護師の従属というこのパターンには，長い歴史がある (Campbell-Heider & Pollock, 1987；Darbyshire, 1987；Keddy, Jones-Gillis, Jacobs, Burton, & Rogers, 1986；Lovell, 1981)。フェミニストによる分析は，そのパターンは意図的で組織化されたものだということを提示している。それは，社会における優勢な権力と性別の関係 (Ashley, 1976, 1980；Reverby, 1987) を反映し，主に女性専門家による疾患予防運動の排除という結果を生み出した関係を反映しているという (Ehrenreich & English, 1973)。

　私たちの研究データは，看護師と医師の関係は理想的な協働とはほど遠く，地位の不平等問題，性による偏見，権力の不均衡という問題が一般的だということを示唆している。私たちは，こうした問題を無視するわけではないが，ステインやその同僚のように，私たちも，男性が看護に，女性が医学に参入することによって，そして，両方の実践の対話にフェミニストの考えを取り入れることなどによって，変化は可能であるということに希望をもちたい。看護師-医師関係の問題を形成しているのが地位の不平等と権力の不均衡であるということを認識しながらも，私たちは，多職種協働に関する別の一連の課題を生み出している問題の原因について解釈を提供したい。それらは，医学と看護の境界の不明瞭化と，臨床的知識と形式的な科学知識によって患者を知るということの優勢が失われてきていることである。また，看護師と医師の間での巧みな交渉は，経験を通じて獲得される実践的スキルであること，またその発展が，先の章で説明したスキル獲得モデルと主体的な行為者としての意識の発達とだいたい並行しているということも示したい。

　医師-看護師間の関係の中心にある問題を紹介するために，私たちの研

---

*訳者注：医師-看護師ゲームのやりとりの例として，看護師が「この患者さんには〇〇という薬がよく効くんですよね」とほのめかすと，医師はそれを受けて処方するというものがある。

究におけるあまたの説明の中から典型的な例を1つ選んだ。とりわけ，職種間のコミュニケーションパターンを形づくる上での臨床的知識に関する交渉と経験の役割を説明するよい例となっている。

　患者は，腹部大動脈瘤修復術を受けた高齢女性だった。経験の浅い看護師が担当だった。以下に紹介する話を語っている，より経験を積んだ看護師は，病室内の"あたふたした動き"によってものごとがうまくいっていないことに気づいた。患者の血圧は不安定で継続的なモニタリングが必要で，ニトロプルシド（商品名はニプライド）の調整も必要だったが，その新人看護師は，点滴の管理に忙しくしていた。その患者は，また，代謝性アシドーシスのために多量の輸液が必要だった。常勤医と新人看護師によるその状況についての臨床判断は，看護師によると，大きな手術後に"体が温まる"のに時間がかかっているが，"体が温まった"ら大丈夫だと予測されているというものだった。より経験を積んだその看護師は，そのストーリーがどのように展開していったかを次のように説明した。

**看護師**：私はその病室を通りかかったので，患者を見ました。彼女の体はとても冷たくて，湿っていて，バイタルを見ると，彼女はまだ低体温状態を示していました。何が起こっているのか察知できました。すぐに2つのことに気づきました。まず，彼女の腹部はとても大きくて硬かったということ，そして，彼女の膝には斑点があるということに気づきました。それで，私は言いました。「彼女の腹部は壊死しているわ」。すると，病棟インターンは「彼女の腹部が壊死しているなんてことはない」と言うのです。それで，少し語気を和らげて，「虚血性腸炎を考慮してはどうでしょうか？」と尋ねました。2人は，私になぜそう考えるのかと尋ねました。それで，私は「彼女の血圧は維持できていないですよね。私たちはニプライド／輸液，ニプライド／輸液を繰り返すゲームをしていますが，彼女は非常に重度のアシドーシスです。低体温で頻脈を起こしています。腹部は緊縮していて硬いです」と答えました。2人は，患者は術後の回復が順調ではないだけだと思っていたのです。私は続けました「このニプライドゲームは終了すべきです。ばかげています。それを投与するやいなや，彼女の血圧は下がります。体は冷

たくて湿っています。体を温めてあげなきゃいけないわ。輸液が必要です」。それで，2人は少し譲歩し始めて，乳酸リンゲル液を吊るしました。私は「ちょっと待って。彼女は乳酸アシドーシスなんですよ。彼女にとって，リンゲル液に一番加えてはいけないのが，乳酸ですよ」「ああ，そうだ。生理食塩水を持って来て」。

　私たちは，ついに，シニアレジデントを呼び出したのですが，彼は手術中で来ることができませんでした。でも，そこにいた指導医がやって来たのですが，それでも，彼も，患者の術後の回復がゆっくりしているだけで，2〜3時間もすると体は温まり，乳酸アシドーシス状態からも抜け出し，[患者は] すぐに窮地を脱して回復する，と感じていました。そして，彼は病院を離れ，しばらくの間はポケベルにも反応しませんでした。

　ついに，その週末宿直をしていた外科の指導医の1人がやってきて，「この患者に何が起こっているの？」と尋ねたのです。彼女はパソコンで患者の状態，血ガスを確認したのです。そして，患者を見て言ったのです。「腸の壊死」と。それで，私は言いました。「ええ，私はもう3時間もそうだと彼らに言い続けてきたのですが」…それで，皆やっと，その患者は腸が壊死しているということを納得したのですが，その時点で，指導医が捕まらないのです。やっと，手術を終えた外科のシニアレジデントがやって来て，その状態を見たのですが，皆様子を見ようとするのです。私は言いました。「指導医を待っている時間なんてありません。誰かが決断して，すぐに処置しなきゃ。シニアレジデントは手術する能力がありますよね。」私は言いました。「この女性は死にかけているんですよ。」

**インタビュアー**：緊急性を強く感じたのですね。

**看護師**：はい，その患者の頻脈がおさまり始めていました。血圧もゆっくりと落ち始めていました。それで，輸液を全開にしました。それから，私は，誰かが家族に話に行くべきだと思いました。患者の状態がどれほど重症かということを知らせることと，心肺蘇生なしでいいかどうかを相談する必要もありました。なぜなら，その女性は死にかけていたからです。それでも，そのレジデントは言うのです。「じたばたするな。みんなどうしてそうじたばたしてるんだ」。これが3時間ほどあとのことです。それで私は言いました。「すみません。私，救命カートを持ってきます」。すると，彼は「君

は，気でもふれたのか」と言うのです。それでも，私はカートを取りに行きました。それを持って病室に戻ってくるや否や，彼女の心臓は停止しました。それから，私たちは急いで各種の薬を投与しました。もちろん，その時点になって，やっと皆，私たちにはもう何もできることはないということを悟りました。彼らは彼女を死なせたのです。その時点でも，あの人たちは，腸の壊死だとは考えてなかったと思います。でも，残念なことに，解剖の結果，腸の壊死だったことが証明されました。そして，それは，医師たちがその場にいて，彼らは私と同じ状態を見る能力をもっていて，医師の目には私はただの看護師だったかもしれませんが，でも，彼らには少なくとも問題が何かを伝えた人がいた，という状況だったのです。私は，ただ「腸の壊死だと思います」と伝えるだけでなく，「彼女は頻脈で，血圧は急に上がったり下がったりで維持できず，体は冷たく湿っています。体温も下がっています。彼女の腹部は膨れていて，膝には斑点が出ています。継続的な代謝性アシドーシスです」とまで言ったのです。私は，何が起こっているのか正確に伝えることができました。それでも，医師たちは，それを理解できなかったのか，自分たちが見ていることを信じようとしなかったのか，それとも，そうではないと思いたかったのか，よくわかりません。

インタビュアー：彼らは事後にあなたと話をしましたか？

看護師：いいえ。あの人たちはとても…私が「事後検査の結果はどうだったのですか」と尋ねた時，とても静かに「腸壊死」と言っただけです。その患者の担当だった看護師はかわいそうにすっかり打ちひしがれていました。彼女は，経験がない中で，その患者の状態を何とかしようと午前中ずっと努力していたのです。彼女は，医師たちがやっていたことに，まあ，追従していたのですが，それはそれで仕方ないんです。すごい挫折感を感じる状況で…彼女は「他に私たちには何ができたんでしょうか？」と尋ねるのです。私は思いました。「指導医さえもあの病室にはいたわけだし」と。でも，私はたぶん，指導医にはインターンに対してとったほどの強気の態度はとらなかっただろうとも思います。私は，彼に指摘はしました。自分の考えを提示しました。でも，それほど強くは言えなかった。だけど，彼は，経験も積み，知識もあり，バットで頭を叩かれるなんてことは必要ない立場の人でしょ。私が言いたいのは，そんな状態に以前に一度も遭遇したこと

のないインターンになら，それが何なのか，また，なぜそうなのかを一から説明しなければならないでしょうけれども．でも，何年もの経験を積んだその指導医の場合は，ほのめかす程度のほうがいいと思ったのです．

　このナラティブで明らかなのは，その患者を救命するために必要な行動をとれなかったことに対するその看護師のフラストレーションと敗北感だ．その医師とのかかわりに関して彼女にはゲーム感覚は全くない．少なくとも，彼女の語りの中においては．そこにあるのは，急激に変化する状況の巧みな評価と，医師がその状況に対して自分と同じ視点をもてるように支援しようとする率直な努力だ．彼女の臨床的知識が，彼女のアセスメントの中心にある．彼女はその患者をよく知ってはいなかったが，不吉な臨床像の前ぶれを認識していた．彼女は問いただされた時，報告している．自分は，「腸壊死」の患者を数多く見てきたから，同じような状況を見たら，それが問題だと認識できると．彼女は，また，その女性の悪化している状態について別の説明を考慮したとも述べている．たとえば，医師の言う体温の上昇がゆっくりしているだけという仮説や，動脈出血，壊死につながる上腸間膜動脈閉塞など．このような考慮，あるいは熟慮した合理性が，自分の評価，および医師を納得させるような自分の説明能力について，彼女に自信をもたせた．レジデントは，彼女の評価が正しいかもしれないと考え始めた時でさえ，この看護師が感じたほどの緊急性は認識していなかった．彼女はのちに，心停止は不可避だと察知したその急速な下降の軌跡について，自分の認識を説明している．このナラティブにおいて同様に明白なのは，そのケースを医師にどのように提示するのがベストなのかということについての彼女の考慮である．つまり，彼女は，より経験を積んでいる指導医に対しては「ほのめかし」がベストで，そうすれば，その医師は自分が伝えようとしている患者の状態の悪化を理解し対応してくれると考えた．

　明らかに，そのように急速に変化する状況では，判断ミスは起こりうる．しかし，ケア提供者間での同僚としての協調関係と尊敬がなければ，

重要な意味をもつ臨床像と適切な医学的介入について議論できるような環境がなければ，そのようなエラーが発生する可能性はずっと高くなる。この説明でもう1つ気になる側面は，そして，同様のことは他にも多いのだが，その看護師と医師の判断と行動についての議論や，将来の臨床学習に役立てる事例をレビューする公式な仕組みがなかったということだ。エラーを犯したという暗黙の認識だけで，議論の幕引きが行われてしまったということである。

　このナラティブは，臨床的知識について交渉する際の経験の役割も示している。最初にその患者の担当に割り当てられた新人看護師は，達人看護師の説明ではっきりとみられる認識力に欠けていた。そして，彼女は明らかに，他者の判断に依存していた。基本的に，彼女は，「上の人に権限を委譲する」意思決定方式をとっていたのだ。経験の浅いレジデントもまた，臨床状況の重要な側面を見極める能力に欠けていた。さらに，レジデントたちは，この患者がたどると思われる臨床の軌跡についての実践的な理解がなく，経験のある看護師には明白であった緊急性をも見逃した。一方，より経験を積んだ看護師は，コミュニケーションパターンの複雑性を理解し，より経験を積んだ指導医なら彼女の発するシグナルを察知して，適切に対応してくれるだろうと信じた。この状況における彼女の責任感は，第5章で説明した達人の実践に特徴的なものだ。

　看護師-医師間の協働の崩壊というこの事例は，本研究で経験ある看護師が述べた他の数多くの事例にも共通するものである。本章においては，看護師-医師間の協働における，こうした崩壊に関連する中心的なテーマだと考えられるものについて考察する。

- 看護と医学の境界の不明瞭化。そこでは，看護師はこれまで以上に医学的意思決定の責任を引き受けている。しかし，その貢献については，当然あってしかるべき明白な認識がなされていない。
- 形式的科学知識の台頭による臨床的知識の失墜
- 臨床判断と多職種協働コミュニケーションパターンにおける経験の役割

■病気と苦しみについての懸念の隠蔽

　私たちは，また，経験と苦労して到達した理解を変換して発達した，臨床的スキルとしてあらわれる多職種協働についても分析する。

## 職種間の境界の不明瞭化

　ICUの看護実践は，医師が決断を下すという医療のやり方を大きく変えた。治療は即座に行われることが多い。最も頻繁に行われるのは静脈注射だ。それには，ベッドサイドの臨床家による即座の機敏な臨床判断が要求される。医師の処方スタイルは，厳格な命令からガイドライン，あるいはパラメータへと変化した。多くの場合，そうした"処方"は，患者をある一定範囲の生理学的パラメータ内（例：「血清カリウム値は4〜5の間に保つ」など）に保ったり，ある一定範囲内に薬の投与量を保ったりするように看護師に指示するものだ。患者の状態の変化をいつ医師に知らせるかは，"処方"によって限定された範囲が指針となるのかもしれない（例：「もし血圧が90以上になったら電話する」など）。しかし，"処方"を書く際に不測の事態すべてを予測しているわけではないので，看護師は，いつ医師に知らせるかについて，しばしば自身で判断しなければならない。医学的意思決定をするという医師の法的にそして社会的に認められた特権と責任について疑問を投げかける看護師は誰もいない。しかし，看護師の責任は，その時その時に臨床判断を下すことである。たとえば，患者の状態が設定されたガイドラインの範囲内ではない（例：血清カリウム値が低すぎる可能性がある）ということを認識したり，患者が処方された治療内容にもはや良好な反応を示さなくなっているということを認識して，もし処方に使える薬が提示されていたら，患者をガイドラインの設定範囲内に留めておくにはどうすればよいのかを決める。

　このようなガイドライン（つまり，「医師」の処方）では，医学的意思決

定において看護師がもつ主要な責任について記述され，その言語は，医師から看護師へという伝統的で一方向に作用する権威を維持するものだ。即座の治療を管理する，また，患者の状態の変化について医師に連絡する看護師の明らかな責任に加え，経験ある看護師がそれとなく，医学的判断を知らせたり，それに影響を与えたりする微妙な方法が数多くある。

　次の対話では，看護師たちは，臨床データをどのように解釈して，どのように医師に提示するかについて述べている。以下では，看護師たちは，早産児の場合，低血圧と循環血液量減少を区別するために何が必要かについて述べている。

**看護師1**：血圧が低いので，医師のところに行って「血圧が落ちています」と告げると，医師は，他のことも知りたがると思うの。その子の尿量はどのくらいかとか，具体的な尿比重はどうかとか，皮膚の色はどうか，皮膚の緊張感は？　泉門がへこんでいるか？　とかね。

**看護師2**：診断を自分でしなきゃいけないってことね…なぜって，医師への提示の仕方を考えると，そうなるでしょ…

**看護師1**：ドーパミンレベルを上げてもらうか，輸血指示を出してもらうかよね…それが必要だと確信がもてても，薬の滴下速度を自分で上げる権限は与えられてないから，そのための処方をもらわなければならないわ。だから，情報を伝達する時には処方をもらえるような伝え方にしている。それって，誰にとってもとても難しい決断ですよね。もし，その子が低血圧の時に輸血してしまえば，それ以前よりも大きな問題となってしまう。そして，もし［その子が］輸血を必要としている時に提供しないならば，やっぱり状態は悪化する。情報をどのように提示するかということがとても大切。「ドーパミンの量を増やしますか？」と言うか，「この細胞の数がこれくらい少ないです」と言うかなど，伝え方で，医師が次に患者に出す処方内容に影響を与えることができます。実質的にその決断を下す立場には自分はいたくない。でも，時に，特に，経験の浅い医師だけがいる夜中は，そういった決断を下す立場に置かれることがありますね。

　ここでは，看護師たちは，低血圧と循環血液量減少を区別する診断につ

いて述べている。看護師がデータをどのように提示するかが，医師が，特に経験の浅い医師が，どのような行動をとるかを決定することがある。それは，自分たちが患者に必要だと思うことを得るための戦略だという看護師もいる。その他の多くの場合は，医師の理解について読みとったことに基づいて，看護師が医師に呼応する形としてあらわれる。看護師が医師に状況を説明する時，彼女はある反応を期待している。もし，期待する反応がなかなか得られないようなら，彼女は，状況をわかってもらえそうな別の方法を考えたりする。上記に紹介した対話で興味深いのは，看護師たちが，医師の意思決定スキルに期待していないということだ。むしろ，彼女たちが強調しているのは，看護師がよぶところの"論拠と説得力のある説明"をする過程で身につけるスキルについてである。この対話や他の対話で明らかなように，看護師は，医師が正しい医学的判断を下せるような方法で情報を医師に提示することが，自分たちの責任だと考えている。

　医学的判断における責任を引き受けることは，経験から生まれるものである。新人は，その時どきの判断ですら，他の看護師や医師の経験や判断を頼りにしている。新人のナラティブには，多くの医学的決断のための主体的な行動や責任感はみられない。新人は，医師の判断に真剣な疑問を呈することは決してない。一方，達人の実践は，医学的意思決定の多くの責任を暗黙のうちに引き受けるということによって特徴づけられる。つまり，医師の注意が，患者の状態の変化にいつ向けられなければならないかを認識して，予測される医師の反応をはじき出し，期待しているやり方で医師が反応してくれるように情報を提示するという責任を引き受けることである。看護師はこのスキルを"論拠と説得力のある説明"とよぶ。達人看護師たちは，医師が注意を払い，ある方法で対応するように，医師を説得するのが自分たちの責任だと考えている。それに成功しなければ，自分たちの失敗だと感じる。本研究で看護師たちが報告したあらゆる状況において，"論拠と説得力のある説明"とは，権力に関することではないし，軋轢を最小限にするためのゲームのルールに同調しようとするものでもない。それは，患者が必要としていると自分たちが考えることを知るため

に，自分たちの実践にとって不可欠な部分だと考えているのだ。

看護師１：医師をそんなふうに操らなければならないのは悲しいわね。なぜ真実を率直に言ったらいけないのかしら？「あなたはこれをすべきです。なぜ，私がそれをあなたに言わなければならないのですか。あなたは知っているべきです」と。

看護師２：特に，レジデントの場合ね。時には，その特定の状況においては，自分のほうがよく知っているし，その特定の患者にどう対応すればいいのかをレジデントよりよく知っていることが明白なことがあるわね。でも，私自身の経験からすると，医師のところに行って挑戦するようなことを言って自己防衛的になられても，自分が望んでいることを得られるわけではないわ。結局，けんかになって，厚い壁に突き当たってしまう。で，彼はそこから動こうとはしない，なぜなら，彼は医師だから。ベッドサイドで怒鳴り合うようなけんかをして，自分が正しくて，翌朝やって来た指導医が，「どうして自分に電話してこなかったんだ？」って言うかもしれない。私も彼はまさにそうすべきだったと思うけど，レジデントは絶対にそんなことはしない。

看護師３：でも，あなたは正しくても患者を救えなかった。

看護師２：そういうこと。そして，今にも爆発しそうな爆弾の上に12時間も座っていなければならないのよ。

　この新たな責任感は，苦労して得られたものだ。達人看護師の多くが，次の事例のような，自分の実践を一変させた事例のナラティブを語っている。

　　私の事例は，高齢女性で循環器疾患をもつ患者さんに起こったことです。彼女は，大腿膝窩動脈バイパス術を受けたのです。術後丸１日経った時の血圧が190/110でした。あまりに高すぎます。そんな状態だと誰だって，血圧を下げるのにニプライドを使っているでしょう。そうじゃなきゃ，移植片が吹っ飛んでしまうわ。そして，その時，私は，新人のオリエンテーションをしていました。私はその女性患者の血圧のことがとても気になっていました。彼女がどんな経口薬にもほとんど反応を示さなかったことを覚えています。

看護師たちはニトロペーストとかあらゆるものを試していたのですが，それでも彼女の血圧は170/100とかだったんです。その時，3年目のレジデントがやってきました。そのことを思い出すと，今でも胸が痛みます。私は彼に言いました。「この患者さんの血圧がこうで，下げることができないんです。何を投与したらいいと思いますか？」すると，「大丈夫だよ」とガムを嚙みながら言うのです。私は「でも，規則として，循環器疾患の患者さんの血圧はこれこれより高くてはいけないことになっているんです」と言いました。すると，「じゃあ，それに従おう」と言うので，私は，「彼女の普段の血圧はこれこれで，今は180/120なんです」と告げました。すると，彼は，「鎮痛薬を何か投与しよう」と言ったのです。私はあの時もっと懸命に闘うべきでした。私は上（彼よりも意思決定ラダーが上位の人という意味）に訴えるべきだったのです。なぜなら，数分後，私が別の患者を担当する看護師を支援している時，新人の時に私が支援していた看護師が「Cさん，ここに来てください」と言うので，「少し待って，すぐ行くから」と答えると，「待てないです」という返事が返ってきたのです。それで，慌ててかけていくと，その患者の移植部が破裂していたのです。動脈血がドクドクと鼠径部に流れベッドへと流れ込んでいます。大腿部はこんなに膨れ上がって。その光景を見て死にそうになりました。もし，あの時，もっとレジデントと闘っていれば，あんなことにはならなかったかもしれない。私たちは，それからなすべき適切なことを懸命にしました。彼女の頭を下げて，手術室に電話を入れて，やって来ない医師に懸命に電話を入れて。でも，あのレジデントは緊急呼び出しにも応えなかった…だから，私，あれ以来，自分が何かについて確信をもっていたら，引き下がらずに闘うことにしたんです。

　この事例は，私たちのデータに繰り返し浮上する複数の問題を浮き彫りにしている。まず，看護師は，深刻な問題になりかねないことを示す明確なデータをもっているが，緊急の注意が払われなければならないことを，経験の浅いレジデントに納得させることができない。その医師の明らかに尊大な態度は，決して珍しいものではない。次に，この状況での看護師の学習は，痛みを伴うもので，その経験は彼女のその後の実践を変革させる。以後決して，自分が正しいと確証をもっている時には，絶対にひるま

ないと決めた。彼女のナラティブは，自分は，合併症の徴候を医師に報告し，看護師に要求されることはすべて客観的に行ったにもかかわらず，予想だにしなかった臨床状況に対するとても強い責任感を示している。

また，経験を積んだ看護師たちは，膨大なデータの中の重要なことに医師の注意を向けさせることができる。次の対話では，看護師たちがその実践の重要性について論じている。

**看護師1**：医師って，赤ちゃんを毎日見ているわけじゃないの？
**看護師2**：毎日チェックするわけじゃない…
**看護師3**：(笑)見ないよね。何をやるかといえば…
**看護師2**：チラッと見るだけ。そうよね。
**看護師3**：そうそう。でなければ，フローシートを見るのよね。診察のステップは踏んだり踏まなかったり。つまり，私が言いたいのは，診察する時もあるけど，ここに問題がありますって合図しなければ，しっかり診察したりしない。
**看護師2**：そう，普通，看護師が伝えることをすごく頼りにしている医師も何人かはいるわね。通常，何かがなされるのは，看護師が後押しするからよね。

突出するような重要なデータに医師の注意が向くように合図することの重要性は，コミュニケーションパターンの崩壊した状態において，最も明瞭に浮かび上がってくる。次のナラティブでは，一人前レベルの看護師が，看護実践のこの側面の重要さを学んだ状況を述べている。

> これは，私が決して忘れることのできないトラウマになった事例です。夜勤でした。そして，私はまだひよっ子でした。その日手術をした患者の担当になりました。その手術が何だったのか覚えていませんが，彼のグルコースの値が400もあったのを覚えています。彼は正午ごろ入院してきたのですが，その時点でグルコースは既に高かったのです。そして，24時間フローシートにも，グルコースが高いこと，そして食事療法で糖尿病の治療をしていると

いうことが数回記されていました。入院時に既にそのような状態だったので，私は，そのことは当然記録されていると思っていました。彼の就寝前には，医師も病室に立ち寄り彼を診察していました。それで，私は，医師たちもその記録を見ていて，食事療法で治療している糖尿病なので，そのままで治っていくと考えたのだろうと推測していました。とにかく，その医師はものすごくきつくなることがあるんです。翌朝の回診時，彼は，私に噛みつきました…それはひどく。「報告しなきゃいけないのは，いったいどのレベルだと思ってんだ？」それからも，延々と同じような調子で続けました。私は本当に追いつめられました。でも，私は，医師たちが患者の糖尿病のレベルを既に評価していたと推測したのです。だって，正午までに少なくとも4回は記録に残されているわけですし，私が引き継いだのは真夜中だったのです。でも，そのような推測はしてはいけなかったんです…今はもう，私は絶対に推測はしません，どんなことがあっても。たとえ，医師が今目の前で24時間フローシートでそこに記録されていることを確認したことがわかっていたとしても，「これはご覧になりましたか…？」と尋ねます。「これに気づかれましたか？」とか「排尿量が少ないことに気がつかれましたか？」などと，何度も何度も確認します。今は，それはぬかりないようにしています。絶対に推測はしません。たとえ，医師たちが，私が医師たちの決定を侵食して自分の意見を押しつけようとしているのではないかといらだったとしても…。だって，彼らの頭の中ではものすごく多くの情報が行き交っているでしょうから。病棟にふらっとやって来て，5つの別々のシートに目を通して，それでも，患者とずっと一緒にいたわけではないし，状態の変化の具合を見てきたわけではないし，患者にどのようなことが起こっているのかということについては，私たちほど十分は認識していないから，少しリマインダー（記憶を呼び起こすヒント）は必要だと思うのです。私は，自分がプリセプターとして訓練する看護師には，データをきちんと提示するように指導しています。ほとんどはこんなことを言います「データは目の前にあるんです。そして彼は，それに今目を通したんですよ，でも，全然気づいてないみたい。医師がときどきちゃんと確認しているのは血圧だと思います。患者が生きていて血が流れている，だから患者は大丈夫だとでも思っているかのように」。

医師は，看護師からどのような情報が提供されるかということについてある種の期待感をもつようになるのかもしれない。その場合，その看護師はフローシートから関連性のあるデータを抽出して医師に提示するという暗黙の前提がある。その看護師は，なぜこの種の実践がとても重要なのかについても説明している。看護師は，1日に何時間も患者とともにいる。看護師は，刻々と変化する患者の状態をわかっている。そして，その患者にとって何が重要なことかを知っている。もちろん，すべての医師がこの種の看護師からの情報提供を求めるわけではなく，軋轢や不適切な医学判断の可能性を生み出してしまうこともある。

## 形式的な科学知識の台頭による臨床的知識の失墜

　形式的な科学知識や合理的技術的意思決定が，唯一の正当な知識の形態という時代において，あらゆる実践領域では，実践的知識，あるいは臨床的知識の不明瞭さに悩まされている（Benner, 1984a；Dreyfus & Dreyfus, 1986；Schon, 1983）。臨床的知識は，よく見知ったパターンの認識，一定の時間にわたる人間の反応における変化の理解，そして，"客観的"証拠や厳然たる検査データを補完したり超越したりする質的な差異の識別や知覚的識別を行う能力としてあらわれる。臨床的知識は，類似の患者に一般的に期待される反応と比較してとらえる特定の患者の反応を包含するものである。それには，特定の患者の反応パターンについての詳細な知識（Jenks, 1993；Jenny & Logan, 1992；MacLeod, 1993；Tanner, Benner, Chesla, & Gordon, 1993）と特定の患者グループが一般的にどのような反応を示すかということについての，しばしば詳細にわたる暗黙の理解が含まれる。医師も看護師も，おそらく同様に，患者の状態が変化しているということを示す客観的な臨床的証拠をより好むものだろう。どちらも，健全な科学理論と研究に基づいた実践を好むだろう（Prescott et al., 1987）。しかし，どちらの領域の熟達者も，熟練したノウハウとしての上級の臨床的知識を頼

りにしなければならない (Benner, 1983, 1984a；Schon, 1983)。その知識は微妙な変化を察知するのを可能にするからだ。そして，それは，"客観的"な証拠についての微妙な解釈を可能とするものだ。あらゆる臨床家は，特定の患者について，過去にまで遡って理解しようとしなければならない。

　達人看護師は，特定の状況において何が突出して重要なのかを認識できる。なぜなら，高度な臨床的知識をもっており，その患者を熟知しているからだ。1日に何時間も患者との時間を過ごす看護師は，その患者が治療に対して一般的にどのような反応を示すのか，普通どのように意思疎通を図るのか，そしてその患者の好き嫌いについて学習する。看護師は，その患者の傷がどのように見えるのか，胸の音，四肢の動きの範囲と強度，通常どのようなアイコンタクトをするのか，そして家族の存在にどのように反応するのかを知っている。患者にほんの少しでも変化があると，患者を知っている看護師は，その変化を認識する。次の対話では，2人の看護師が，ある患者に関するよくないことの前兆の認識と，その認識が患者を知っているということにいかに左右されるかについて語っている。

**看護師1**：何か起こっているという感覚が，場合によってはすごくゆっくりとあらわれることもあるわ。でも，3か月もその子と一緒に過ごしていると，その子の内も外もよくわかるようになるから，何かおかしいと感じる。でも，それを言葉で言いあらわしたり，生理学的な徴候で伝えようとすると…
**看護師2**：ばかみたいに聞こえる。
**看護師1**：そして，医師たちが見に来るでしょ…「その子は大丈夫なように見える。顔色もいい」
**看護師2**：…「検査結果の問題なし」
**看護師1**：…そうなの，輸液の状態も大丈夫だし，でも…ちょうど親みたいな感じ。親は自分の子どものことをよく知っているでしょ。そして，毎日毎日，子どもが何をしているのかわかっている。だから，風邪をひきかけているとか，乳歯が生えかかっているとか，何かがおかしいとわかるのよ。

　ここで，看護師たちは，その患者について自分がもつ曖昧な臨床的知識

を言葉で言いあらわそうとする際のフラストレーションを表現している。彼女たちは，その患者をよく知っているので，患者の状態の微妙な変化に気づくことができる。そのような変化は，客観的にみると臨床的に有意なものがあると説明できるものではない。しかし，それが，その後に起こるより劇的な変化の前兆であることがしばしばだ。乳幼児や重症の成人の患者の場合，このリードタイムが命を救うものとなりうる。

　患者を知ることは，早期の警告を解釈する上で，そして，即座の治療を管理する上で，非常に重要な側面だ。患者を知るための看護師の能力は，目に見えないが非常に重要な方法で，医学的診断や管理に寄与するものだ。次に紹介する事例は，ある患者が，医学的治療に一般的にどのように反応するかを知っているということの重要性を明確に物語っている。

看護師：その人は，心筋が弱っていました。血圧も安定せず，そう，彼の血圧は，単なる洞性頻脈［に対して］上室性頻拍に陥ったんです。彼には，ほとんど低心拍出量症候群のような固定した洞性頻脈があり，彼の心拍出量は，心筋がとても弱かったために，心拍数120以上でかろうじて維持されていたのです。彼の血圧が下がり始め，急性肺水腫の症状があらわれました。そして重大な外傷の治療を行うチームが彼の状態を管理しようと，内科と循環器内科と協働していました。そして，それが起こったのは，私がその人の担当になって3〜4週間後でした。医師たちは，「ドーパミン投与に戻そう」と言ったのです。彼は，その時ドブタミンを投与されていました。私は「だめです，彼にはどちらの薬も必要です」「いや，ドーパミンだ」私は「彼にはどちらも必要です」と主張しながら，闘い続けましたが，やがて言い負けてしまいました。そして，私たちは，彼のドブタミン投与を中止して，ドーパミン投与を開始したのです。彼の状態は悪化しました。心室期外収縮がよりみられました。胸痛が発生しました。当然ですよね。そうなることはみんなわかっていたんだわ。

インタビュアー：その患者にはどちらの薬も必要だということが，あなたにはどうしてわかったのですか？

看護師：ドブタミンについては，彼の血圧を維持するために血管内投与がされ

ていたんです．彼の心臓は，すごく弱かったんです．ドブタミンは，心筋の収縮力を変化させるサポートをしていました．一方，ドーパミンは，心臓を鼓舞して心筋のはたらきを強め，心筋の酸素消費を増やすのです．それは，状態を悪化させます．医師たちは，彼の状態を支えていた薬を中止して，私には彼にとって有害だと思われた薬を投与し始めたのです．私は，彼には両方必要だと思いました．両方の薬をある程度投与することが彼を助けると思っていました．そして，結局，翌日，両方の投与が開始されました．

インタビュアー："ある程度"とはどのくらいですか？

看護師：そうですね．ドブタミンは，たぶん5 micsくらい，それでいい感じでした．彼はドーパミンにはとても敏感に反応するので3〜6の間に維持する．前の経験から，もしドーパミンを2から1に下げようとすると，血圧がとれなくなってしまうということを知っていました．2 micsって腎機能に障害のある場合の投与量です．問題にはならないはずです．でも，彼の場合は問題になったんです．彼は，その時にはひどいカテコールアミン依存になっていました．どちらも必要だと思ったのは直観です．前に，彼はドブタミンだけ投与されていた時と，ドーパミンだけ投与されていた時がありました．それで，その様子から，彼には両方必要だと思ったんです．「こうしてみましょう——両方同時には試してないですよね．なら両方同時に投与するのを試してみたらいいじゃないですか」直観でそう思いました．

　質問すると，この看護師はこのように，その患者のドーパミンとドブタミンの経験についてより具体的に話してくれた．彼女はその患者が，この2つの薬にどのような反応を示すか，そして，一般的に期待されている反応と彼の反応がどう違うのかという詳しい知識をもっていたのだ．賢明な医師なら，次の治療法を考える際に，その患者特有の反応についてその看護師が把握していることを活用するだろう．医師たちは，患者とずっと一緒にいるわけではなく，治療に対する患者の反応を常にモニタリングしているわけでもない．したがって，数日間，あるいは数週間にわたって，その患者の薬の投与を常に管理しモニタリングしてきた達人看護師が把握していることを，わかるはずがないのである．

興味深いことに，患者をこのようなやり方で知ることは，たとえ，看護師に非公式な権限を認めたとしても，看護師と医師の間の地位の不均衡を維持する役割を果たしてしまう。キャンベル＝ヒーダーとポロック（Campbell-Heider & Pollock, 1987）は，入院患者に対する接し方について，医師と看護師では対照的なことを指摘している。医師のそれは，短く構造化され，ほとんど儀式的なかかわりとして特徴づけられる。一方，看護師は，カジュアルな会話を交わすことから最も個人的な体の機能に関する支援まで，その患者とのかかわりは構造化されたものではなく，何時間も患者とともに過ごしている。患者との距離感における看護師の近さと医師の遠さは，病院内における社会的関係の考え方において非常に特徴的だ。そこでは，患者からの分離が，地位の高さと比例しているのだ。そのような環境においては，医師は，看護師に頼らざるをえない。そして，医師は，看護師は，重要な情報をしまい込んでいるとか，自分たちと患者との関係を"汚染している"と信じ込んでいることがままあるのである（Stein, 1967）。

　看護師と医師が自分の患者をどの程度知っているかということについての相違は，軋轢の原因として大変一般的なものだ。この事例のようなICUの看護師たちは，かなり長い時間患者とともに過ごしていた。看護師たちは，患者の一般的な反応のパターンを知っていたので，患者の反応に基づいて自分たちの実践を調整すること（例：薬の滴下速度，体位の変換，気道の確保など）を学んでいた（Tanner et al., 1993）。特に臨床研修を提供する教育病院における医師チームは，しばしば，患者を知らないし，患者の治療への反応の仕方も知らない。治療計画を発展させたり修正したりする際に，看護師の知識を医師が求めるなど，患者についての看護師の知識を医師が認識していれば，看護師と医師の間のかかわりは賢明なものとなるということが特徴としてみられた。

　もちろん，臨床的ノウハウは，経験ある看護師のみに限定されるわけではない。経験ある医師は，診断や疾患の管理において知覚的で認識的なスキルに頼る。次に紹介する事例では，看護師が，そうした医師の臨床の知を認識して評価すると同時に，医師が，看護師の熟練した患者観察に頼

り，それをどのように活用するかが示されている。

**看護師**：うちの病棟には，私が感心する医師が1人いるんですが，彼は，いつも病棟にやって来て，22，23，24％くらい酸素を投与している赤ちゃんと15〜20分くらい過ごすんです。そして，酸素フードをはずしたりはずさなかったりするのですが，「この赤ちゃんは大丈夫だ」と言うんです。そうしたら，その赤ちゃんは本当に大丈夫なんです。

**インタビュアー**：彼にはどうしてそうだとわかるんです？

**看護師**：経験がたくさんあるからです。私たちと同じように，そのことを明瞭な言葉で説明したりはしません。彼には，他の人が使えるような形態で構築しているのではない，ものすごく多くの経験的知識があるんです。赤ちゃんが刺激や環境やものごとに，そして静脈注射にどのように反応するかとか，その他，私たちがやってみようとも考えたことがないようなことを試して，それが彼に十分な情報を提供するようです。

**インタビュアー**：興味深いですね。赤ちゃんと20分ほど過ごすことが必要なのですね。

**看護師**：ええ，そうです。彼は，赤ちゃんについて「この赤ちゃんは，あなたがこれをしたら，どのように反応しますか。あれをした時にはどうですか？」などいろいろ尋ねます。いい加減な質問ではないんですよ。

**インタビュアー**：彼は情報を収集しているのですね。

**看護師**：彼は確かに情報を収集しているんですが，それをどのように統合するのかは，一見明らかではないんです。でも，担当看護師に，彼は，「この赤ちゃんはもう少し食べ物をほしがっていると思わない？ おなかは空いていない？ 満足していると思う？ 酸素をほしがっていると思う？ それとも，嫌がっているように見える？」などとよく尋ねるんです。そして，大体半分くらいは，カニューレをはずすことができるんです。だから，私たちも，赤ちゃんが言葉で伝えられないけれども，何を伝えようとしているのかということに注意を払うようになりました。

　この看護師は，しばしば言葉では表現しにくい臨床的知識のことをよく説明している──「彼は私たちと同じように，言葉で説明するわけではな

485

いのです」。このナラティブは，また，経験豊かな医師と関連性ある観察ができる十分な経験を有する看護師との間で行われた臨床的知識についての巧みなやりとりをよく示している。医師と看護師間でのかかわりでより一般的に記述されるのは，看護師が，まさにここで述べられているような臨床データに，医師の注意を向けることにやっきになるといったものだ。最終的な権威の主張が，臨床的知識についての巧みなやりとりの必要性にとって代わるようなら，医師も看護師も，そして患者も損を被ってしまうだけだ。

## 経験の役割

　看護師-医師間の協働を擁護する者の多くは，また，既存の看護師-医師間の関係を批判する多くの人々は，理想的な関係があると考えているようだ。もちろん，この前提としては，その特定の医療現場で，医師も看護師も，同じように有能で，特定の患者の状況について同じように知識をもっていることが要求される。しかし，明らかに，レジデントや新卒看護師が，著名な指導医や何年もの経験をもつ専門看護師と同じように機能できるわけではない。だから，医療の現場で，最も知識をもっているのは常に医師だと考えるのはばかげたことだ。それは，あまり経験のないレジデントが，豊富な経験をもち高度な教育を受けた専門看護師と働いている現場を考えれば理解できるだろう。また，同様に，医師が，すべての看護師が同様に，状況で突出する重大な側面を認識する能力や適切な治療法を推奨する能力を有していると推測するのもばかげた話だ。もちろん，新人のレジデントの場合，そこで働く看護師のこともよくわからないので，その病棟で適切な助言を求められる信頼に足る看護師が誰なのかを識別するのは難しいだろう。これについて，ある看護師は次のように述べている。

第11章　看護師−医師の関係：臨床的知識の交渉

　　私は，インターンやレジデントが，経験の浅い看護師たちに，経験ある看護師に尋ねるのと同じような情報提供や助言を求めるのに遭遇すると，神経質になってしまいます。そのような看護師たちは，そのような助言ができるだけの能力をもっていないのですから。インターンやレジデントたちは，看護師は皆同じだと見てしまいがちです。難しいのはわかっています。だって，レジデントたちは，その病棟に1か月くらいしかいないのですが，そこで働く私たち看護師たちは，100人ほどもいるのですから。その中で十分な知識をもって仕事している看護師とそうでない看護師を識別する方法はないと思います。だから，両極端なミスマッチが起こります。たとえば，経験のある私に向かって，看護師の仕事についてまでも教えようとするようなインターンがいたりしますが，そんな時は，なぐってやりたくなります。逆に，新卒看護師に「これについて，どうすべきだと思いますか？」などと尋ねるインターンもいるわけです。

　私たちのデータによると，典型的な看護師−医師ゲームは，経験の浅いレジデントと達人看護師との間で最も頻繁に起きていることがわかる。より啓発的で自由な意見の交換は，達人レベルの看護臨床家と臨床的に熟達した研修指導医との間にみられる。臨床的専門性を双方が有していると，その会話は，その特定の患者についての懸念によって起こる質的な差異の識別に関する活発な議論となる。その意見交換は，誰の意思決定が上位かといった混乱をきたすようなパワーゲームに陥ることはなく，決断は，手元の臨床的課題を重視したものとなる。
　医師も，看護師から受け取る情報の種類や質について何らかの期待感をもつようになるかもしれない。達人看護師が臨床データを医師に提供し，医師は，関連性や重要性，そして，提供された複数の事実間の関連性などに従って処方を出すということもある。さらに，達人看護師は，その医師の反応によって，彼が，彼女の提供した臨床のストーリーについて正しい比重と重要性を認識して"聞いた"かどうかを判断できる。もし，医師が驚くような反応を示したならば，その看護師は，彼女は，なぜ彼は自分と同じことを懸念しないのかを，医師に直接尋ねることができる。

487

次に紹介するのは，期待されたコミュニケーションパターンがとれなかったために生じた崩壊の事例だ。ある夜勤専門の新人看護師が，多臓器不全を起こしている，死を間近にした男性のエイズ患者のケアを担当することになった。合併症には，播種性血管内凝固，急性呼吸窮迫症候群，敗血症，気胸，膀胱感染，腎不全などが含まれていた。さらに，彼は，人工呼吸器をつけていたが，バッキングのために薬で鎮静されていた。そして，家族は，できうる限りの医療処置を希望していた。

　私の知識不足でした。彼の血ガスの検査結果が戻ってきた時，それは前の検査結果と似ていたけれども，私は，その男性が代謝性アシドーシスに陥っていると気づくべきでした。夜がふけるにつれて，彼の状態について私の不安は高まりました。ただ彼を見ているだけで，この人は今すぐにでも死んでしまうかもしれないと思うほどでした。心拍数は150台の頻脈でした。血圧は大丈夫でした。でも，呼吸はとても速く28とか30台でした。私のシフト前にも血ガスは採っていて，その結果は大丈夫だと判断されていたようでした。でも，私は不安でした。それで，午前5時まで血ガス検査を続けて，それから医師に電話をかけ，その患者の様子があまりよいようには見えず，自分が懸念を感じていることを伝えました。医師に，血ガス結果と自分のアセスメント結果を伝えました。でも，医師はそれらに対しては何もしなくていいと言いました。患者の神経系統の状態は…それまでよりも嗜眠性が少し強くなっていました。血圧が下がってきて，排尿量が本当に少なくなって，血ガスの結果もあまりよくありませんでした。でも，たぶん，以前の検査結果も似たようなものだったと思います。午前7時に日勤スタッフがやってきました。そして，その患者をここ2日ほど担当している看護師も出勤してきました。彼女はその患者のことをよく知っていました。その患者は透析を受けることになったのですが，彼女は「ええ，彼は代謝性アシドーシスだわ。もっと早くに透析を開始すべきだったわ」と指摘したのです。透析チームは通常6時に開始されます。だから，彼の透析は，もっと早くになされるべきだったのです。
　でも，私は医師2人に，そのシナリオは提供していたのです。でも2人ともそれについて何もしようとしなかったのです。(そのインシデントについて，その看護師が後に相談した) 師長からは，医師たちは，私が電話をかけた時

> に，十分な説明をせずに…代謝性アシドーシスではなく，別のことを強調し
> ていたように感じた．だから，それを見逃した．と言われました．

　経験の浅い看護師から報告を受けた医師は，症状やエピソードの一連の経過が突出する重要事項がすぐにわかるような形で伝えられる看護師の報告に慣れていたために，この新人看護師の報告の中で関連するポイントを見逃してしまったのだ．経験の浅い看護師は，臨床上の諸問題の重要性を比較評価する術をまだ学んでいなかったために，最も重要な臨床上の「事実」を医師にどのように，いつ提示すればいいのかわからなかったのだ．そのため，経験の浅い看護師による医師への報告は，事実をただ伝達するといったものが多く，そこで提供されるすべての"事実"が同じ比重で伝達されることが多い．自分の臨床的知識について自信のない，そして医師の権威に依存する経験の浅い看護師は，その報告が誤解された時にもそれを認識できない．前述の事例では，経験の浅い看護師は，異常な血ガス値の報告を医師がきちんと認識していないということを医師の反応から読みとることができず，患者の今の状態に対して何かなされるべきだという自分の判断を疑ったために，自分が感じている問題を強く主張できなかった．この期待されているコミュニケーションパターンの崩壊が，患者が適時に治療を受けられなかったという結果を生み出してしまったのである．

　医師の経験不足も，同様に，両領域間の軋轢に大きく影響している．本研究に参加した看護師たちは，自分たちの臨床的知識が，よりよい教育を受けているとか社会的負託がより大きいという推定からくる自分の地位の上位性を主張したがる経験の浅い医師によって見逃されたり，無視されたりした状況を繰り返し述べた．

> あの人たちは，私が NICU で 10 年間，1 週間に 40 時間は働いてきたってことを理解していないんだと思います．あの人たちは，年 1 回割り当てられた 6〜10 の仕事を 3 年間続けてこなすだけ．私は大学院生だった時には，インターンシップで 17 週間レジデントと過ごしました．医師たちに電話したり

もしました。だから，その側面もいくらかはわかっているつもりです。なのに，あの人たちから，私が彼らの話していることを理解していないと長々と聞かされると，もう本当にイラッときます。

次の臨床事例では，経験の浅い医師と働く看護師のいらだちが明らかだ。

　私は，39歳のサモア人女性患者のケアを担当していました。彼女は，腎移植を受け，拒絶反応が出て，傷口に巨大な壊死性筋膜炎を発症していました。彼女には人工呼吸器が装着されていて，気胸になって胸部にドレーンが入っていました。ある日の午後，レジデントたちがやってきて，胸部に入っているドレーンを抜こうとしていました。何の予告もなしにその準備に入ろうとして，患者に鎮痛薬を投与する暇も私に与えようとしないのです。それは，正確には覚えていないのですが，たぶん7月上旬で，新人レジデントたちの研修が始まっていました。レジデントたちは新人に対して，ものすごく露骨にドレーンの抜き方の詳細を説明し始めたのです。いっそのこと，この女性の胸から園芸用のホースを抜くんだと言えばよかったのです。だって，あの人たちの話し方はそんな具合だったのですから。話を聞いていて，私は吐き気を催しました。私は胸腔ドレーンを何百と抜去するのを見てきました。それで，私は彼らの会話を遮って尋ねました「いつになったら彼女に鎮痛薬をあげられますか？　いつ抜去する予定ですか？　彼女には本当に鎮痛薬が必要です」。「鎮痛薬なんて必要ないよ」という答えに私はいらだちました。レジデントたちはとても若く，たぶん私よりも若く，おそらくそれまでに胸腔ドレーンを抜いた経験もないのです。抜去には痛みが伴うということをたぶん全く知らなかったのです。「このベッドに横たわっているのは人なんですよ。どうしてそれに気づかないんです？」と言ってやりたくなりました。彼女のベッドサイドに立ち，どうやってそのドレーンを抜くのかということをこと細かに説明などすべきではないし，ましてや，鎮痛薬を与える必要はないなどと言うべきではなかったのです。その女性はストイックでした。私たちは，彼女の痛みを予測しておかなければならなかったのです。もし，彼女が鎮痛薬を必要としても，絶対にそんなことは要求したりしないのです。それはサモアの文化なのです。彼女には，ガーゼ交換のたびに，300 $\mu$g のフェンタニ

ルが投与されていたのです。だから，彼女には多くの鎮痛薬が必要でした。でも，彼女はそこに横たわったまま，一言も発したりしないのです。患者によっては，そんな話を聞くと体を強ばらせる人もいます。でも，彼女はそれすらしないのです。それで，私は医師たちにドレーンの抜去をいつしようとしているのかをしつこく尋ね，やっと聞き出しました。それで，彼女に鎮痛薬を投与することができました。それから，抜去後のガーゼ交換の準備を始めました。でも，医師たちは，滅菌手袋をはめずに，何もつけずにやろうとしていたのです。彼女の傷口は巨大でした。傷口そのものもとても清潔とはいい難いものでした。消毒されているようには見えませんでした。部屋の向こう側にある手袋ボックスから手袋を全部引き出してしまいたい衝動にかられました。彼女の肺は，抵抗力の強い緑膿菌に感染していました。だから，あそこにあった手袋は結局全部汚染されていたかもしれないと思えるほどでした。それでも，医師たちは，少なくとも滅菌手袋を使うことができたはずです。あの部屋の中では，清潔と滅菌の相違は，非常に重要だったかもしれないのです。

この看護師は，若いレジデントたちが部屋の中で説明をするのを止めることはできなかった。しかし，彼女は「医師の許可」を得ずに，鎮痛薬を投与した。医師たちに，滅菌手袋を使うようにどのように説得したのかと尋ねると，彼女は，「私は，たぶん『[正しく]それができるように，手袋のサイズは何ですか』とか言ったんじゃないかと思います」と答えた。

この状況では，看護師は患者のことを知っていた。痛みに対する彼女の通常の反応を知っていた。そして，その痛みをコントロールするのに何が必要かも知っていた。彼女の話は，医師が見落としたり無視したりしがちな患者の状況について十分な理解を示していた。新人であってもレジデントに賦与された権限ゆえに，彼らは，その患者をよく知り，患者に何が必要かをよく知っている看護師の助言にもかかわらず，痛みの伴う処置を行うことを決めたのである。この看護師はまた，既に免疫機能が下がっていたその患者にとって，開放性の傷口の汚染にどのような危険が伴うのかも理解していた。看護師は，間接的なアプローチ（『手袋のサイズは？』）で，

491

患者がさらなる汚染を受けないような保護手段を確保した。このような状況において，一連の適切な行動を提案するために，看護師は，十分に確立された理論的説明を隠した。自分の提案の理由を詳細に説明すれば，彼女が提案しているという事実に注目が集まりすぎる可能性がある。しかしながら，この覆い隠すことが，看護師は意思決定において小さな役割しか担っておらず，その提案には科学的根拠はほとんどない，という医師の見方を継続させてしまうことの一因となるかもしれない。この事例では，ある意味，医師の経験不足によって生じた極端なコミュニケーションの崩壊のために，医師-看護師ゲームは依然継続されているのである。

自分が"船長"であり，リーダーシップの権威でなければならないと医学部の教育で社会化されてきた経験不足の医師は，自分が些末な提案でハラスメントを受けているのか，重要な細部を見逃したり，特定の患者の反応に十分注意するのではなく，抽象的で一般的な科学ばかりに注意を払いすぎたりすることによって，話の要点が理解できなくなってしまっているのか，その識別ができない。マンデイ（Munday, 1990）は，ステインら（Stein, 1990）に対する自分の返答として，正規の教育に基づく役割の権威を主張しようとする新人医師のジレンマをよく表現している。

> 若い女性医師として，たぶんヒエラルキーの問題に，私はより敏感になっていると思う。看護師の中には，若い同僚から指示を受けることに憤りを感じ，ことあるごとに抵抗する人がいる。自分が出す指示を文字通りすべて1つひとつ弁護するのに疲れきっている。正当な理由がある時には質問してほしい，私が間違いを犯したら教えてほしい。でも，私の大学教育，医学大学院教育，卒後研修医訓練も少しは認めてほしい。また，患者や私の同僚の目には，私は，最終的には，自分の行動にもあなた方の行動にも責任がある。その代わりに，私は，あなた方の考えを大事にし，もし不平がある時にはそれに耳を傾ける。私はあなた方を盟友だと考えている（p.201）。

駆け出しの医師や看護師が，必要以上にうんざりするほどの助言を受けているのは疑いようもないことだろう。臨床現場で信用がいったん失われ

ると，それを再び獲得するのは容易ではない。しかし，その打開策は，教育や資格などに基づいた権威を主張することではなく，むしろ，特定の状況における問題に心を開いた，臨床についての学習者になることだ。医師・看護師同盟は，両方の職業の駆け出したちが，経験から学ぶために必要なものだ。暗澹たる真実は，患者の死に対する責任や重大な臨床的ミスが起こった時の責任に対しては，「真」の代表者はいないということだ。どんな専門職であっても，道徳的に，また法的に，その状況における自分の最大限の能力で自分の知識を使うという人間としての責任を，とるに足らぬものとして振り捨てることはできない。この仕事の価値と尊厳は，患者の命がかかっている時，その社会的軋轢の如何にかかわらず，看護師と医師が，自己の，そして相手の臨床知，専門性，そして科学を頼りにするということを要求している。

## 疾患の人間的側面，苦しみ，痛み，恐れ，軋轢を隠す

　ステインら (Stein, 1990) とそれへの反応が示すように，すべてのケアリングや慈しみの機能を看護師に割り当て，すべての治療（キュア）のための道具的機能を医師に割り当てるのは過ちである。現在の医療の商品化は，提供者と顧客という関係を単なる経済交流へと縮小させてしまう役割を果たしている。すべての医療従事者の癒しの機能は，ケアと慈しみなしでは崩壊してしまう。ケアのないキュアはない。しかし，文化的に，そして社会的に，委任されている癒しの役割は，看護師と医師とでは異なる。看護師には，文化的に，脆弱性の緩和に取り組み，社会的・身体的統合性の回復へ向けて患者にコーチングを提供していくということが期待されている。患者は，医師に質問する前に，自分たちがもつ"医学的質問"の練習や表現の仕方について看護師の支援を求める。看護師は，社会的に，そして文化的に，患者にとって，医師よりも近づきやすい存在だ。

　たとえば，この研究プロジェクトにおいて，私たちは，看護師たちがし

ばしば，医師がその場を離れたあとに，家族のための通訳としての役割を担っていることに気づいた。医療チームの前では，医学的な質問を行えるよう家族を指導し，家族の懸念を医学用語で医療者たちに通訳していた。

　主治医の多くは唐突な態度をとることがよくあります。「えー，これが現実です。で，あなたはこうすべきだと思います」と告げたりすると，家族は「はい，わかりました。あなたはお医者様ですから，その判断に疑問を投げかけたりはしません」などと答えるのです。でも，家族は質問したいと思っているのです。それで，私は「何か疑問に思っていらっしゃることはありませんか」などと水を向けるのです。多くの場合，どんな質問をすればいいのかわかっていません。だから，家族がやって来た時に，それらのチューブが何のチューブなのか，それらのラインは何のためなのか，触っても大丈夫だとか，何が起こっているのかを話し合うことがとても重要です。患者の近くに来てもらうと，家族はどんどん質問を始めます…もし，医師が近くにいたら「すみません，ご家族が質問があるそうです」と声をかけたりします。そして，もし家族がうまくその質問をすることができなければ…たとえば「おっしゃっているのはこういうことですか？」などと支援します。すると，「ええ，そうです。私が言いたいのはそういうことです」などと言います。患者や家族に意思の疎通を促すということは，難しいことです。でも，それができれば，患者や家族は自分たちも参加しているという感覚をもちます。それは大切なことです。

　この社会的・文化的特質は，癒しの役割がどちらか一方の職業から抜け落ちていない限り，そして看護師と医師の間のコミュニケーションがうまくいっている場合には，通常よく機能する。
　医師も医学生も，ケアのある側面においては，意思決定の権限を看護師に賦与することに異論はない。それらは，心理社会的側面，退院計画，患者が身体的にできることとできないことについてのアセスメント，家族への対応，患者の生活機能実践能力の評価などだ (Prescott et al., 1987 ; Webster, 1985)。プレスコットらは (Prescott et al., 1987)，看護の領域でなされる意思決定の価値に関する評価が一般的に欠如していると報告している。

ある医師は，明らかに多くの医師が同意するある意見を次のように述べている。「患者にどのように食事を提供するかとか，落ちこんでいる患者にどう対応するかなど，もし，それがさほど重要な相違をもたらすものではないと考えるものなら，看護師にその決定権を与え，彼女の管理能力を尊重するのが重要だと思う」(p.59)。この考え方によれば，看護師が意思決定権をもつことができるのは，重要でない事項に関するということになる。

　これらの医師の考えにおいては，看護判断は，患者の日常生活，心理的状態，個人的価値に対して病気と治療が与える影響に関連するということだ。バーナード(Bernard, 1988)は，病気のそうした側面に医学が選択的に注意を向けないことや，患者の不満を単に生物物理学的混乱として再定義することを，「医学中心主義」(medicocentrism)とよんでいる。

> 　医療の世界を医療提供者の目を通して見るというこの傾向は，特段驚くべきことではない。医学や人間学や社会学における医学と関連する領域は，この困った見解にかかわってきた。というのは，医学の現代史のほとんどにおいて，医師たちは，自分の経験についての患者自身の見方を信用してこなかった。科学的な医師が目ざすのは，患者の懸念についての主観的言語を検査室から送られたデータに置き換えることであり，不快感についての特有な表現，あるいは文化的な表現を生物医学のいわゆる普遍的分類に置き換えることだった(pp.89-90)。

　医学実践の根底にあるこの前提と，看護実践の領域がどのようなもので構成されているのかということに関する医師の解釈を考えると，医学的治療計画と看護計画の間で軋轢が生じた場合に，看護師が医師と衝突するように感じるのは当然のことだ。看護師は，医学実践の境界を越えない限り，あるいはそれを邪魔しない限り，何をしてもいいということだ。

　看護も医学も，ある程度，医学中心主義や患者の不満の「正当性」を決定しようとするデカルトの懐疑\*に苦しむ。その不満は「本物」の病理に関

---

\*訳者注：徹底的に疑うことで，その正当性を検証すること。

連しているのか？ もし，それらが「本物」でなければ，苦しんでいる人を尊重したり，注意を払ったりすることは，精神科医や代替の医療提供者に任せられてしまうこともある (Benner & Wrubel, 1989；Cassel, 1989；Lock & Cordon, 1988；Lowenberg, 1989)。

# 交渉のスキル

　医師と看護師の間の交渉は，経験を通じて獲得できるスキルだ。看護師の説明から，そのような交渉が行えるかは，以下にかかっている。

(a)しっかりした臨床状況の把握とそれは対処が必要とされる状況だという判断
(b)医師を知っており信頼関係を構築していること
(c)論拠と説得力ある説明のスキル

## 臨床状況の把握

　看護師は経験を通じて学ぶ。しばしば，それは極端な崩壊が起こったような難しい状況であり，自分の臨床的理解を信頼し，異なる治療管理計画を行うために，医師に対して積極的に交渉すべき状況であることが多い。また，看護師たちは経験を通じて，どの状況が，即座の対応を要求しているのか，待つことができるのか，待てるならどのくらい待てるのか，そして，あくまでも医師の介入を要求した場合としなかった場合のリスクはどのようなものかということを学ぶ。次の会話は，ある看護師たちのグループが，医学的行動を起こさせるために権限が上位の医師に直訴するということについて，賛否を比較している。

**看護師1**：相手が医師であっても他の看護師であっても，いつも誰かと対決し

ているような気がします。ここではそれは受け入れられているかのようにみえます。「私がそう言うのだから，そうして」という人々が確かにここでは多いです。でも権威系統のヒエラルキーは，確かに，ほかのいくつかの分野よりもここではコミュニケーションについてはオープンです。もう一度繰り返しますが，もし［医師に］なぜそれをやっているのかと質問すると，いつも決まって返ってくるのは，「私が指示を書いているから。そして，それに従うのがあなたの役目だ」という返答。それが旧来のやり方ですからね。それを変えるには長い時間がかかりますね。

看護師2：でも，そんな返事をもらうと，同僚や看護主任に「これって，私が上に直訴するほど重要なことでしょうか。それとも，単に指示に従っておくべきことでしょうか？」と助言を求める機会はいつもありますね。

看護師1：それを追求するほどの元気がありますか。それって，自己動機づけをしているんだと思います。

看護師3：でも，私には，あなた自身がけんかを売ってしまっているところがあるんじゃないかと思えるけど。いつも論争的で何にでも抵抗するって，そこにどんな意味があるの？

　闘いを自分で選択するということは，看護師にとって重要な判断だ。看護師は，患者への即座のリスクと説得力のある説明ができる可能性との間でうまくバランスを取らなければならない。また，長期的なリスクについても考えなければならない。もし，その特定の患者に対してのリスクでなければ，将来問題が浮上した際に，その看護師と医師との関係やその看護師の信頼性にとってどのようなリスクが生じるのかということも考えなければならない。

　時には，患者の希望通りにすることがその患者にとってリスクがそれほど高くないということ，説得力のある説明はうまくできないだろうということ，そして，それをさらに追求しないほうがいいということなどが，看護師には明らかな場合もある。次に紹介する看護師は，ある新生児に光線治療が必要だとする医師に対して，自分の異なる考えを説明している。彼女によるその医師の評価は，医師の主な懸念はその新生児にではなく，

"パワーゲーム"にあるようだということだった。

看護師1：あの医師は，［ビリルビン値が5以下ではないので］光線を消してはだめだと感じていたのよ。それに抗しても仕方ないので，光線はそのままにしておいたわ。
看護師2：問題が何かによるわね。あの人たち［医師］がただ単に鼻もちならない態度をとっているだけなのかどうかはわかるわね。
看護師1：ええ，そう。そんな場合は別にどうでもいいの。私は気にしない。光線をつけたままにしておけばいいんだわ。臨床的には，それはその赤ちゃんにはそう大した違いはもたらさないんだから。彼が，小さなアイパッチをつけて，マサトランのビーチにでも横たわっているふりでもしなきゃいけないってこと以外はね。でも，その影響がもっと深刻な場合もあるよね。
看護師2：でも，長期的な視点でどんな議論がやるだけの価値があるのか，ないのかを見極めるには判断力と時間が必要よね。

## 医師を知ること

　医師との交渉は，看護師と医師との確固たる関係にも負うところがある。そこでは，コミュニケーションパターンが確立されており，少なくともお互いの能力についての暗黙の理解があり，相互の信頼と尊敬が存在している。教育病院では，レジデントが，特に1年目と2年目のレジデントはどんどん入れ替わっていくので，そのような関係を発達させるのには限界がある。そのような状況においては，看護師たちは，自分たちの能力を証明しなければならない時，大きないらだちを感じると述べている。看護師たちが提案することを医師がなかなか真剣に受け止めてくれないからだ。看護師たちは，自分たちが提案することを医師がそのまますんなり受け入れてくれると期待しているわけではないが，少なくともその状況についての自分たちの臨床的な理解は受け止められ，治療についての異なる選択肢が検討されるように真剣な議論が交わされることを望んでいるのだ。

対照的に，経験を積んだ看護師が経験の豊富な主治医とある一定期間仕事をともにしている場合，臨床的知識について交渉するのはそれほど大きな問題ではない。次に紹介する例では，不確かな臨床状況における看護判断が特に豊かに示されている。看護師は，悪化の初期の徴候を示し始めた未熟児について述べている。彼女は，その徴候をどのように認識し，その乳児に対する医学的注意をどのように得ようとしたか，それがどのようにうまくいかなかったかを述べている。そして，より経験を積んだ看護師が，ついに，その医師に対して，説得力ある説明を提供したのである。

**看護師1**：私は，26〜27週の赤ちゃんの担当になりました。2週間ほどは状態が良好でした。動脈管が開存していました。午前9時と11時では，その赤ちゃんの様子は劇的に変化していました。次に何が起こるか本当に心配でした。動脈管開存症には多くの合併症がみられます。それが管内だけでなく，他にもさまざまなことを引き起こすのです。その赤ちゃんが多くの症状を発現させるのではないかと本当に心配していました。

**インタビュアー**：たった2時間の間のことですか。

**看護師1**：ええ，そうなんです。その赤ちゃんのことはよく知っています。だから，2時間前はどんな様子だったかわかっているわけですよ。それは，劇的な変化だったのですが，それを誰かに言葉で伝えるのは本当に難しい。悪化した状態が一気にいろいろ出てきて…前より眠たげで，青白くて，おなかも膨満していて，ミルクもあまり飲めなくなっていました。尿検査も少し異常があったかもしれません。排尿量も少なくなり，[そして，その赤ちゃんはそれまでよりどんどん]悪化しているようにみえてきました。その時，私は，その病棟に勤務して2〜3年になっていたと思います。何が起こっているのかわかり始めた頃でしたが，でも，そのような状況に身を投げ出す心の準備はできていませんでした。それで，私よりも経験のある看護師に話しかけました。「あの赤ちゃんを見てください」と言って，自分の感じたことを彼女に伝えました。すると，彼女は「わかったわ」と言ったのです。その後すぐに回診が始まり，彼女は主治医のところに行って，とても静かに彼の横に立つと，こう言いました「キャロルがあの赤ちゃんについ

てとても心配しているんです。この子の今の状態は，3週間前のあの子に似てませんか」。すると，医師は「あぁ」と言って，聴診器を取り出し，その赤ちゃんを聴診し，診察しました。そして，「外科医を呼んで」と言ったのです。何をしなければならないのか，みんなわかるような状態でした。待っている時間などなかったのです。そして，その意思決定を下すことができるのは，彼だけだったのです。それは，私たちが他の医師にも既に状態を伝えていたケースだったので，その医師たちが問題にすべきだったんです。でも，しなかった。私たちは，わずか2センテンスで主治医の注意を引くことができました。彼は，すぐに私たちが何を言いたいのか理解したのです…そして，その医師は，半分くらいの時間は，私たちの話す臨床ストーリーに耳を傾けたのです。それが，1ついい点でした。そして，もう1つよかったのは，その看護師は，自分が何をしているのかをちゃんとわかっていたということです。医師も，彼女が何をしているかをわかっていました。彼女は，逸話を用いた医学（臨床状態をストーリーで伝えるということ）の訓練をたくさんしていました。だから，2人の間で，彼女はどのボタンを押せばいいのかわかっていたのです。

ここでは，この看護師は，科学的論理的アプローチを「逸話を用いた医学」と対比させている。多くの場合，この種の実践については，看護師は，非難されるかもしれないが，それは，その時その医師の注意を向けることができる唯一の方法だったかもしれない。その看護師は，過去にお互いの間で共有した実践からの例を提供することによって，医師に即座に，看護師たちと同じように現在の臨床状況を把握してもらうことに成功したのだ。ステインは (Stein, 1990) は，逸話を使うことは，ゲームの規則を維持し直接的提案を避けるための方法だと示唆している。この状況の場合，逸話の使用は，医師にレファレンスの枠組みを提供するための意図的な努力だったようだ。

## 論拠と説得力のある説明を行うスキル

　達人看護師は，たとえば，治療法の転換が必要だということを医師に納得してもらうなど，論拠と説得力のある説明で問題を提示することが自分たちの責任だと考える。実際の実践では，これは，より大きな権力を得るとか，医学的診断と治療を提供するために法的・社会的に義務化されている医師の役割を奪おうということを意図して行われるのではない。むしろ，治療に対する患者の反応に適切な注意を向けさせ，効果を上げていない治療法を適切に変更するよう注意を向けさせるためだ。論拠と説得力のある説明で問題を提示することは，不確実な臨床状態についての知識が要求される状況においては，特に難しい仕事だ。そこでは，客観的な医学的データを通じた医学的決定における確実性を求めることができず，判断は，薬についての抽象的で科学的な事実よりも，治療に対するその患者の反応を理解するということに基づいて下されなければならないからだ。看護師は，パワーゲームになってしまい，患者のニーズについて明確で正確な判断を下す妨げとなってしまいかねない直接的対立を避けるということについてよく話す。

　もちろん，医師が看護師の専門性を認識する状況もあり，看護師が，直接的に「この患者には別の治療が必要だと思うのですが」と言える場合もある。しかし，多くの場合，看護師は，医師の注意を促したり，場合によっては，その状況に対する医師の考えを変更させたりする方法を見つけなければならないのだ。達人看護師は，それを自身の実践の重要な側面だととらえ，論拠と説得力のある説明で問題を提示することができない場合は，患者を失望させると感じている。

　論拠と説得力のある説明で問題を提示することについては，文献においても，私たちのデータにおいても，さまざまなアプローチが示されている(Damrosch, Sullivan, & Haldeman, 1987)。最初のアプローチは，質問をすることによって医師をコーチングすることだ。たとえば，以下のようにだ。

> ときどき，「これはばかげた指示です」(時にそう言ってしまいたい衝動にかられるが)と指摘する代わりに，「この指示についての先生の論理をご説明ください」と言ったりする。

このような質問は，察しが早い医師には，自分の選択を再考するのを促す。また，そうすることによって，経験のある看護師は，自分がその問題をさらに追及したり，権威ラダーの上位に直訴したりすべきかどうかを判断する情報を得たりすることにもなる。次のアプローチは，選択された計画と矛盾する，あるいは禁忌を示す事実を指摘することによって，あるいは明らかな治療法につながる事実を指摘することによって，医師にコーチングを提供する方法だ。たとえば，以下のようにだ。

> 土曜日の夜，私が勤務についた時，十分な量の浸透圧利尿薬が投与されていませんでした。これはもちろん看護師が判断することではありませんが，でもそうした患者のケアをしている看護師なら知っていることで，血漿浸透圧がわずか280なら，310か320くらいに押し上げることができるということは知っています。「私は，マンニトールをあと25ｇ投与します」とは医師には言えません。でも，「$CO_2$が19で血漿浸透圧が280しかありません。他に何かしたほうがいいのではないでしょうか」と提案することはできます。

第三のアプローチは，患者の状態の継続的変化について医師に頻繁に伝えることである。たとえば，ある看護師は，この実践を「ノッジング (nudging)」(肘で軽くつつくような促しの意味)とよんでいた。

> もし，それを行うだけの経験があれば，それは，毎日，終日，行うノッジングとでもよべる類の方法です。そして，それはまさに経験があるかどうかが大きな違いをもたらす状況だと思います。つまり，何をどのように誰にノッジングすればいいのかということを知っていて，その経験を有している人と，「この場合，この人にマンニトールを投与するってことを，あなたはわかっているはずだと彼女が言ってました。だから，私はこれからそれを投与します」

と言ってしまう人との相違です。後者のようなやり方ではなく，自分のほしい答えを医師が提供するまで，3回でも4回でも5回でも，医師のところに行ってノッジングするのです。

あらゆる方法を使っても，患者には治療法の変更が必要だということについて医師を説得できなかったなら，あるいはその状況についての医師の理解を変更させられなかったならば，最後の手段として意思決定権ラダーの上位の人に直訴してもいいだろう。教育病院の場合，レジデント1年目からシニアレジデント，そして，指導医へと上位へ訴えればいい。民間病院なら，主治医から診療部長や病棟医長への訴えだ。達人看護師は，この実践もまた，自分たちの責任だとみなしている。ある看護師は次のように説明している。

「最初の医師から適切な返事をもらえなければ，そうすることを期待されています。時には，インターンであったり，その次の医師であったり，飛び越えられた人は気分を少し害するかもしれないけれども。それだけ深刻だということなら，私はトップまで行きます」。

別の看護師は，上位へ訴える自分の決意に関する一般的な見方を次のように表現している。

「バランスの問題です——人の感情を害するようなことはしたくありませんが，でも，患者が適切な治療を受けられるようにしたいと思うのです。それって，感覚をつかんで行うものです。『まだ待てる』とか『もう待てない』とか，『もし，私があなたの感情を害したなら，ごめんなさい。でも，私のゴールは，この患者さんのケアです。だから，それは指摘されなければならないのです。そして，それで，もし，あなたの感情が害されたなら，ごめんなさい』とか，ね」。

私たちの研究に参加した看護師たちが述べたように，医師と交渉するた

めの方法は,脈絡に関係ない戦略で見つけることはできない。それは,その臨床状況,その医師が見せそうな反応,その医師の一般的な反応パターンについての深い理解にかかっている。さらに,巧みな交渉には,医師の振る舞いや反応を読み,それに従ってアプローチを修正することが必要だ。こうした努力のすべては,医師に自分たちと同じ視点を共有してもらい,最善の治療オプションについての話し合いができるようにするためである。

## 要約と結論

　経験を積んだ看護師,特に中堅レベル・達人レベルで実践している看護師によるナラティブの一番の焦点は,患者ケアの意思決定について医師と交渉することであった。経験ある看護師は,普通は医学実践とみなされるかもしれないことに対して大変大きな責任を感じている。看護師たちが,患者が期待されたような反応を示していないという臨床的に強い認識をもつ場合,医師に治療計画を変更するよう説得することが自分たちの個人的責任であると考えている。しばしば,彼らの臨床的な認識は,科学に基づいた予測や客観的な臨床的エビデンスだけに根ざすのではなく,むしろ特定の患者の通常の反応パターンについての知識と,同じような患者の一般的反応の経過についての暗黙の理解に根ざしている。ちょうどこのような臨床判断が,状況下の理解に基づいているのと同じように,医師との巧みな交渉もそれに基づいている。期待されたコミュニケーションパターンが分断されるのは,医師か看護師のどちらかが経験がないか,相手の反応を誘い出したり読んだりする十分な能力をもっていない時だ。

　多くの執筆者が,看護師-医師の協働における継続的な問題は,教育の失敗に原因があると記してきた。彼らは,医学教育と看護教育が改善されたならば,医学実践と看護実践間の相互理解が促進し,協働の可能性は高まるだろうと論じている (Darbyshire, 1987 ; Mechanic & Aiken, 1982 ; Webster, 1985)。ウェブスター Webster は，医学生 60 人を対象にした広範囲なフィールド研究において，大多数が，「実践において，看護師の役割を，医師の役割とかなりの範囲で重複したり交差したりするという特徴をもつ，医師とは別の役割とみなすのではなく，看護は基本的に医学より下の実践，あるいは，医師の教唆や指導に完全に依存していると考えているようだ」(p.316) ということを発見した。また，ウェブスターは，「医学生と看護学生の双方が患者のベッドサイドにいたとしても，お互いの存在を認識することなく，それぞれの活動を並行して実行していることがしばしば見受けられる」ということを指摘している (p.315)。ダービーショア Darbyshire は，次のように述べている「ともに働くという私たちの能力は，幼児が平行遊び＊で示す能力と同じ程度だ。これは気のめいるような考えだ」(p.34)。

　最近では，医学教育と看護教育の改革についての報告書が，医療を改善するために重要なのは多職種協働教育だと強調している (National League for Nursing, 1993；Pew Health Professions Commission, 1991)。看護学生と医学生が，初期においてかなりのかかわり合いをすることが，多職種協働実践パターンを敷くために重要なことは明らかである。医学的決定と看護ケアの決定の両方において，臨床的知識と患者について知ることが果たす役割を認識することが，意義ある協働教育経験を発達させるために非常に重要である。患者ケアについてのカンファレンスに参加する機会は，医学生にも看護学生にも提供されるべきである。そこでは，医学的決定に対する看護師の寄与と医師の寄与が明白であり，曖昧さ，軋轢，意見の不一致などが浮き彫りになり，検討される。医学教育も看護教育も，患者ケアにおける両者間の関係がより明瞭になることによって恩恵を受ける。看護の責任は，治療に対する患者の反応をモニタリングすること，治療の変化を管理すること，病気によって余儀なくされる変化に患者や家族が対応できるように支援すること，患者や家族の擁護者としての役割を担い，時に通訳

---

＊訳者注：複数の幼児が同じ空間にいて，同じ遊びをしながらも，相互にかかわりをもたない状況をいう。

者の役割を果たすということである。

過去10年ほどの間に、メカニックとエイキン（Mechanic & Aiken, 1982）は、多職種協働を支援するための実践環境における数々の変化を推奨してきた。そして、より最近では、フェイガン（Fagin, 1992）もその推奨に共鳴していて、私たちのデータもそれを徹底的に支持している。特に、メカニックとエイキンは次のようなことを提案している．

> 「看護師は、指示された場合には、投与量や投与方法を含む薬の調整や、特別食の変更、退院の時期と場所に関する決定への参加など、"看護師が有能さを示せる領域"に関することがらについては、行動するためのより大きな権限をもっているべきだ。そして、より有能で複雑な判断に対応できる看護師を識別できるように、看護師を経験と教育によって識別することにもっと注意が払われるべきだ」(p.749)。

ワンデルとパイク（Wandel & Pike, 1991）は、最近、医師と看護師が肯定的な協働関係を発達させることに力を注いだある病棟の実践結果について報告した。そこでは、医師と看護師が、相互に信頼と尊敬の念を発達させ、それぞれの実践に対する敬意が示され、2つの領域の連携が患者ケアを向上させていた。

# 解説

本研究に参加した看護師たちは、特定の患者へのケアを決断するにあたって、医師と交渉する難しさを繰り返し述べている。期待されるコミュニケーションパターンの崩壊は、経験を積んだ医師が新米の看護師と仕事をする際に、また逆に、経験のある看護師が新米医師と仕事をする際に、生じるということを指摘した。また、それぞれの専門職が臨床現場に持ち込む背景についても指摘した。つまり、医師はより一般的な知識を持ち込

むのに対して，看護師は，特定の患者についての理解と患者の反応についての知識を持ち込む。

より最近の文献でも，看護師-医師の協働における問題はいまだに継続していることが示唆されている。たとえば，ラーソン（Larson, 1999）は，看護師の理想的な権限についての看護師と医師の理解の相違が，軋轢を生みだす根底にあるとしている。同様に，セクソン，トーマス，ヘルムレイク（Sexton, Thomas, & Helmreich, 2000）は，看護師-医師間のチームワークとコミュニケーションには格差があると述べている。他にも，医師と看護師の間の権限には不均衡が継続的に存在していると述べている文献が複数ある（Keenan, Cook, & Hillis, 1998；Rosenstein, 2002, 2004）。看護師と医師は，それぞれの価値と協働の必要性を別の視点から見続けているのだ（Baggs et al., 1999）。

本書の初版が1996年に刊行されて以来，看護師-医師のチームワーク，患者の安全性，ケアの質，看護師の満足度と定着率の関係についての認識が高まっている（Kohn, Corrigan, & Donaldson, 2000；Leape, 1994；Page, 2004；& Tammelleo, 2001, 2002）。米国医師会全米患者安全基金（National Patient Safety Foundation of American Medical Association），ジョイントコミッション（The Joint Commission on Accreditation of Health Care Organization；JCAHO，現在はThe Joint Commission），医療研究・品質調査機構（The Agency for Health Care Research and Quality），医学研究所（The Institute of Medicine）などの多くの職能団体は，患者の安全性を向上させるために，医師-看護師間のコミュニケーションパターンの変更と，航空業界や原子力産業で使われている方法を採用することを奨励している。ジョイントコミッションは，医療職間の無礼な言葉づかいと敵対的行動が，患者安全と全般的なケアの質に深刻な脅威を与えていると主張する。不十分な看護師-医師コミュニケーションから派生した患者への有害事象に対して，責任はその組織にあるとする最近の傾向に従って，ジョイントコミッションは，新たな基準を発表した。それは，受容可能な行為と受容不可能な行為を定義する行動規定を作成するように組織に求め，受容

不可能な行為を管理するための正規のプロセスを確立するように求めるものだ (JCAHO, 2008)。

　カーネギー基金全米看護教育研究 (The Carnegie Foundation National Nursing Education Study；CFNNES) (Benner, Sutphen, Leonard-Kahn, & Day, 2010) では，新卒看護師は，医師に指示の変更を依頼することに関して，医師に電話をかけたり話した経験がほとんどない，あるいは全くないということがわかった。大学院医学教育審議会 (The Council on Graduate Medical Education) と全米看護教育・実践諮問機関 (The National Advisory Council on Nurse Education and Practice) は，職種間のコミュニケーションと協働における能力を発達させることができる経験を研修医と看護学生に提供すべきだという推奨を示したが，それにもかかわらず，上記のような状況が続いているわけである。

　看護学生と医学生に，患者の状態の変化を明瞭に伝達し，何が問題かを論拠と説得力をもって説明するスキルを教える必要性は，かつてないほど重要になってきている。論拠と説得力をもって臨床的主張をするには，患者の状態における変化，特定の症状や徴候の進行，患者の臨床状態に関連する検査値などを考慮に入れた経緯をたどる論証のナラティブが必要だ。一定の時間にわたる患者の変化を念頭に置いた，脈絡と時間的推移に注意した実践的なナラティブによる論証は，臨床的な論証と理解の論理に非常に重要なものである。もし，学生が，科学的問題解決のプロセス，あるいは典型的な標準的論証に主として焦点を当てるならば，そうした学生は，論拠と説得力をもって臨床的主張をする上で，あるいは，臨床状況についての理解を明瞭に表現する上においてすらも，不利益を被る。このように明瞭に表現すること（臨床状況についての理解にアクセス可能な言語を与えること）は，大学学部教育の期間を通じて発達させる必要がある基本的コミュニケーション能力である。

　学生が，医師とのコミュニケーションを構築したり，職種間交渉の複雑なスキルを発達させるために役立つかもしれないツールが，最近2つ開発された。マネキンを使ったシミュレーションと模擬患者を使ったシミュ

レーションは，看護教育でも医学教育でも急速に取り入れられている。このテクノロジーは，看護学生と医学生が患者のシナリオに協働で対応する計画的で現実的な経験の機会を提供する。さらに，SBAR という略称で知られるコミュニケーションツールは，主要な情報を伝達する標準的枠組みを提供する〔この略称は以下を意味する。「状況 (Situation)」：問題の簡潔な陳述，「背景 (Background)」：手元の状況に関連する背景，「評価 (Assessment)」：その臨床家が，何が根本的な原因でその重症度はどの程度だと考えるかということの概略，「提案 (Recommendation)」：その状況を解決するために必要とされること〕(Pope, Rodzen, & Spross, 2008)。SBAR フォーマットは，医師-看護師間のコミュニケーションを改善することが証明されており (Woodhall, Vertacnik, & McLaughlin, 2008)，医療改善研究所がコミュニケーション方法として奨励している (Institute for Healthcare Improvement, 2008)。

# 第12章
# 基礎看護教育への示唆

　1996年に私たちが最初の研究結果を発表してから，医療専門職教育における大きな改革への要求は，頂点に達している。米国医学研究所による報告書（Adams, Greiner, & Corrigan, 2004；Greiner & Knebel, 2003；Institute of Medicine, 2001；Kohn, Corrigan, & Donaldson, 2000）は，提供されるケアにおける大きなギャップ，医療事故の蔓延，医療専門職に対する多職種協働チームワーク，システム思考，情報システムの活用，患者中心のケアのそれぞれにおける教育不足を指摘している。医学テクノロジーの急速な発達，薬物治療における進展，地域ベースのケアの劇的増加を伴う入院期間の短縮によって，急性期のケア環境における看護実践の形は劇的に変化し，看護師たちは病院外でのケアにおいても有能であることが求められている。一般的な人口動態の変化も看護実践に大きな影響を与えている（Greiner & Knebel）。米国人は，これまで以上に長生きをし，そのために慢性疾患を抱える人が増加している。2030年には，65歳以上の人口が7,000万人に達すると予測されている。既に1億2,500万人の米国人が，1つ以上の慢性疾患を抱えていると推定され，そうした人々の半数以上が複数の慢性疾患を抱えていると推定される（Greiner & Knebel）。

看護実践における大きな変化にもかかわらず，そして，実践におけるより高度な能力が看護師に要求されているにもかかわらず，看護教育におけるその変化への対応は遅々としている (McEwen & Brown, 2002；National League for Nursing, 2003)。権威者たちは，新人看護師が十分な準備教育を受けないまま実践現場に入っていると論争している。そして，雇用者は，新卒の登録看護師 (registered nurses) への準備教育は不十分だと何年もの間指摘しているとの報告がある (National Council of State Boards of Nursing，略してNCSNB, 2001)。特に，新卒は，緊急事態に対応すること，他者が提供するケアの監督，複数の患者への投薬管理，患者の状態に関して医師と話をすること，複雑な精神運動スキルを実践することなどへの準備が十分にできていない (Joint Commission on Accreditation for Healthcare Organizations, 2002；NCSBN)。最近の全米調査では，雇用者は，クリティカルシンキング（批判的思考），あるいは臨床意思決定力を，新卒看護師に最も要求されるスキルセットとして位置づけている (NCSBN, 2004)。ジョイントコミッション (JCAHO, 2002) は，看護教育と看護実践の間には"大陸分水嶺"とでもいうべき隔たりがあると述べている。そこで示唆されているのは，看護教育者は，過去の医療環境への教育を行っているということである。
　私たちは，看護教育においても，大きな変化がみられると確信している。学部看護教育プロジェクトでは，看護学生が実践に入るための土台づくりをしなければならない。そして，その土台には，学生が臨床実践からいかに学ぶかについてもオリエンテーションが含まれていなければならない。私たちは臨床スキルを学生に教えるが，学生たちは，同時に，患者とどのようにともにいるべきか，またどのように患者のケアをすべきかについても学ばなければならない。私たちは，学生が倫理原則を日常の倫理的態度に置き換えた形で理解できるよう支援しなければならない。そして，確固たる臨床的論証を，実践における自己の善の概念，入手可能な最善のエビデンス，患者の懸念についての深い理解による知識に基づいて組み立てることができるようにコーチングしなければならない。実践のこうした

側面は，ケア環境がいくども再構築されていくために，恒常的なものとして残る。

実践における大きな変化にもかかわらず，専門性の開発というこの研究は，教育改革を考えるための基礎である。私たちは，教育的示唆について活発な議論を行い，学部教育プロジェクトに直接適用できる２つの主要な側面を認識した。第一に，本研究で行ったナラティブに関する私たちの研究は，学生が前述の目的を達成できるように支援する方法についての新たな可能性を切り開いた。第二に，新卒看護師グループについての研究では，基礎教育プログラムにおいて見過ごされていて，今後の模索と調整が必要である臨床学習の課題を同定した。新卒看護師に対するこうした継続的課題は，最近の研究によっても裏付けられ，そのうちのいくつかは，明らかに，看護教育課程における修正によって対応できるものだ。

おそらく最も重要なことは，本研究によって進展した専門職としての実践についての理解が，私たちの教育実践の土台を支えるまさにその根幹的前提のいくつかに挑戦を突きつけているということだ。議論を通じて，看護実践についての私たちの新たな理解に照らし合わせて，これらの前提のいくつかを明確にし，再評価した。専門職実践に関するカーネギー財団研究とオレゴン州における教育改革の努力とともに，この分析は，看護教育と教育実践についての私たちの思考を変えた。本章は，私たちの教育へのアプローチを大転換させる提案を示して結ぶこととする。

# 学部教育におけるナラティブの役割

ナラティブが学部の看護教育の主要な側面になりうる２つの方法を提案する。まず，学生が臨床民族誌（クリニカルエスノグラフィー），あるいは病気のナラティブを収集し解釈するスキルを学ぶことができるようになる課題は，他者の世界を理解するための学生の能力を向上させる。次に，学生や教師の実践についてのナラティブによる説明は，自己の実践を改善

させるために自身の実践を振り返ることを教える。というのは，そうしたナラティブが，一定の時間にわたる特定の臨床状況について語り，気づいたことと見逃されたことを検証し，状況が展開するに従って臨床的理解がどのように変化したかを考え，看護の対応が，この変化する理解によってどのように形成されたかを模索し，経験的学習と臨床的知識の発達を明確に表現する機会を提供するからである。このように学部教育を大変換させる可能性を秘めたナラティブの活用のそれぞれについて，ここでは詳述する。

　ナラティブの解釈は，私たちの研究でそれを用いたように，また，私たちが教育的実践として提案するように，解釈的現象学の長い伝統を拠りどころとしている（Benner, 1994b；Benner & Wrubel, 1989；Dreyfus, 1979；Leonard, 1994；Phillips & Benner, 1994）——それは日常生活のナラティブでもありうるテキストの研究を通じて，具現化，世界，ケアリング実践を研究するための解釈的アプローチである。解釈的現象学は，人間であることの本質についての視点と人間の懸念と実践を明らかにする解釈の方法論を提供する（Benner, 1984a；Benner & Wrubel, 1989；Dreyfus；1979；Dreyfus, 1991a；Heidegger, 1962；Packer & Addison, 1989；Wrubel, 1985）。それは，世界に存在し生きていくことの中核をなす習慣，実践，スキル，懸念について，当然と思われてきた一般的な意味に対して異なる理解と関係を得ることを模索するものだ。客観的な世界を認知的に象徴する個別的主体についてのデカルト派の認識論的仮定とは異なり，解釈的現象学は，その人の世界，実践，習慣，スキル，懸念が，知覚されたこととそれについて語られることをどのように決定するかを問いただすものだ（Dreyfus, 1991a；Guignon, 1983；Heidegger, 1962；Merleau-Ponty, 1962）。現象学で探究する人の存在（being）について共通する5つの側面は，以下の通りである。

　**状況**　これには，その人が過去において，また現在においてどのような状況に置かれているかを含む。状況に関連する質問は，その状況が滑らかに社会的に機能しているものとして理解されているか，それと

も崩壊状況，珍しい状況，あるいは混乱状況として理解されているかなどである。

**具現化** これは，優れた態度や知覚反応や情動的な反応をとりまく具現化された知識の理解を含む。状況の具現化された理解は，非常に熟達した当然と思われる対応の中で模索されたり，知覚的鋭さやパターン認識の結果として切迫した患者の危機の早期認識や化学療法を受けている患者によって経験される予期される悪心など体の反応として模索されたりする。

**経時** 生きた時間の経験は，人が将来へと投影するもので，過去から自己を理解するものだ。経時は，瞬間の直線的連続以上のものを意味する——それは，質的に生きた時間の経験あるいは超時間的経験を含む。

**懸念** 懸念とは，人が状況において意味深く方向づけされるあり方。懸念は，突出して見える事項としてあらわれ，そのためにその状況において気づかれることを示す。その人にとって重要なことで構成される。

**一般的な意味** これらは，当然とみなされる言語学的・文化的意味で，気づかれたこと，問題となりうること，人々の間での同意あるいは意見の不一致となりうることなどを生み出す。たとえば，教室の状況は，教師であることと学生であることについて，ある一定の当然と思われる意味に基づいて予測される。教師であることと学生であることについての意見の不一致でさえも，意味をもつ相違や不同意が起こる可能性を生む当然と思われる理解に依存する (Benner, 1994b, p.104)。

存在に関するこれらのすべての側面を検証することは，他者の経験を把

515

握し，臨床経験から学ぶ上において重要である。

# 病気のナラティブの解釈

　病気とともに生きた経験のストーリーは，その患者にとって病気が意味すること，苦しみと喪失への対応，看護と医学が患者の疾患についての理解と病気体験に対してよりよく対応できる方法などに関して，臨床家に新たな洞察を提供する。

　生きた経験の解釈は，本書において私たちが述べてきたように，看護実践の中核をなす。学生は，患者から病気体験のストーリーを聞き出すスキル，およびそうしたナラティブを解釈するスキルを発達させる機会を必要としている。他者のストーリーを聴くこと，懸念や背景にある意味を模索すること，別の解釈を論じること，そして，語り手の解釈とそのストーリーの重要だがおそらく忘れ去られている部分を引き出す質問を振り返ることなどには，経験が必要だ。

　文献〔詩，伝記，ドラマ，民族誌（エスノグラフィー），小説〕を通じて他者の世界に入ることができるようになると，理解力が伸び，その理解を明確な言葉で他者に伝える能力が高まる。医療関係者が，病気と回復についてのナラティブによる説明を読めば，疾患と病理についての説明を，病気・喪失・回復・ケアとともに生きる人間の経験によって補うことができるのである。これらのケアのすべての側面が，看護には大きな関連性をもつ。解釈するスキルとナラティブの理解を発達させるこの背景は，病気体験，病気と回復についての非公式なモデル，病気との関係の自己描写についての説明を，学生がじかに接して積極的に傾聴するための準備を提供する（Benner, 1994b；Kleinman, 1988）。

　数年前，私たちは，看護課程1年生を対象として選択科目を設けた。それは，私たちが学生の解釈スキルを発達させるのを支援できるような方法を模索するための機会を，学生から提供してもらうというものだった。こ

の科目について，統合的な教育と学習の例として，ここで詳細に記述する。「慢性疾患とともに生きる」と名づけられたこの科目では，慢性疾患を抱える患者の体験についてのナラティブの解釈に焦点を当てた。その過程で，学生には，特定の状況の病理をかなり詳細に調べる機会が提供され，同時に，その状態を抱えて生きるという体験に対する理解力を発達させる機会も提供された。私たちは，慢性疾患とともに生きることに関するいくつかの問題を提示するために，慢性閉塞性肺疾患（COPD），HIV，アルツハイマー病のいずれかを抱える患者を選択した。

　それは10週間のコースで，3週間を一区切りにして構成された。最初の週に，いくらかの予備的な読書と内省的作文後，学生たちは，教室で患者に会った。患者，あるいは患者と家族は，病気とともに生きる自分たちの体験で重要なできごとを思い出して語るように依頼されていた。私たちは，患者たちに，診断を受けた時，入院した時，家族や友人たちの反応，そして病状が特に大変だった時を思い出して語るように依頼した。私たちにストーリーを語るように頼んだのである。第1週と第2週は，学生たちに，患者から聞いたことを振り返るように指示した。患者が語った特定のできごとを選択し，記述し，解釈するように指示した。第2週目には，私たちは，患者のストーリーの解釈にかなりの時間を割きながら，患者の体験について学生の振り返りを確認した。また，達人臨床家たちに，自分たちの実践におけるパラダイムケースについて語ってもらい，その患者のケアに関する学生の質問に応じてもらった。第3週目には，学生の振り返り，質問，懸念に焦点を当てて議論した。この授業の前に，学生たちには，教科書や教師や友人たちとの話し合いを通じて答えを見つけることができるような緊急の質問に対して答えられる方法を探しておくように勧めておいた。また，臨床家たちが述べた特定の状況について振り返って記述するようにも指示しておいた。

　患者が提供したナラティブによる説明は，心を動かされるものであると同時に，非常に深い意味をもつものだった。多くの患者が，これまでケア提供者にも話したことがなかった病気の重要な側面について，学生たちに

話したと後にコメントしている。その中でも，あるナラティブが，特に学生たちの心に響き，その後の振り返り学習の中で何度もその患者のナラティブのことが話題になった。それは20代半ばの男性で，最近HIVと診断された患者だった。学生たちは，医療提供者からの支援で役立ったと思ったことはどんなことかと患者に尋ねた。以下は彼が語ったストーリーである。

> 私は，エイズにかかっていると確信していました。私はゲイで，サンフランシスコで暮らしていた頃はかなり奔放な生活をしていました。咳と熱と体重の減少が見られるようになり，［そして］今度は呼吸が本当にしづらくなりました。それで，［小さな田舎の病院に］行って，入院して，きっと人間の屑みたいな扱いを受けるだろうと思っていました。入院手続きのために，1人の看護師が病室に入ってきました。みんな，結構ぶっきらぼうでした。ほら，効率的で，きわめて事務的な，ああいった態度です。彼女は，病室に入ってくると，椅子に座り，入院手続きの用紙を記入していました。そして，私の顔を見て，手を伸ばして私の手をとり，「きっと大丈夫ですよ。でも，不安ですよね」と言ったのです。（少し泣き声になる。）彼女のその態度には，とても助けられました。

この時のその説明についての学生の解釈は，触れるという行為——"触れるという単純な行為"と言及した学生が何人かいたが——とそれが患者とつながるためにどれほど重要だったかということに焦点が置かれていた。後に，彼らは，その若い患者にとって，この疾患についてまわる恥辱が，どれほど圧倒的なものだったかを理解するようになった。彼は，病気自体への恐れとその保守的なコミュニティの人々が彼にどのように対応するのかということへの恐れと闘いながら，自分自身のライフスタイルとHIVという状態のために，たぶん距離感や疎外感を既に感じていたのだろうと。

フランクの著書（Frank, 1995）『傷ついた物語の語り手—身体・病い・倫理』（*The wounded Storyteller : Body, Illness, and Ethics*）は，学生たち

に患者の病気体験と患者側からみた病気についての異なるナラティブの理解を提供する。教室で語られ明らかにされた展開していく事例は，ナラティブについての経時的な理解を提供し，それによって，学生たちは，患者の状態が変化するにつれて，バイタルサインや検査結果を得ることを通じて，一定の時間にわたる患者の変化を評価する練習ができる（Benner, Sutphen, Leonard-Kahn, Day, 2010）。

## 臨床実践をナラティブで語る

　セミナーや教室で提示される臨床実践を語るナラティブは，臨床学習者に，臨床状況における自分自身の意見や懸念に耳を傾けさせる機会を提供する。他者との対話において新たに学んだ理解を明瞭に表現することは，経験的学習を拡大させる役割をもち，他者がその理解に貢献したり，理解を変更させたり，拡大させたりする役割を担っている。自分たちが現在学習していることを解釈し言葉で表現することは，実践の状況，人間関係，倫理的態度についての継続的な対話を生み出す。

　実践者の間で公に語ることは，識別する質的な差異への気づきや臨床学習を促す。ストーリーを形成すること——どこで始まり，どのように展開し，どんな懸念がそのストーリーを形成し，どのように終わるのか——とその語り手の語りと認知力が，かかわりながらの実践的論証についての意義ある説明を提供する。ナラティブは，実践の状況とできごとについて，何が重要で，何が関連性をもっているかを明らかにする。語り手自身が，そのストーリーがどう形成されどう展開していくのかということに驚いたりすることもある。なぜなら，生きた経験は，その即時性（今起こっているかのように思える性質）において説明を超えるものになるからだ。自分のストーリーを語ることは，それを聞くことでもある。口頭での語りは，通常公式な記録で公式に提示される手順的，あるいは分析的な説明や専門職による事例発表などよりも，直接性がある。語り，時系列のできごと，

余談，そして記憶に残る対話の構造は，語り手がぼんやりとしか認識していなかった前提や当然だと思われていた意味などを明らかにすることもある。選択した行路を提示する過程で，人は，取られなかった行路と選択肢を振り返ったり，その時には考えもしなかった選択肢について考えたりすることができる。このようにして，語り手は自分自身のストーリーを聞くことになり，意識が高まり，重大な振り返りを学び経験する。聞き手は，語り手によって語られたことや理解されていることをさらに豊かなものにし，補完することが可能だ (Benner, 1994c, pp.110-111)。

　ルービンが記しているように (第6章参照)，語り手がそうとは認識していなかったり，それらを明確に表現できなかったりすることもあるかもしれないが，語りは，懸念によって構成されている。一人称で物語ることは，主体的に行動をとることの意識を明らかにしたり育てたりする。物語ることは，自分の立ち位置を明らかにし，患者にとっての善のために働く自身の責任を明瞭にするように実践者に働きかける。ストーリーの欠如は，主体的に行動することの理解や状況へのつながりが十分に発達していないことを示唆しているように思える。それは，疎外感，かかわりをもたないこと，無関心，アノミー*などを示唆している (Benner & Wrubel, 1989)。ナラティブは，かかわりのスキル (その状況，その人，家族，コミュニティとの適切なレベルでの適切な種類のかかわりを得ること) についての知識を伝達するのに不可欠なものである。なぜなら，関係性のスキルは，常に，特定の人と特定の状況にかかわるもので，脈絡に依存するものだからだ。ストーリーは，個人的な知識を明らかにする (Polanyi, 1962)。偏見と排除には，新たな可能性や制約が発見されるような形で出くわす。ナラティブは，他者に心が開かれているかあるいは閉ざされているかを明らかにする。

　口頭による，あるいは文書による一人称のストーリーは，看護師が他者の成功や失敗から学ぶことを可能にする。学習のナラティブを収集することは，自己の主体的な行動と実践者としての自己理解についての学習を発展させることにつながる，学生の個人的な，あるいは公的な文献の主要な

部分を形成できる。ナラティブは，患者，家族，コミュニティ，同僚との継続的対話と同様に，内的対話も促す。

説明は，必ずしも理解しているということの印にはならない。つまり，理由や原因を知っていることは，その人が臨床的示唆や倫理的示唆を理解しているということを意味するわけではないし，その人がかかわりをもち対応するということを意味するものでもない（Benner, 1994a）。かかわり，ケアリング，苦しみ，希望，回復，そして喪失についての質的な差異を識別するための最善の準備のある状況に置かれても，それは，学習者が経験的学習を向上させるような対話を行うということを必ずしも保証するものではないのだ。教育が目ざすのは，実践に内在する善の概念，状況が臨床的・倫理的に要求すること，そして状況についての自己の判断と対応のスキルによって育まれた対話を向上させることだ。技術と抽象的な知識は学習することができる。しかし，実践者には，特定の人，家族，コミュニティを支援する関係が要求される。倫理的学習と熟達した倫理的態度は，具体的な状況において「よりうまくできた」とか「あまりうまくできなかった」とかいう継続的な対話に基づくものだ。対話が，実践に内在する善を補強し拡大するような方法において，現実の状況で実際の実践において確実に行われるようにすることは，専門職教育の領域である（MacIntyre, 1981）。科学，技術，倫理原則についての抽象的で厳格な知識は，実践の指針を示し拡大していく上で必要だ。しかし，それは，人が，このような規範が関連性をもっている状況かどうかを実践において認識できるということを請け合うものでもないし，技術的アイデアが実現されうるということを保証するものでもない。

物語るということは，自分自身の理解を深めるのに重要であるとともに，私たちが守りたい善と人生の善についての理解を深めるのにも重要である。ストーリーは，語り手が見たことや知っていることしか語ることができないものだが，純粋に主観的に構成されたものではない。実践のス

---

*訳者注：社会的な基準や価値が見失われた結果，孤立や不安に直面している状態。

トーリーを語るプロセスで，語り手はストーリーを構成し，またストーリーによって形成されていく。ストーリーを提供されるということは，メンバーで参加者であるということだ。語ることは，語る価値のあること，ストーリーはどこから始めるべきか，何について語られるべきか，そしてどこで終わるべきかを理解させてくれるナラティブに参加することである。語り手は，あるできごとについての思考，感情，経験的知識を伝える。モンゴメリー (Montgomery, 2006)，ベナー，フーパー＝キリアキディス，スタナード (Benner, Hooper-Kyriakidis, & Stannard, 1999) が指摘しているように，ナラティブを語ること（時に，軽蔑的に"逸話"とよばれる）は，臨床家が特定のケースについて自分の論拠と理解をどのように考えているのかを把握するものだ。

　物語るという実践には，学術的なパフォーマンスに成績をつけるといったことより，経験からの学びへの信頼と鍛錬された注意力のある土壌が必要となる。経験的学習は，常に，人の理解への修正，拡張，ニュアンスの付加を伴うもので，焦点となるのは，成果ではなく，学習と変化である。臨床実践においては，目標は，ミスをできるだけ回避することだ。そして，倫理的に要求されるのは，自分や他人の過ちから学ぶということだ。

　パーマーが述べるように (Palmer, 1966)，物語るには"学習する空間"が必要となる。その空間は，少なくとも三次元で，開放的で，境界があり，歓迎する空気感をもっていることが必要だ。また，教師は，学習への障害物を取り除き，意識と教室の両方で混乱状態を回避することが必要だ。パーマーが指摘するように，学習への障害物をつくってしまう１つの原因は，無知だと思われないかという恐れである。私たちは，「終わりのない概念を解析し，関連性のない描写をだらだらと続けたり」しがちだ (p.71)。境界も必要となる。境界がなければ，その学習空間は，"学びの構造とはならず，混乱と混沌を招く場"と化してしまうからだ (p.72)。歓迎とは，"開かれた姿勢とケアの心で，お互いを，お互いの苦しみを，そして新たに生まれたアイデアを受け入れること"を意味する (p.74)。

　学習する空間を創造するには，教える側が臨床学習への開かれた姿勢を

示すような態度と臨床状況についての学生の解釈に耳を傾ける意欲を示すことが必要だ。教師である私たちが，実践現場での自分自身を，臨床状況に対して心を開いた臨床学習者としてとらえることが不可欠だ。私たちが，自身の学習を提示し，自分がどんな看護師なのか，また病気や苦しみにどのように対処するのか，かかわりのスキルをどのようにして発達させるのかを経験を通じて学んだということが伝わるように語ることが大切だ。これが教室で何を意味するのか。それは，私たち自身が，看護で実際に経験したことについて語ること，そして，具体的な臨床状況を紹介することだ。その特定の臨床状況は，ナラティブを通じた学習の源泉である。そして，そこでは，状況が展開するにつれて学習も展開していく。臨床現場においては，具体的な臨床状況について学生の好奇心を喚起し，学生とともに，特定の患者の生きた病気体験を理解しようと努力することを意味する。

## 新卒者からの教訓

　第2章で述べたように，新人看護師は，ケアの正しい知識と正しい手順を見つけるのに当惑し，患者や家族に対する正しいレベルのかかわりに悩み，しばしば不安で圧倒されている。新人には，臨床状況は完了すべき一連のタスクのように見える——新人は，よく，リストをつくる。たとえば，アセスメントは，意思決定のための重要な情報を提供するツールだと考えるのではなく，こなさなければならないタスクだと考えたりする。経験のない看護師は，より経験を積んだ看護師に依存し，特定の状況について，他者のほうがきっと自分よりもよく知っていると思いこみがちだ。看護師らしく振る舞うという感覚から，看護師としての自己を評価できるようになる段階まで移行しながら，自分自身に大きな期待を寄せる。

## 形成：実践のアイデンティティ，知識，熟練したノウハウ，そして倫理的態度への期待

　しばしば，看護学生は学校を卒業する時に，いまや自分たちは一人前で，独立し，自律した実践者だというメッセージを受け取って巣立っていくことが多い。しかしながら，新卒者のほとんどは，最初の仕事に対して，自分は十分な準備ができていないと感じている。そして，研究でも，看護の最初の仕事というのは，特に，電気工学を学習した人の最初の仕事と比較すると，大変難しいということが示されている (Eraut, 2004；Eraut & Hirsh, 2007)。教育実践においては，責任ある，自立および自尊の専門職としてのスタンスをとれるような学生を育てることに献身する。しかし，看護教育を終えるまでに，看護師が実践に対して十分準備できているというのは，認識の甘い推測にすぎない。この疑問視される推測は，実践での経験を通じて獲得される専門性と，現在の看護実践で要求される知識と熟練したノウハウのレベルを，看護という文化と領域内で十分に認識することの難しさを反映している。また，看護師は，十分なスキルが身についた専門家としてではなく，十分なスキルを身につけた達人となるまでにまだ何年もの経験を必要とする新人看護師として学校を卒業するということを認めたがらない姿勢が，多くの医療組織で受け入れられている神話を支持することになる。その神話とは，看護師は，スタッフに求められるニーズを満たす能力においては，そのスキルレベルや教育レベルにかかわらず，だいたい同等であるというものだ。

　専門職としての看護の役割を身につけるように学生を教育していくことは重要だが，それは，実践についたばかりの新人看護師と，1～2年以上実践現場で働き，かなりの経験と臨床的知識を獲得した看護師との間に存在する，実践における相違を教えることによって，バランスがとれるものかもしれない。新卒看護師の臨床状況を知覚する力と主体的な行動を，少なくとも1年以上実践現場で働いた看護師たちのそれと比較してその相違を認識することによって，教育者は，実践を継続する過程において達成さ

れると期待され，必要とされる学習を正当化することができる。実に，それが，臨床的知識を是認し可視化するのである。この認識によって，学生たちに，臨床での判断力と専門的知識は，自己の実践のキャリアを通じて，徐々に発達していくものだという現実を教えることができるのである。臨床からの学びについてのこうした導入は，継続的な学習について心を開いて受け入れる態度を育てることに貢献するのかもしれない。新人は，看護という仕事に就いて間もない時期に，まだまだ学習しなければならないことが多く，他者の専門的知識に依存しなければならないということを感じて，不必要な罪悪感をもつことがある。このような導入は，新人をそのような罪悪感から解放するものになるかもしれない。本書の初版が刊行されて以来，米国看護大学協会は，看護における卒後インターンシップの必要性を認識し，その認識は近年ますます強まっている。この認識と看護実践の複雑さへの対応を大いに歓迎する。インターンシップでは，ある患者集団についてより深く学習することに焦点が当てられることを奨励する。なぜなら，新卒看護師は，症状や徴候について，より詳細な比較ができるようになるために，また変化や微妙な違い，患者による治療への反応の違いなどについての認識力を発達させるために，繰り返し比較できる患者を必要とするからである。

## かかわりのスキルを学習する

　本研究に参加した看護師たちは，患者やその家族とはどのレベルのかかわりが適切かということについて，かなり詳しい対話を行った。看護師たちは，かかわりすぎたり感情移入しすぎたことについてのストーリーを語っている。かかわりすぎることによって，患者に代わって看護師としての視点を提供する能力や，関心を寄せる"他者"としての支援さえも，失われる。これらの看護師の視点からは，かかわりすぎは"間違った"かかわり方だということが明らかだ。　飛び込んでいったり，安易に自分が代

わりに責任を引き受けたり，患者や家族を依存過剰にしたりした事例は，振り返って考えれば，誤った方向への導きだったと考えられる。看護師が自分のかかわりのスキルについて良好だと感じた状況は，患者や家族のニーズや願いに正しく同調すること，害や危険の徴候を早期に認識すること，回復への次の段階を促進すること，理解やコーチング，状況によってはただ黙って涙してともにいることができる能力などに関連して語られている。支援が，どんな時に役立ち，どんな時にでしゃばり過ぎたり妨害的なものになるのかといったことを経験的に学ぶこと以外に，かかわりのスキルを学ぶ方法はない。同じような学習に関する課題には，人間の苦しみや死への対処，あるいは害を与えることについての個人的な懸念への対応，他の分野の医療職との臨床的知識にかかわる交渉，圧倒されたり早まって心を閉じたりすることなく臨床状況に心を開いておく能力を発達させることなどが含まれる。これらはすべて，経験に基づいたケアリングとコーピングのスキルである。問題や人への効果的なかかわり方を学ばなければ，熟達度や有能さのレベルを発達させていくことは不可能で，問題や人へのかかわり方のスキルの学び方に難がある看護師は，低いレベルでしか機能できず，時間をかけても一人前のレベルでさえ機能できない可能性がある。

　看護教育の現場においては，長い間，クリティカルシンキング，判断，距離感をもつこと，かかわりの外からの論証がもつ力について教えてきた。学習，思考，そして他者とともにいることについて感情的なかかわりの重要性をほとんど無視してきた。かかわりをもたないクリティカルな論証の強調や，関係性のスキルやかかわりながらの論証について語らないことには，伝統的な理由や慎重な理由が存在する。クリティカルシンキング，かかわらないこと，判断を教えることのほうが，心を開くこと，ともにいること，留まること，かかわること，質的な差異を識別することなどを教えるよりやさしいのだ。何が正しいのかについて論じ判断を下すことは，頭脳的で知的な行為だ。その上，私たちは最も基本的で主要な関係における信頼，かかわり，心を開いた態度の卓越さに依存しているのだ。私

たちは，学生が，自分が育った家庭や人生経験から，このような特質をもっていると期待している。そして，教育者として，私たちは，これらのことを"教える"（teach）ことはできないと説明する。しかしながら，かかわりのスキルは模範をまねすることはでき，問題や人への効果的なかかわりのナラティブは，意識を高めたり，看護の仕事の人間関係についての理解を深めることがあったり，それらへの洞察を提供したりすることができる。また，批判的能力を強調する理由は，通常，「教える」ということが何を意味するのかということに対する手段的で情報提供的な視点に関連している。そこでは，関係性，対人性，そしてコミュニケーションのスキルが，具体的な状況において高度に相互のかかわりがある方法において教えられ把握されるという，形成的で統合的な視点が無視されているのである。

　かかわりのスキルは，もし教えられる場合でも，修正可能な"境界探しの仕事"（boundary work）として教えられている。そして，そこでは，かかわりすぎること，責任感過剰，感情移入過多などの危険性が強調されるきらいがある。一方，患者や家族との支援関係が良好で，癒しを与えているような時でさえ，インシデントが起これば，気まずい沈黙が生まれてしまうかもしれない。私たちは，学生がいつもこのようなやり方で看護師−患者関係に入っていくことを期待することで，学生に負担を与えてはいけないということを直観的に知っている。私たちは，非現実的な期待から学生を擁護し保護する。直観的に，私たちは，かかわりのスキルは，私たちが世界に存在する仕方と関係しているということを知っているので，他者にある一定の存在の仕方をしなければならないとか，ある一定のやり方で関係に入っていかなければならないなどと要求することはできないし，してはならない。人間のかかわりは，法制化したり，"行動学的にコントロール"したりできるものではない。

　しかし，だからといって，それは，私たちが，患者の懸念や問題との対応や，患者との対人的かかわりに関連したかかわりのスキルを発達させていくことについて，教育的沈黙と当惑に縛られているということを意味す

るものではない (Halpern, 2001)。私たちは，他者との関係のあり方について，自分のストーリーを語れるし，他者のストーリーを聞くことができる。私たちは，関係性についての学習のナラティブや対話に入る際に，関係性を築くという私たちの実存的スキルを聖なるものとして扱い，あり方として尊重することができる。私たちが提案しているのは，私たち教員のためにも，かかわりのスキル，関係性の倫理，そしてケアリング実践でさえもが，存在しているということである (Phillips & Benner, 1994)。

　私たちは，教育努力のすべてを手段として利用する必要はなく，また正反対の，純粋な表現主義，主観性，情緒主義に振り子を振る必要もない。ケアリング実践と学生や患者との関係に焦点を当てることによって，私たちは，私たち自身や学生たちに，どのようにすれば他者の気持ちにぴったりと寄り添えるかということを学ぶナラティブを明瞭な言語で語ることを教えることができるのだ。私たちは，患者との安全でケアリングある空間をつくるために儀式やルーチンを使うことと，すべての人を同じように扱うといった誤った正義を生み出す標準化された方策を使うことの間にある質的な差異を明らかにすることができる。私たちの実践と具体的な関係において，私たちは，ケアリング，強要，抑制，そして感傷的であることなどの質的な差異を明確にできる。私たちは，自らの過ちから学ぶために心を解放し，それを学ぶ倫理的勇気をもつことを目ざして，安全性と度量を増していくことができる。

## 社会的に埋め込まれた実践として看護を理解する

　私たちの文化的で専門領域的な自己概念の多くが，実践のための知識は，努力して習得され，主に患者・家族・地域に対してケアを提供する看護師の日常の実践内で維持されることを認識するような方法で実践に入ることから，学生を引き離してしまう。看護の知識と実践は社会的に埋め込まれたものだということが真に認識されれば，以下の(a)～(c)のことがらに

細心の注意を払う重要性がより際立ってくる。

(a)ある臨床状況についてのその人の理解と困惑の両方を伝達するスキル
(b)患者の状況を読み管理する上で，他者の臨床的知識を信頼することと，自己の発展途上にある能力を信頼することに伴うリスクを常に負うことの間で，適切なバランスを取るスキル
(c)サンプル抽出と学習，維持，そして最終的に自己の実践を通じて臨床知を拡大させるという実践知に関連した看護師の発達サイクル

　学部教育における臨床監督グループは，臨床で遭遇したことについて理解したこととしなかったことを，簡潔かつよく理解できるやり方で伝達するスキルを発達させることに明確に焦点を当てるかもしれない。それを効果的に進めるためには，そのグループは，学習を支援するような気風，判断を誤った学生を責めるのではなく受け入れる気風，そして，臨床アウトカムのグループ責任についての倫理を確立させる気風をもっていなければならない。そのような雰囲気の中で，学生たちは，実践のための知識が共有される専門領域で必要とされる同僚間の協調関係を学び始めることができる。それはまた，学問的環境によっては特徴的であるかもしれない個人の競争から，学習者の能力を高め，患者ケアをさらに進めるグループ支援と責任共有への移行を示すのかもしれない。グループ責任という倫理を確立させることは，看護師はよりよい患者ケアのためにどのようにして協働するかということについて，学生が学ぶのに役立つ。もちろん，自己の知識と無知を伝えるように学生に教える努力をしても，それが，副次的に生じる無知の問題も解決するわけではないが，それは少なくとも，自己の能力とさらなるスキル発達へのニーズに対する開かれた姿勢を確立させ始める。

　より複雑な努力を要するのは，その人が，まだごくわずかな準備しかできていない状況で自立的に行動することと，他者の知識や判断にかなり依存することとの間の適切なバランス能力を養うことである。より若い実践

者が，常に，ぎりぎりの知識と度量で働いている看護という領域では，ごく一部で自立的に働けるような臨床の割り当てを得るための交渉スキルに明確な焦点が当てられるべきだ。教育の初期において，学生たちは，病棟のスタッフ看護師の指導の下で自立的に働くにはどうすればいいのか，看護教員の助言に完全に依存するのではなく，スタッフ看護師に助言や指導を求めるにはどうすればいいのかについて，コーチングを受けることができる。学生指導に当たるスタッフ看護師の役割に関しては，学生を病棟に送る前に，このような学習目標を掲げて，臨床病棟との間で明瞭な交渉が完了していなければならない。特に，実践現場で，学生についての直接的でかなり内輪の相談を指導看護教員との間でできないようなやり方の変化がみられるところでは，そうした交渉が必要だ。

　最後に，学生は，どんな看護師も完全に自律した実践者ではないということを理解できるように支援されるべきだ。看護実践で経験を積み順応すれば，その埋め込まれ方や他者への依存の仕方は，それまでとは異なるものではあるが，完全に消滅するわけではない。学生は，知識が社会的に埋め込まれていることはよいことで，それは，乗り越えたり成長して卒業する状態ではないということも教えられるとよいだろう。さらに，自分の看護師というキャリアを通して，他の看護師のコミュニティに落ち着くまでには，高度に依存的で学習しているという立場から，実践における他の熟達者の同僚として相互に支援的である立場へと移行する軌跡をたどるということも教えられておくとよいだろう。

## 本研究が挑んだ前提

　過去12年間，私たちは，カーネギー財団研究を通じて (Benner, Sutphen, Leonard-Kahn, Day, 2010)，また，オレゴン州看護教育コンソーシアムの刷新的なカリキュラムと教育法の発展を通じて (Gubrud-Howe et al., 2003；Tanner, Gubrud-Howe & Shore, 2008)，新たな洞察を得て，研究結果

を拡大させてきた。今，私たちは，看護師免許取得前の学生に対する看護教育の抜本的な改革を提唱する。この研究を通じて私たちが挑んだ誤りの仮定は，実際，現在の教育実践——今日の臨床実践に対応できる看護師を育てるには効果的ではないと証明された実践——のまさに土台そのものなのである (Benner, Sutphen, Leonard-Kahn, & Day, 2010)。抜本的改革がなければ，私たちは，基本的な欠陥のある教育実践を導いてしまった理論と実践の二元性を永続させてしまうことになるだろう。

## 理論と実践の関係

　最も問題があるのは，理論と実践との分離を導いたような仮定である。つまり，厳密な理論的知識が熟練したノウハウに勝るとするもので，学問的なものから実践への一方通行の流れである。看護という専門職は，主流の学問領域への参入が遅かった。そのため，教育の多くは，病院を基盤とした徒弟的教育プログラムの中で行われてきた。時代が進むにつれ，教室での教育は，臨床実践からどんどんかけ離れ，厳格で抽象的な理論に焦点が当てられるようになり，その抽象的な知識・技術が，臨床実践においてどのように「使われるか」ということにはそれほど重きが置かれなくなった。エラウト (Eraut, 1994) が指摘しているように，学問では，知識の獲得は，記憶の形態においてでさえ，知識の活用とさほど大きな違いはないと考えがちだ。教室で提供される"看護の知識，科学，理論，技術"は，臨床環境においてそのまま"応用できる"ことの"青写真"あるいは抽象的知識だと想定された。

　ドレイファスのスキル獲得モデルとその初期研究は，理論と実践の関係についての従来の想定や教育実践が提案するものより，理論-実践関係についてはるかに複雑なバージョンを示している（第1章参照）。理論は，初心者を正しい領域へと導くために重要だ。たとえば，うっ血性心不全という病態があるため，看護師は患者の浮腫あるいは肺の中の液体を評価すべ

きだということを知ることなどだ。理論はまた，看護師が，病気，苦しみ，そして安楽などの問題に対処する時，ある一定の反応を予期することを学ぶのに役立つ。たとえば，悲しみにくれる家族は，怒りから完全な否定といった幅広い感情を示すかもしれないと予期することなどだ。しかしながら，そのような理論は，当然抽象的なものであり，特定の状況を記述したり，臨床初心者の対応を導いたりする上でも，十分なものではない。また，看護師は，特定の患者や家族の問題，懸念，コーピングの仕方を理解することによって，個人の患者や家族の反応や，臨床問題が特定の患者にどのようにあらわれるかや，病気や苦しみについて人がもつ懸念に細心の注意を向ける——そうすることによって，実践は導かれていくのである。

　臨床実践の本質と一致するこの考え方は，いくつかの臨床学習の重要な側面を曖昧なものする。明らかに，学生には理論とその理論を実践で活用し評価する機会の両方が必要だ。そうすることによって，特定の患者の反応を予測したり，看護行為を特定したりする上において，理論には限界があるということを認識できる。看護教育に関する本研究および他の研究（Benner et al., 2010）は，理論と科学的知識を実践で活用する対話的アプローチを提案している。従来の理論や問題解決過程や看護過程などの"思考過程"（thinking process）の明瞭化では，実践的論証と実践における知識の活用について，次の2つの重要な特性が見落とされている。

(a) 形式主義の限界。つまり，形式主義には，実践のすべての状況を明確にする能力がないということ
(b) 特定の患者について要求される実践的論証には，患者の変化や患者自身の理解の変化を通じた，経時的な論証が必要だということ（Benner et al., 1999）

　形式主義の限界とは，形式的で一般的な理論的言語では，臨床的理解で最も重要な具体的にあらわれたことと質的な差異を適切に把握することが

できないということを意味する。ブルデュー（Bourdieu, 1990）は，実践的論証の論理は，まず，状況の本質的理解から始めるものだと指摘している。これは，人間の知性と人間の問題解決にとって不可欠で，形式主義の限界を解決するものだ。たとえそれが誤った理解だったとしても，状況下の理解から始めれば，認知と問題解決についての可能性をある程度の数に限定することができる。よい実践的論証は，もし反証が出てきた時には，思考者に，実践状況についての自身の理解を変えることを要求してくる。臨床実践では，常に，不十分な証拠でしか説明できない明確な答えのない状況に対処しなければならない。そういう状況では，しばしば，確定的なものを得ることは不可能で，判断することが要求される。カーネギー財団研究は，高等教育における転換を要求している。特に，看護の教育では，学生の実践への思考と行動を形づくる上で，教育がより形成的な役割を担うよう要求している。

> 学生は，他者の生活（人生）において，具体的な立ち位置をとることになる。この世界において統合的な判断をし，その判断に基づいて行動し，学問で得た洞察が実践でどのような重要性をもつのかを認知することを学ばなければならない。クリティカルシンキングが引き離したものを，責任ある判断が再びつなげなければならない。高等教育への要求は，理論と解釈に終始するものではない。それは，個人的および集団的アイデンティティと責任の新たなナラティブの積極的形成として結実する。学生の将来の実践が気づかいと責任感に満ちたものでありますように (Sullivan & Rosin, 2008, p.143)。

看護師の卒後のスキル獲得に関する本研究においては，抽象的な理論の限界が，実践のすべてのレベルで顕著である。また，看護学生は，支援を体験し，支援のギャップを理論が実践で埋めてくれることを体験できるように教育されうるということがわかった。初期実践において，新人看護師の最大のジレンマは，自分たちが抽象的に学んだ症候群や状態の具体的な発現を実践で認識することと，状況の重要な側面とそれほど関連性がない側面とを識別することだと新人看護師たちが私たちに教えてくれた。教科

533

書に，臨床現場で実際に目にする幅広い徴候や症状の変化すべてが記述されることはほとんどない。徴候や症状は，特定の患者においてどのようにあらわれるかということを認識しなければならない。だからこそ，看護学生は，教科書の説明と実際の患者の徴候や症状とを合致させることを学ぶ時間をもたなければならないのである。一人前の看護師は，形式的で抽象的な知識は，目の前の患者に対する看護計画やその患者のかかわる問題への対応について，貴重な指針はほとんど与えてくれないということに気づいて危機感を覚える。中堅レベルの看護師は，計算上の論理へ依存することが少なくなり，目の前の状況を，特定の抽象的な知識で解決すべき問題としてではなく，より直観的に対応し始める。心を開いて意欲的にこれまでの経験から学ぼうとする達人看護師は，自分の理解と患者の状態の管理の両方において，論理的計算を通じてではなく，直観的に実践している。

　学生には，理論に足りないところを補い，質的な差異を識別することを学ぶという経験が必要だ。学生たちには，突出して重要な側面，ニュアンス，そして質的差異を識別し，指摘できる経験ある看護師のそばについて働く経験が必要だ。学生と看護師は，看護の形式的理論が存在しない，ドレイファス（第1章参照）が看護の機転，実存的スキル，優れた倫理的態度として定義した多くの臨床状況に遭遇する。あらゆる実践レベルの看護師によるナラティブは，テンプレート-マッチングプロセスのような，形式的理論を膨らませたり，実践に「適用」したりすることを通じてではなく，経験的学習を通じてのみ解決できる学習の課題を指摘している。看護実践の知識は，伝統的に，実践において，公的ではなく，私的な対話の中で育まれた知識の大きな領域を含む。そして，そうした知識は，看護という領域の内でも外でも，あまり明瞭に言語化されてこなかった。これらの領域には，回復，安楽，安全，健康促進実践のそれぞれで適用するケアリング実践，人間性，世界，身体のケア，具現化されたスキルの知識などが含まれる。こうした知識の多くが関係的で脈絡的なものだ。学生は，その知識の関係的・脈絡的な性質に注意を払い記憶に留める一方で，公的な世界において，この知識を明瞭に言語化する実践での経験が必要だ。ベナー，

フーパー＝キリアキディス Hooper-Kyriakidis，スタナード Stannard によ
る『看護ケアの臨床知 (Clinical Wisdom and Intervention in Nursing
Practice)』(1999) は，このデータセットを，新人看護師の研究インタ
ビューおよび観察から得た新たなセットとともに活用し，クリティカルケ
ア，救急外来，クリティカルケア搬送チームで働く看護師の実践に埋め込
まれた知識を言語化した。これは，実践知の源泉として臨床実践を真剣に
とらえた好例である。これらのいくつかは，それまで適切に言語化されて
こなかったものだ。つまり，誰でも利用可能な記述的言語に置き換えられ
ていなかったのである。

## 臨床判断の本質

　第 7 章で指摘したように，看護における臨床判断で優勢な概念は，診断
治療モデルだ。これは，患者の異常（障害）の明確な同定，そしてそうし
た異常を取り除くと思われそうな治療の選択肢についての熟慮と選択に依
存するものだ。私たちのカーネギー財団での研究では，「看護過程」のプ
レゼンテーションなどに代表される精神的過程，往々にして，その臨床家
の心の中で進んでいる「実際」の精神的過程を具体的に示していたことが
明らかになった (Benner, Sutphen, Leonard-Kahn & Day, 2010)。過去 20 年
にわたる研究のエビデンスが，実際はそうではないということを示してい
たにもかかわらずである (Tanner, 2006)。この視点によると，状況とかか
わりをもたない論証が，常に，実践的で状況とかかわりをもつ論証よりも
信頼できるということになる。ハルパーン (Halpern, 2001) による医学書
『私情を入れない関心から感情移入へ：医学を人間味あふれたものにする
こと』(From Detached Concern To Empathy: Humanizing Medicine) は，
医学領域におけるこの見解に対する強烈な挑戦状だ。私たちが本研究で発
見したのは，状況とかかわりをもたない，分析的思考——つまり，状況か
ら一歩引いて立つこと——は，不安な感情に溺れそうになっている新人の

場合に有用な戦略だということである。また，経験を重ねると，看護師たちは，状況から離れるのではなく，いっそうかかわるようになるということもわかった。経験を積んだ看護師たちは，その状況が意味することを，分析的な思考（すなわち，その状況をより小さな要素に細分化するなど）を通じてではなく，直接的に把握するのである。患者やその人の通常の反応を知ること，そして具現化され直接的な方法で患者を人として知ることは，中堅看護師から達人看護師の臨床判断において顕著にみられる側面である。状況から離れた分析的論証は，崩壊の状況においては必要とされる。その状況とは，直接的な不安が生じていない場合や，看護師が適切に臨床状況の把握ができていないと漠然とした不安感をもっていることに気づいているが，その不安のために，その臨床状況の本質について，疑問を投げかけたり，再考したりできないでいる状況などである。

　臨床判断における精神的過程のいくつかの側面に関して，200件近くの研究の分析が2006年に行われたが，その中で，タナーは，状況下の臨床的論証の新たなモデルを提供した。そのモデルとは，関連性のある理論的知識についての看護師の深い知識を拠りどころとすると同時に，実践的知識，善の概念，そして患者を知ることも拠りどころとしており，その状況の脈絡によって形成されるというものである。看護師は，その状況についての最初の把握と，経時的に変化していくその状況についての自分の理解などから影響を受けながら，さまざまな論証パターンを使う。臨床判断についてのこの視点は，それを教える試みもまた状況下になければならないということを示唆する。そこでは，注意を必要とする変化する臨床の状況がなければならない。さらに，そこでは，臨床像が変化し，看護学生は，その変化に気づき，新たな可能性にも常に心を開きながら，その状況を妥当に解釈し，その患者の反応を読みながら必要な行動をとらなければならない。賢明な臨床判断とは，健全な理論的知識，その臨床状況についての把握，そして優れた倫理的態度の統合を具体的に示すケアリング実践である。臨床判断におけるスキルの発展には，突出して重要な理論的知識についての理解を深め，その特定の臨床状況の重要な側面を認識し，よい看護

実践についての自分自身のビジョンを明確にしながら，その特定の状況を振り返る機会が必要だ。

この統合は，カーネギー財団全米看護教育促進のまさに核である（Benner et al., 2010）。すべての専門職の準備に3つの徒弟式学習が重要だ。カーネギーの枠組みの中にある最初の徒弟式学習の領域は，認知的なことである。つまり，実践に必要な理論的知識基盤は，あらゆる学習環境で起こるが，典型的には，教室での教育において焦点が当てられるものである。看護においては，この知識基盤は幅広く，基礎科学，人文科学，社会科学を包含する。二番目の領域は，実践的なことである。つまり，看護師のように思考する——臨床的論証など，有能な臨床実践に要求される熟練したノウハウである。三番目の領域は，倫理的なことである。つまり，毎日の実践にあらわれる看護職としての責任，関心，コミットメントの例証である。

カーネギー財団は，こうした3つの徒弟式学習すべてにわたる統合的教育を推奨している。特に，実践的（臨床的）な論証と判断に関する看護教育に大きな力点が置かれている。カーネギー財団が，教室と臨床教育をより統合させることを推奨しているという点は重要である。具体的には，教室で教えられる典型的な知識基盤をさらに深めるために，患者と患者の状況を教室に持ち込む方法を見つけること，重要性・非重要性の識別力，そして，どんな臨床状況にも内在している倫理的側面を認識する能力を学生が発達させられるように支援することが推奨されている。

# クリティカルシンキングと臨床的論証の融合

現在の看護教育で流行っているのが，クリティカルシンキングだ。1991年に，看護教育プログラム認証のための要求事項として導入され，構築とその測定への関心が，過去15年間に急速に高まっていった。最近の研究（Benner et al., 2010；Tanner, 2006）では，クリティカルシンキングは，看護教育における1つの一般化された項目で，それには，あらゆる思考の形態

やよい看護実践の概念などでさえも含まれる (Scheffer & Rubenfeld, 2000)。私たちは，批判的内省的思考は，教えられるべきであるが，それは臨床的論証と同一視されたり，混同されたりしないことを推奨する (Benner et al., 2010 : Tanner, 2006)。看護においては，わずかの明らかな例外を除けば (e.g., Bevis & Watson, 1989 ; Ford & Profetto-McGrath, 1994)，クリティカルシンキングは，臨床判断と同じだと考えられてきた。クリティカルシンキングが重要なスキルではないというのではない。分析的還元主義の最も狭義の定義においてでさえも，それは重要である。それを懸念しているのではない。懸念しているのは，行動学的モデルも，最近みられるクリティカルシンキング重要視の傾向も，それに伴うエビデンスのない前提が，具現化された知識の可能性，すぐれた判断における感情の役割，かかわりのスキル，患者体験を理解する上でのナラティブの役割を見過ごしたり，場合によっては，それをおおい隠したりするということである。

臨床的論証は，特定の患者の状況に応用や適用が可能な最善の実践について優れた研究エビデンスが存在する時に，効果的に進む。たとえそれが曖昧な状況であったとしても，その臨床家を臨床の状況に立たせ，問題を問いかけたり必要な行動をとったりしながら前に進ませる臨床的論証は，看護を含むあらゆる実践分野において必要なものである。看護教育者は，実践で学生たちに，「アクションステップ」をとることを教える。そして，行動や介入はいつも脱構築やクリティカルシンキング「以上」のものを要求する。既存の実践が疑問視されたり，効果的でなくなったり，科学的研究によってある意味確証が得られないような時には，批判的内省的思考が必要となる。批判的内省的思考は，それによって，欠陥があると思われる見解を検証したり，創造的思考のための方法を明らかにしたり，患者ケア環境や介入を再設計したりするような自己改善実践のために非常に重要だ。看護学生は，さまざまな方法で思考できるようになるべきだし，特に，研究エビデンスや臨床的論証を日常の臨床で使えるように訓練されるべきだ。

急速に増えているクリティカルシンキングに関する文献は，理性を重視

する伝統を継承している。つまり，論理的思考プロセス以外のもの，特に，感情は疑われるべきものだという考え方だ。混乱を起こさせるような思考や感情的な懸念は，個人的なニーズなど自己の関心を内向きにさせ，自己栄達や権力への欲求は，理性的思考を抑止させたり，少なくとも，混乱させたりする。しかしながら，その代替は，無感情思考ではなく，むしろ，忍耐強い，臨床的に細心の注意を払った感情的論証だ。それには，臨床で遭遇する関心事や危険を知らせる早期警告への手がかりとなるような感情も含まれる (Halpern, 2001)。感情と思考は相互に構成されるものだということは，クリティカルシンキングを含むあらゆる分析的思考形態のほとんどのモデルにおいて，認識された見解ではない。感情的反応 (緻密な注意，気づき，用心深さ) は，患者の問題と懸念に対応したり，それらを評価したりするための可能性がある状態を創出する。ウォルター (Walters, 1990) は以下のように指摘している。

> 大学のカリキュラムで主流をなす伝統的クリティカルシンキングは，命題的議論を分析するための一連の規則を提供することによって，信念の理性的正当性を学生に教える技術だとされている。それが定義する方法論は，分析的還元主義として説明されるのが最適で…［専門的文献においては］，教育的に最優先されるべきものだとしてクリティカルシンキング手法を擁護するほとんどの教育者，心理学者，哲学者は，クリティカルシンキングを暗黙のうちにあるいは明白に理性的思考だと同定するために，重要視するのである (pp.451-452)。

## 看護教育における画期的変革に向けて

本研究を通じて，真の達人の実践を発達させるためには，経験的学習が非常に重要であるということを，より深く理解し評価できるようになった。教育実践におけるナラティブの変革的で主要な部分を形成する力は既

に同定した。また，新卒者としての実践のために，学生をよりよく教育できると考えるいくつかの分野も同定した。

本研究は，経験的臨床的な学習およびスキル獲得を考える上で，カーネギー財団全米看護教育研究 (Benner et al., 2010) に影響を与えた。カーネギー財団の研究では，優れた看護教育プログラムを行っている9つの教育機関を訪問し，教育者に対して2つ，学生に対して1つの全米調査を実施した。同研究は，看護教育者たちが，看護教育をどのように考え，どのように設計するかということについて，以下の移行を推奨している。

- 排他的なクリティカルシンキングの強調から臨床的論証と複数の思考法へ
- 項目別／能力別カリキュラムから専門職教育に必要な3つの徒弟式学習の統合へ：認知的知識，実践ノウハウ，倫理的態度と形成
- 臨床現場と教室における教育を分離することから統合へ
- 教室における抽象的理論の学習とその理論の臨床への適用から，理論と実践的知識の解釈的対話の活用へ
- 社会化と役割を引き受けることから形成へ
- 不明瞭で分断された教育システムから看護学士号へとつながる明瞭な看護エントリープログラムへ

これらの移行のそれぞれについて，カーネギー財団の全米看護教育研究 (Benner et al., 2010) に従って，以下に簡単に記述する。

## 排他的なクリティカルシンキングの強調から臨床的論証と複数の思考法へ

「クリティカルシンキング」は，看護教育におけるあらゆる思考に対する，いや看護教育における長所としてさえも，キャッチワードとなった (Tanner, 2007)。クリティカルシンキングは，しばしば，臨床的論証や臨床判断と同一視される。私たちは，クリティカルシンキングと臨床的論証

は同一視されるべきではなく，クリティカルシンキングに加え，対話的論証や意図的論証，創造的思考など複数の思考が強調されるべきだというカーネギー研究の推奨に賛同する。クリティカルシンキングは不可欠であるが，どの分野においてもそれだけでは十分ではない (Benner et al, 2010)。

## 項目別／能力別カリキュラムから専門職教育に必要な3つの徒弟式学習の統合へ：認知的知識，実践ノウハウ，倫理的態度と形成

看護学校のカリキュラムはコンテンツを詰めこみすぎている。教育者によって使われる1つの方策は，看護過程を使うカリキュラムと小児・成人の発達のカリキュラムとを統合することだ。これは有用で継続されるべきだが，3つの高度な徒弟式教育法を柱とするカリキュラムおよび教育的構造として組み合わせるとより強力なものになる。このアプローチは，学生が，知識を活用し，あらゆる教育環境や学習環境において，知識・臨床的論証・実践ノウハウ・倫理的態度を駆使する臨床的想像力を発達させていくのを支援する。教育およびカリキュラム開発に対するこのアプローチは，統合された知識の「獲得」と「活用」を可能とする。そして，それは，より深い学びと理解を可能にする。

## 臨床現場と教室における教育を分離することから統合へ

大学教育でも，過去の専門学校教育という看護の伝統からみても，教室での教育と臨床的コンテンツは，分離され，かなり異なるものであった。たとえば，教師が教室で，心臓疾患に焦点を当てたり，栄養に焦点を当てたり，呼吸に焦点を当てたりしながら教え，学生には，適切な臨床的課題が与えられるかもしれないが，（しばしば徴候・症状や看護診断の形で提示される）教室での抽象的理論的議論は，学生が，臨地実習でそうした問題を抱える特定の患者をケアするにあたって，そうした知識をどのように活用すればよいのかということを学ぶのには役立たない。教室で提示され

る抽象的理論や分類法と実際の実践におけるそうした知識の活用の間には，大きな分断がある。

## 教室における抽象的理論の学習とその理論の臨床への適用から，理論と実践的知識の解釈的対話の活用へ

　カーネギー財団専門職養成プログラム (Carnegie Foundation for the Advancement of Teaching, 2003) で発見された専門職教育に蔓延している問題の１つは，理性的議論が，単純な合理的計算，厳格な基準適用型論証，"包含-除外ルール"，そして費用対効果分析に狭められていることだ。ショーンが指摘するように (Schon, 1983, 1987)，合理的技術的な特性をもつこの幅の狭い視点が，ほとんどの教育プログラムにおいて問題である。理性は，理論や知識のより解釈的で対話的な活用がなされる時に，より押し広げられていくのである。モンゴメリー (Montgomery, 2005) が指摘するように，医学は，そして私たちはそれに看護を加えるが，実践を用いる科学なのだ。つまり，実践は，科学によって指針されるのである。患者ケアの場においては，科学は，その状況で適切に活用されるように，実践者によって評価され応用されていかなければならない。理論とその理論の活用がいったん分離されてしまうと，それを再び統合するのは難しい。豊かな臨床的想像力と状況に合致した知識の活用のためには，理論と知識の活用に関するより対話的視点が不可欠である。実践には，状況に埋め込まれた認知と知識の活用がどうしても必要なのである (Lave & Wenger, 2006)。

## 社会化と役割を引き受けることから形成へ

　カーネギー財団の聖職者に関する研究では，役割を引き受けること，あるいは社会化ではなく，形成という言葉を用いた。なぜならば，形成は，あらゆる専門領域の学生に必要な理解の変革と再形成，美学，知覚的鋭さ，関係性のスキル，アイデンティティ，知識，そして気質といったことに注目し対応していくからだ。形成は，社会化の理論における役割を演じ

ることとかパフォーマンスという視点をはるかに超えて，「変革」と「形成」のより構築的視点へと向かっていくものだ。いいかえれば，人は，新たな知識，スキル，善の概念，そして知覚力によって形成（あるいは構成）される。形成を1つの静的な形態だという誤解を避けるために，私たちは，看護師に要求される関係的で多様な形成を把握するために「ダンス」の比喩を使う（Mohrmann, 2006）。看護学生は，自己のアイデンティティの理解を変革させた数多くの経験的学習について語ってくれた。

## 不明瞭で分断された教育システムから看護学士号へとつながる明瞭な看護エントリープログラムへ

　現在，看護という職業は，大きな看護師不足と看護教育者不足に直面している。ある意味では，これは，現在，大半の看護師がコミュニティカレッジ*で養成されていることによる。看護教育者の資格が取得できる4年生大学学士以上の教育を受けるために進学する看護師はわずか14～18％である**（HRSA, 2007）。ほとんどの看護師にとって現在のコミュニティカレッジでの看護教育を修了するのにかかる時間の長さは，実に不公平だ。修了するまでに，少なくとも3年を要し，入学待ち時間を入れると，時には4，5年もかかることもある。しかも，取得しなければならない単位数も非常に多い。かけた時間の長さにもかかわらず，こうしたプログラムは，短大卒の学位しか提供しない。そして，ほとんどのコミュニティカレッジは，果たすべき使命に対して，資金不足であり負担が過重で，また，4年生大学に昇格するには，十分なものが備わってはいない。学士教育へと進学する準学士教育を受けた看護師たちの数を増やすため

---

*訳者注：米国全州に存在する州立の短期大学。準学士課程と専門学校課程の両方を兼ね備えている。
**訳者注：最近では，4年制大学で看護教育を受ける学生の数が増えている。学士号を取得して働く登録看護師と準学士号を取得して働く看護師の割合は，ほぼ同じくらいになってきている。ただし，米国の4年制大学では，準学士号をもつ看護師が編入して1年で学士号を取得できる「RN to BSN」（準学士号から学士号へ）プログラムを開設しており，こうしたプログラムを利用して，働きながら学士号を取得する看護師も多い。

に，オレゴン看護教育コンソーシアムのような，より統合された明瞭な看護教育プログラムの強化を推奨するのは，このゆえんである（Tanner, Gubrud-Howe & Shores, 2008）。

オレゴン看護教育コンソーシアム（The Oregon Consortium for Nursing Education；OCNE）(Gubrud-Howe et al., 2003；Tanner et al., 2008) は，コミュニティカレッジとオレゴン医療科学大学との共同プロジェクトだ。OCNEは，こうした考えを進展させる共有カリキュラムと教授方法を開発した。実践の最も重要な側面についてより深い学習を促進させるために，カリキュラムは，学習内容を意図的に縮小させ，臨床的思考に焦点を当てるように設計された。私たちの教育法では，3つの徒弟式学習法すべてにわたって，臨床現場と教室での教育を統合するために，その境界を意図的にあいまいにするような方法を開発した。看護実践を教えるために，変革された臨床教育を通じて経験的学習の機会を最大限にし，シミュレーションなど新たなテクノロジーを活用する最善の方法の模索に取り組めるように意図したのである。

## 臨床的論証を教える

私たちが看護実践の核だと考えること——臨床判断，倫理的態度，ケアリング実践，患者中心のケア——に注意を促すために，伝統的な看護の基礎を変革した。最初の科目は，ヘルスプロモーションである。あらゆる医療環境の，少なくとも背景に，いつもあるべき実践のこの側面に注意を促したい。学生は，ヘルスプロモーションと疾患予防という内容において基礎的アセスメントスキルを学び始める。つまり，それは，個人の健康リスクと，健康的な行動変容に向けた実践とオリエンテーションを明らかにする方向に向かうことである。私たちが目ざすのは，学生が，完了すべきタスクとしてではなく（新卒看護師は往々にしてこのようなとらえ方をしがちであるが），患者の状況の理解を深めるためのツールとして，アセスメ

ントツールを理解できるように支援することである。私たちは，アセスメントの技術よりも，特定の状況において発見したことをどのように解釈するかということに焦点を当てる。

最近の臨床判断モデル (Tanner, 2006) を活用すると，学生は，日常的に，状況下の思考——患者に関する脈絡と関係；その状況に対して患者が期待することについての認識，そして，その状況下での対話を通じた気づき，解釈，反応——によって導かれていく。事例に基づいた教室での指導——問題に基づき，現在も展開している事例を活用しての指導——を通じて，学生たちは，臨床的な問題を模索すると同時に，その臨床状況に埋め込まれた倫理的課題を認識し解釈し，多職種協働チームの課題に取り組み，同僚の実践を評価し，実際の臨床現場で遭遇しがちな他の課題に取り組む。学生たちは，そうした事例に取り組みながら中身を学ぶ。中身を先に学び，それを事例の問題を解決するために応用するという学び方とは全く異なる視点である (Bain, 2004)。

## 臨床教育を改革する

OCNE は，臨床教育を変革するプロジェクトも開始した。臨床教育においても，複数の重大な欠陥がみられる (Ferguson & Day, 2005；Tanner, 2002, 2006；Welk, 2002)。病院において，患者の重症化や在院期間の短縮，そして看護師に対する地域実践への要求が増しているにもかかわらず，主な臨地実習では，1 人またはそれ以上の入院患者に対する基礎的ケアを提供することになっている。挑発的な未来志向の投稿論説で，看護理論家のポーター＝オグレイディ (Porter-O'Grady, 2001) は，登録看護師（日本における正看護師に相当）たちは甚大な変化の時代に実践を行っているというエビデンスがあるにもかかわらず，看護教育者たちは，「基礎看護教育の土台として，入院療養中の患者に対する基礎看護ケア」を活用し続けていると明確に指摘している (p.185)。最近の文献精査では，看護教育者は，自分の経験を基にして臨床教育計画を立てるというエビデンスが確認され

(Ferguson & Day, 2005)，看護教育における新たなアプローチを支援するための研究は最小限にしか行われていないということが確認された (Diekelmann & Ironside, 2002；Tanner, 2006a)。OCNE の教員たちは，臨床教育に対する現在みられる古くからの伝統的なアプローチはもはや適切ではないと結論づけた。その基礎には，臨地実習期間の短さがある——特に，伝統的な総合的患者ケアのモデルが主流である場合はそうだ。なかには，6 つの大学からの学生を受け入れ，週末を含む毎日，少なくとも 2 シフトで実習学生の教育に対応していると報告した病棟看護師もいる。実習に関する他の問題も指摘されている。患者の重症度が増すに従って，患者の安全に関する懸念も生じている。学生は自分の処置を監督してもらうために，指導教員や指導看護師を待っている間に，学習時間のロスが生じる。また，学生たちは，新たな学習をほとんどすることなく，同じタスク（ベッドメーキングなど）の繰り返しに多くの時間を費やしてしまう。臨床的思考を教育する教員の時間はごく限定されている。ケアする患者の幅が限定されている——したがって，臨床的知識を発達させる機会も限定されている。

　こうした懸念に対応して，OCNE の教員たちは，意図的な臨床学習活動を要求する新たな臨床教育モデルを開発している。OCNE 臨床教育モデルは，学習の科学と臨床教育の最善（最近のカーネギー財団看護教育研究を含む）の実践に基づいた，能力ベースの新たな臨床教育法である。対象とする患者グループに対して適切であるように設計された，一連の意図的な臨床学習活動と学生の発達レベルで構成され，求められる能力を習得できるように構成されている。学習活動には，伝統的な焦点を当てた直接的患者ケアも含まれる。そこでは，学生は，1 人以上の患者の担当を割り当てられ，自分が提供するケアに責任をもつ。さらに，このモデルには，全カリキュラムに通じる以下の 3 つのタイプの学習も含まれている。そして，そうした学習は，学習の初期における総合的な患者ケア実習と置き換えることも可能だ。初期においては，学生は，まだ総合的な患者ケアを行うための準備が十分にできていないかもしれないからだ。その 3 つのタイ

プの学習とは，以下の通りである。

- ■ 概念に基づいた体験：学生は興味をもつ特定の概念を学び，1人以上の患者のアセスメントを行い，看護計画を作成して，患者回診の折にその患者を同僚に紹介する。概念に基づいた経験は，権限委譲や監督といった他のタイプの概念に対しても設計できる（Heims & Boyd, 1990）。
- ■ 事例に基づいた体験：患者事例を通じた臨床判断と看護パフォーマンスの訓練を提供する。これは，記述された事例やコンピュータベースの事例に加え，各種のローテクおよびハイテクのマネキン，模擬患者，ロールプレイを使ったシミュレーションなども活用される。そこでは，学生は，患者のもつ潜在的な問題に気づき，データを解釈し，適切に対応することが要求される。こうした事例は，1つ以上の能力を反映させるように設計されており，特定の患者の問題や懸念に焦点が当てられており，臨床判断の訓練が常に含まれている。
- ■ スキルに基づく介入経験：この経験の主な目的は，看護実践における"ノウハウ（know-how）"と"なぜそうなのかを理解すること（know-why）"の能力を構築していくことだ。このスキルには，精神運動スキルも含まれるが，それに限定される訳ではない。たとえば，介入スキルには，コミュニケーション，教育，擁護，コーチング，対人関係などのスキルも含まれるのである。

また，学習活動には，統合的経験も含まれる。そこでは，学生には，登録看護師の役割の何らかの側面を実施する上で，それまでの学習を統合することが期待されている――それは，一般的に，プリセプターについて行う実習で頂点に達する。臨床教育モデルは，実習プログラムの最後の1～2学期，あるいは10～20週間の統合的実習に加えて，全カリキュラムを通じて，短い統合体験をあちこちに組み込むことを提案する。実習は，学生が登録看護師の役割へ移行するのを支援できるように設計されている。学生は，私たちが"臨床教育アソシエイト"という肩書きを準備したプリ

セプターの直接の監督下に置かれる。そのプリセプターは，新たな能力と臨床教育法に焦点を当てたワークショップを修了した，経験豊かな登録看護師だ。

　教員は，その科目で目標とする能力達成に向けて，臨床実践のための学習体験を準備する。学習体験は，発達的にみてその学生に適合するように，その科目の理論を教える授業と臨床体験へのアクセスとの整合性，そして全科目との整合性を考慮しながら，段階的に体験されていく。たとえば，ヘルスプロモーションの最初の授業では，教師は，学生が，健康に関する多様な問題を抱えた人生のさまざまな段階にいる実際の患者にインタビューする練習が行えるような臨床学習活動を準備する。健康へのリスクに焦点を当てたアセスメントの訓練，最初のレベルの患者教育を行う訓練を受ける。慢性疾患の科目では，機能状態のアセスメントを行い，その慢性疾患を管理していく上で患者が学習することが必要な分野を特定したりする訓練を受ける。また，学生たちは，その慢性疾患を抱えて生活する過程で経験した重大な有害事象について説明を受けながら，状況を解釈するスキルを発達させていく。初期においては，概念に基づいた事例から学んだ経験が，知識の積み木となる。そして，それは，あとに行う焦点を当てた直接の患者ケアで必要な学生の能力を促進させていく。各学期末に向けては，学習を統合していく機会も提供される。

　臨床学習活動は，学生に学習することを教え臨床教育を行う上での最善の実践について理解されていることに基づいて計画される。それには，臨床ローテーションの準備，いつも患者をその経験の中心に置くこと，臨地実習後の内省とディブリーフィング，教員サイドからの強力で肯定的な学習促進とコーチング，そして頻繁なアセスメントとフィードバックなどが含まれる。

　臨床教育モデルの設計は，臨床的知識の開発，臨床判断，経時的な臨床状況についての理解，日常の倫理的態度，実践からの学習の手段としての振り返り習慣やスキルを発達させることなどに関して，本研究で開発した知識・理解に完璧に基づいている。教育法のいくつかについて以下に

記す。

　臨床的知識の開発に関しては，学生たちが臨床で遭遇することに対して，どのようなことが期待されているのかが明瞭に言語化されていると，学生たちには有用である。つまり，医学診断に関連した潜在的な問題を同定することである。そのために，学生たちは，特定の医学的問題を抱えながら生きるという経験を自分がどのように理解しているかを言葉で表現したり，その患者のケアにおいて生じるかもしれない臨床上の懸念を予期したり，そして，状況を先見する能力を発達させ始めたりする。焦点を絞った概念に基づいた回診を通じて，学生たちは，発現する可能性のあるさまざまな症状，一般的な意味，多様な経験の中から，教科書に書かれた徴候や症状が実際にはどのような形であらわれるのかを認識すること，また，段階的な質的な差異の識別，特定の患者の状態における質的変化を見つけて認識することに関するコーチングを受ける。特定の患者グループの中からできるだけ多くの患者をみる機会が提供されるべきである (Heims & Boyd, 1990；Nielsen, 2009)。

　かかわりながらの臨床的論証を教えることは，実際の患者や模擬患者とかかわる状況の中で学生にコーチングすることが求められる。学生は，関連性のある臨床的結果を区別し，解釈し，適切な対応を決定することを学習するように導かれる。大学の指導教員やその他の経験を積んだ看護師たちと一緒に患者をみる機会は，学生たちが重要性・非重要性の識別力を発達させるのを支援する。臨床状況に対して心を閉じるのではなく，あるいは教科書から臨床へという一方通行の会話を生み出すのではなく，臨床状況に対して心を開くようなやり方で学生たちに質問をすることが，スキルを発達させるために非常に重要である。同時に，学生たちに安全に思考できる環境が提供されているという経験も重要である。そこでは，学生は，自分の知識が限定されていたり不足している部分，あるいは思考の明晰さに問題が生じている部分を，自分自身や教員に安心して包み隠さずに明らかにすることができる。カーネギー財団での研究 (Benner et al., 2010) においては，優れた臨床教育における，この種の状況下でのコーチングに関す

る数多くの事例が提示されている。そこでは教員たちが，臨床教育の本質を認識して，学生の臨床的想像力をかき立てるような質問をすることによって，学生を教育していくのである。

　密接にかかわるプリセプターによる教育とモデリング（模範を示すこと）は，学生たちの知覚するスキルとケアのスキルを進化させる。より経験を積んだ看護師と密接にかかわりながら仕事することは，学生が具現化された看護のスキルを学べる「唯一」の方法だ。看護師が模範を示すのを見ることによってのみ，そしてそのスキルを真似てみることによってのみ，学習者は，患者を安楽にすることと患者とともにいることに関する具体的な技術的スキルの能力を評価し獲得することができるのである。たとえば，さらなる痛みが生じないようにがんのターミナル患者の体位変換を行うスキルを学習することや，処置を受ける乳児を安楽にし，ある程度の穏やかさを維持することができるように乳児をおくるみで包むスキルの学習は，実際の状況においてのみ模範を示すことができる。たとえ，その状況においてコーチングを必要としても，学生は，実際にやってみることができれば，より多く学習し，よりよく記憶に留めることができるのである。学生が1人か2人の看護師と密接にコンタクトをとることを要求するのは，同じ病棟の1つの勤務帯で7～10人の看護学生を受け入れるという一般的な臨地実習のやり方に反するのかもしれない。しかし，それほど多くの看護学生を担当することは，実践で仕事をする病棟看護師を圧倒し，学生を病室に入れ，スキルの模範を示して見せたり，患者の状態の変化を指摘したりすることに，看護師は消極的になってしまうかもしれない。病棟に割り当てる実習学生の数を減らし，学生が自分がついて回り観察する看護師が誰なのか，自分のスキルを磨くために指導してくれる看護師が誰かを明瞭に同定することが，模範から直接学ぶために最適だといえよう。

　学生たちには，臨床の問題を本当の意味で自分の身近なものとするようなやり方で，実践を内省するという「習慣的実践とスキルを発達させていく」機会が必要だ。看護教育者は，それが，臨床パフォーマンスの全般的な自己評価であっても，患者ケアのアウトカムの評価であっても，伝統的

に評価を強調してきた。これらはどちらも重要な活動だ。しかし，これらは，実践を真剣に内省する習慣を発達させるという全体的な目的に照らし合わせて検証されなければならない。

　まず，私たちがいう"実践の内省"とは何かを明瞭にしよう。多くの実践領域で，内省的実践の発達についての文献が増えてきている。それは，影響力をもつショーンの研究（Schon, 1983, 1987）によるのかもしれない（Clift, Houston, & Pugach, 1990 の評を参照のこと；たとえば，教育における事例。看護における事例は Clarke, 1986；Powell, 1989；Saylor, 1990 を参照）。多くの執筆者が，実践におけるある種の内省を強調している。ショーン（Schon, 1983）はその特徴を次のように述べている。

> 　もし，常識が，行動しながらの知を認識するならば，それは，私たちが時に自分たちが行っていることについて考えることをも認識している。"自分の足で考える"（迅速に決断するの意）とか"自分自身についての機知を維持する"（予想外の状況に対して迅速に注意深く考え冷静に対応するの意）といった慣用句は，私たちが自分たちの行うことについて考えることができるというだけでなく，自分たちが何か行いながら行っているそのことについて考えることができるということを示唆している。（中略）行動しながらの内省の多くは，驚きの経験が介在している。直観的で自発的な行為が，その行為によって期待された結果以上のものを生まなかった時には，私たちはそれについてあまり考えない。しかし，もしそうした行為の結果が驚きにつながるのなら，たとえ，その驚きが心地よいものであろうとなかろうと，私たちは，行動しながらの内省という反応を示すかもしれない。（中略）そのような内省では，その行為の結果，その行為自体，そして，その行為の中に暗示される直観的な知に焦点が当てられるが，それらが相互に作用するような形でなされる（pp.55-56）。

　私たちは，この種の行動しながらの思考を熟慮による合理性として特徴づけている——明らかに看護師の実践では重要な部分である（Dreyfus & Dreyfus, 1986）。

ここで，私たちが言及しているのは，「懐古的」な種の内省である。つまり，その状況のあとで起こる思考だ。そのような内省は，その状況で何か気になったことがきっかけになることもある。そして，その状況が保証していたかもしれないことを自分が行ったかあるいは行わなかったかということに焦点を当てるかもしれない。最も頻繁に行うのは，患者の反応やアウトカムを，私たちが行ったことや行わなかったことに関連づけようとすることである。私たちは，「その状況において自分がとった行為が適切（よい，正しい，その状況下での最善）であったかどうかに注意しようとする」(van Manen, 1991, p.116)。具体的な経験全体を再考し議論することによって，その経験の意義についての新たな理解に到達する。特定の実践の意味や慣例的な存在の仕方について，当然のことだと考えていた前提が明らかになるかもしれない。そのように内省することで，次の経験において適切な対応をするための，感受性と力量が高まる。私たちが意味するところの内省とは，客観的なものではないし，かかわりをもたないことでもないし，その状況から離れたものでもない。その特定の経験は，時間をおいたものかもしれないが，必ずしもかかわりから離れたものではない。

　自己評価も患者のアウトカム評価も，どちらも実践の内省の側面，あるいは結果として重要なものだ。しかしながら，それらは，内省の習慣やスキルの発達を支援するようなやり方でなされなければならない。以下に示すような分野に焦点が置かれなければならない。

- 具体的な，特定の経験あるいは特別な相互のかかわり
- 直近の結果や長期的な結果がみられる経験で，とられた看護の行為と患者の反応とが関連する可能性があるかもしれない経験
- 判断ミスや知識不足からの学習を含む，その状況で可能な臨床学習

　一方で，学生は，こうしたどちらかといえば伝統的で正式に期待されるようなことがら以外でも，内省するための習慣とスキルを発達させていく必要がある。そのためには，実践の中で問題のある状況に気づき，それに

注意を払うスキルが必要だ。ものごとがうまくいっていないかもしれないということを認識し，ものごとが必ずしも期待した通りには推移していないという悩ましい気持ちに注意を払い，そうしたできごとに関連する側面を模索したりしなければならない。

# 倫理的態度として看護を教える

　私たちは，看護実践とは，かかわりながら行う倫理的・臨床的論証の一形態で，達人看護師は，特定の患者のケアに入る時，その患者固有の状況において何がよいことで，何が適切かということに関して基礎的な理解をもっていると主張してきた。行動しながらかかわりつつ行う論証や臨床判断を教えるために私たちが提案してきた多くは，看護師が道徳的で主体的な行動を学習するという課題にも対応するものだ。たとえば，患者の反応のパターンを知ることの重要性を学ぶこと，その人の癖や習慣，その人が自分の世界にどのように存在しているのか，などということすべてが，看護師の道徳的感受性を育むのに役立つ。看護学習者の道徳的基盤を支援することに特に焦点を当てた，さらなる教育的アプローチも提案されるところである。

　学部の看護学生は，倫理的な原則と理論に基づいた論証を学ぶことによって，特に，その実践の限界も同時に教えられるならば，得るものは大きいだろう。原則は，日常の倫理的態度と対人関係の倫理と一緒に教えられるべきだ (Benner et al., 2008；Benner et al., 2010)。これは重要になるかもしれない。なぜならば，道徳的意思決定が明確に論じられるほとんどの状況において，その行動についての意思決定に最大の権限をもつ人も含めて，その部屋の中にいる多くの人は，伝統的な倫理原則に頼るかもしれないからだ。倫理原則だけでなく，ジレンマ倫理の限界，日常の倫理的態度，そして日常の倫理も教えられている看護師は，道徳的懸念やジレンマを生み出している患者の状況に対する自分たちの判断をよりよく擁護し，

ある特定のチームの対応への支持をより効果的に論じることができる。

　他者の実践のナラティブを学習する時は，道徳的側面に注意が払われ，実践学習に対するのと同じほどの重点が置かれるべきである。ナラティブは，実践におけるかかわりながらのケアを示すという点で実践学習には重要なのである。特に，身体的ケアに不安をもち，そのケアを行うために獲得しなければならない専門的な知識について懸念をもつ看護学生にとっては，臨床状況において何が善で何が正義かという大きな問いに自身の焦点を移行させるのは難しい。自分自身の実践と他者の実践についてのナラティブ学習を通じた内省は，学生が，複数のレベルの関心をもって事例にアプローチするのに役立つ。そして，学生たちは，身体のケアとその状況の中において具現化された人のケアのバランスをとることを学び始めるのである。

　学生はしばしば，崩壊したりジレンマが生じたりした状況における倫理を学ぶ。ホーンズビー（Hornsby, 2007）は，日常の倫理を理解する上での3つの障害を次のように指摘している。

> 　大学で倫理を教える際の3つの大きな問題は，「道徳的相対主義」（普遍的な道徳的真実は存在しない；道徳はそれぞれの文化や個人による）(Rhem, 2006)，「道徳的懐疑主義」（道徳とは何かということについて人々は絶えず異論を唱えているので，倫理は証明することができない），そして「道徳的虚無主義」（倫理についての真実は存在しない；すべては見解の問題である）を乗り越えて，学生をその向こう側へと進ませることだ。私たちが，学生がこうした立場は支持できないと理解するように支援できなければ，彼らは，今日の社会で直面する道徳的問題を解決するための対話に積極的にかかわる重要性を理解できないだろう。より深い，より内省的な倫理的思考過程を促進するには，授業活動で，「倫理的課題に関する学生の既成概念を明らかにすることと，学生が倫理的論証スキルの発達における自分自身の進歩を測れるような適切な教育法を導入すること」の両方が重要だった (Hornsby, 2007, p.3)。

　カーネギー財団全米看護教育研究（Benner et al., 2010）において，学生た

ちが，通常，患者の安寧に関するよい実践の概念と倫理的懸念を，倫理的なものとして認識していないことがわかった。なぜかといえば，学生たちは，倫理的軋轢やジレンマを解決したり裁いたりするための狭い原則基盤の生命倫理として，倫理を理解するようになったからだ。しかし，彼らの重要な学習経験についてのナラティブでは，学生自身は認識していなかったが，日常の倫理的関心は明らかにそこに存在していた。ナラティブ日記や実践からのナラティブ事例を読む際には，そのストーリーを構成し展開させていく善の概念を明瞭にすることが有用だ。また，臨床のストーリーの中での論争的な問題や気づかれてさえいない問題について，尋ねられていない質問や沈黙を指摘することも役に立つ。

　社会的に構築され埋め込まれた性質をもつ実践の道徳基盤は，学部教育に取り入れることが可能だ。倫理的感受性が，通常，道徳的相対主義に置き換えられるような時代においては（Taylor, 1991），学生がその基礎教育において，看護という職業にかかわる道徳的懸念・関心に注意を払い，取り組む責任をもっているということを理解し始めることが不可欠だと思える。多文化社会において，道徳的原理主義や絶対主義は選択肢としてあり得ない一方で，状況下での倫理的・臨床的論証は，看護実践に内在する善の概念や，患者が考える善の概念によって導かれるものである。看護が実践として教えられることは絶対不可欠なことで，それは，他の職業（例：検査技師や放射線技師など）とは異なる構造や一連の懸念を有している。そして，実践に内在する善は，他の実践に内在する善とは異なるものだ（例：法など）。こうした内容は，専門職の概念と実践の概念とをともに論じることができる"リーダーシップ"とか"専門的能力の開発"などの科目で教えられるのが最も論理的である。

## 要約

　自己習得，自律性，自己尊重という名目で，教育者として，私たちは成

功するための学習をできるだけ早期に，またできるだけ頻繁に組み込もうとする。それはよいことだ。学生が失敗によって学ぶというのではないやり方で教えることができれば，それが，患者にとってはいうまでもなく，学生にとっても最善である。しかし，臨床では，いつも学習の困難さや謎に遭遇する。そして，常に，学生を理解の境界ぎりぎりまで導き，ケアリングと臨床実践には，答えがわからず，しかもその答えを図書館で調べたりする時間もないという，リスクのある部分が存在するということを指摘すべきである。そういう場合にこそ，かかわりながらの最善の論証と，疑問・未知のこと・過ち・不足・誤った認識・偶発性・欠陥などから学習するということに対する開かれた姿勢を教えなければならないのだ。これが，結局のところ，経験から学ぶことの意義だ。もしも，経験的学習の焦点が，完璧なパフォーマンスや達成に置かれるならば，すべての経験的学習には「失敗」という芯が存在することになる。しかし，もしも，その焦点が，私たちの限界ある，時間的にも人間関係的にも制限された遭遇から学習する道徳的勇気に置かれるならば，経験的学習は，虚勢や壊れやすい誤った自我の醸成ではなく，勇気と開かれた姿勢を探求する冒険となる。割り当てられたどの臨床学習にも，成功からの学習の機会同様に，未知のことや失敗からの学習の機会も存在する。教育者として，私たちは，どちらのタイプの臨床学習においても，心を開いていなければならないし，学生たちにも開かれた姿勢をもつことを教えなければならない。

　確実性，科学，そして，実践的にかかわりをもたない，基準に照らし合わせた論証を教えたいという教師の思いは，臨床的知識，臨床的探究，そして臨床的知識を発達させるにあたって，闇を生み出す。厳密性や確実性を求めることが可能なところでは，それはよいことだ。しかし，不可能なところでは，確実性に対する可能性についての幻影を提供するのは，危険であり有害である。それは，閉ざされた知性を生み出す学問的公式である。客観的に採点するように設計された教育方策でさえも，確実性の誤った感覚を生み出す。そうした教育法においては，客観的になれる部分の学習に焦点を当て，リスクを伴う判断とか理解といった不確かさは重要視し

ない。失敗から学ぶのではなく，失敗を覆い隠しリスクを回避することを無意識のうちに教えているのだ。しかし，すべての実践者は，実践と対話することを学ばなければならない。特定の看護師-患者の関係，特定の臨床的軌跡の舵をうまくとることを学ばなければならない。臨床実践においては，事後の論証は，しばしば，私たちができる最善のことだ。そして，それをできるだけうまくやるという責任を患者に対して負っている。私たちは，学生に対して，自分の臨床実践からいかに学ぶかを教える責任がある。そのために，学生との間に信頼を築き，開放的な土壌を創出し，ほとんどの臨床状況のただ中で，うまくやる難しさを認識できる土壌を創出すべきである。優れた倫理的態度や臨床的態度は，実践しながら，その中で失敗したり成功したりしながら学習していくものだということを学び教えなければならない。「単なる手段」の価値をおとしめるのをやめ，目的と手段を再びつなぎ合わせなければならない (Borgmann, 1984；Guignon, 1983)。

　臨床実践とケアリングの関係は，他者と出会うための特権的な方法だ。そして，他者との出会いを通じて，私たちは自分自身に出会う。脆弱さと苦しみに直面すると同時に，可能性と勇気に出会う。あらゆる臨床的・関係的な学習を「習得」したり，公式化したりすることは不可能だ。臨床的な出会いは，その性質からして，無防備で無限である。しかし，より賢くなって，それを学習するという冒険を楽しむこともできる。教育者として，これは，学生に提供しなければならない学習への招待だ。その招待状を手に，知識と確実性の限界に勇気をもって直面しなければならない。決めつけた判断をしたり評価したりする傾向を捨て，学生や患者から学ぶことにもっと心を開かなければならない。対話と学習への招待は，決して一方通行ではないのである。

## 第13章

# 看護管理と実践への示唆

　本書の初版が出版されて以降,患者安全は,看護および医学において,かなり意識されるようになってきている(Cronenwett et al., 2007 ; Kohn, Corrigan, & Donaldson, 2000)。医療ミスで亡くなる人々の数は,ジャンボジェット機が毎日墜落して死亡する人々の数に等しい(Wachter, & Shojania, 2004)。患者安全の問題へ注意を払うことは,米国の医療界における最優先課題だ。『ベナー　看護ケアの臨床知―行動しつつ考えること』(*Clinical Wisdom and Interventions in Intensive Care : A Thinking-in-action Approach*)(Benner, Hooper-Kyriakidis, & Stannard, 2000)の中で,患者安全は,ICUにおいて(そして,私たちは,これはあらゆる医療環境下において同様だと推測する),看護師たちが,その仕事のうち最も注意を払うことだと示されている。安全に関する仕事は,看護実践の伝統の中で,中心に位置するものだ。安全な投薬のための"6つのR (six rights)"(正しい患者,正しい薬,正しい投与量,正しい投与経路,正しい理由,正しい時間),チェックリストの習慣,不動状態に伴って生じる危険の予防,感染予防,患者の転倒や転落の予防,医療提供者の薬や介入の処方を評価する上での賢明な臨床看護判断,患者の反応に基づいた薬の調整と治

療についての賢明な看護判断，患者のモニタリングに関する判断，医療提供者による筆記および口頭の指示に関する注意深い解釈と評価，クロスチェックによる薬の同定，血液製剤に関連した患者の同定，その他のリスクが高い治療など，枚挙にいとまがない。このように列挙したのは，看護実践においては患者安全についての長い伝統が既にあるということを指摘するためである。患者の安全性を向上させるために，組織全体において非常に有効な新たな改善策が実施されることは大切であるが，それと同時に，既に確立されたこうした実践を妨害したり，過小評価したりしないようにすることが肝要である。

米国医学研究所（Institute of Medicine；IOM）による1つの報告書（Kohn, Corrigan, & Donaldson, 1999）が示すように，患者ケアの最前線にいる看護師が，しばしば患者ケアのミスを防止する最後の砦となっている。リープ主導の報告書（2004；Leape & Berwick, 2005；Leape et al., 1991）に続くIOMの報告書（2001）（Aspden, Corrigan, Wolcott, & Erickson, 2004）は，航空業界の革新的改善にならった，システム分析とミスの予防の改善を推奨している（Armitage, 2005；Aspden et al., 2004；Cohoon, 2003；Helmreich, 2000；Helmreich & Davies, 2004；Lyndon, 2006；Pape, 2003）。患者安全に向けた新たなシステムアプローチの主要なものを以下にいくつか紹介する。

- 高度に注意を要する薬剤を病棟に直接保管することは避ける。
- 治療を実施したり投薬したりしている看護師を邪魔しないようにする。
- すべての静脈点滴薬は薬剤部で事前にミキシングを行い，看護師がそれをダブルチェックするようにする。
- 手書きや口頭による処方は避ける。
- 化学検査結果やすべての薬の投与を，記憶のみによって行うことを避ける。
- 危険な薬に関して取り違えや代替調剤を避けるために，薬剤のパッケージやラベルのデザインを改める。

- 可能な限り，薬のパックを１回分の量に設計する。

州看護審議会全国協議会（National Council of State Boards of Nursing）(Malloch, Benner, & Weeks, 2010) による患者安全に関する新たな研究では，次のような定義がなされている。

実践の崩壊，つまりよい実践における何らかの混乱や欠落は，個人，医療チーム，あるいは医療システムが，以下にあげる要素の１つ以上に注意を払わなかった時に起こる。

- **安全な投薬**　看護師は，正しい薬剤の，正しい投与量を，正しい経路で，正しい患者に，正しい時に，正しい理由で投与する。
- **記録**　看護記録は，患者についての関連性ある情報と，患者のニーズに対応してとられた処置についての情報を提供する。
- **細心の注意／監視**　看護師は，患者およびスタッフに関して何が起こっているのかをモニタリングする。看護師が患者を観察していなければ，何らかの変化が患者に起こったとしてもそれを同定することはできなかったり，患者について知識ある洞察を行ったり意思決定をしたりすることができない。
- **臨床的論証**　看護師は，患者の徴候，症状，治療への反応を解釈する。看護師は，患者の徴候や症状に変化がみられた時，その変化に何が関連しているのかを評価し，患者ケア提供者にそれを伝達し，患者ケアが適切に調整されるようにする。
- **予防**　看護師は，リスクや危険要素，あるいは病気や入院による合併症を予防するために，通常の慣例となっている手段を講じる。これらの手段には，転倒・転落の予防，不動状態・拘縮によって生じる危険の防止などが含まれる。
- **介入**　看護師は，看護行為を適切に実施する。
- **権限のある医療提供者の処方の解釈**　看護師は，権限のある医療提供者の処方を解釈する。

- **専門職としての責任／患者擁護** 看護師は，専門職としての責任を遂行し，看護師-患者関係の性質を理解する。擁護とは，看護師は，患者や家族の脆弱さを保護する上で，また患者のニーズや懸念への対応がとられるように擁護する上で，責任ある行動をとることが期待されているということを意味する（Benner, Sheets, Uris, Malloch, Schwed, & Jamison, 2006）。

## 実践の崩壊に関するシステムの資源の確認

　前項で述べた要素は，ルーチン的実践や手順書に従う実践なども含まれるが，そのほとんどは，特定の患者の状況に応じての微調整や，治療に対する禁忌の可能性や有害な結果などの認識，処方についての卓越した解釈やその特定の患者へ適切であるかどうかの認識なども含まれる。今日の多忙な急性期ケア環境の中で，看護師には，看護業務を実施する過程において数多くの中断や邪魔が入ることが予期でき，そのような状況下では，集中したり細心の注意を払うことが非常に重要である（Ebright, Patterson, Chalko, Render, 2003）。

　一般的に，新卒看護師は，複数の妨害が入ったり，自分の能力を超えた要求に対応したり，あるいは常に優先順位を見直したりしなければならない一方で，手元のタスクにも常に集中していなければならない。しかし，こうした非常に複雑な状況を管理する経験は，非常に浅いか，全くないことが多い。学校から職場への移行期における訓練プログラムの必要性は既に明らかではあるが，エラーや実践の崩壊が数多く起きているという認識は，その必要性をさらに強調するものである。

### 学校から職場への移行期プログラム

　新卒看護師は，最初の職場経験で圧倒されているということ（Eraut,

1994), そして, 新卒看護師が最初の職場を離職する率は60％に上る(HRSA, 2004)という非常に気がかりな数字が出ていることは, 既に研究で十分に示されている通りである。私たちは, 新卒者に対して少なくとも1年間の初年度研修プログラムを推奨する。そのプログラムでは, 計画されたコース学習, メンタリング, 経験的学習の看護ナラティブに近い一人称で経験を語ることが活用されるようにすべきだ。そうすることによって, 新卒者たちは, 自己の経験的学習を振り返り, 実践において自分たちが学習していることを明瞭に言語化するのに役立つ(Geertz, 1987)。新卒看護師には, 自分の勤務する組織の知識に合致する具体的な学習目標が設定され, それに基づいたコーチングとメンタリング*が必要である。また, 類似の臨床事例で経験的学習を積み, 自分がこなせる仕事の基盤を獲得することが必要だ。もし可能であれば, 新人看護師にとっては, 患者の状態の幅が比較的狭い病棟で働き始めるのがよい。私たちは, 多様性に富む患者グループを頻繁にローテーションして担当させることは推奨しない。なぜならば, そうしたアプローチでは, 新人看護師たちが, 自分の臨床アセスメント力, 認知力, 患者の臨床的な回復における予測可能な変化を認知する能力などを磨くことは難しいからだ。また, この方法は, 新人看護師が, 仕事の流れ, 文化, 特定の病棟で要求されることなどに対応するスキルを発達させることも制限してしまう。

　バーサントVersantや米国看護系大学協会(American Association of College of Nursing)によって開発されたプログラムなど, 全米を対象に組織化された複数のプログラムが既に存在している。バーサントプログラムは, その基本としてドレイファスのスキル獲得モデルを使っている。そして, このプログラムを受講した新卒看護師たちは, そうでない看護師たち

---

*訳者注：メンタリングは, メンターとよばれる経験豊富な者が, 経験の少ない者に対し(この文脈では先輩看護師が新人看護師に対して), 仕事面と心理面の双方において指導・支援することをいう。メンタリング技法の1つともいえるコーチングは, 相手(この文脈では新人看護師)がある程度の知識や技量をもっていると見越した上で, 質問などをしながら相手の思考を促し, 自己解決や自己成長を支援することをいう。

と比較して，かなりの定職率を示すと報告されている（Beecroft, Dorey, & Wenten, 2008）。看護師のコーチングとメンタリングは，その看護師のスキル獲得の特定のレベルを反映すべきである。コーチやメンターは，教える能力と臨床的論証のスキルという側面を考慮して，注意深く選ばれるべきである。私たちは，新卒看護師とメンターの間で，双方向の貢献が実現するような継続的な対話を推奨する。

　臨床研修プログラムの新卒看護師グループ間でナラティブを共有すると，すべての新卒看護師の臨床学習を拡大することにつながる。新卒看護師が自分の学習体験を他の新卒看護師たちのそれと比較することは，特に有用である。なぜなら，そうすることによって，臨床実践での複雑性や困難が，自分の現在の職場の状況や特定の臨床状況における学習の必要性や複雑さからのみ生じていると思い込むことがなくなるからだ。

　臨床初年度の間は，看護師への直接的な支援が重要ではあるが，発達的に一人前レベルの実践へと飛躍している看護師への意図的な支援と配慮も，定職率や離職率という点から見ると，直接的な支援と同程度，あるいはおそらくそれ以上の重要性をもっているように思える。一人前レベルのスキル獲得の段階においては，看護師が，その日の特定の臨床状況で求められることに対して，より状況に即した実践を組織化する新たなやり方で奮闘している時には，さらなるコーチングとメンタリングが非常に役に立つものだ。一人前レベルのスキルへ移行する時期に起こる発達的なシフトは，まだ比較的新人の看護師には困難なこともありうる。実際に，新人看護師は，一人前レベルの実践に入る上で，ごく正常なスキルの発達的段階を経験しているのだが，時に，そのように落ち込んでいるのは自分１人だけだと感じてしまいがちだ。そう感じてしまうことにより，彼女は，同じ組織内の別の病棟で働くことや，別の組織に転職することを考えたり，あるいは，自分は"よい"看護師としての能力がないと感じて，看護という職業自体から離れてしまうことを考えたりしてしまいかねない。こうした動きのいずれもが，その看護師本人にとっても，その組織にとっても損失となるのである。ゆえに，私たちは，１年間の集中的なメンタリングの後

第13章　看護管理と実践への示唆

に，臨床実践についてのナラティブを活用する正式なシステムを確立することを推奨する。そこでは，同じように一人前レベルのスキル獲得段階にある看護師グループの間でナラティブを共有することによって，定期的に計画された対話と支援のセッションを実施する。私たちは，実践の2年目，そして3年目の期間は，少なくとも6か月おきに，一人称の経験についての臨場感あふれるナラティブを使ったミーティングを推奨する。計画的なグループプロセスを通じて継続的に注意を払い，内省することによって，一人前レベルの初期における移行体験に困難を感じている看護師に焦点を当てた介入を行う機会が提供されるのである。看護師たちは，自分の経験が特有なものではなく，他の看護師たちも共有しているのだと学び，一人前レベルのスキルに移行する時には，皆共通して経験することなのだと学ぶ。このグループ介入によって，一人前レベルの看護師が，新たな病棟や組織といったよりよい状況を求めたり，新たな職業を模索したりする傾向に歯止めをかける。現在，自分が直面している困難を解決する最善の策は，職を変えることだと誤って思い込んだりするのを防ぐことができるのである。

　中堅から達人レベルの看護師とこの時期にともに働くことは，特定の臨床状況を読む能力を向上させたり，初期の一人前レベルの能力開発を理解する助けとなる。仕事がよりスムーズに流れるように計画したり予測したりする限界や，患者の懸念やニーズの把握にフラストレーションを感じたりしている一人前レベルの看護師にとって，この時点における経験的学習で感じる困難を明確に言語化することは，助けとなるはずである。また，中堅から達人レベルの看護師とともに働けば，一人前レベルの看護師にとって，中堅や達人レベルへと質的な飛躍を遂げるための臨床的想像力を発達させるのに役立つはずだ。意図的に，一人前レベルの看護師が中堅や達人レベルの看護師とチームを組んで働けるようにすれば，一人前レベルの看護師が，仕事の構造があまりうまく設計されていないためにそれになんとかうまく対処しなければならないことや，その他の障害であふれている職場環境を再設計する上で，大いに役立つはずである。

565

# 看護管理への示唆

　本研究は，看護管理に対していくつかの大きな示唆を提供するものだ。詳述する主要な点は明白なことのように見えるかもしれない。しかし，それらは，看護実践のための組織的な構造をつくる際に，絶えず無視されているのである。

- 臨床家のスキルレベルは，どのレベルかが決定され，認識され，そのレベルに対して報酬が与えられ，活用される必要がある。
- シフトごとの適切な人員配置や，プライマリナーシングとかチームナーシングといったケア提供方法を考える際に，看護師のスキル配分に十分な注意がなされなければならない。
- "急性期病院"をつくるには，直接的な患者ケアが行われるすべての病棟および専門的ケアにおいて，誰が達人看護師かを同定することが必要だ。スタッフミックスであろうと患者-看護師比率であろうと，看護師が患者と接する機会を限定したり，特定の患者のケアを継続できなくさせるようなことがあれば，それが何であっても，最も経験ある達人看護師のケアの実践でさえも破壊してしまう。
- 患者ケアシステムの一環として，看護師ではないスタッフを多用すると，新人看護師を多用した場合と比較しても，患者の状態を管理するのがより難しく，患者安全面でより大きなリスクが生じてしまう。新人看護師と達人看護師の間に段階的に大きく差をつけた給与体系を導入する。こうすることで，コスト削減のために採用していた看護教育を受けていないスタッフをトレーニングする必要性を大部分軽減できる。
- マネジャー，特に病棟レベルにおけるマネジャーは，スキル獲得の段階に注意を払うことによって，看護師個々の，またグループとしての専門性の発達を促すことができる。

## スキルレベルによってケアを組織化する

　本研究では,『ベナー看護論—初心者から達人へ』(*From Novice to Expert*)(Benner, 1984a)で報告された初期の研究で示唆したこと,つまり,何年もの経験をもつ看護師も,実践でのスキルレベルはさまざまに異なるということを,さらに掘り下げて確認した。看護師間には,明確なスキルレベルの相違があり,それが直接的に患者ケアがどのように行われるかを決める。医療の効率性,生産性,利益性が叫ばれる時代において,"看護師は看護師"という考え方は,たちまち"誰でもできる"というスタンスに解釈されてしまいがちだ。しかし,組織研究の文献では,長期にわたる真の生産性や利益性は,まず最初に,そして最も重要なこととして,確かな質と強い信頼性に基づいているということが確認されている。自動車製造業においてこの教訓が学ばれたのならば(Pascale, 1990),それは,人材と経済的コストの両方の面で,医療においてはなおさら真実であるといえよう。一人前の看護師はかなり高いスキルレベルをもっているが,達人看護師が示す,発現した症状に対応するケアではなく予防的にケアする能力,そして,正式な指標で明確になる前に患者のために判断し行動できる能力は,応用看護における大きな飛躍である。ゆえに,そうした能力を効果的に機能させるためには,その能力は認識され,正当な報酬が与えられ,組織の支援が提供されなければならない(Aikin, Smith, & Lake, 1994；Hartz et al., 1989)。

　過去においては,看護師間の臨床的スキルの相違について,"暗黙"の認識があった。ほとんどの看護師が,難しい,あるいは不確かな臨床状況の問題を解決するために誰に支援を求めるべきかを知っていた。この潜在的理解が,(しばしばクリニカルラダーとよばれる)臨床における昇進プログラムの開発につながった。そこでは,こうした差を,経験の長さとは異なるものとして,認識しようとした。相違を同定する試みは,多様な指標に基づいてなされた。その指標とは,たとえば,専門職的活動,教育・指導活動,病院のさまざまなガバナンス委員会に参加するなど組織人とし

ての活動とか，実践レベルを判断するのに使われる一連の抽象的な基準とか行動陳述など客観的なツールなどである。しかし，その結果，しばしば生まれたのは，看護師間の実践レベルの相違を差別化しないシステムであった。自分たちの実践が卑小化されてしまうので，"最も優れた"看護師たちの多くは，そのシステムには参加しなかった。私たちは，そうした従来の臨床における昇進プログラムの代替案を，本研究の研究手法に基づいて提供する。それは，同僚評価プロセスと組み合わせた臨床ナラティブの活用である。昇進と報酬のシステムが，臨床家のスキルレベルを正確に同定できれば，その臨床昇進プログラムは統合性をもつ。システムが達人の専門性を同定すれば，そのような実践者の判断から学べるという信頼感を他者に与えることになる。

## 異なるスキルレベルの混合配置

　看護スタッフ間に存在するスキルレベルを同定する能力があれば，管理側は，1つの病棟の1つのシフトにおいてスキルミクスを考慮しなければならないと考える。従来，看護師長たちは，"経験を積んだ"看護師を最小限の人数で各シフトに割り当ててきた。人員配置は，また，患者の重症度にも基づいている。競争が激化している最近は，コスト削減のための努力として，病院は，最低限の看護師‒患者比率に見合う程度にスタッフの数を削減してきた。患者の在院期間が短くなり，一方で重症度が増す状況下で，経験の浅い看護師をコーチングし，そうした看護師たちの臨床判断を拡大させるためには，シフトごとに少なくとも最小限の達人看護師を配置することが，患者安全を守りつつコスト削減を行うための最低限の対応だ。

## 特定の患者グループへの専門性を発達させる

　入院は，状態の不安定な患者に注意深い観察とケアを提供することを目

的としている。正常な反応からの逸脱を認識し，適切に対応するには，患者についての知識（Tanner, Benner, Chesla, & Gordon, 1993）と特定の患者の状態について一般的にたどる経過に関する理解が必要だ。病院には，入院患者の実態の変動によってスタッフを移動させる柔軟性が必要となる。これを最もうまく行うには，事前の計画が必要だ。つまり，応援のための看護師[*]は，自分が熟知して特別な知識をもっている患者グループに関連する病棟のみに限定して配置することだ。また，その病棟の患者や病態について熟知していない病棟で働く看護師には，リソースナースを割り当てることが望ましい。

## 看護職ではないスタッフの信頼性のコスト

　タスクを割り当てるために非常に狭い範囲で訓練した非看護職を雇用することは，臨床的専門性の発達や非常に不安定な患者への安全なケアを極めて制限することになる。現在，看護職の給料差は非常に圧縮されているため，新人看護師と達人看護師間の差がほとんどない。優れた看護実践を発達させるためには十分に確立されたチームが必要だということを認識すると，新人看護師，一人前看護師，中堅看護師，達人看護師の実践の間で，段階的な差をつけた給与体系が必要だということがわかる。新人看護師の場合，臨床における学習というのは蓄積的なもので，その看護師の教育と発達への投資は，長期的に見れば経済的に見合うものとなる。新規雇用者には，その病棟や病院特有の知識について教えなければならないことが多い。よって，新人看護師を最初は低い給与で，そして臨床的専門性の発達とともに給与がかなり増額されるという見通しを提供して雇用すれば，新規雇用者に対する長期的にみたオリエンテーションのコストは，減少するはずだ。そのような方策によって，病院は優れた臨床家を維持する

---

[*]訳者注：この応援のための看護師とは，フロートナース（float nurse）のことを指していると考えられる。病院では，その日の患者の状態に応じていろいろな病棟に応援に出す看護師をプールしており，その日の病棟の情報に基づいて，シフトごとにフロートナースの配置を決める。

ことができるし,看護師に多大に投資したオリエンテーションとスタッフ開発の利益を享受することが可能となる。

看護師長は,看護師たちが特定の病棟における患者アウトカムを継続的に改善できるように,看護師を支援する方法を見つける必要がある。これを行うためには,看護師が,期待されるクリニカルパスからの逸脱でよく見られるものや予防可能な合併症の発生に関する集積データを入手できるようになっていなければならない。患者の徴候,症状,そして治療への反応についての特徴を共有できるようにするには,今ケアしている患者グループに関して広範囲で一般的な知識基盤をもつ看護師間においての臨床的知識の連続性とよいコミュニケーションが必要である。

## 臨床学習のための専門性と風土を創出する

看護師長には,各スキルレベルにおいて,どのように異なる学習課題があるか,また,主体的な行動をとるためにどのような異なる可能性があるのかということを見極める能力が必要だ。その能力が,看護師グループ内で臨床的専門性をどのように発達させていけばいいのかというガイダンスを看護師長に提供する。たとえば,臨床状況に関する複数の早期警告に絶えず気づく看護師たちに対しては,自分たちの臨床的知識を明確に言語化する支援を提供したり,臨床学習の機会が生じた時に他の看護師たちをコーチするように奨励したりすることが可能だ。臨床的知識は,社会的に埋め込まれたものなので,臨床アセスメントについての対話と総意に基づいた確認によってより効果的になる。そのため,臨床問題の解決法と学習を明確に見えるようにすることによって,集合的な臨床学習を増大させることが可能だ。計画的な対話によって非公式な意見交換を始め,臨床における参考事例を提示することによって,その学習効果を増大させることができる。

達人の看護実践を行うには,特定の臨床状況における十分な論証と患者や家族との信頼関係の確立が必要になる。たとえば,ある新人看護師が,

第13章　看護管理と実践への示唆

患者の状態に関する微妙な変化の解釈について支援を求める。なぜなら，患者の傾向が思わしくないということを確認したり，"正常"からの逸脱があると認めたりする能力は，多くの患者を比較することによって長い時間をかけて学習される性質のものであるからだ。私たちは，これを「臨床的論証」，あるいは，患者の状態や懸念の変化や，患者の状態に関する臨床家の理解の変化を通じた論証とよんでいる。看護には，明確な答えがなく十分に断定できない状況下における状況に埋め込まれた認知が要求される（Wenger, 1999）。現場で働く看護師を観察すると，達人のケアリング実践（例：注意，身体的ケア，異質な環境についての患者や家族へのコーチング，状況についての基本的な理解を促し，患者の理解をより明瞭にする支援など）は，人間的な相違，そして臨床的な相違をもたらしていることがわかる。そして，そうした行為によって，救命につながったり，有害なことを予防したり，"集中治療室"で治療を受けるために必要な信頼のレベルを維持したりすることが可能となる（Benner, Wrubel, Phillips, Chesla, & Tanner, 1995）。重症度の高い患者の場合，不安やパニックの芽を摘み取ることは命を救うことにもなる。落ち込んで感情的になっている状態は，すでに生理学的に脆弱になっている状態をさらに脅かしかねないからだ。私たちは，達人看護師の中には，可能な限り早い段階で，患者に体の回復力を取り戻させるために，体の導きに従いテクノロジーの活用は最小限にするというケアを推進する人がいることを学んだ（Benner, 1994d）。重症ケアの病棟では"テクノロジー［の活用］が不可避"ではあるが，それは，患者が自己修復，自己の癒しができるような最善の状態に患者を置くというビジョンに完全に反するわけではない（Nightingale, 1969）。未熟児を人工呼吸器から離脱させることについて語ったある看護師は，「テクノロジー［の活用］を無視するようでは，ほとんどいつも患者に有害な状態を引き起こすことになります」と指摘した。テクノロジーの利用とその管理を学ぶことは，臨床学習とケアリング実践において必須であり非常に重要な分野なのである。

　本書の中心的議論は，看護は，他者の回復と心身の健康促進に腐心する

571

社会的に埋め込まれた実践であるということである。看護実践は，科学とテクノロジーの知識を包含して行われるものであるが，ケアギビング（ケア提供）の目標と知識とスキルによって導かれるものなのである。看護は，首尾一貫した，社会的に組織化された実践である。ゆえに，それは，タスクや技術の集合以上のものなのである。

## 組織の設計と再構築への示唆

　私たちは，看護師たちが，信頼関係の構築や患者を知っているということを基盤にした賢明な臨床判断のための継続性と脈絡をもてるような形で看護という仕事を設計すれば，それが最も安全で，人間的で，費用効率のよいケアを提供するということを確信している。明らかに，現在入院している患者たちは，最も重症で状態が不安定な患者たちだ。タスクを分割可能な単位に分けてしまうようなお役所的で工学的な方策（Champy, 1995）は，より危険であり，長期的な視点ではよりコストがかかる危険性がある。個々の患者に関する専門職としての判断を無視するクリニカルパスやケースマネジメントという形態を使って微細に管理するマイクロマネジメントは，効果と効率の両方において，はるかにコストがかかるものとなる危険性をはらんでいる。集合体データやクリニカルパスは，ガイドラインとしては役立つものであるが，盲目的に従うべきものではない。そのような標準化されたものは，状況を十分に鑑みた判断にとって代わるものではないからだ。回復の進展が期待より早い患者もいれば遅い患者もいる。考えることなく基準に従うことによって患者や家族のバリエーションを無視するようなマイクロマネジメントは，革新的な方策やバリエーションへの微調整といったケアのやり方を鈍らせてしまう。さらに重要なことは，無作為に標準を使うことは，よい実践の気風——つまり，患者と社会の最善の利益のために尽くすというコミットメントを損なうものである（Hofman, 1994；Pellegrino, 1994；Sulmasy, 1992）。

クリニカルパスやプロトコルの活用は，新人看護師や一人前レベルの臨床家には役立つものであるが，中堅から達人レベルの看護師の場合は，これらはガイドラインであり，絶対に従わなければならないものとして考えられるべきではない。また，新人看護師や一人前の看護師が，相談したり，疑問を投げかけたりできるものでもあるべきだ。なぜそうなのか？実践は常に，クリニカルパスやプロトコルなどによって示される厳密なアプローチで把握されるものよりも，より複雑なものだからだ。中堅から達人レベルでは，看護師自身が，クリニカルパスやプロトコルを体現しているので，これらは，記憶の確認や対話のためのツールとして使われるのが最善なのである。特定の患者の変化に対して微妙に調整した対応は，達人看護師の真骨頂である——それは，一般的に，厳密な記述様式書やシステムのはるか先をいくものだ。

　繰り返し起こる障害や合併症に関して一貫してよい情報をもっているチームをつくれば，グループによる問題解決や継続的な改善の可能性が生まれる。達人の看護実践は，患者アウトカムに関する集合体データを収集し，特定の患者グループに繰り返し起こる障害を同定する上で有用である。しかし，この集合体データは，患者個人のレベルにおける改善を導くためにのみ役立つものである。標準を考える際に，患者個人の心身の健康への懸念が妨害されるようであってはならない。静的な命令——抑制方式を使って，その専門性を特定の患者のケアを通して発達させなければならない知識労働者を管理すれば，患者たちから直接学んだり導きを得ることを鈍らせ，実践における刷新性や率先的態度の発達や共有を制限してしまうことになる。知識が社会的に埋め込まれたものであるという性質，熟練したノウハウの性質，そして臨床的判断や倫理的判断を見落としてしまうような組織設計は，知性に欠けているものとなる。知恵と人の苦しみに対する深い理解と同情は，情報によって置き換えることはできない。しかし，どちらも，よい情報と患者ケアのアウトカムへの継続的な注意なしでは，維持していくことはできない。私たちの組織設計は，冷笑主義（皮肉な態度）には屈服しない。そして，患者のために最善を尽くす実践者が維

持してきた優れた実践への望みとそうした実践の可能性をどんなことがあっても信頼する。医療実践者が必ずしもその意図することを実現しなかったり，患者の最善の利益を最優先しないという事実が，冷笑に拍車をかける必要はないし，最小公倍数のために設計されたケアにモチベーションを与える必要もない。すべての実践者が患者の最善の利益を擁護したり，そのために尽力したりする気質をもっているわけではないという事実があったとしても，それは，よい実践や継続的改善に報いる組織の構造と風土を設計するための努力を放棄してもよいということを意味しているわけではない。最善の状態下では，看護師や医師は，その実践が，患者へのサービスを改善するという常に進化し生きている伝統によって形成される知識労働者である。その目標に届かなくとも，それは，そのビジョンを脅かすのではなく，促進するような現実的な組織の風土を創出するという倫理的ビジョンを放棄するいい訳にはならない。

　変化する状況での達人レベルの臨床的論証には，実践者が，自分の獲得した優れた判断と倫理的態度を発達させ，それを他者に伝達することが必要だ。これは，仕事を設計するには，医療ケアを実施するのにある1つのタイプに厳密に従わなければならない，ということを意味する訳ではない。たとえば，新人レベルの看護師に"プライマリナース"の責任のすべてを与えるべきだ，という考え方は疑わしい。というもの，新人は，自分の患者について知っている達人看護師の支援が必要だからである。同様に，スキルレベルの低い人を雇用して非常に重症度の高い患者を担当させることによって費用を削減できる，という考え方も疑わしい。たとえば，未熟児の事例では，重要な変化を認識するためのリードタイムはほとんどないために，乳児への介入や扱いの1つひとつが，その乳児の臨床的状態についての情報をもたらすべきだし，その乳児の扱いに際しては，その乳児の覚醒-睡眠サイクルに十分配慮されなければならない。このケアは，達人看護師と訓練を受けた家族によって提供されるべきだ。

　急性の病気で脆弱な患者のためのケアでは，他者の命と安寧に責任をもつという不安に直面しなければならない。抽象的で組織的なコントロール

## 第13章 看護管理と実践への示唆

は，この責任を除外しない。総合的な罹患率と死亡率についての研究では，医療実践者が直面する倫理的要求が把握されていない。私たちは，ナラティブと現場観察の両方において，患者の心肺を蘇生する努力では，かかわったすべての人が同等の責任を感じていることを発見した。それ以外は考えようがない。この日常的に直面する極限状態は，組織設計の中で，そして最も費用効率のよいスキルミクスを計画する上で認識されなければならない。このことは，次に紹介する一人前レベルの看護師の話によくとらえられている。彼女は，経験のほとんどないスタッフとともに，重症ケア病棟に入院中の患者を担当することになった。このインタビューのかなり長い部分は，その看護師の声と声のトーンを伝えるために使われた。

**看護師1**：私は12時間シフトで働いています。そして，11時に担当の引き継ぎをするようなスケジュールになっていました。それは問題ありません。でも，不幸なことに，その勤務帯で少しでも経験があるのは，私1人だったのです。他に看護師が3人いましたが，ICU看護の経験は1か月未満でした。それにフロートナース\*が3人いました。これがそのシフトでのともに働くスタッフでした。当時，重症度がとても高い患者が11人いました。たしか，人工呼吸器を装着した患者が5人，ニプライドを投与している患者が2人，そして5150号室の患者1人（精神疾患の患者），術直後の患者2人（新しい手術患者）…患者の重症度はとても高くて，私はそこで経験のある看護師が自分1人だということにとても居心地のわるさを感じていました。心停止状態に対応する訓練を受けた人さえ誰もいませんでした。つまり，それができるのは私1人だということ。なぜだか，経験のあるスタッフ看護師に予定外の休みを与えてしまっていたのです。彼女にその日の夜勤を休む許可が与えられていたんです。人員配置部のミスです。7時に私がやって来た時に，その状況がわかったのです。それで，Cさんに戻ってきてもらおうとしました。人員配置部に彼女に戻ってきてほしいと要求しました。でも，「いいえ，十分人手はあるわ。十分すぎるほどよ。彼女を呼び戻したりできないわ」と言われました。私たちは，病院の管理者のところに行って

---

\*訳者注：フロートナースについては，569ページの訳者注を参照。

状況を説明しました。でも彼女も,「フロートナースは,力をもった人たちよ。できないのよ,そんなこと,わかっているでしょ」と繰り返すばかり。それで, ICU の主任に訴えました。すると「そうねえ。Lさん(新卒看護師の1人)は, ACLS (二次救命処置)の認定看護師よ。そして,他の2人も救急カートについてはよく知っているわ」。それが,主任のその状況への対応でした。彼女も,私たちには十分すぎる人員が配置されているとむしろ私の訴えに怒っていたのです。その ACLS 認定看護師のLさんですが,その日が,独り立ちして看護師として働く,夜勤2回目だったんですよ(笑)。だから,おわかりのように私には全くサポートがありませんでした。

インタビュアー：そして, Lさんにも。

看護師1：彼女にも誰にも。そうでしょ。だから,私はまずそのような危険な状態に置かれたということにいらだちを感じていました。それで,私は申し送りを終えました。あー,その途中で,ある患者のモニターが何度も消えるのに気づきました。それで, 11時30分に,私が7時から11時に担当した患者2人についての報告を終えて,モニターを戻すために患者のところに行きました。すると,彼は極度の呼吸困難状態に陥っていたのです。相当まずい状態でした。彼は,感覚鈍麻していました。ひどい発汗。血圧が下がり始めました。彼の喘ぎはドアのところでも聞きとれるほどでした。体中が汗でぐっしょりと濡れていました。肺水腫の状態であることは明らかでした。急性の肺水腫。それで,彼のケアをしていた看護師に,彼女も12時間勤務だったんですが,「彼の呼吸はいつからこんな状態なんですか」と尋ねました。すると,彼女は,「私は,そこに11時15分に行ったのですが,その時にはもうこんな呼吸でした。でも,あなたが申し送りをしていたので,邪魔したくなかったんです」と言うのです(笑)。ええー,何てこと！「大丈夫だから,邪魔してちょうだい。お願いだから」と私は言いました。でも,幸運なことに,とても能力のある呼吸療法士のTさんがいたのです。彼はすごく有能で,私が吸引するのを手伝ってくれ,彼も吸引してくれました。ピンクの泡がとれました。それで,血ガスを取ったのです。彼は43歳。それで, Tさんがバッグでエアを送っていたので,私は医師に電話をかけました。Tさんは本当にすばらしかった。「神様, Tさんをありがとう」といった心持ちでしたね。医師は私に「ラシックスを40投与して。

そして，アミノフィリン（気管支拡張薬）の点滴を始めて，血ガスを2時間ごとにとって。そして，もし $PO_2$ が60以下になったら知らせて」と言うのです。私は，「2時間したら彼は死んでしまっています。直ちに気管挿管が必要です」と言いました。医師は，「わかった。彼の $PO_2$ はいくつだと言ったっけ？」と尋ねるのです。「43です」と私が答えると，「わかった。ERに電話を入れてくれ」と言いました。それで，ERの医師がやってきて，彼に挿管しました。そして，少し彼の様子をうかがっていました。彼の状態はどんどん悪化していました。つまり，彼は心停止の一歩手前だったのです。

インタビュアー：彼の診断名は何でしたか？

看護師1：あら，ごめんなさい。まだお伝えしてなかったんですね。彼は，肝炎と消化器の出血で入院してきました。そして，私は，えーと，私が彼について知っているのはそのくらいです。私はそれまでの時間ずっととても忙しかったから。それに，自分の患者のケアにあんまり忙しすぎたので，病棟で起こっていることにあまりいい感じをもっていませんでした。だから，私が彼について知っていることといえば，診断名と安定していたということだけ。

インタビュアー：で，今はあなたが担当なのね。

看護師1：ええ，そうです。今は担当です。その患者が心停止しかけている時に，担当ナースになってしまったんです。私の前に彼を担当した看護師は，何が起こっているのか全然わかっていなかったんです。なぜって，彼の呼吸状態はあれほどわるかったのに，私のところに支援を頼みに来なかったなんて，信じられない。だから，彼女はきっと，その患者が心停止しそうだなんてことは，全然気づいていなかったのだと思います。おわかりでしょう。彼女は，その患者が心停止しかけているということを全く把握していなかったんです。

インタビュアー：そうね。全くその通りだと思うわ。だって，それに気づいていたら，無視するなんてできないことですからね。

看護師1：その通り。彼女は無視しましたもの。

インタビュアー：彼女は，あるレベルにおいて，そのことに気づいていなかったんですね，きっと。

看護師1：その男性がその時点でそれほど重体になっているということに，彼

女は全く気づいていなかったんです。彼には，心停止の徴候がいっぱい出ていたんです。それで，えーと，その救急医が彼の主治医に電話をかけたんです。X医師の患者だったんです。彼は当直医でした。いいえ，Y医師がその患者の当直医だったかもしれません。その当直医はその患者のことを全く知りませんでした。彼は，ただJ医師から「安定している」とだけ聞いていたのです。彼が聞いていたのは，それだけだったんです。だから，患者のことはわかっていませんでした。そして，もう1人の主治医，消化器科の主治医はその日当直ではなかったんです。そして，彼の当直医は彼のことを全く知らなかったんです。で，救急医は，G医師に電話して，患者を診察しに来るように説得しました。彼は，「いいですか，もしあなたが来なかったら，この患者は死んでしまいますよ」と言ったのです。つまり，彼の状態はそれほどわるかったということです。今にも心停止しそうでした。それで，循環器内科医がやって来ました。私たちは，結局ラインを入れてドパミンの投与などを開始しました。患者が心肺停止しようとしている時に行う一連のお決まりのこみ入った手続きをね。そこにいた人で何をすればいいのかわかっていたのは私だけでした。そこにいた人のなかではね。誰もどこに何があるのかも知りませんでした。フロートナースは，この病棟のどこに何があるのかまったくわかっていません。どんなことを予期すればいいのか，どんなことがこれから起こるのかもわかりませんでした。あの人たちは，何にも知らなかったんです。X線室にどんなふうに電話をすればいいのかも知らなかったんですよ。心電図をとってくれる検査技師をどんなふうに呼べばいいのかも。つまり，あの人たちは，こんな状態が起こった時にしなければならないことを何ひとつ知らなかったんです。だから，そんな状態に対処できるのは私1人だったんです。その上，私はその病棟の不安定な患者すべてに対しても責任をもっていたんです。

インタビュアー：彼の担当になっていた看護師は，本当に何も…
看護師1：彼女は，隅にただ座って身を縮めていました。彼女は，すっかり固まっていました。彼女は，いったい全体何が起こっているのか皆目見当がつかなかったんです。彼女は，ただ，とにかく何もしようとしませんでした。というか，彼女は，あまりにも怖がっていて，走ることもできなかったんです。薬局にかけていくことすらもできませんでした。彼女はとにか

く何も手を出そうとしませんでした。彼女は限界をもうすっかり超えていたんだと思います。

**インタビュアー**：その看護師は，新卒だったのですか？

**看護師1**：いいえ，そうじゃないんです。彼女は通常は熱傷病棟の勤務なんです。だから，彼女がなぜそんなに固まってしまっていたのかよくわかりません。だって，熱傷病棟に来る患者も結構重症度が高いでしょ。彼女がなぜあんなふうだったのかさっぱりわかりません。他の3人のICU看護師は新卒で，視野がとても狭くて，自分の患者のことだけで精いっぱい。私は，彼女たちに「お願い，モニターを確認して。電話に出て」って何度も頼まないといけないような状態でした。何度も，何度もですよ「モニターに注意して」。後ろのほうに並んだモニターには，心拍数が47くらいまで下がってしまう患者が何名かいたんです。心拍数が低くなるとモニターにアラームが出るようになっているんです。そして，そこにあったモニターは，アラームを鳴らし続けるんです。ボタンを押してリセットするまでね。新卒看護師たちは，ただずっと鳴らしっぱなしで(笑)。そして，私たちの病棟の設計は，モニターが向こう側にあって，それから通路があって，こちらの後ろ側で薬を準備するようになっているんです。それで，ある時点で，モニターがビービービーと鳴り続けていたので，「えー，いったいどうしたのかしら，行って見てこよう」と思ったんです。すると，新卒看護師が，モニターに背を向けて，薬を詰めていたんです。彼女ったら，ただの一度もモニターを振り返って何が起こっているか見ようともしなかったのです。だから，患者に心停止が起ころうとしていることなど，全く気づいていなかったのです。だから，彼女は，とにかく何が起こっているのか，全くわからなかったわけですよ。幸い，他の2人の看護師，RCU［呼吸ケアユニット］からのフロートナースは，すばらしかったんです。1人が，通常は主任が行う必要な書類の手続きを全部行ってくれたんです。彼女は，私が行う人員配置，患者数などの把握，検査，そんなことを全部やってくれたのです。そして，もう1人のフロートナースは，熱傷病棟から来た看護師の別の患者を担当してくれたわ。でも，それは本当にひどい状況でした。私には支援は全くなかったのですよ。もしも，もう1人別の患者に心停止が起こっていたら，どんなことになっていたか想像もできません。何の支援も

もなかったわけですから。ええ，その患者は救命できましたよ。3時30分から4時30分くらいにやっとどうにか安定してきました。それから，4時30分に人工呼吸器をつけた患者が1人入院してきました。ええ，その患者は結構安定していました。でも，ほら，やらなければならないことはとても多いでしょ。それから，5時半に心室頻拍に陥った患者に点滴をしなければならなくなりました。その患者は，例のACLS認定の看護師の担当だったのだけど，彼女は注射器で薬剤や輸液を一気に入れ，その後持続点滴に切り替える投与方法はまだ一度も経験がなくて，そのやり方すらも知らなかったんですよ。とにかく，彼女は，彼女は知らなかったのです。

インタビュアー：どんな薬を使っていたのですか？

看護師1：リドカインです。彼女は，どのくらいのリドカインを投与すべきか知らずに，それを何とか見極めようとしていたのですが…

看護師2：彼女は，心停止状態の対応では，何の役にも立たないですね。

看護師1：彼女は，わかろうと努力はしていたんです。ええ，でもね，体重何kgに対してどのくらいの量を投与するかという，ほらドパミンの投与量を計算するのと同じようなやり方で量を計算しようとしていたのです。だから，彼女はリドカインについて何にも知らなかったんです。ACLSのアルゴリズムのこともね。だから，ACLS認定といったって，心停止の対応もできないようなら何の役に立つのっていうこと。私が言いたいことわかるでしょ。何の役にも立たないわよね。で，まあ，どうにか，私はその夜を切り抜けることはできました。でも，本当にひどい体験でした。それは，まるで最悪のシナリオが現実になったようなものでした。患者の心臓が止まり，私がバッグを持ってエアを送り続けるような状態になったのですから。

看護師2：あなたの主任は通常はサポートしてくれますか？　もしくは…

看護師1：ああ，彼女は新しく病棟にやってきたのです。去年の12月に始めたばかり。まだ1年にもなっていないです。そうですね，最初の3～4か月は，かなりサポートしてくれていたと思います。主任って結構難しい立場だと思います。だって，管理と看護の狭間で両方やらなきゃいけないから，両者の間で引き裂かれるようなところがあるでしょ。大変だと思います。そして，今は，病院の経営的な問題などがあるから，彼女は，管理のほうにより引っ張られて，私たち看護スタッフに対して以前ほどサポートしてく

れなくなりました。私は，あの看護師がACLSの認定をもっているって言ったり，他の看護師も救急カートのことは知っているって言ったりした責任は彼女にあるって感じています。それに私たちのところに過剰な人員が配置されているから，何も言うなって追っ払ったりしたことも，本当に頬をひっぱたくような仕打ちだと思います。

インタビュアー：でも，その後はどうだったんですか。彼女と話し合いをしましたか。できましたか？

看護師1：そうですね。私は看護師組合の合意に反した割り当てについての書類に記入しました…それから，今朝，彼女と話し合いをもちました。私は，その看護師がACLS認定だと言ったことに対して彼女を責めました。それから，全くサポートがないと感じたということ，そして，頬をひっぱたかれたように感じたということ云々を伝えました。彼女は「サポートしていないつもりはなかったのよ。別の看護師ではなく，あなたと話をすべきだったわね」って言うんです。私は，実際，彼女とは一度も話したことがなかったのです。私の顔の表情から，わかったのだと思います。彼女は「私は，あなたの気持ちをらくにできてないわね？」と言いましたから。私は「ええ，ちっとも」と言いました。「実際のところ，どんなことが，自分の気持ちをらくにしてくれるのかわかりません」と言ったのです。「たぶん，もう少し時間と距離が必要なのかもしれません。そうすれば，あの夜の自分の行為がどれほど正しかったのか，きちんと見つめることができると思います」と。それから，さらに彼女に言いました。「これからは，私たちがスタッフが足りないと言ったら，私たちの話に耳を傾けてくれることも望みます」とも伝えたのです。すると彼女は…

看護師2：彼女は，自分で状況を見に来てくれるかしら？

看護師1：まだ来てはいないわね。日勤では彼女も自分の患者を受け持っているから。

看護師3：私は，主任はそうする義務があると思うの。CCUの主任はそう言っているわ。

看護師2：病院には，各病棟に少なくとも2人の認定看護師がいなければならないという方針があるわ。

看護師3：ああ，そう，それもあるわよね。

看護師1：ええ，だから，あれは本当にひどい状況だったわけ。だから，彼女にそう言ったのよ。それから，「もしも，また，同じような目に私を遭わせるなら，その翌朝には，辞表を提出しますからね」とも言ったの。続ける価値なんてないもの。ええ，あの経験は忘れはしないわ。
看護師2：他の看護師たちはどのように感じた？　自分たちに必要な教育を提供されていなかったということに対して，怒りを感じていたようだった？
看護師1：ええ，もちろん。そうそう，他にもあったわ。別の患者が動脈ラインを引き抜いたの。その看護師は事後にそう言うのよ。で，私は思いましたよ。「へー，ふーん，彼女，どうすればいいのかわかっていたと思いたいわ」と。なぜって，あの人たちは，まだ1か月も経験を積んでないの。ほんとうにひよっこなのよ。彼女たちもフラストレーションを感じていたと思うわ，私があれほどストレスを感じていたから。自分たちが私の何の役にも立たないって感じていたと思う。それに，私もその立場になって間もないし，どんなふうにその役回りを果たしたらいいのかよくわからなかった。少なくとも，彼女たちに役立つと感じてもらおうと努力したわ。少なくとも自分たちの患者のケアはきちんとやっていたと思う。私は，自分が心肺停止の患者に対応しながら，他の看護師たちがちゃんとやっているか，モニターをちゃんと確認しているかなど心配する必要があるとは思わないの。だって，新人であっても，それはちゃんとわかっていなきゃ，モニターはちゃんと確認しなきゃ。注意を払わなきゃ。最低限必要なことだと思う。でも，新人だということで罪の意識を感じさせるようなことはしないように努力はしたわ。だって，それはあの人たちに非があるってことじゃないから。あの人たちの責任ではないから。
インタビュアー：ちょっと考えてみてください。もしも，スタッフが十分であったら，同じ状況がどのように展開したかを想像してみてください。答えが明らかな質問かもしれませんが，まあ，答えてみてください。
看護師1：ものごとがスムーズに運んだと思うわ。あと1人でも経験ある看護師がいたら，その人はX線室に電話することができただろうし，心電図をとってくれる検査技師を呼ぶことができたでしょう。その患者にはラインが必要なことを予期して，その処置に必要なものを準備することができたと思う。血液バンクに走っていったりしてね。そう，その話をしていなかっ

たわ。私たちは，NGチューブを落としてしまったの。それで，800くらいの鮮血が吹き出してきたわ。また出血し始めたってわけ。もしも，そういったサポートがどれもなかったとしても，せめて精神的なサポートだけでもあれば，ほら「Wさん，大丈夫，あなたはうまくやっているわ」とかね，言ってくれる人がいれば。じゃなければ，せめて「今夜は本当に大変よね」とか何とか言い合える人がいたら。
看護師1：やっていることに対する何らかの認識や支援があればね。
看護師1：(同じインタビューの後半で) そうなのよ，あの患者さんは午後にはもうわるくなりかかっていたんだと思う。なのに，あの看護師はそれに気づかなかったの。全く。
インタビュアー：彼女はあまり経験はなかったのですか？
看護師1：いいえ，彼女は熱傷病棟で経験を積んだ看護師です。だから，なんであんなことが起こったのかわからないんです。そう思うでしょ。でも，実際にそんなことが起こったんです。実際，私はその日の午後担当した患者に，ニプライドの投与を始めなければならなかったんです。彼は，ニプライドへの反応があまりよくありませんでした。おわかりでしょ，彼の血圧があまり下がらなかったんです。私たちは，ニプライドの量をどんどん，どんどん，どんどん増やしていったの。彼は，結局は心停止して，翌日のお昼頃に亡くなった。もしも，その問題がなかったら，私は，そのとき起こっていた神経［神経系統］の徴候を見つけられていたかもしれない。振り返って考えれば，それは確かに起こっていたのです。彼の呼吸パターンがいくらか変わり，意識状態が低下していった。そして，彼を担当していた看護師は，それを見極めるほどの経験がなかったのです。でも，ねえ，それを見つけていたところで，結果が変わったかどうかはわかりませんね。
看護師1：(同じインタビューの後半で) でも，たぶん…うーん，私たちは患者さんたちの命に責任があるから，そうでしょ，だから，つまり，私が言いたいのは，そのような些細な徴候に気がつくように患者さんのケアにあたれなかったということに責任を感じる。だって，責任をもつって，そういうことじゃない？ 書類をちゃんと作成するってことじゃなくて，患者さんに責任をもつこと，自分の下で働いている看護師に責任をもつこと，それが責任をもつっていうことでしょ。そして，私はそれを果たすことがで

きなかった。(同じインタビューの後半で)実際,すごく危険な状態だった。本当にとても危険だった。ひどい,本当にひどかった。
看護師3:本当にそうよね。
看護師2:私は彼女にその夜遅くに会ったわ。彼女,言ってた。あなたはまだ泣きそうだったって。
看護師1:ええ,そうだったわ。今朝,私は主任と会い,それについてしっかりと,きっぱりと話さなければならなかった。権威のある人に対して,二度とこんなことはしないからと言うのは,簡単じゃなかった。私は,ひどい目に遭ったと感じた…ええ,頭から離れないわ。

仕事の道義的重みからすると,恣意的で抽象的なコストコントロールの論理を容認することはできない。そういった論理は,特定の患者ミックスという状況に応じて担当を割り当てられた看護師の実際の専門性のレベルではなく,事前に決まっている方式に沿って進められるからだ。実践現場にいる看護師は,自分が担当する患者の命に対する責任を他の人に委譲する方法はないのだ。あくまで自分の責任なのだ。ここでは,専門職としての判断のための必須事項と,その判断を邪魔するマイクロマネジメントの限界とが痛いほどに明瞭である。

# 【 チームの構築と臨床促進プログラム 】

私たちは,看護の専門性を発達させ,認識を育てていく臨床促進プログラムを推奨する。専門性を発達させるには経験が必要である一方,経験だけでは,その発達を保証することはできない。本書で概略を示したように,看護師たちが臨床の経験についてお互いのレベルを正確に評価することは可能だと考えている。そして,そのような仲間同士の評価は,臨床的専門性を発達させるとともに,現存している看護の専門性を認識しそれに報いることができる。病院が,コスト削減のために病院のベッド数を減らし,看護職員も減らしている現在,達人看護師を最大限に養成し維持して

## 第13章　看護管理と実践への示唆

いくことがより重要になってきている。そして，それは仲間同士の評価を通じて最もよく達成することができる。

　本研究では，臨床ナラティブと実践の直接的観察を検証することによって実践のレベルを同定したが，この研究方法は，臨床促進プログラムを開発するために応用が可能だ。これまでに数多くの病院がこの方法を活用してきた。これについて，ここに簡単に記述する。

　まず，臨床発達プログラム委員会を設立する。そして，病院全体の中から最も優れた臨床看護師，可能であれば各病棟から２人を選び，自分の臨床実践の中で際立つ状況を臨床事例として提出してもらう。それらは，起こったことに対して，すごくよかったと感じた経験かもしれないし，まずかったと感じた経験かもしれない。あるいは，自分の実践を発達させる何かを彼らに教えた臨床状況かもしれない。このような事例は，トップレベルの臨床看護実践を述べるために使われ，その時点でのその組織における実践の強み，限界，困難について理解されていることを示す。組織の要求，資源，制約などが，ある環境下において継続的に実践されるべき看護のレベルに制限を加えると考えられている。臨床的意図，ケアリングの意図，知識，スキル，そして善の概念がナラティブの中で同定され，それらの特性が，達人レベルの実践を記述するのに使われる。それぞれの分野あるいは領域について，達人の実践として特徴づけられていることを示す実際の事例が存在する。この方法は，生きて成長し続ける卓越性の伝統を把握する。事例にあげられる実践が，専門領域の「すべて」をカバーするというものではない。しかしながら，臨床促進委員会は，最善の実践を示すよい事例を収集し明瞭にする責任がある。通常，そうしたプログラムを開始する場合，３つのレベル（新人，一人前，達人）が確立される。なぜなら，これら３つのレベルは，ナラティブ法を用いるほとんどの看護師によって確実に認識されるからである。実践が発達するにつれて，もしも有用だと考えられるならば，中堅レベルを追加してもよい。

　こうしたプログラムには，優れた実践を同定する責任が与えられている。同僚評価委員会では，看護師たちは，優れた実践を拡大し，臨床ナラ

ティブの中で認識されたその実践への障害を取り除いていく明瞭な方策を開発するように奨励される。プログラムは，臨床的知識と倫理的態度は，社会的に埋め込まれていて，組織の構造や実践を統治する過程によって，促進されたり妨害されたりするという理解を反映するよう設計される。

　臨床昇進委員会は，昇進を求める看護師によって準備される昇進ポートフォリオを開発する。このポートフォリオには，実際の臨床実践のレベルに関連性をもつエビデンスが含まれることになる。私たちは，ポートフォリオには，常に，支援の手紙，患者ケアの記録の事例，および実践のレベルに関連するその他のエビデンスに加えて，少なくとも3つの臨床ナラティブが含まれていることを勧めたい。同僚評価のプロセスの支柱は，その看護師のナラティブに明瞭に示される知識，スキル，善の概念について，示された臨床事例を批判的に読み込むことに基づくべきである。臨床実践の事例を作成できるように，またそれらを批判的に読むことができるように看護師たちに教える院内教育プロセスは，それ自体が，変化の中の臨床的論証についての内省を向上させる方策である。最前線の実践に関するこの計画的な振り返りは，自分の働く場所における臨床的知識——それは実践において発達するものだが——を発展させ拡大させていくのである。

## 臨床実践の発達と学習を促進するためにナラティブを活用する

　実践における英知と改善を蓄積して発達させるには，特定の患者とその患者の治療への反応に関して得た臨床的知識に関して対話があることとその知識を共有する可能性があることが大切だ。本研究は，看護師たちが学んだ，あまり目立たない微妙な臨床的教訓を伝達し拡大するために，臨床学習のナラティブをお互いに対して提示し合うという実践を支援する。患者の状態に関する看護アセスメントやケアの方策を示すベッドサイドでのやりとりが，パフォーマンスと臨床学習を向上させることができると提案

したい。

　臨床促進プログラムのために臨床実践のナラティブを活用することは，その組織が実際の実践スキルに基づいて看護師を認識し，それに報いる本物の基盤を創出できるようにスキルレベルを同定する上で大変重要である。しかしながら，ナラティブの活用として最も重要なものではない。臨床実践のナラティブの活用で最も重要なのは，その組織において臨床的知識と実践を発展させるために活用することである。本書全体を通して示されてきたように，一人称の経験についての臨場感あふれるナラティブは，その限られた場所での，しばしば新たに開発された知識とスキルをとらえるものである。

　臨床実践のナラティブを臨床促進プログラムだけに活用するというのは，リンゴの芯を抜き取って，芯だけを使って，残りの部分は無視して捨ててしまうようなものだ。芯は何らかの形で役立つかもしれないが，本当に役立つ実やジュースなどは，芯以外のところに残っているのだ！　だから，臨床実践のナラティブを，スキルレベルの判定にだけ活用すれば，臨床実践を発達させ，その組織内の実践者の間で具現化された臨床的知識，英知，スキルを共有するというナラティブの真のパワーを失ってしまうことになる。

　臨床実践のナラティブがもつ力と有用性は，個人，グループ，そしてシステムという3つのレベルで展開する。個人のレベルでは，ナラティブを使って重要な意味をもつ臨床状況を把握して看護師を導いたりコーチしたりすることは，その看護師が，自分が現在実践のどのレベルにいるのか，自分が経験した強みや成長，発展や支援が必要な実践のポイント，将来における自分の実践の成長に関する期待感などについての理解を促す振り返りのポイントをその看護師に提供する。臨床実践を行い管理するための機器に多額のお金を投資しているにもかかわらず，実践や実践者への理解や支援には，直接的にせよ形式的にせよほとんど注意が払われていない。看護師たちが，障害物や実践の崩壊なども含めて，自分の実践に埋め込まれている知識を言語化しようとする時，彼女たちは，しばしば，自分の看護

実践に焦点を当てたのはこれが初めてだとコメントする。スタッフ開発の努力のほとんどは，方針，手順などの学習に費やされている。"新たな看護用機器"（例：新しい静脈ポンプ，モニター，心臓補助装置など）に関する院内教育などを紹介する数多くのポスターが，それを如実に示している。このようなスタッフ開発のための講習会は，患者安全や実践標準を確認する講座などと同様に，重要なものである。しかし，それは，臨床的知識の発達や患者ケアを行う看護師の実際の仕事などには注意を払わない。"患者中心"であることを目ざすような病院においてでさえ，スタッフ開発プログラムは，一般的に，啓発されるような患者ケアを提供したり発達させたりするという核となる仕事に焦点を当てたりしない。

　グループレベルでは，臨床実践のナラティブは，実践者個人の経験的知識の中にしまいこまれがちな，苦労して獲得した臨床の知識と英知を共有する1つの方法を提供する。その組織中の看護師たちが同僚の臨床的知識を学び取り入れることができるように文書で書かれた臨床実践ナラティブがあれば，その組織の中において臨床の英知と知識を共有する機会を提供するものとなる。たとえば，ある大変優れた看護師が，その病院の同僚が書いた10のナラティブを読んだ後で，自分の実践に取り入れたい少なくとも7つの新しいことを学んだと述べた。一連のナラティブを集めておけば，それは非常に特殊な臨床スキルをもつ実践者の同定にもつながり，その人たちは，その組織において他者に対する資源となりうる。

　システムレベルでは，その組織全体から集めた臨床実践のナラティブは，その時点における実践の姿を示すものとなる。収集されたナラティブは，その組織内の多くの問題を考察する際に使われる臨床ナラティブのデータベースとなる。ナラティブデータが実践の強みと主要なテーマを同定するのに使われるだけでなく，それは，実践の邪魔をしたり崩壊させたりしかねない，しばしば隠されてしまっている障害物，制限，問題などを浮き彫りにすることも可能だ。そうした問題が確認されて取り除かれた時，その実践は発展し，患者は質の高い優れた治療やケアを受けることができるのである。ナラティブの中で明らかにされた問題が，管理上で，あ

第 13 章　看護管理と実践への示唆

るいは臨床的に対処されると，実践のレベルも実践の卓越性も向上する。
　私たちは，臨床ナラティブの活用を，実践を振り返る強力な方策として，また，優れた実践のビジョンについて語り合う手段として活用することを勧める。しばしば，管理する側は，実践の欠陥を見つけ，それを修正することに焦点を当てすぎるきらいがある。それは，過ちを修正し導く管理上の仕事として必要なことであるが，それだけでは十分ではなく，もしも，すぐれた実践を認識したり強調したりするような方策がないようなら，やる気をなくさせてしまう可能性もある。臨床ナラティブを発表する公開フォーラムや，組織が臨床実践に関するナラティブを印刷物にするような方策をたてれば，すぐれた臨床判断やケアリング実践を振り返る言葉をさらに豊かなものにすることができる。こうしたナラティブは，たとえそれが，効果的な実践を妨げるような不可避の障害物を含むものであったとしても，真実で現実的なものである時に，最も効果的に作用する。ナラティブには，現時点で起こっているできるだけ多くの実際の会話や現実的な懸念が含まれているべきだ。それによって，実際の実践に関する振り返りを共有することができるのだ。
　医療費が高騰し，競争が激しく，商業的に運営されるきらいのある状況下で，多くの院内研修や看護管理の大半は，効率性と費用削減に焦点を置きがちである。バラスコ＝キャスカート（Balasco-Cathcart, 2008）は，費用管理目標を実現しようとしているうちに，無意識に患者中心のケアを行う責任を担う組織の核となる仕事であるべき，患者安全と優れた実践ということへの焦点を見失ってしまうことがあると指摘している。しかしながら，バラスコ−キャスカート（Balasco-Cathcart, 2008）は，実践の発展へ注意が向けられれば，優れた実践とその現場での臨床的知識を明瞭に言語化することが可能になり，実践の崩壊も同定することができるようになると指摘している。

> 看護師長たちは，自分たちが，単なる労働力ではなく，実践のコミュニティを導き発展させているのだということを自覚するようになってきている。

ある臨床看護師が，使命を帯びた非常に重要な仕事をしていると理解され，したがって，その組織において「最も重要な」看護師だと認識されるようなパラダイムシフトである。そのような立場は，その臨床看護師に，ケアが実施される環境と患者ケアの問題に対して発言する権利と責任を与える。看護師長の仕事は，指示的なものから，促進的で発展的なものへと変化する。それは，その師長が看護師が自己の実践を発達させるために必要なことに自分の仕事の焦点を移行させたからだ。看護師長の挑戦は，患者にとっての最善のケアと看護師にとっての最大限の経験的学習を保証する関係性の中で，看護師と患者とをいかにつなぐかということになる (p.89)。

臨床学習，ケアリング実践，患者と家族のニーズに関する理解について，公式の対話もしくは非公式な対話を強化する多くの組織的方策が存在している。しかし，本研究を通じて，臨床的知識と臨床学習についての職種間の対話がもっと改善されなければならないということは明らかである。私たちは，この対話は，臨床的に熟達した医師と看護師の間では，すでに起こりつつあり，その準備ができていることを学んだ。第11章で示したように，医師と看護師の実践のレベルは相互に依存している。臨床的知識は変化の中の臨床的論証を必要とするため，スキルは，臨床での観察と臨床的論証を示す中で発達させていかなければならない。看護師と医師は，臨床判断に関する優れたコミュニケーションの事例を指摘すると同時に，崩壊の事例も指摘することができる。医師が患者の回診をする際や事例提示の際に臨床判断を伝える上での問題に注意を払うと，臨床判断における特徴や差異をさらに明瞭にする助けとなる (Pike, 1991)。

しかしながら，ここで注意しておかなければならないことがある。組織環境下において一人称で語るナラティブを用いるには，信頼の気風と実践から直接的に学習するという精神が必要となる。これまでに述べてきたように，ナラティブは，実践の強みを明らかにするだけでなく，障害物，盲点，沈黙，無知なども明らかにする。これらを学ぶことが重要であるが，それは，競争的で，批判的で，責めるような文化の中ではなく，敬意を払う支援的な学習環境においてなされなければならない。したがって，ナラ

ティブは，実際の臨床体験を述べることに内在するリスクに対して，オープンさと敬意をもって扱われなければならない。私たちは，ナラティブが臨床学習を育み臨床的専門性を拡大するために使うことを推奨する。ゆえに，師長や臨床教育者たちは，基礎看護教育における教育者のように，強み，善の概念，沈黙，そして，さらなる臨床学習の分野などを同定するプロセスにおいて，語り手を支援し励ますことを学ばなければならない。臨床学習は，その性質上，白黒はっきりさせるような答えがあるわけではない。臨床学習において臨床家を支援するような気風が確立されれば，臨床実践につきものの真の努力・苦闘やリスクを安全に明らかにすることができるだろう。臨床の仕事には，リスクが伴い，要求も大きいという性質があるため，秘密主義や隠匿行為ではなく支援とオープンさが必要なのである (Benner & Wrubel, 1989)。それゆえ，ナラティブが仲間の自信や尊厳を傷つけるような形で使われないように気をつけなければならない。

　臨床ナラティブは，当然，達人の実践の障害となるような組織の問題を明らかにする。語り手と臨床のコーチは，優れたケアをさらに広げ，よい実践への障害物を取り除くために，ケアの提供の仕方をどのように再設計したらよいのかということに関するアイデアを得るために，ナラティブを読むように奨励されるべきだ。臨床実践は，必然的に，実践者のコミュニティの口頭の伝統の中に存在している。それゆえ，チーム構築と苦労して獲得した臨床的知識についてコミュニケーションを促進することは，組織の英知と実践の継続的改善を育むものである。

## 臨床学習のための組織的風土を創出する

　病院内のほとんどの教育プログラムで特にテーマとなっているのは，新規採用者のオリエンテーション，クロストレーニング，新たな科学やテクノロジーの紹介などだ。今後もこうした教育活動への必要性は強調され続けるであろうが，これらだけでは，具体的な患者グループに対する臨床的

専門性を発達させるのに十分ではない。それらは，臨床判断の発達に焦点を置いていないからだ。本研究の対象となった高度に専門化した小児ケア病棟では，師長が人員配置パターンを再構成して，現場で実践する看護師たちの臨床判断を補足し，教育し，向上させることができるように，シフトごとに1人の達人看護師を配置するように工夫した。次に紹介するフィールド観察ノートは，離職率が高いために現在のスタッフの間でばらばらになってしまっている経験と情報を，なんとかつなぎ留めて対処しようとしている状態を描写している。

**観察ノート**：その病棟の教育担当看護師は，私が観察している間ずっと，情報を迅速に取り出せる保管場所のように行動していた。骨髄移植を受ける患者の骨髄がいつごろから増え始めるのかはどのようにしたらわかるか？ そのフロートナースは，すぐに手術を受けることになっている患者に薬を前投与すべきか？ 取り出したけれども，投与されなかった未開封のモルヒネはどうしたらいいのか？ 点滴ラインについての質問。いつ誰が電話をかけるべきかについての質問。毒性のある点滴化学薬品の廃棄についての質問。その教育担当看護師は，どの子どもたちのことを一番心配しているかについて述べ，もし緊急入院をしてくる子どもがいたらどうすればいいのかを考えておかなければならないと私に言った。彼女は，そうなったら，たぶんこうするだろうということを黒板に書いて示してくれた。彼女は，術後経過が良好な心臓手術患者を1段階ケアレベルの低い病棟に移す。たぶん，3名の患者をケアしていた有能な看護師2人に患者を改めて割り当てるだろう。そして，フロートナースに新しい入院患者の担当をさせるようにする。複数の異なる考えを心に思い浮かべながら，彼女は自分の方策を明確に流暢に論じた。彼女は，新患の搬送があるということもないし，その子が非常に多くのケアが必要な状態だということもわからなかったと述べた。

複雑な病棟を運営するのにその病棟特有の臨床知識がどれほど必要かということは，効果と効率の重要性を強調する。効果と効率は，安定したスタッフがいて，ケア提供者間でその病棟特有の臨床的知識を発達させる継

続的プログラムがあって初めて実現できる。その"病棟教育者"は，分断されているスタッフを補強するための一時的手段だが，しかし，何らかの形の病棟内の臨床教育がすべての病棟に対して必要である。似たような患者グループに対して実践を提供する看護師たちは，テクノロジーの危険性とそれを管理する方策についての英知を共有することに加え，患者の回復におけるベンチマークと特徴や差異を開発することができる。そして，その進化する臨床的知識は，スタッフ間に伝達され，スタッフ間でその有効性を確認する必要がある。熟達した臨床チームを分断させることは，フロートナースによる実践の拡大や，中央統括的スタッフ開発プログラムを有することよりもはるかに，組織にとってコストが高くつくかもしれない。

　本研究は，臨床プリセプターの育成と選択の重要性を指摘する。実践にかかわりをもつ献身的なプリセプターは，最善の臨床実践を実例をあげながら示すことができる。そうしたプリセプターは，この文化を生み出す役割を担えるように選択されるべきだ。同様に，臨床プリセプターの選択がよくないと，極度に悪影響を及ぼす可能性がある。プリセプターとして選ばれた人たちは，自分たちがほとんど気づいていないかもしれない臨床学習のいくつかについて言語化する機会をもつ。その学習プロセスは，双方向のものだ。プリセプターも，新人のもつ最新の理論的知識から学ぶことができるからだ。同様に，他者を教えるという行為は，その看護師が長い時間をかけて獲得した暗黙の臨床的専門性を明瞭にしてくれる。

　病棟における臨床ナラティブの活用は，特定の病棟で起きている不測の事態のただ中において，優れた実践の具体的事例を創出することができる。新しいスタッフが病棟の設備と組織的方策に順応できるようにすることに対しては，特定の患者グループに対する臨床判断を教えるために選ばれたプリセプターたちとは別のプリセプターが必要なのかもしれない。私たちは，新人看護師は，臨床指導の質と自分たちの質問に対する答えの質を積極的に評価しているということを学んだ。これもまた，臨床判断を学ぶ1つの非公式な側面である。それは，同僚間評価を発展させるための最

初の基本となるものである。

　スタッフ開発は，スキル獲得のすべての段階にわたって臨床的知識を発達させるように設計されるべきだ。すべてのスキルレベルに対するより具体的な方策は，前出の章で詳細に述べられている。たとえば，新卒者の割当は，臨床データの解釈や患者の傾向について質問がある時に，その場で相談に応じられるようにアレンジされるべきである（第2章参照）。一人前レベルの看護師に対する能力開発は，関連性の変化を理解する能力を支援し，患者反応に基づく実践を発達させることができるように計画されるべきだ。これが意味するところは，新卒看護師に注意深く配慮しての能力開発は，最初の6か月とか1年間とかだけでなく，最初の3年間にわたって断続的に，提供されるべきだということである。3年間にわたる注意が必要だという理由は，この時期における一人前レベルへの発達的移行では，看護師はしばしば，"荒波"の時代——自分たちの実践の構造を患者の懸念やニーズによって導かれるように変化させるという軋轢と挑戦——を経験するからだ。一人前レベルへの発達に対して注意が欠けてしまうことが，しばしば，見落とされてしまっている。なぜならば，その看護師は"安全"とみなされ，もはや注意を払う必要はないと考えられてしまうからだ。しかし，多くの場合，新卒看護師教育と同様に，一人前レベルの初期における移行の成功が，優れた実践のために重要で，また看護師としての新しいキャリアのよい始まりとして重要なのである。この一人前レベルの重要な段階に焦点を当てることは，新人段階や新卒看護師における支援と同じくらい，看護師の定着にとって重要なのである。

　システムがうまく機能しない場合にどう対処するのか，また臨床的知識についてどう交渉するのかということについて，タイミングよくコーチングを提供すれば，それは，一人前レベルの看護師に新たな洞察と方策を提供するものとなる。関連性の変化を認識したり，臨床状況に関する固定観念の転換を認識したりする看護ナラティブは，すべてのレベルの実践者に教訓を与えるものである。患者のニーズや関連性の変化により細かに対応できるようになるために要求される臨床学習を強調すれば，それは，中堅

レベルの看護師にも安心感を与える。中堅レベルの看護師は，変化自体を"組織化"の低下としてとらえているかもしれないからだ一人前レベルの看護師たちには，それを組織化のより高度な形態——初期の警告や不測の変化への対応——としてみることができるような支援を提供するのがよい。達人看護師たちは，自分たちが感じている倫理的ジレンマや，患者の状況における"不測のできごと"を発見するという経験などについて話し合う機会をもつべきである。臨床的専門性に言語を提供することによって，達人看護師は，患者ケアの改善のための組織的な構造やプロセスを設計する上で，これまで以上に積極的な役割を担うことができる。

## 臨床的知識を発達させるような患者ケア記録を設計する

　患者と仕事についての記録が要求されるということによって，新人の実践は導かれるが，これらの記録が，臨床実践に留意した指針に基づいて設計されることはほとんどない。患者記録が自動化される環境において，記録は患者と実践者を念頭に置いて設計されることを推奨したい。記録は，看護師がその患者について把握したことを導き，最も突出した重要な患者情報の提示を促進するようなものであるべきだ。そうでなければ，記録は，臨床的解釈や懸念に関する根拠を示すものとはならない。記録の電子化に伴い，ほとんどの概略的な臨床情報は患者の永久保存記録のほうへ移管し，患者の反応や好みなどについての臨床上の懸念や観察したことに関する作業記録のみを手元に置いておくということも可能かもしれない。クリティカルケアの看護師たちは，患者についての"微調整"を語り，また，抗不整脈薬と昇圧薬に対する患者の反応についての情報を提供していた。この臨床情報は，それがたとえ一時的で，限定された時間内での臨床判断であったとしても，伝達されなければならない。臨床的知識を伝達し，その人の臨床判断に言語を与えるという風土を創出することは，あらゆる人の専門性を向上させることとなる。

公式な記録に"客観的徴候や症状"のみを提示するよう求めると，臨床家たちは，重要な臨床での観察や理解を省略してしまう。患者の状態についての質的な差異は，時間を経ることによって初めてより明瞭になることがある。しかし，それは，そうした臨床的な差異に言語が与えられ，臨床家の間で比較された時にのみ起こることである。公的な対話は，認識できるような臨床的な差異を他の臨床家たちも把握できるような可能性を生み出す。臨床的専門性が発見された時，たとえば，患者の敗血症の初期症状を認識する能力とか，患者がいつなら吸引することなく安全に嚥下できるかを見つける能力など，こうした臨床スキルは，具体的な事例によって明らかに示されるべきである。しばしば，そのような臨床スキルは，気づかれないままであったり，他の臨床家たちに伝達されないままであったりする。臨床学習と臨床の疑問を反映する対話は，臨床的な差異や判断を示す能力を向上させる方法として，永久保存記録以下のレベルで伝達されるべきなのである。呼吸器系の重症患者をケアする病棟が，患者の人工呼吸器からの離脱で大きな成果をみせたならば，その知識の伝達は，呼吸器系のクリティカルケア看護師から他の病棟の看護師へ，実演とコーチングによって行われるのが最善である。

## ケア提供者に再びかかわりをもたせる

　なぜ看護師が達人レベルへと進歩できないのか，その理由を推測することはできる。しかし，ルービンが指摘したように（第6章参照），私たちの組織としての実践，また文化的実践においては，主体的な行動，かかわりのスキル，熟練したノウハウ，臨床判断を覆い隠してしまうようなものが大変多い。意思決定を標準化し客観化しようとするなかで，標準化や客観化できないことに注意を払わなければならない。変化の中の実践的な臨床的論証を明瞭にしなければならない。かかわりをもって実践を行う達人の看護実践の具体的事例を提供すれば，患者擁護とケアリング実践の精神で

導かれた看護実践のビジョンをもう一度呼び覚ますことができる。看護師たちが，かかわりをもたないことや看護に幻滅してその学習曲線を喪失するという点では，かかわりをもたないことや幻滅の原因を指摘し対応するために，意識を高めるためのグループが形成されてもよいだろう。

　時に，病棟の文化が，無関心を生み患者とのかかわりを奨励しない何かを生み出すことがあるだろう。これは，ケアにはお金がかかりすぎる，かかわりをもたないことが燃えつき状態を避けるための最良の策であるという世間の知恵によって恒久化されるのかもしれない(Benner & Wrubel, 1989；第9章参照)。かかわりのスキルの開発，健康なストレス管理，グリーフカウンセリング，ケア提供者のためのケアリングへ焦点を当てた院内研修は，ケア提供のストレスに対処するより効果的な方法を示す(Benner & Wrubel)。分断的で隠れた批判や仲間の評判を傷つけたりするのではなく，問題についての直接的で明瞭なコミュニケーションを促す積極的なチーム構築は，病棟の風土や空気を，協力的で肯定的なものに変えることに大いに貢献する。どんな看護師でも，患者やその家族に対する"トータル"なケアを1人で達成することはできない。患者を援助する上での蓄積してきた英知を伝え，発達させていくためには，協力的なチームと明瞭なコミュニケーション経路が必要である。私たちは，この研究の結果として，組織レベルでの看護実践における専門性と卓越性の文化に関する研究を行う必要性を指摘したい。一般的な患者の軌跡や，そうした軌跡が期待される回復のクリニカルパスとどのように呼応するのかを体系的に検証することによって，具体的な患者グループのケアを改善する方法を見つける必要性があるのは明らかである。

## 要約と結論

　ちょうど患者の状態と特定の脆弱性が，必要な注意や介入のレベルを決めるように，組織的構造，プロセス，そして風土が優れた看護の可能性に

対する制約を決める。看護単位と病院の文化，資源，要求，そして制約が，よい看護とよい医学実践を制限したり，可能性を与えたりする。重症ケアの病棟を見れば，今日のほとんどの急性期ケアの事例が示されている。治療は即座に行われ，患者の状態は非常に不安定だ。看護師は，信頼と効率のどちらにも注意を払わなければならない知識労働者だ。エラーの許容範囲は小さい。ほとんどの米国人は，延命のための医学テクノロジーの進歩とその恩恵を受けることを強く願っている。しかし，医療費は法外に高騰している。多くの病院は，方策を練り直して対応した(Champy, 1995)。つまり，看護師を削減し，臨床判断を必要としないタスクを教育レベルの低い労働者を訓練して対応したのだ。この方策は，信頼性を弱め，看護師が患者に対して十分なケアを行う可能性を侵食するかもしれない。よい看護をするには，看護師は，微妙な変化に気づくように細心の注意を払わなければならないし，心身の安寧，そして安楽を促進する信頼関係を構築できるような注意・配慮が必要なのだ。患者や家族をよく知っている看護師は，予期していた大きな回復から死の準備へと移行する際に，彼らをうまくコーチングすることができたという多くの事例があることを私たちは，学んだ。明敏な臨床判断やケアリング実践を傷つける費用削減方策は，人間の命と不毛な延命治療の蔓延という観点から，削減している費用よりも結局はずっと費用がかかるものになってしまうかもしれないのだ。お金の最善の使い方は，達人看護師を最大限に準備し，看護師が自分たちの患者をよく知り，細心の注意を払うことができるように組織的な整備をすることだ(Tanner et al., 1993)。こうした整備をすれば，おそらく，費用が非常に高い入院治療の期間を短縮することへつながるだろう。

## 謝辞

リチャード・ベナー Richard V. Benner の本章への貢献を大いに評価したい。リチャード・ベナーと彼の同僚は，実践と実践者が成長する方法と

して実践ナラティブを活用する,臨床実践発展のプロセスを開発した。すでに説明した3つのレベル——個人,グループ,そしてシステム——で実践を理解する,肯定的な方法における臨床実践ナラティブの活用は,看護の組織や文化で共有され信頼される部分となりうる。ナラティブについて肯定的な体験をすれば,ナラティブは,その組織の中における個人の実践のレベルを同定する臨床昇進プログラムで活用することが可能だ。このプログラムは,実践のレベルを記述し,優れたケアに言語を与える臨床ナラティブの検討を活用する共働実践を成長させ,臨床的・倫理的専門性を育てていくのである。

# 付録 A

# 背景と手法

　このプロジェクトにおいて看護師の実践を理解するにあたってのアプローチは，解釈学的現象学（hermeneutical phenomenology）で，人間の懸念・関心や実践を解釈し理解する実践である。このアプローチは，日常のスキル，習慣，実践を，日常についてのナラティブを引き出しながら，意味をなす脈絡の中での行為を観察しながら，把握しようとするものである。私たちが研究で用いた特定の解釈学的伝統は，ハイデガー(Heidegger, 1926/1962)とキルケゴール(Kierkegaard, 1843/1985)の現象学的研究から派生したものである。この実存的現象学の現代的解釈者たちは，解釈学的アプローチの哲学的支柱を明瞭に言語化し，かかわりながらの実践を検証する上でそれを活用する可能性を深めた。そうした解釈者には，ドレイファス(Dreyfus, 1979, 1991a)，テイラー(Taylor, 1985a)，ルービン(Rubin, 1984)などが含まれる。ベナー(Benner, 1994b)は，この種の解釈が，実存的哲学と，人間の懸念と行動を解釈するためのその他さまざまな方策とプロセスによって，言語化され形成される方法に関して，包括的な議論を展開した。

　臨床判断と知識開発に関する本研究は，人間の行動とかかわりに関する事前の理解によって形成されている。私たちの事前の理解について指摘し

ておきたい。なぜならば，それらは，あらゆる意味において，看護実践の研究へのアプローチを方向づけてくれたからだ。それらには，看護情報提供者と私たちが向き合う際の姿勢，看護師の懸念と行動を把握するのに利用した探究の方法，そして，そうしたナラティブとその行為の記録を解釈するために利用したアプローチなどが含まれる。続いて，人間の存在と活動についての私たちの事前の理解によって，この研究がどのように設計されたかということを指摘する。次にこの研究がどのように実施されたかということに関する詳細を，なぜ特定の行為や選択が行われたのかという点に関するコメントと合わせて論じる。この議論全体を通じて，(a)データの統合性，(b)データを収集し解釈する研究プロセスにおけるオープンさ，(c)実践についての私たちの事前の理解との対話および文献の中で現在示されていることとの対話，(d)その解釈を提示する上での厳密さを，私たちがいかにして維持しようとしたかについて述べる。それらが，本文のエビデンスによって支えられるように。

　基本的に，私たちは，人間の命や生活というものは，生きるための可能性と制約の両方を確立する意味ある活動，関係，コミットメント，かかわりの中に位置づけられると理解している。人間は，自分が存在する世界について理解し，歴史の中の特定の時間に存在するその世界，文化，そして自身の家族の中で，いかに存在し活動するかという方法について理解する。人間は，そうした理解の複合体の中で育てられ生きることによって，自分が生きるその世界の中で位置づけられるようになるのである。位置づけられるとは，人は，自分がどのように行動するかということについて，完全に決定づけられたり，束縛されたり，根本的に自由であったりするわけではないということを意味する。むしろ，人は，状況下の可能性，ある状況においてその個人に示されるある種の見方や反応の仕方，また，その個人には使うことができないある種の見方や反応の仕方などを有しているのである。

　第二の前提は，人間が世界で生きる基本的方法は，かかわりのある実践的な活動の中に存在しているということである。日常の行動に十分かつ非

内省的にかかわるということは，ready-to-hand（用具的。つまり，日常用具を意識せずに使うように無意識下で日常の活動を普通通りに行える状態を意味する）と記述されてきた（Dreyfus, 1991a；Hidegger, 1926/1962）。意図するのは，人間がその生を生きる上で，基本的で広く行われている生き方を把握することである。それは，一般的で当たり前だと思われているために，言葉で言い表すのは難しい。かかわりをもちながら行う実践的な活動は，人がその１日をよどみなく過ごしていくスムーズな過ごし方だ。朝食を料理する，子どもに着替えさせる，車を運転して出勤する，これらの活動はすべて，特別に意識したり，その行動を内省的に振り返ったりすることなく行う行為である。また，その他にも人間が日常的な活動にかかわる方法がある。かかわりの最初の状態は，一歩下がって自分の日常の活動について思考することだ。それはより抽象的で内省的な状態 present-at-hand（客体的。客体としてそこにそのままある状態。目の前にあるが理性的な思惟によってのみとらえられる状態）で，そして，その状況の予期せぬ展開 unready-to-hand（非用具的。たとえば，日常的に無意識に使っていた用具が壊れて，使えない状態）によって，混乱しているが，それでも自分の活動にはかかわっているという中間の立場である。第二のかかわりのモードは，よく見慣れているが，最初のモードから派生したものである。たとえば，子どもが寝静まった後，座って自分の子育てについて振り返ったりすることだ。日常生活におけるかかわりの第三のモードは，同様に一般的なものではあるが，当たり前だと思っていた状況への期待が一時的にはずれた時に生じるものだ。その時，自分のスキルがうまく機能せず，その状況の中でのスムーズな活動の流れが中断する。第三のかかわりの形態の例は，たとえば，１日のはじまりに子どもに洋服を着せている時，子どもの靴が両方とも泥んこで湿っていると知って驚くという事態などだ。親は，迅速に，意識的に，可能性を評価し，ベビーシッターの家でその日を過ごすにはスリッパで十分だろうと決断し，子どもにスリッパをはかせて，当たり前の朝の日課に戻る。

　第三番目の前提は，人間が自分の世界でかかわりをもつ方法は，その人

たちにとって重要なことによって確立され制約されるということだ．懸念，あるいはその人にとって重要なことがらは，その人がその状況にどのように入るか，何を見て何を見ないのか，その人がどのように行動するのかを決める．人が，パーティーの最後の準備を終え，接待客の到着を待っている時，準備に不安を抱いているために，家の前に止まる車の音にいつもよりもはっきりと気づく．同様に，その人にとって重要なことが，その人の興味やそれぞれのかかわりを決める．たとえば，主に公平性を重んじる親と，主に寛大さと柔軟性を教えることを重んじる親とでは，子どもが友達とけんかした際に，その状況に対してはかなり異なる対応を示す．その時に明確に意識したり，そこに歴然と存在していたりするわけではないために直接的に表現できない懸念は，状況の中で，個人の行動とか反応といった形であらわれる．

　こうした前提によって，私たちの看護研究は複数のやり方で構造化された．まず，看護師は，他の人間と同じように，自分の実践の中に位置しており，十分に言語化されてはいないが，それでも影響力をもつ背景の理解に依存していると推測した．こうした理解は，看護師が行うケア，看護の本質，可能な治療の可能性と抑制，そして看護師が働く環境という点において，人間にかかわるものである．看護師がその実践の状況下にどのように位置しているかは，一般的な実践に関して振り返った語りよりも，特定の患者に対する実践において最も顕著である．したがって，この研究は，看護の抽象的構成や，患者の分類，ケアの抽象的なシステムなどではなく，特定の時間的経緯や社会的状況の中における特定の患者に対する実践を把握するように設計された．この研究は，直接的な患者ケアに密着した観察を通じて，そして特定の患者ケアに関するインタビューを通じて，文化や状況に埋め込まれている状態を把握するように設計された．

　もしも，世界における基本的な存在の仕方が，実際的な活動にかかわるものならば，その研究法は，そのかかわりの構造を切り捨てるのではなく，それに接近しようとするものでなければならない．かかわりのある活動に近づく１つの方法は，思慮深い観察と進行中の活動について看護師と

語り合うことである。これは，おそらく，手近にあって無意識下で行われている看護実践を把握する最大限の可能性を提供しうるものだ。なぜならば，看護情報提供者は，懸念や実践に対応して行動するという状況の中に存在し，その一方で，同時に，その行為についてその状況の中からのコメントを提供できるからである。

滑らかな流れやかかわりをもつ活動に近づく2番目のアプローチは，特定の患者のケアについての包括的なナラティブを看護師に依頼することである。それには，脈絡，そのエピソードの履歴，その状況がどのように発現したか，それがどのように展開したか，そして，そのエピソードの間にその看護師が感じた懸念やとった行動が含まれる。ナラティブという形態の表現は，日常の生活の構造に最もよく合致しているようにみえる。それゆえ，日常のかかわりを把握するために最も適した表現の形態だといえる。

> 自分たちの生の中にあるナラティブを生きていて，そのナラティブを生きることを通じて自分たちの生を理解するから，ナラティブという形態が他者の行動を理解するために適切なのである。ストーリーは，語られる前に，それを生きるという経験が存在する――フィクションを除いては (Mishler, 1986, p.68)。

本研究は，主として異なるレベルの経験を積んだ看護師からその実践についての解釈的ナラティブを引き出すように構成された。論理科学的な探究の方法ではなく，ナラティブを使うことにしたのは，このプロジェクトの目的に複数の方法で役立つからだ。まず，ナラティブという手法は，抽象的な経験，あるいは一般的な経験を構築するのではなく，特定の具体的な経験に近づく方法を提供する。ナラティブは，時間の経過に沿って展開するできごとを文章でとらえることができ，外部からの規定配列に基づいてそうしたできごとを時間的経過を考慮しないプロセスとして引き出すのではなく，その時間的構造もそのまま含めてできごとを解釈することを可能とする。ナラティブでは，日常的に使う言葉を用いることが勧められ，

複数の意味，あいまいさ，微妙なニュアンスなどが備わっている。解釈的プロセスの目的は，不明瞭なものを明瞭にして，日常的に使う言葉の中に明らかにみられる意味を把握することである。まず最初に条件を指定して，事前に定義された条件に合った形で行った調査の中で物語を構築するのではない。事前に条件を設定すると，ナラティブとして語られうることの複雑性を減少させてしまう。ナラティブは，語り手その人を認識し，その語り手がその行動や関係の中に存在する空間を生み出す (White & Epston, 1990)。

　さらに，3番目の前提——人間は，自分の懸念，あるいは自分にとって重大なことに従って，状況の中で移動し行動するということ——は，データのためにナラティブ自体の構成を使うことによって，対応することができる。懸念は，特定の状況において個人がとった行動の中に最もよくみられる。インタビューでは，看護師が思い起こすことができる，状況についての可能な解釈すべてに関する詳細を十分に引き出すような配慮がなされる。同時に，自分がとった行動に関する記述に加えて，可能かもしれないと考慮された一連の行動すべてについて詳細を引き出すように注意した。そのような詳細を引き出すことで，その状況の中でその看護師を導いていた懸念の解釈に到達することができた。ナラティブが，行動しながら看護師がもつ懸念についてのエビデンスをどのように示すかという好例は，危機的状況に関する新人看護師のナラティブと達人看護師のそれとが対照的に示している。第2章で説明した通り，新人看護師のナラティブは，自分のパフォーマンスに関する懸念が，患者の回復の軌跡に関する懸念とほとんど同じ比重をもっているように構成されていた。それとは対照的に，達人看護師のナラティブは，展開している患者の状態を最もよく把握するための懸念によって突き動かされており，そこには自分自身や自分のパフォーマンス能力についての懸念は全くみられない。

　ほとんどの情報提供者は，いったん自分の経験について振り返りをすれば，懸念を部分的に解釈することができる。したがって，看護情報提供者は，自分がナラティブの中で示す状況において，また自分が観察されてい

る状況において，突出して重要だと思われる懸念について述べるように依頼された。そのような語りは，それらが，その瞬間に突出していたことに関する情報提供者の懐古的な，あるいは内省的な解釈だという点で有用であるが，それらは，その状況でとられた具体的な行動に直接関連するような形で解釈される時に最も有用となる。

## ナラティブ・インタビュー

脈絡と経緯がはっきりわかる状況下における実践に近づくという関心から，私たちは，看護情報提供者に，実践を説明する上で自然な語り口調で語ることを勧めた。時間的に同じくらいの実践経験をもち，上司からそのスキルレベルが同程度であると判断された看護師たちによる小グループインタビューを，実践のナラティブを引き出すために使った。看護師たちは，最初のインタビューセッションに参加する前に，このインタビューの性質について知らされていた。つまり，看護師たちは，事前に特定の患者のケアに関するストーリーを文章で完成させておくように依頼されていた。さらに，看護師たちは，最初のインタビューに来る直前の自分の実践について，場合によってはその患者ケアについても語ることができるように，考えておくように依頼されていた。

インタビューでは，そのトーンが，同僚間で非公式に会話しているような感じとなるように配慮した。インタビュアーは，看護師たちに自分の実践で，自分が行ったことが違いをもたらしたと感じたストーリーや，その看護師がその体験を通じて新たな何かを学習したため，非常に記憶に残る体験となったようなストーリーについて，日常の話し言葉で語るように頼んだ。そうしたくだけたトーンを創出するために，インタビュアーは，看護師たちに，コーヒーでも飲みながら同僚看護師たちとおしゃべりでもしているような感じで話すように，あるいは，職場で起こった重要なことについてルームメートに話をしているような感じで語るように頼んだ。たとえばどんなストーリーを思い起こしてほしいのか，ストーリーのタイプの

事例として，たとえば，"患者に対して自分の行為が違いをもたらしたと感じた状況"とか"すごいへまをやってしまったけれど，そこから学んだ経験"などを示すストーリーを提示した。私たちは，闘争のストーリーはこの目的にはあまり役立たないと感じた。なぜなら，そうした体験は，患者や看護師の非常に不公平な扱いについての一般的でないストーリーを引き出してしまうからだ。

ベナー（1994b）は，ナラティブは，実践について一般的で抽象的な議論ではなく，むしろ，次のような理由で使われるべきだとしている。

> 実際の状況のナラティブは，意見や思想についての質問とは異なり，人が一般的に行うこととも異なる。なぜなら，語り手は，ある状況において起こったことを思い出す作業を行うからだ。口頭で語ることによって，語り手は，より詳細なことまで語ることができるし，そのできごとに関するその人の経験や考えを形成する懸念や配慮を含む。あるできごとのストーリーは，その状況への参加者としての懸念とその状況に対する理解という視点で思い起こされる。したがって，ナラティブは，どのようなことが知覚され，どのようなことが気づく価値があるのか，またどんなことを語り手は懸念したかということを示す有意義なストーリーとなっている。実際の状況に関するナラティブは，信念，思想，理論，あるいは人々が実践において一般的に行うことに関する標準化された説明などではなく，実践と実際的知識により近づく手段を提供する。したがって，ナラティブは，理論と実践の分断を検証するために使うことができる(p.110)。

各ミーティングの冒頭に，インタビュアーは，グループのそれぞれのメンバーに交替でストーリーを発表するように促した。同席したそれぞれの看護師には，1つかそれ以上のストーリーを語ること，積極的に語り手の話に耳を傾けること，質問をすること，次のストーリーに移る前に，そのストーリーを皆が十分理解することが求められた。それから，看護師たちは，交替で自分の患者ケアに関するストーリーを語った。インタビューの質とトーンは，グループによって大きく異なった。しかしながら，一般的

に，3回のグループインタビューの初回では，看護師たちは，ナラティブの構造について少し気持ちが引いたり不慣れであったりすることが見受けられ，その過程はゆっくりと進行していった。そのため，私たちは，看護師たちに気持ちをらくにしてもらえるように時間を費やした。まず，彼らの実践全般について話してもらい，それから，ゆっくりと特定の患者についてのストーリーに移行していった。看護師たちが，特定の患者とのできごとをなかなか思い出せなかった時は，私たちは，最近ケアした患者とか，場合によってはその日にケアした患者について尋ねたりした。2回目，3回目のインタビューになると，看護師たちは，私たちが何を求めているのかよくわかるようになり，一般的に，特定の患者とのできごとについてかなり生き生きと語ってくれた。

　それぞれのインタビューの目的は，その場で展開していくストーリーを理解することであった。看護師たちがストーリーを語るのに十分慣れてくると，彼らのナラティブは，すらすらと凝縮された形で語られた。その時点におけるインタビュアーとグループの役割は，そのストーリーをなぞって振り返り，起こったことや，そのストーリーのそれぞれの転換点における看護師の懸念，理解，行動に関連して，その看護師にとって重要だったことについて詳細を引き出していくことだった。インタビュアーは，看護師たちが，彼らのストーリーを，個人的で，感情に満ちた形で語ることができるようにする役割を担った。また，語りのペースが速くなりすぎたら，緩やかにするのもインタビュアーの役割だった。速すぎて，後に，解釈する際に必要な詳細が語られていなかったということがないようにするための配慮だった。看護師たちは，自主的に共同インタビュアーの役割を担ってくれ，語り手が，話すという行為と興奮の中で，見過ごしてしまうかもしれない側面を埋めるのに役立つ，ダイナミックで洞察力に富む質問をしてくれた。看護師たちは，かなり積極的にグループへ参加してくれた。その証拠に，彼らは，次回のセッションでは，前回のナラティブに対してさらなる質問を投げかけてきたり，自分の番には，前回のナラティブの内容と類似するような，あるいはそれに相当するような自分自身が経験

したストーリーを語ったりした。

　このプロジェクトの最初に，ベナーが，ナラティブの隙間を埋めるフォローアップ用の探査質問のセットを開発していた（付録C参照）。インタビュアーは，一般的なガイドとして，またインタビューの中で方向づけするツールとして，こうした探査質問を使用した。各インタビューの前に，この探査質問を確認し，インタビュー時には手元に置いておいた。しかし，インタビューの流れの中で適切と思われる時のみ，探査のための質問を挿入した。インタビューの中には，ペースがかなり速く，インタビュアーが，それぞれのナラティブを振り返ったり詳細な質問リストに目を通す時間がなかったりしたものもあった。このようなインタビューは，他の看護師のストーリーと，それに続く自分のストーリーとのつながりを看護師たちが指摘するために，それなりに隠れた部分も浮き彫りにされるが，詳細や意味が詰められていないこうした"薄い"ナラティブは，それがなされたものに比較して理解しづらい。

　同じ参加者による小グループインタビューは，異なる時期に3回行った。それは，1つには，それぞれの実践レベルにおける看護師による複数の実践事例を引き出すことをめざしたからだ。さらに他の看護師のナラティブを聞きながら学習が進むにつれ，その過程で自身の実践で重要だと顕著になってきたできごとを発表する機会を看護師たちに提供するためであった。看護実践の多くの段階におけるスキル発達を理解するという解釈的な仕事を完了させるために，このプロジェクトでは，さまざまなスキルレベルの看護師からの，多くの，多様な，そして詳細にわたるナラティブを収集することが必要だった。ナラティブの記述と明瞭化は非常に時間のかかるプロセスである。通常，1つのセッションで1人の看護師が発表できるナラティブは1つだけであった。インタビューを繰り返すことにより，それぞれの看護情報提供者から複数のナラティブを聞くことが可能となった。さらに，インタビューの中やインタビュー間に，特定の患者状況のストーリーが，類似の，あるいは対照的なストーリーを他の看護師から引き出すきっかけともなった。先に語られたナラティブに呼応する形で語

られたナラティブにおいて，看護師は，先のストーリーについてその実践に関する自分たちの理解と解釈を示した。つまり，彼らは，先に述べられたストーリーと類似するような，あるいは対照をなすようなナラティブを提示したのである。先行するナラティブに呼応して語られたナラティブの類似性あるいは相違には，複数の面がある。時に，ナラティブは，他の医療職との間で，権力と意思決定のバランスをとるといった，類似する職場のジレンマに関するものであった。しばしば，ナラティブは，実践の中で苦労しながら解決策を見つけなければならない，類似の道徳的な懸念の存在を明らかにした。たとえば，重篤な乳児がいて，その児のために"あらゆることがなされる"ように望む家族の姿勢から看護師が感じる道徳的ジレンマのナラティブが，延命のための医学的治療の継続に反対する家族についての2番目のストーリーを引き出したかもしれない。このような比較–対照ナラティブを提示することを通じて，看護師たちは，オリジナルのナラティブに関する最初のレベルでの解釈を示すとともに，かかわりながらの実践的論証を示している。

　研究チームは，セッションとセッションの間に，前回のセッションの内容を書き起こしたテキストを解釈する作業を行った，それによって研究チームは，次のセッションに入る前に，特定の看護師の実践とその看護師と同じスキルレベルの看護師の実践全般に関する予備知識を得た。それから，研究チームは，当惑するような，あるいは不十分であった特定のナラティブについては，新たな対話を提案した。研究チームが最初の解釈を提供し，看護情報提供者は，その対話を豊かなものにする，自身の解釈とさらなるナラティブの両方を提供することによって，それに応じた。

　同じようなレベルで実践する看護師を同一の小グループに集めることによって，その実践レベルにおけるナラティブの自然な形態が浮かび上がった。看護師は，お互いに自由に話し，またインタビュアーに対しては，上下なくフラットなコミュニケーションをとることが奨励された。病棟で非公式に見られるような，看護師の仲間内で話しているような自然さが，ほとんどのインタビューで見受けられた。

過剰な構造化や看護情報提供者のナラティブをある方向へ誘導していくようなリスクは，すでに説明したナラティブの言語と構造に忠実であることによって回避した。質問と解釈が，抽象的で，論理的で，権威的な形ではなく，実践に直結する具体的な内容で暫定的に提供された。あらゆる場面で，看護情報提供者たちは，自分を実践のエキスパートとして話すように奨励された。自分のストーリーに対する他者の解釈を修正したり，不明瞭な解釈を明瞭にしたり，また，他者の解釈に対して自分の解釈を示す機会が提供された。インタビューアーは，敬意に満ちた傾聴の態度と割り込みをしない態度の模範を示した。ナラティブが語られ始めたころには，特にその点に留意した。ストーリーは，勤務帯の時間枠によって提示されることが多かったが，終了時には，そのストーリー全体の時間的経緯は明らかであった。最初の語りが終わった時にのみ，内容の理解を明瞭にしたり確認したりするための質問がなされた。

　要約すると，ベナー（Benner, 1994b）は，小グループインタビューは，複数の目標を達成すると述べている。

(1) 小グループインタビューは，実践についてのストーリーを自然なおしゃべりをしているように話せる状況を生み出す。それによって，看護師たちは，自分たちの臨床の世界を研究者たちに通訳するのではなく，普段仲間内で行うような自然な会話体で語れるようになる。
(2) 小グループインタビューは，積極的に耳を傾けるための豊かな土台を提供する。そこでは，1人以上の聞き手がそのストーリーを理解しようと努力する。
(3) そこで語られたストーリーの意味は，そのストーリーが引き金となって提供される類似の，あるいは対照的なストーリーによってより豊かなものとなる…
(4) 他の看護師のストーリーに耳を傾けることは，職場のような環境を生み出し，職場の状況を考えたり話し合ったりする公開討論の場を創出する（p.109）。

## 実践を行っている看護師の観察

　日常の実践の中で看護師を観察する目的は，看護師が小グループインタビュー時のナラティブで述べた実践をさらに明瞭に言語化することである。実践の直接観察では，ナラティブの提示では十分にうかがえない，その緊迫した実践に対する時間的即時性と距離的近接性が存在する。実践の状況は，実践している看護師には，熟知しているからこそ見えていないことが多々あるが，観察者，特に，集中ケアの環境に同化していない者の目にははっきりと見える。状況には，物理的環境，手元にある資源，病棟を取り囲むテンポとエネルギー，および看護師の実践における特定のできごとの前に起こっているできごとなどが含まれる。看護実践が円滑に機能しているかは，ナラティブよりも観察においての方がより明らかに見える。問題のない実践では自明のものである背景は，その実践のまっただ中にいる実践者には説明するのがとても難しいことだからである。たとえば，インタビューでは，達人看護師は，患者をモニタリングする自分たちの並はずれて優れた力について語ることはほとんどない。不安定さを示す新たな徴候をモニタリングする能力は，達人看護師にとっては，日常の実践の基礎的なものにすぎないからである。しかしながら，患者の病室にいると，達人看護師は，点滴のモニタリング，心電図のモニタリングとアラームなどについて個人的にどのように確認しているのかを滑らかに説明してくれる。たとえば，ある看護師は，特定の患者に関してはアラームを"強め"にしてしておきたいという。そうしておくことで，患者の心臓の状態のわずかな変化にも注意することができるからだ。患者をケアする上で，テクノロジーに取り囲まれた環境でどのように対応しながら働いているかということに関する相違などは，直接観察においてより明らかである。

　さまざまな実践レベルの48人の看護師を，少なくとも3回の観察期間において，担当する病棟の通常のシフトの間，繰り返し観察した。観察対象となった看護師たちは，この観察による追加的データ収集への参加を自発的に申し出たり，研究チームに誘われたりした。チームが観察を依頼し

たのは，インタビューでよい情報提供者であった看護師たちや，インタビューにおいてその実践についてのナラティブが秀逸なレベルから問題のあるレベルまでを含む広い範囲の看護師たちである。このサンプルの中には，看護実践のすべてのレベルが含まれている。観察時間はそれぞれ2〜4時間である。グループによっては，特に新人看護師には，私たちの観察をしたいという要望に自発的に応じることを控える傾向がみられた。しかしながら，観察の目的は，特定の標準に照らし合わせて彼らの実践を判断することではなく，理解することだということを保証することによって，彼らの不安や抵抗感は解消したようだ。

　看護観察者の配置には，実践の自然な流れが邪魔されずに，より明白になるように配慮した。私たちの関心は，以下のことについて，看護師が把握していることを理解することであった。看護師が遭遇していること，その患者に対する自分のケアを組織化する主な懸念，自分の行動が患者に与える影響をどのように推論したか，そして，感情的な手がかりが自分の知覚や行動に反映されたかという点だ。

　観察は，実践を行う看護師に，まず，患者の一般的な状態と経緯に関する自分の評価，その時点において自分がその患者に感じる懸念，次の2, 3時間でどんなことが起こるかという自分の予測，そして，その変化をもたらすために自分がどんなかかわりをするかという予測を確認することから始めてもらった。この確認は，しばしば，看護師がベッドサイドで行わなければならない活動をしながら，少しずつ，断片的に，非公式に行われた。このような確認と，観察の間に断続的に行われた他の直接質問は，観察者によって録音された。録音にはテープレコーダーを使用したが，観察者は，目立たないように，それをポケットに入れて使用した。短い確認の後，実践を行う看護師たちは，観察中いつでも，患者に起こっていること，自分の懸念の変化，あるいは，患者に対して予期される動きについて，話すように勧められた。観察者は部屋の中に留まり，患者に対する看護師のかかわりや病室や病棟での行為の流れに注意した。観察者は，この行為で突出している側面をメモした。そして，活動が落ち着いた時に，そ

の患者とのかかわりの具体的な側面について看護師に質問をした。患者の状態やその状態の変化に関する議論は，患者や家族に聞こえないところで行われた。観察は，観察時間中に起こったこと，自分が患者を現在どのように評価しているか，自分が今どのようなことを心配しているか，そして，患者のケアへの自分のかかわりを自身がどのように評価しているかということについて，実践を行う看護師自身による最終評価が行われた後，終了した。

観察期間中のできごとの記録には，観察者の感想，感情，観察メモ，そして，自身の実践と状況についての看護師による説明が織り交ぜられていることが要求された。観察者は，自分の感想や感情をできるだけ豊かにとらえることができるように，観察期間後できるだけすぐに，自分の観察メモを入力した。それから，観察者は，看護師の述べたこと，できごとの流れ，そして，起こったことについて実際の体験からあまり間をおかずになされた最初の解釈を含むテキストを構成した。

## 解釈と理解

これほどの幅と深さをもつテキストは，重要な職業における特定の看護師の重要な実践に根ざしており，複数の声を有している。調査は，当初の研究目的と質問に応えるテキストを創出できるように構成されたが，そのテキストを収集し分析する過程において，探究されなければならない重要な追加質問が生まれた。それは解釈的プロジェクトの常である (Benner, 1994b)。しかしながら，このデータセットの大きさと複雑さのため，その使い勝手には特に注意を払った。というのも，チームは，データを組織化したり取り出したりするたびに，データ全体と重要なサブセットデータに常に柔軟にアクセスできることが大切だった。サブセットには，これまで調査した実践のナラティブ自体の構成が保存されていた。

データの解釈は，複数の段階で行われた。テキストに最初にアプローチした際には，研究チームは，このプロジェクトの組織化の背景的枠組みに

よって導かれた。つまり，ドレイファスのスキル獲得モデル (Dreyfus & Dreyfus, 1986)，ベナーの看護実践の領域 (1984a)，そして臨床判断に関する文献で明らかになっている限界についての懸念 (Tanner, 1987, 1993a, 1998a) によって導かれた。しかしながら，解釈学的伝統に従って，チームは意図的に，内容，懸念，実践の性質についてのテキストに見られた多くの主張にも常にオープンな態度を維持した。

録音されたものと記述されたテキストにできるだけ忠実であるような配慮がなされた。そのための最初の確認として，インタビューに関しては，インタビュアーが，テープを聞きながらテープ起こしをしたテキストの間違いをまず修正した。テープ起こしの際の些細なミスによって引き起こされかねない意味合いの相違は，この作業によって排除された。さらに，グループインタビューにおいては，話し手の識別が常に行われた。これは，参加者が実践において明らかな相違を示したグループでは，分析のために特に重要なプロセスであった。

データ解釈のプロセスでは，インタビューと観察の両方を含むテキストのすべての側面に関して，個別の解釈と合意による解釈の両方を行った。個人で，各インタビューに含まれる実践のナラティブに細心の注意を払いながらも，同時に，そのテキストの一般的な議論における重要なテーマにも気を配りながら，インタビューを読み解釈した。次に，チームでその解釈について議論した。これは，そのテキストの微妙なニュアンスを最も完璧に把握すると同時に，テキスト理解の一貫性を維持するための努力であった。

複数の人間がそのテキストを読んだために，特定のナラティブについて，しばしば追加的な複数の洞察が，グループ議論のプロセスで明らかになった。さらに，対立するような，あるいは相容れないような解釈については，参加した看護師が提示したストーリー全般に最も合致する解釈のエビデンスを見つけるために，注意深く再読された。

## 解釈のプロセス

　看護実践のナラティブは，しばしば，実践の崩壊，過ち，あるいは実践におけるその他の問題などをあぶり出す。問題や成功や，あるいは問題が実践において事前に解決された臨床状況などについての看護師の語りを通して，"最善の実践"についてのよりよい理解や"よい実践"についての事例を記述することができる。知識は実際の実践の中に存在している。しかし，そうした優れた実践も，聴き手がいて看護師がそれを語る機会がなければ知られないままになってしまうことがある。私たちが目ざしたのは，達人看護師の日常の実践に埋め込まれている，これまで明確な言語で記述されてこなかった知識を，よくわかる明瞭な言語で看護師が明らかにできるようにすることである。全解釈を通じて考慮されたテキストの基本的単位は，特定の患者についてのストーリーであった。そのストーリーの脈絡も考慮された。インタビューの間に浮上したこと，そのストーリーの前後に起こったこと，そしてそのストーリーのより大きな脈絡——その看護師の実践などが考慮された。

　ベナーが指摘しているように (Benner, 1994b)，あるインタビューあるいはグループインタビューの全テキストを考慮している時，他の事例より顕著な特に生き生きとした事例に遭遇した時に，最初に大きく理解が進む。解釈の仕事は，ある意味で，テキストに細心の注意を払いながら，なぜ，そしてどのように，実践のその事例が，突出しているのか，注意を引くのか，あるいは，看護師の仕事へのかかわり方で当然だと思われていた理解を崩すのか，ということに考えを巡らせることである。このような生き生きとした事例はパラダイムケースで，懸念に関する特定のパターンの強力な事例，世界の中に存在するそのあり方，そして，実践をうまくいくようにするそのやり方などとして定義されるものである。パラダイムケースは，解釈者にとって有用である。なぜなら，ナラティブのなかには，実践における看護師の懸念，実践的知識，かかわりの形態，行動の論証の形態，これら全体を新たな視点で理解する可能性が潜んでいるからである。

この研究におけるパラダイムケースには，2つのタイプが見られる。1つ目のタイプは，新しい側面，当惑するような側面，あるいは私たちが重要だと考えるが，概して言語化されていない側面として，突出して私たち研究チームに訴えかけてきた看護ケアの強力な事例である。実践についての私たちの解釈を大幅に変えたパラダイムケース，あるいは強力な実践事例は，しばしば，特定の患者のケアについての豊かで生き生きとしたストーリーだった。それは，時間を経るに従って拡大され，語り手である看護師自身にとっても多くの学習ポイントがあった。より小さなストーリーも，それらは特定のシフトあるいはそのシフトの一部の間の特定の患者についてのナラティブであるが，実践における新たなかかわりのパターンをチームに認識させてくれた強力なパラダイムケースの役割を果たした。パラダイム的なナラティブの同定は，ほとんど常に，チームメンバー全員で行った。つまり，個人のチームメンバーが，インタビューに関する最初の解釈を個人で行い，チームで集まり，どのナラティブが突出しているか，そしてどのナラティブが効果的か，あるいは有益かということについて一般的な合意形成をする。解釈者の1人だけが，そのナラティブを重要だと考えた場合もあった。そこで，グループでの解釈セッションにおいて，そのナラティブが，私たちが追究してきた問題や懸念に新たな光を当てる方法をあげてみた。プロジェクトに参加しているチームメンバーは，経歴，スキル，看護実践についての理解が多様であり，さまざまなテキストの重要性を発見する異なる可能性をもっていた。

　理解におけるパラダイムシフト（それまで当然として考えられていた価値観などの劇的変化）を提供したナラティブは，しばしば，多くの面においてそれが見られた。たとえば，ある詳細なナラティブが，1人の達人看護師によって提供された。彼女は，非常に脆弱で，人工呼吸器をつけている高齢の男性に対して，数か月にわたって自分が提供したケアについて述べた。そのナラティブは，患者の生理学的リズムを知るということが何を意味するのかということを，研究チームに，新たな方法で提示した（Tanner, Benner, Chesla, & Gordon, 1993）。そのナラティブは，患者の予後が

はっきりとしていない時に，外部に対して守りが堅い家族にどのように対応すればいいのか，そのために要求されることとスキルについて，私たちの理解を非常に豊かなものとしてくれた。それは，その看護師がその患者と家族に対して数か月にわたって行ったケアについてのナラティブだった。それは，少なくとも2つのレベル，つまり患者を知るということ，そして，家族ケアを理解するということ，においてパラダイムシフトを提供した。

　この事例は，この研究が遭遇したパラダイムケースの2番目のタイプを示している。それらは，看護師が重要だと同定した患者についてのストーリーで，その看護師の実践を転換させたり，あるいは改めて自分の実践に方向性を示したりしたストーリーである。この事例においては，看護師自身が，その患者のケアをパラダイムシフト的経験だと同定した。つまり，その男性患者が，外的には明らかに制約があるにもかかわらず，患者の可能性に対して全人的にかかわっていくということの重要性を彼女の実践に統合させてくれたからだ。自分たちの実践にとってパラダイムシフト的だと看護師たちが同定したナラティブは，実践内における経験的学習について一般的に示されるかもしれないことや，実践自体を通じた看護スキルの向上，そして，特にナラティブを語るプロセスを通じてその看護師自身が気づいた実践の新たな可能性について，注意深く検証された。

　パラダイムシフト的なナラティブの研究では，その目的は，研究参加者が実際に経験した実践世界内における状況を，その制約，現実，可能性も含めて理解することである。目的は，行動の中にある抽象的な構造を同定したり，行動の根底にある基礎的な社会的プロセスを同定したりすることではない。ナラティブで述べられた脈絡の中の行動から乖離した理論的な動きをするのではなく，解釈者は，ナラティブと対話し，解釈者の関心・懸念を通じてそれを理解しようとし，同時に，語り手の懸念と行動を把握しようとするのである。

　理解していく中で，パラダイムシフトを生じたナラティブにはかなりの注意が払われたが，インタビューや観察で把握した看護師によるナラティ

ブや議論のすべてが，実践をさらに明瞭に言語化することと理解することに貢献した。それぞれのナラティブは，実践の何らかの側面をさらによく理解するのに役立った。いくつかのナラティブは，実践に対して状況が要求する必須条件について重要な情報を提供した。別のナラティブは，病気がたどる軌跡の中の特定の節目における，特定の患者や患者グループに対する実践の側面を浮き彫りにしてくれた。テキストの厳密な検証では，ナラティブが明らかにすることを理解するためにすべてのナラティブを検証することが要求された。最も訴える力のある事例，つまりパラダイムシフト的事例だけの検証では，私たちが近づくことを許してくれた看護師たちの実践の全容を十分に理解することができず，偏見のある解釈になっただろう。解釈プロセスにおける厳正さは，解釈者に，私たちが聞くことを予期していたが，聞き出すことができなかったストーリーや沈黙の意味についても理解できるように注意深く聞くことを要求した。

　すべてのナラティブ，特にパラダイムケースではないナラティブの分析は，「特定の事例の検証」とよばれた。ベナーは（Benner, 1994b），それを以下のように定義している。

> 解釈的研究では，特定の事例が，公式の明瞭な医学的定義にとって代わる。なぜなら，それらは，状況の"客観的"な属性は全く異なっているかもしれない脈絡あるいは状況の中にある意図や関心を，研究者が明確に示すことを可能にしてくれるからである…それぞれの特定の事例が，それまでの特定の事例では見つけられなかったニュアンスや質的な差異を加味してくれることもある。幅のある特定の事例は，関係性と質的な差異の文化的フィールドを確立することを可能にしてくれる（p.117）。

　本プロジェクトのほとんどの解釈的分析は，特定の事例の分析を通じて行われた。実践の事例を1つずつ注意深く取り上げていくことを通じて，ストーリーは満たされ，理解は深まり，実践についての質的差異が把握され，そして解釈者は，研究の対象とされた実践における幅広いかかわりにますます論拠を置くようになった。実践のある側面の理解につながった特

定の事例の収集は，完璧であることはない。つまり，ある側面がどのようにして解決されるかという可能性が，常に十分に明瞭に言語化されたわけではない。しかしながら，どのテキストが，実践のその側面について語っているかということについては，かなり完璧に綿密な解釈を行うことが可能だ。解釈者たちは，自分たちの解釈を公に提示する以前に作成されたテキストを明瞭に言語化する過程において，最大限の理解を獲得するのである。

別のレベルの解釈的分析は，テキストの中のテーマを導き出し同定することである。このプロセスでは，同じテキストの読み込みが必要だ。それによって，パラダイムケースの同定や，特定の事例についてのテキストとの対話を生み出す。テーマの分析は，解釈者のテキストとのかかわりを通じて起こる現象の理解の拡大と，そのテキストを読み込みそれについて書いたりして理解を深めることによって可能となる。テーマの分析は，異なるパラダイムケースと特定の事例を常に読み比べることから生まれるより広い理解を明瞭に言語化する試みである。このプロジェクトにおいて明瞭にされたテーマの例としては，臨床的世界，臨床での主体的な行動，知覚的理解 (Benner, Tanner, & Chesla, 1992)，そして，患者を知るとはどういうことを意味するのかがある (Tanner et al., 1993)。

ベナーが述べるように (Benner, 1994b)，私たちは，テキストが完璧に一貫性があり筋道がたったものだとは予測しないし，自分の実践についての参加者の考えとその実践が実際に示すこととが完全に一致するとも推測しない。そうではなく，テキストには首尾一貫していないことや理解しづらいことなどが含まれているが，解釈の仕事は，その中で最も一貫性があり最も完璧に近いストーリーに光を当てることだと，私たちは考えている。一貫性のなさや解かれていない謎は，それはそれで認識されなければならない。テキストについてのテーマを提示するとき，そのようなテーマの根拠となるパラダイムシフト的なナラティブを特定することが重要である。同時に，同じようなテーマのバリエーションを示す複数の特定の事例を具体的にあげることが重要である。

## 解釈の過程で観察が果たす役割

　看護師の実践の観察とそのセッションからの観察メモは，全般的な解釈のプロジェクトにおいて，いくつかの重要な役割を果たした。ナラティブセッションで述べられた実践との関連で実施された観察セッションによって，研究チームは語られなかった実践環境の現実をしっかり見据えることを学び，日常的でありふれたルーチンの実践と同様に，達人の直観的で言葉では表現できないほど素晴らしい実践をよりよくとらえることができた。私たちは，一致協力して，小グループインタビューで看護師たちが提供してくれたナラティブの状況をとらえようと努力したが，ほとんどの病院やクリティカルケア環境に存在する，状況の信じられないほどの切迫さや忙しさは言葉ではとらえ難いものがあった。特に，その環境下で既にスムーズに働いている人にとって，その状況の切迫さを言葉で表わすのは難しかった。研究チームは，観察セッションを通じて実践している看護師と時間を過ごすことによって，研究参加者が働く騒々しく，忙しく，ストレスの大きい典型的な状況をよく理解することができた。活動と時間が5分単位で区切られているような病棟の時間性を想像するのは難しかった。このような状況において，ナラティブは導き出された。しかし，看護師たちは，ナラティブを語る際に，こうした環境において注意散漫にさせられるようなものごとや緊張にはフィルターをかけていた。看護師たちは，せいぜい，「そのシフトは，その病棟では特に忙しい時だった」とか，「その週に複数の患者が死亡したので，あの時の病棟にいるのはとてもつらかった」とか表現した程度だった。そのような状況で集中した観察を試みたことによって，研究チームは，緊迫した状況と，もしかしたらそれが看護師の意図した実践を妨害したかもしれないということがらを理解することができた。

　観察は，データ収集および解釈の際に，研究チームが実践をとりまく状況を理解するのを助けた。ほとんどの観察は，ナラティブ・インタビューと並行して行われた。そのため，観察セッションで得た洞察を次のインタ

ビューで確認することができた。観察されたが，インタビューでは述べられていなかった実践の側面は，観察者が観察を通して，インタビューで語られた内容よりもより膨らみのある現場の実践を認識していたために，インタビュー時にそのことについて質問した。また，インタビューテキストの解釈は，病棟における観察という体験を経て修正されたりもした。看護師の普段のありふれた実践や模範的だが言葉にしがたい実践を密着して観察することによって，解釈者は，生きた実践をよりよく理解でき，また看護師のストーリーの中では語られなかったいくつかのことがらを想像的に組み込むことができた。最近の看護師の生きた実践を現場において継続的に観察することができたため，私たち研究者は，ナラティブを理論的に抽象化したり，語られた行動を理想化したり，過剰に批判したりするという過ちを犯さずにすんだ。

最後に，観察と観察メモでは，ナラティブでは明らかではなかったそれぞれの実践レベルにおけるパラダイムシフトをもたらすような実践事例を提示することができ，解釈プロジェクト全般に非常に役立った。たとえば，新人看護師の観察では，その実践と意思決定を権威構造の上層部に委ねる傾向が目立つことが明らかになった。新人看護師たちは，治療の意思決定についてより経験を積んだスタッフに頼るということはナラティブで語っていたが，彼女たちが，複雑な状況のアセスメントや管理についての権限をどのように委譲するかということは，観察を通じてはじめて明らかとなった。観察を通じてわかった他の事例は，ICUの喧噪のまっただ中で，ケアの気風を確立する達人看護師の能力である。達人レベルの看護師は，落ち着いて注意深く患者をケアし，それは，病棟に広がった喧噪，活動，不安よりもずっと強力なものであった。これは，患者に対して直接的に行うケアのスキルではなく，状況の中で働くスキルである。ゆえに，看護師はそれについては語らなかったのである。観察を通してのみ，そのスキルは認識された。

観察メモと解釈は，物事が経時的に順序立てて語られるナラティブの構造に欠ける看護師の仕事を理解するために必須であることがわかった（第

6章参照)。インタビューにおいては，これらの看護師は，解釈にかなりのジレンマを感じた様子だった。なぜなら，自分たちの語ったストーリーは一貫性に欠け，最近の患者のケアでさえも，部分的にしか思い出せないように感じたからだ。本書の中では，看護師の実践の観察メモは，看護師自身と実践との関係性や，その実践における特定の挫折や可能性を理解する上で必須であることを示した。

## テキストの"ネーミング"対"コーディング"

　ある病院全体のあらゆるレベルの看護師の実践について解釈が完了して文書化された後，特定の探究系統についてさらなる分析と議論をするために，テキストを組織化する努力がなされた（全テキストの約1/6）。このプロジェクトの背景にある理論的枠組みから，パイロット研究（Benner & Tanner, 1987），初期解釈的サマリーノート，記述的なネーミングが作成され，研究設問にとって突出して重要だと見なされる側面が広義に定義された。そして，これらのネーミングは，将来データを取り出すために，テキストのさまざまな側面をマークするのに使われた。創出された広義の包括的なネーミングの事例には，「MD-関係」「善の概念」「家族」などがある。看護師-医師相互のかかわりによって形成される実践に関するテキストには，すべて「MD-関係」というネーミングがつけられた。自分の仕事の結果について（述べられた，あるいは実行された）看護師の懸念・関心に関与するテキストは「善の概念」というネーミングがつけられた。そして，患者の家族について看護師の懸念や患者家族へのケアに関するものは「家族」という名前がつけられた。これらのネーミングは，その後ソフトウェアプログラムのエスノグラフ（Seidel, 1987）を使ってデータを取り出すために，この研究プロジェクトにおけるテキストすべてに体系的なマークをつけるのに使われた。この研究のための探究系統は複数あり，また重複する部分があったために，ほとんどのテキストには複数のネーミングがつけられた。さらに，実践のナラティブはそのまま保存され，全ナラティブを1

つのテキストとしてマークをつけ，それから，それにさらに数多くのコンテンツ名がつけられた。

　テキストをマークするネーミングを確立するプロセスは，テキストを読み込みながら，チームメンバーと対話しながら行われた。これらのネーミングをつくる際に，私たちは，テキストに合致する主要な探究系統を把握するようなネーミングを，そしてさまざまな解釈者のグループが，自分たちの質問に最適な部分のテキストを入手できるようなネーミングにすることを心がけた。私たちがこのプロジェクトの初期に理解した通りの主要な探究系統を適切に表すリストにたどり着くまで，複数のネーミングが繰り返し出てきた。プロジェクト全体を通して，チームは，さまざまなネーミングで把握された意味について継続的に論議した。私たちが到達した新たな理解を適切に反映するように，後に2, 3のネーミングの変更と追加がなされた。途中で，新たな探究系統が重要なものになり，それを探究し解釈するためには，全テキストに立ち戻ることが要求されることがあるかもしれないという理解が常にあった (Benner, 1984a)。また，チームの多くのメンバーにとって，解釈を引き出すためには，データから取り出されたインタビュー全体のテキストに戻ることが必要だった。そのために，ネーミングは，常に，テキストの一部にたどりつくためには，必須ではあるが同時に不完全なツールとして認識された。

　将来の取り出しのためにテキストのネーミングを行ったが，その努力は，質的研究のさまざまな形態において"コーディング（コード化）"と一般的に定義されるものとは異なるということを明記しておきたい。本プロジェクトにおいてテキストをネーミングでマークしたことは，多くのコーディングの形態とは質的に異なるものである。それが導く目的，研究チームがテキストにどのようにかかわったか，ネーミングのプロセスに誰が参加したかという点で，他のコーディングとは異なるのである。質的研究におけるコーディングは，一般的に，研究のために抽出され，いつでも目的のために使えるように定義された研究対象の信念や行動のいくつかの側面をコーディングする (Miles & Huberman, 1984)。そのようなコーディング

の目的は，研究参加者の間に見られる行動や信念などについて，類似する抽象的な形態の認識である。厳密なコーディングでは，たとえ研究へのかかわりがほとんどない人でさえも，コーディングの訓練を十分に受けたコーダーであれば，抽象的なコーディングの仕事を完了させることができる。極端な例では，研究者たちは，コーダーに対して，評定者間の信頼性に関する審査をする。これは，コーダーたちに，できるだけ客観的であること，テキストから距離をとること，また抽出する行動の認識はルールや標準に従って行うことなどが，明らかに要求されている証拠である。そのようなコーディングでは，コーダーは，テキストを解釈するのではなく，むしろ，テキストにスコアをつけているのであり，そのプロセスにおいては，コーダーたちは，体系的に自分たちをテキストから引き離し，"ルール"が彼らに認識するように求めることだけ認識する。コーダーがテキストの意味に個人的にかかわったり，その意味のレベルを考えたりした場合，それは過ちとなるのである。

　コーディングとは対照的に，テキストの「ネーミング」の目的は，テキスト中に明らかにあらわれている，突出して顕著な状況を含む，行動における意味のパターンの事例を把握することである。この取り組みでは，ネーミングは，将来の取り出しのために，意味が質的に関連性をもつテキストをマークするために使われているが，ネーミングは決してテキストにとってかわることはない(Packer, 1989)。基本的にテキストにマークをつけたすべてのメンバーに，テキストとかかわるという立ち位置をとることが求められた。マークするのを手伝った人々は，このプロジェクトの主要な目的を理解し，看護実践に精通していた。そして，意味のパターンを示す具体的事例を通じて，ネーミングはマークするために使われるものだということを十分に理解していた。テキストをネーミングするプロセスにおいて，それぞれのチームメンバーは，テキストに向き合うこと，適切なネーミングのリストを考慮すること，チームに対する些細なメモやフィードバックに関しては，自分たちが遭遇した意味について解釈しながら対応するように奨励された。

テキストのネーミングのためのガイドラインは，解釈する上で複数の懸念があることを指摘した。まず，ナラティブのすべての側面，および関連性のある議論は，一緒にマークされた。したがって，それに続くどのような研究調査の間でも，その行動のナラティブ自体の構成を入手することができた。これは，そのチームが，行動やそれに関係する状況をいつでもオープンに入手することができるという懸念を指摘した。私たちは，テキストを最初にマークする人ではなく，その解釈を導き出す人が，それぞれの意味のパターンにおいて，その境界，多様性，そして対照的な事例を学ぶため，テキストは，特定のネーミングの下でこれらすべてを包含するようにマークされることを重視した。ナラティブや理論的な議論を含むテキストのどの部分でも，テキストの中に組み込まれるかもしれない複数の質問を投げかけうるという私たちの理解を考慮にいれて，テキストの多くの部分に複数のネーミングが与えられた。

テキストのネーミングにあたって最も優先されたのは，将来の解釈のために，取り出しの順番を提供するということだった。したがって，テキストをマーキングするプロジェクトスタッフには，特定のネーミングにおいて，私たちが関心をもっていることの要素が含まれているストーリーを認識するように，かなりの注意を払って教えた。しかしながら，私たちは，いわゆる評定者間の信頼性についてはあまり心配してはいなかった。なぜなら，マークをつけられたテキストが，その後また解釈されるからだ。もし，テキストをマークする際に，エラーや誤解が生じたならば，その特定のネーミングでそのテキストを取り出そうとする人は，どのテキストがその分析に情報を提供したかまたは提供していないかという謎を解くことができる。特定のテーマにとって重要であったが，何かのはずみでもれてしまっていたテキストは，そのテキスト全体を知っているチームメンバーが覚えていた。さらに，すべてのインタビュー用紙のコピーが準備されていて，集中的に解釈する際にはしばしば参照された。

実践では，テキストをマークした人々のための訓練とガイダンスのために確立された方策が，実に奏効し，いくつかの意味では，それがさらにう

まく働いた。私たちのネーミングは，ネーミングがいかに容易に理解されるかという点において，その複雑性において，そして，そのネーミング自体がいかに深い解釈を提供するかという点において，非常に特徴的である意味と行動のパターンを表しているということが，今では明白である。"家族"など私たちのネーミングのいくつかは，家族がケアをされたということ，あるいは，もしケアされていなければ，ケアが考慮されるべきだったという認識のみが要求され，かなり忠実に記録される。実践のレベルを認識するには，ドレイファスモデルの全体についての理解と，研究の過程を通じて発達していった実践のレベルについての理解の進化が要求された。最後に，"看護の知識の社会的な埋め込み"など，チームが最初は実践の理解に必須だと考えたが，テキストのマークづけが進むにつれて，そのネーミングでは実践の全体を十分に把握できないといったものもいくつかあった。そのようなネーミングについても，さまざまなプロジェクトスタッフが，パターンのエビデンスがあったと彼らが考えたテキストをマークしたそのやり方をみて学ぶことができた。特定のテキスト内において知識の社会的埋め込みがどんなものだったのかということに関する理解あるいは誤解は，最終的に，チームが，このテーマの内容と境界を選り分けていくのに役立った。

## 解釈的記述を評価する

信頼性と妥当性について，合理主義的経験論を重視する科学的環境においては，解釈的記述の信頼性を論じることは難しい。解釈的科学者が，評価についての議論を解釈的プロジェクトへ再び指向させようと試みる時でも，それは，そうした経験論的な関心に反応，あるいは対応するためであるである。看護学のサンデロウスキー (Sandelowski, 1986) と教育学のガバとリンカーン (Gaba and Lincoln, 1981) は，質的研究における並行的概念を提案し，そのなかで内的・外的正当性，信頼性，客観性を経験論的な関心から扱った。このやり方での議論では，これらの著者たちの主張は，解釈

的プロジェクトと経験論的プロジェクトの相違を明確にするのではなく，むしろ小さくしてしまう。彼らはまた，解釈的プロジェクトを，しっかりと状況に根ざした経験論的プロジェクトと同等のものとしてではなく，一段レベルの低いものとして議論を設定するのが常である。

　基本的な問題は，真理の対応説の主張に見合うような代替となる真理論の欠如のように思える。解釈不要の標準によって評価できる客観的手順を通じて，ものごとの"真"のあり方について説明を模索するということは，それが堅実性と安全性という幻影を提供し，反論の余地のない標準がないという不安から人を解放してくれるために，非常に大きな魅力をもっているからである (Bernstein, 1983；Taylor, 1985a)。それはまた，研究結果についての責任の所在を，本来の研究者から研究プロジェクト内の手順に移してしまう。

　本プロジェクトは，最も適切な解釈的記述は，この研究のそもそもの動機づけとなった実践への関心を扱うものであるという理解に基づいて実施した (van Manen, 1990)。私たちは，看護における臨床的知識とスキル発達に関して，正しく，すべてを包括するような，異論のない，そして常に受け入れられるような記述は存在しないと認識している。また，こうした看護の関心についての理解と説明に近づく道筋は複数存在しているということも認識している。しかしながら，こうしたことを認識しているからといって，私たちが完全に主観的で比較主義的な立場をとるということではない。むしろ，看護実践へ接近できる地点を通じて，一貫性のある，十分に解釈された，そして体系的で厳密に導き出された記述の可能性も存在している。そして，その記述は，そのまわりの脈絡も含めた看護師の生きた経験に対して研究者が注意深い姿勢をとることから引き出される。理解する力は，テキストとの複数の対話と，テキストの解釈にかかわった複数の研究者の間での対話によって強化される (Packer & Addison, 1989；Taylor, 1985a)。

　本プロジェクトで使用した研究方法については，詳細にわたる議論を行ったが，その議論の間中，私たちは，厳密さに十分に配慮するよう試み

た。以下に，以前には取り組んでこなかったいくつかの最優先の関心事項を概略する。議論では，このプロジェクトが以下の事項を取り扱うように実施される方法について配慮した。

(a) 新たな方法で実践を発見させてくれるような方法において看護実践に対する私たち自身の位置を確認する
(b) テキストが作られ解釈される方法へ細心の注意を払う
(c) 解釈をどのように提示するか，その方法に注意し慎重に検討する
(d) 看護情報提供者とそのストーリーを保護し尊重する

解釈学的調査においては，解釈学的サークルに"正しい"方法で入っていくための関心が常に存在している。つまり，それは，その人のその現象について初期の理解を形成する方法を意味している。しかし，同時に，その現象自体が示す新たな方法についての可能性も尊重する方法である。パッカーとアディソンは次のように述べている (Packer & Addison, 1989)。

> 私たちは，その本質を示さなければならない。もう少し端的に言えば，それに私たちの視点を強制することなく，それ自体がそのまま見えるようにしなければならない。そして，それ自体の自然なあらわれ方を尊重するような方法でそうしなければならない (p.278)。

この調査を看護師の実践，特にその臨床判断とスキル発達に指向させようとする努力には，知識分野の体系的で十分な検証と，臨床判断とスキル発達の理解が含まれた (Benner, 1984a；Benner & Wrubel, 1989；Tanner, 1987)。この事前の作業と実践の初期理解に基づいて，この研究は，ナラティブの記述と参加観察を通じて日常の看護実践に近づけるように設計された。

看護師の実践について，逐語的な記述をどのようにして引き出すかということにかなりの注意を払った。病棟での看護師との最初の接触から最後

のインタビューまで，私たちは看護師たちに次のように伝え続けた。私たちは看護師の実践のすべてを理解することに興味をもっているが，私たちの関心は，実践が評価されるような標準を確立することではなく，実践の可能性と制約を内側から理解することだ，と。研究の対象者は，実践を始めたばかりの看護師から最も上級の実践者たちまで含まれた。こうした看護師には，私たち自身がもっていた実践についての英知によって接することが可能となった。さらに，私たちは，経験は積んではいるが，まだ達人とは呼べない看護師たちも加えるように試みた。時間を経ることによって実践がどのように進化していくのかということについて他の説明を得ることができるかもしれないと考えたからである。肯定的で，意義があり，模範となるような実践と同様に，目標からそれてしまったような実践も引き出すようにした。実践の観察では，実践における模範的なもの，普通のもの，そして失敗したものに焦点を当てた。

インタビューアーたちは常に，クリティカルケア看護の研究と実践，もしくはそのどちらかに基盤を置いていた。サークルに正しい方法で入るために気を配ったのは，この研究にかかわるすべての人々が，主要な研究設問に十分精通していて，この研究を導く研究系統を理解しているということだった。これは，他の探究系統を切り捨てるということではなく，インタビューによる探索によって，看護師たちが，この研究の主要な質問に答えられるような方法で，自分たちの経験を語ってくれる助けとなるようにとの意図からである。

これは，データ収集のための努力ではなかった。データ収集は，その"手順"の訓練を受けた研究助手に依頼することが可能で，実際にそうした。そうではなく，その専門職としてのかかわりによって，研究対象となっている人々の懸念と実践に既に通じている看護師のチームが，すべてのインタビューを実施した。クリティカルケア看護の実践経験をもつ看護師たちが，このインタビューにかかわった。そうすることで，観察でもインタビューでも，看護師の実践の微妙なニュアンスを見逃すことがないようにという配慮からであった。さらに，インタビューをした看護師たち

は，解釈的インタビューの柔軟性，流動性，開放性に通じていた。

　テキストの解釈では，各テキストを複数の人間が読むということだけでなく，複数の読者が異なる系統の解釈を示すことができるように配慮した。研究者としてテキストが私たちに訴えかけてきたことを尊重し，実践の異なる側面についての複数の記述を尊重することは，テキストに忠実な解釈をかなり困難なものとした。しかしながら，複数の探究系統とそうした系統の交わる点などを何とか導き出し理解するプロセス（例：臨床判断と達人の実践についての解釈）において，テキストは，細部と概要の両方の視点から繰り返し読み込まれた。その結果，チームのさまざまなメンバーが，テキストの広範囲にわたるセクションについて詳しく知ることとなった。そして，中心的な調査者たちも，全テキストをよく把握できるようになった。チーム内では，解釈における謎解きや意見の対立を解くための拠りどころとしてテキストを使用するという強い約束によって，テキストについての抽象概念ではなく，インタビューや観察自体と常に対話するという姿勢を維持した。

　解釈の提示は，解釈に対して可能な限り最も明瞭な逐語的エビデンスを提示するということに注意して行われた。私たちが意図したのは，読者が看護師の提供した実践の記述に接すると同時に，私たちの観察を通じた理解に接することができるようにすることであった。

　最後に，看護情報提供者に関して私たちが注意したのは，看護師たちの実践に対して敬意を表すこと，看護師が私たちに提供してくれたその実践に入っていけるあらゆるポイントを体系的にそして厳密に考慮すること，そして，彼らの秘密を保守することであった。研究のプロトコルは，私たちそれぞれが働く大学の研究倫理審査委員会と看護情報提供者の勤務する各病院の研究倫理審査委員会によって承認された。情報提供者のプライバシーは，すべてのナラティブと観察メモを，すべての情報提供者と病院に割り当てたコード番号によって同定することによって保護された。看護師や特定の患者についての情報の同定は，注意深くモニターされ，そういったことを含む記述を提示する際には，そのIDは削除されたり変更された

付録A 背景と手法

りした。この研究のために看護師が選ばれた後は，その看護師たちの実践について彼らの上司に尋ねるということは一切行わなかった。観察部分のデータ収集に携わった看護師たちは，同僚たちの目には研究参加者であるということを明らかにしたが，その実践の詳細に関しては，その病棟の同僚や上司に対しても秘密が厳守された。

## 要約

この付録では，読者がこの研究のプロセスと研究結果を理解し評価できるように，研究の概念，設計，実施をかなり詳細に記述した。意図したのは，看護実践と臨床判断を研究するということに関する私たちの哲学的・実践的な事前理解を読者に理解してもらうことである。そうすることで，読者が，私たちの研究アプローチと研究結果の両方を評価することができるようにするためである。私たちは，この研究の背景にある哲学的伝統と方法論的伝統に関する基礎的理解が，この研究全体を理解する上で必要不可欠だと考えた。設計，データ収集，解釈への私たちのアプローチを組織化した考えを詳述した。なぜなら，何がなされたのかを読者が理解するためにこれらが不可欠だと考えたからだ。このプロジェクトの議論全体を通じて，私たちは，本書へとつながった主要な意思決定ポイントとプロセスを読者にわかってもらうために，厳密さにおける課題と私たちの行った選択についての判断を提示した。

## 解説

### ナラティブ・インタビュー

探究および言語化の一形態として，ナラティブへの傾倒やその受容は

1996年以降飛躍的に拡大した。看護 (Holloway & Freshwater, 2007) およびその他の領域 (Gubrium, 2009) での研究者たちが，ナラティブ手法を擁護し進展させてきた。この動きは，私たちにとっては，専門職としての看護実践におけるかかわりある実践的活動について学ぶために，ナラティブ手法を活用することの力と可能性を強化させるものとなった。ナラティブ探究法（ナラティブ・インクワイアリー）は，この研究の看護師など情報提供者を，実践に密着した形態で自らの経験を表現するように誘う。看護実践で明瞭なことはほとんどない。この手法では，ナラティブによる経験の語りが時に中断すると，情報提供者とインタビュアーの両方が，質疑応答の形で，その経験の境界とさまざまな側面をともに模索していくことが可能だ。

　この研究においては，ナラティブの確認は，参加者間で共通理解を構築していく方法であった。看護師の参加者はこのプロセスに熱心に参加してくれた。自分がかかわった特定の患者に対する自分のケアを思い出しながら，ナラティブを語り，その実践について看護師同士が質問を投げかけ合い，そして，その結果生まれた共通理解を検証したりした。同時に，こうして提示されたインタビューが，今日においてでさえも，看護師が，具体的で明白な実践を模索するための機会としてはあまり一般的ではないということに驚かされる。実践の可能性を模索する手法として，ナラティブ・インタビューは，現在においても活用されることは少ないのである。いまだに，実践をまわりの状況から切り離し，個々に分断する実験的探究方法がより好まれているのである。実験的手法は，実践での問題要因の特定では重要である。しかし，看護師のナラティブを通じた全体的調査は，新たな知識の発見や，異なるレベルの専門性で実践を行う看護師の実践に内在する臨床的知識を言語化するためには，最も期待できるものである。

　この研究においては，特定の患者への具体的なケアに関するナラティブが求められ，それらは，私たちが理解するにあたって最も生産的であった。同時に，グループインタビューにおける多くの会話では，看護師たちが日常の実践で共有する体験や患者についての「一般的な」ストーリーも

強調された。一般的なナラティブは，"普通"の実践とはどういうもので構成されているのかということについて，情報提供者の基礎的理解を把握する上で重要だった。看護師は，しばしば，例外的な実践と学習的なナラティブを語る際に，普通の実践と比較しながら言及した。私たちは，この研究に参加した看護師たちが，どんな時でも具体的なナラティブを簡潔に語ったという誤解を招かないように，この点を強調したい。実践についての一般的なストーリーや内省もよくみられた。こうした会話によって，グループメンバーたちの結びつきが強まり，自分たちに共通の実践を比較対照することが可能となった。そして，特別な実践の検証に入るにあたって，看護師たちはなじみのある立ち位置をとることができた。

　最後に，最初の研究手法の記述において，ナラティブ探究法を強調するあまりに，情報提供者の実践についての内省，実践についての考え方，実践的理論に注意することの重要性をあまり強調しなかったかもしれない，ということに言及しておきたい。このように，看護師たちはインタビューの中で，自発的にさまざまな形態でその実践を言語化してくれた。看護経験と発達がさまざまに異なる看護師たちが教えてくれることすべてを学ぶ上で，そうした言語化の異なる形態すべてが非常に重要であった。

## 観察

　実践の観察は，インタビューと比較すると，多くの人手を要し費用もかかるものだ。しかし，実践を全体的に理解する上で重要である。看護師は，あるいは，どんな医療の専門職であっても，その状況について自分が認識していること，対応されるべきことについての巧みな統合や，具現化された対応，そのすべてを言語化することはできない。観察は，臨床的専門性の発達についての私たちの洞察の基礎となり，言葉では言い表せない実践の側面を言語化する可能性を拡大してくれた。

　私たちが観察のために採用したフォーマットは，看護師による実践の開示を可能にし，それは看護師の主体的な行動を明らかにするものとなっ

た。私たちの観察が，実践そのものを変えたとは思わない。どちらかと言えば，2〜4時間の観察の最初と，観察中に患者の状態が大きく変化した時と，観察の最後に投げかけた質問は，看護師が患者と自分の懸念，そしてその患者の状態を形成し変更させる自分の能力に関する全般的な理解を語る上での導きとなった。私たちの質問は，看護師たちが，実践者としての自分の主体的な行動をはっきりと言語化するための開かれた空間を生み出したのである。私たちの質問は，以下を基本とし，そのバリエーションも含まれた。

- あなたがケアを担当するこの患者の現在の状態を説明してください。
- 患者の今日のケアを理解するために，病歴についてどのようなことを理解することが重要/不可欠だと思いますか。
- 患者について，この時点においてあなたが最も懸念していることは何ですか。
- この2〜3時間ほどの間に，患者にどのようなことが起こるかもしれないと考えていますか。
- あなたのシフトが終わる頃までには，患者の状態がどのようになっていてほしいと思いますか。変化，改善，あるいは悪化の可能性はどのくらいあるのでしょうか。
- その状態をもたらすために，自分がどのようにかかわることを期待しますか。そのためにあなたは何をしますか。

2〜4時間の観察が終わる頃に，患者がどのように変化したか，自分が現在どのようなことを心配しているか，そして，この観察期間中，自分が患者にどのように対応したかについて全体的に評価するように看護師に頼んだ。これらの質問は，次に作成されるテキストの中で強調され (Benner, Hooper-Kyriakidis, & Stannard, 1999)，看護師の実践の最中に，状況と関連づけながら看護師の仕事を観察するよう私たちを方向づけた。それらをここでも再度強調しておきたい。こうした質問は，実践が展開されている時

に，看護師が心を開き実践を明確に言語化する上で大変役立つからである。さらに，この系統の探究は，インタビューを開放的なものにして，その実践レベルでその看護師がもつ懸念を明らかにしてくれる。新人は，スケジュールとパフォーマンスについての懸念を明白に表現し，達人は，変化する患者の状態について微細な懸念を表現した。

## 解釈的現象学におけるテキストの解釈

　テキストの解釈は，おそらく，解釈的現象学の中で最も理解されていない側面である。原書初版で指摘した点を強調し，また，看護における方法論的対話でみられるいくつかの混乱を明瞭にするために，テキスト解釈における3つの問題点について論じる。第一に，解釈的なテキストへのアプローチと記述的現象学的分析によるテキストへのアプローチの主な相違について述べる。第二に，テキストのコーディング（コード化）とテキストの解釈との相違について再度述べる。第三に，グループによる解釈的分析の可能性を強調する。

　解釈的現象学の実践は，テキスト分析において，記述的現象学から最も離れたところに位置しているだろう。この2つの手法間の相違は，その哲学的支柱，目的，方法論的アプローチを含め，看護文献においてこれまでも十分に論じられてきた（Laverty, 2003；Lopez & Willis, 2004；Mackey, 2005）。それにもかかわらず，解釈的現象学は，人間の存在や経験における隠れた構造やエッセンスを発見するためのプロジェクトだとしばしば誤解される。そうではなく，解釈的現象学は，研究対象の習慣と実践にできるだけ近づくという目的をもっている。自分が生きるその場の状況に対応する際に，十分に考えはするが内省的には考えずに実践での活動に従事している人間に出会うという目的をもっている。行動からかけ離れた分析作業を要求する，あるいは行動の"裏"で分析作業を要求する――つまり，研究者の事前理解と意識を言語化する努力を考慮の対象外に置く記述的現象学とは異なり，解釈的現象学は，行動に入ること，研究者の事前理解へ

の十分なかかわり，そして状況下にある行動や懸念を明瞭に言語で表現しようとする努力を要求する。テキストへのアプローチは非常にかけ離れたものであるにもかかわらず，どちらとも「現象学」という言葉を使うために，この二者は常に混乱されるきらいがある。

　コーディングと解釈のためのテキストマーキングの相違は，原書初版の研究手法を記述した部分で強調したが，現在でもそれは重要である。コーディングの手法——特に，コードを抽出して，その結果テキストを圧縮して進めるという規則やガイドラインを解釈者に提供するという手法は，情報提供者の振り返りについて抽象的で理論的な側面を引き出すためには大いに役立つ (Strauss & Corbin, 1998)。しかしながら，1つ抽象化されるごとに，情報提供者の言葉や行動の日常的な影響力からはどんどんかけ離れていく。コードは，解釈者が，幅広いひとまとまりの行動を抽象的に記述するのに役立つ。しかし，それらは，解釈者が，理解しようとしているテキストに出会うのには役立たないし，そのテキストによって難問を突きつけられたり，衝撃を受けたりするような状況も生み出さない。現在利用可能な質的分析プログラムのほとんどは（私たちは ATLAS-ti を利用する），テキストへの驚くほど多くのアクセスポイントを提供する。しかし，原書初版においてそうだったように，私たちの関心は，テキストの中に存在する，意味ある，全体的な，複雑なひとまとまりの表現に接触し続けることなのである。「臨床的専門性」の研究においては，異なるレベルの看護師による具体的な実践についてのナラティブが，遭遇すべきコアテキストであった。ナラティブ全体へのアクセスは，私たちの現在の研究においても必須である。それは，ナラティブをテキストマーキングする解釈的プロジェクトにおいて達成できるかもしれないし，マーキング後のデータ取り出しのための他の複数の識別子によって達成できるかもしれない。そのようなテキストのマーキング（ほとんどのプログラムではコードとよぶ——テキストに対するこの動きがいかにいたるところに存在しているかを示している）は，テキストのもともとのありかであったインタビューと並行して解釈可能なようにテキストを取り出すための1つの方法なのである。今

日の分析プログラムの利点は，研究者が，マウスをクリックするだけで，抽出されたテキストとテキストが生み出されたもともとのインタビューに柔軟にアクセスできることである。

　「臨床的専門性」の研究およびそれに続く私たちの研究プロジェクトでは，データの解釈は，グループでの解釈ミーティングにおいて行われた。そこでは，個別にテキストを読み解釈した複数の調査者が集まり，自分の解釈を説明し，比較し，論じた。解釈的現象学の研究者たちは，この実践への合理的説明はまだ適切になされていないと考えている。グループによる解釈ミーティングは，盲点を修正したり，それぞれの研究者が習慣的に行うテキスト解釈を指摘したり，テキストの意味に対して複数のユニークな視点を提供したりするために必要不可欠である。グループによる解釈セッションは，活発で，創造的で，挑戦的で，生産的であることが多い。そこでの言及の中心はテキストで，テキストをできるかぎり読み込むことが重要となる。熱心にかかわる研究者のグループがテキスト解釈にともに取り組むことによる解釈的"収穫"は，個人の解釈者が実現できるものよりも何倍も大きい。なぜならば，最初の読解における相違は，お互いに口頭で論じられなければならないし，原文に言及することによって裏づけられなければならないからだ。会話と解釈によって，しばしば，新たな解釈的理解へと飛躍する。解釈者はお互いに疑問を投げかけ合う。そして，そういった過程を経ることで，テキストに対してより深い問いかけをするのである。

　最後に要約すると，本研究を概観して，私たちは，臨床実践はしばしば見過ごされてしまいがちな知識の豊かな資源であると確信している。注意深く構築された観察とうまく呼応したナラティブ・インタビューは，看護師の日常の実践において生み出される知識へのすばらしい窓口である。現在の"行動"の研究への関心の高さ(Sandelowski, 2004)と，実践の知識を生み出す正当な方法論の概念が拡大していること(Chesla, 2008；Green & Ottoson, 2004)を大変心強く思っている。実践自体を，看護という仕事が包含するものと，患者のために改善されたケアに対するより幅広い理解・評

価につながる知識源として認識することによって，さらなる進歩を達成することができるはずである。

# 付録 B

# 看護情報提供者について

**表1 グループ別の経験年数**

|  | 新人 ||| 中級者 ||| 経験豊富 ||| 中堅 |||
|---|---|---|---|---|---|---|---|---|---|---|---|---|
|  | X | S | MD | X | S | MD | X | S | MD | X | S | MD |
| 基礎看護教育後の年数 | .83 | .70 | .50 | 5.40 | 5.30 | 4.20 | 12.10 | 4.30 | 11.80 | 12.75 | 4.70 | 11.60 |
| 看護学士課程修了後の年数 | .72 | .41 | .50 | 4.30 | 2.80 | 3.90 | 10.20 | 4.70 | 9.50 | 8.00 | 5.80 | 9.00 |
| 現在の病棟での勤務年数 | .50 | .26 | .44 | 2.10 | 0.80 | 1.90 | 7.50 | 4.00 | 7.00 | 7.60 | 4.60 | 7.00 |

MD＝中央値　S＝標準偏差　X＝平均値(中間値)

---

*訳者注：経験年数のカテゴリーは，サンプル募集のための区分で，それぞれが以下を意味する．
新人(advanced beginner)：新卒看護師
中級者(intermediate)：2～5年の経験をもつ看護師
経験豊富(experienced)：経験5年以上だが，プリセプター，あるいは問題解決のための信頼がおける相談者に選ばれたことがない看護師
中堅(proficient)：経験5年以上で，しばしばプリセプター，あるいは臨床問題を解決する上での優れた相談者として選ばれる看護師

表2 グループ別の主な実践エリア

|  | 新人 |  | 中級者 |  | 経験豊富 |  | 中堅 |  | 合計 |  |
|---|---|---|---|---|---|---|---|---|---|---|
|  | N | % | N | % | N | % | N | % | N | %[a] |
| ●小児集中治療室 | | | | | | | | | | |
| 小児集中治療室(PICU) | 3.0 | 12.5 | 3.0 | 9.1 | 2.0 | 4.7 | 2.0 | 8.0 | 10.0 | 7.7 |
| 新生児集中治療室(NICU) | 2.0 | 8.3 | 5.0 | 15.2 | 11.0 | 25.6 | 8.0 | 32.0 | 26.0 | 20.0 |
| 小 計 | 5.0 | 20.8 | 8.0 | 24.3 | 13.0 | 30.3 | 10.0 | 40.0 | 36.0 | 27.7 |
| ●成人集中治療室 | | | | | | | | | | |
| 外科系集中治療室(SICU) | 7.0 | 29.0 | 7.0 | 21.2 | 5.0 | 11.6 | 3.0 | 12.0 | 22.0 | 16.9 |
| 冠疾患集中治療室(CCU) | 0.0 | 0.0 | 9.0 | 27.3 | 10.0 | 23.0 | 1.0 | 4.0 | 20.0 | 15.4 |
| 内科系集中治療室(MICU) | 3.0 | 12.5 | 4.0 | 12.1 | 3.0 | 7.0 | 6.0 | 24.0 | 16.0 | 12.3 |
| 集中治療室(ICU) | 2.0 | 8.3 | 3.0 | 9.1 | 10.0 | 23.3 | 5.0 | 20.0 | 20.0 | 15.4 |
| 小 計 | 12.0 | 50.8 | 23.0 | 69.6 | 28.0 | 65.1 | 15.0 | 60.0 | 78.0 | 60.0 |
| ●一般病棟 | 7.0 | 29.2 | 0.0 | 0.0 | 0.0 | 0.0 | 0.0 | 0.0 | 7.0 | 5.4 |
| ●その他 | – | – | 2.0 | 6.1 | 2.0 | 4.7 | – | – | 4.0 | 3.1 |
| ●不 明 | – | – | – | – | – | – | – | – | 5.0 | 3.8 |
| 合 計 | 24.0 | 0.0 | 33.0 | 0.0 | 43.0 | 0.0 | 25.0 | 0.0 | 130.0 | 100.0 |

[a]パーセントの合計は,切り上げがあるために100とならない
Nはそれぞれの病棟で働く人数

*訳者注:経験年数のカテゴリーの意味は,表1(641ページ)に同じ.

# 付録 C

# インタビューおよび観察のための基礎的質問

## 1. 専門性の側面に関するデータ収集のためのガイドライン

　以下は，専門性の9つの側面を研究するのに使用されるインタビューとデータ収集のためのガイドラインである。

**側面1**：構造化されていないタイプの問題を同定するにあたっての相違。最適なパフォーマンスと最適以下のパフォーマンスの事例のために選択された内容（そして課題）

**データソース**：臨床エピソードのナラティブ

**側面2**：問題が進展するにつれ"変化する関連性"に対応する方策についての認識とその活用

**データソース**：ナラティブに加え，以下のインタビューによる探査

- この一連のできごとを通じて，あなたはその状況を別の角度から考えてみましたか？

- その状況下であなたが優先した事項は何でしたか？
- その臨床エピソードの間にあなたの優先事項は変化しましたか？ 変化したならば，どのように？
- その一連の臨床状況の間に，あなたが焦点を当てた主要な懸念は変化しましたか？ 変化したならば，どのように？
- 以前の患者に対して行ったケア経験から導き出し一般化できた対応で，この臨床問題に対処する際に活用したものがありますか？

**側面3**：臨床パフォーマンスにおいて明らかな予想と"セット"
**データソース**：ナラティブと参加観察，および以下の探査

- この臨床状況においてあなたが主として予想するのは何ですか？
- そのような予想はどこから生じていると思いますか？
- この臨床状況に関して予想外のことはありましたか？
- この臨床状況であなたが特に注意したことは何ですか？（看護師らは，起こりそうにない，あるいは危険な状況を探そうとしていたか？）
- この病棟に来てから，患者ケアについてあなたの視点に変化はありましたか？

**側面4**：スキル獲得の異なるレベルにおける規則，原則，ガイドライン，格率の役割
**データソース**：ナラティブと参加観察，および以下のインタビューによる探査

- これと同じ問題をもつ患者さんに対しては誰でも＿＿＿＿＿＿（具体的行動を記入）を行ったと思いますか？
- この臨床状況におけるあなたの行為を導いた規則，ガイドライン，原則を同定できますか？
- 他の看護師に対して，この状況に対応するためにどのようなガイドラ

インを提供しますか？
- 新人に対して話している場合と達人に対して話している場合とでは，あなたの助言はどのように変わりますか？
- この事例において，あなたが配慮した"やるべきこと"と"禁忌"はどのようなことでしたか？
- 格率は，熟達した実践の簡潔な記述です．自分自身の，あるいは他人の実践の中に何か格率を同定することができますか？（この質問は，小グループインタビューの看護師たちに尋ねる）
- 専門的な知識・技術，あるいは経験則：看護師たちは，参加観察および小グループインタビューにおいてこれらについて述べるように要請される．

**側面5**：関連性ある臨床患者グループとの比較の活用。これは，ある特定の事例について，同じような問題をもつ適切な患者グループとの間における類似性を認識する能力を示す．
**データソース**：ナラティブと参加観察，および以下の探査

- 以前に同じような問題を抱える患者のケアをしたことがありますか？
- この患者のケアをしていた時，思い浮かんだ以前に遭遇した事例がありますか？
- 何によってこの_____（具体的な臨床アセスメントを記入する）が問題だと同定しましたか？
- この状況において考慮から除外したことは何ですか？
- この問題に関して，これまでに読んだ文献や聞いた講義などを参考にしましたか？

**側面6**："分析的方策"対"できごと指向の方策"の活用
**データソース**：ナラティブ，蓄積された記憶に残るパラダイムケース，そして側面4と5の質問

645

- この状況下で自分が行ったことを振り返って，自分の行為が，過去に読んだ書籍や聞いた講義からの学びよりも，自分の過去の経験によって導かれたと考えていますか？ 説明してください。
- この事例で何をすべきかを論理的に考慮して導き出しましたか？

**側面7**：問題の同定と介入において，明らかな論理的説明のない直観や理解の役割

**データソース**：ナラティブと参加観察，および参加観察中に行った以下のインタビューによる探査

- 導入：まず，この患者さんについて何かお話しいただけますか？（インタビュアーは，その記述をできるだけナラティブに近い形で引き出す）
- この患者さんについてあなたはどのようなことを直観していますか？ そして，あなたが彼/彼女について知っていることに基づいて考えると，彼/彼女の問題は何ですか？

**探査**：この人は，どんな患者ですか？

- 彼の問題は何ですか？
- あなたが最も懸念していることは何ですか？
- こうした直観に基づいて，その臨床状況において，あなたは，何を見つけようとしますか？
- その直観に基づいて何かするつもりですか？（あるいは，しましたか？）
- あなたの直観は何に基づいていると思いますか？

**探査**：このような状況を以前に経験したことがありますか？ この事例は，以前の他の事例を思い起こさせますか？

付録Ｃ　インタビューおよび観察のための基礎的質問

- あなたが，その状況をこのように読み取るのはなぜだと思いますか？　その直観をどのように説明しますか？
- 自分の直観について，身体的あるいは感情的な知覚がありますか？　それを説明してください。
- その直観についてどのくらいの確信をもっていますか？
- 実践で直観はよく感じますか？　いつごろからそうした直観を感じるようになったか覚えていますか？
- どのような問題に関して直観をもちますか？
- 過去の直観で特に記憶に残っているものがありますか？　それを説明してください。

**探査**：たとえば，バイタルサインなど自分のアセスメントの裏づけとなる客観的なデータを得る前に，患者の状態が悪化していると感じたことはありますか？　それについて話してください。

**側面8**：記憶に残る"パラダイムケース"間での相違。記憶に残るパラダイムケースは，新たな臨床的理解，あるいは認識能力を教えるものとして顕著な事例
**データソース**：ナラティブ

**側面9**：ハモンド，ハム，グレイシア＆ピアソン (Hammond, Hamm, Grassia & Pearson, 1987) によって同定された，分析的側面，準論理的側面，そして直観的側面に沿ったタスクの性質に関する特性
**データソース**：ナラティブと参加観察

- 分析的（直観的に行うことができない）——たとえば，心電図を読むこと
- 準論理的——たとえば，電解質と輸液の交換について判断すること
- 直観的——たとえば，早期警告の認識，患者の学習に対する心の準備

（レディネス）の状態，知覚的認識スキル，そして，段階的な質的な差異の識別

## 2. 経験からの学びを促進したり妨害したりする個人的アプローチや状況を研究するためのガイドライン

以下の質問が，ナラティブ・インタビューと参加観察で使用された。

- この頃仕事をやっていく上で，どの週をとっても，自分が何かを学んでいると感じるといえますか？

そうした事例を1つ説明してください。

- 誰から最も多くを学んでいますか？
- 職場で患者に起こっていることで驚かされることがよくありますか？
- どのようなフォーラムがあなたの学習には最も助けとなってきましたか？
- 自分の臨床経験からの学びをより促進するものは何だと思いますか？
- 自分の臨床経験からの学びを妨害しているとあなたが認識しているのはどのようなものですか？

## 3. 新人，中堅，達人の臨床的パフォーマンスの特徴に関するデータ収集のためのガイドライン：モニターとフォローの仕方

以下の質問と探査が，語られた患者ケアのナラティブの隙間を埋めるために，インタビューと参加観察において使われた。

- 見逃したり，エラーを起こしたりしないように，自分で常に行っているセルフチェックがありますか？

- そのようなセルフチェックをいつも行っていますか，それとも，特定の場合にのみ行いますか？
- 複雑な患者のケアをしている時，自分自身のためにどのようなリマインダーを使いますか？
- 自分の看護介入が患者の状態にどのような影響，あるいは結果を与えたかを知ることができることはどのくらいありますか？　それをあなたは問題だと感じますか？（もしそうなら，それを説明してください）
- 看護師の同僚と患者のことをよく話しますか？　他の人とはどうですか？
- 患者が自分の病棟を去った後，患者の状態がどうなったかを調べることはありますか？（フォローアップ情報に関するタイプや資源のための探査）

## 4. 問題への取り組み方や感情的なかかわり方のレベルを同定するためのインタビュー/観察ガイドライン

### A. 問題への取り組み方

- あなたは，自分の実践の中でどのような時に，時間の感覚や自分の周りで起こっていることへの認識を失うかについて気づいていますか。今，そのようなことが心に思い浮かんだなら，それを説明してください。自分の実践で，そのような経験はどのくらいあると思いますか？　そのような時の自分のパフォーマンスにはどのような特徴があると思いますか？　あなたが自分の認識を失う時の状況に特徴がありますか？
- 実践において，自分のしていることから心が離れていると説明できるようなことがありますか？　それを説明してください。自分の実践で，そのような経験をどのくらいすると思いますか？　自分が十分にかかわれていない理由に特徴がありますか？

- 自分が行っていることへのかかわり方や取り組み方について，特定の領域におけるあなたのスキルに関連するために，いつも相違が生まれていることに気づいたりしますか？　たとえば，複雑なスキルを身につけて有能になったために，自分が以前より状況に没頭していると気づいたり，あるいは，以前ほど没頭していないと気づいたりすることがありますか？
- 自分の実践が最善なのは，その問題にどのくらいのレベルで没頭している時だと思いますか？

## B．感情的なかかわり方

　私たちは，あなたが異なる時に異なる方法で，患者さんと感情的なかかわりをもっていると思います。

- 患者ケアとパフォーマンスのために，最適だと思う特定のかかわりのレベルがあると考えますか？　それをできるだけ詳しく話してください。
- どのようなかかわりの段階的変化を認識していますか？
- あなたがかなり深くかかわっている時のことを考えてみてください。自分がかなり深くかかわっているということをその時に認識していますか，それともそれは後で気づくことですか？
- あなたがかなり深くかかわっている時には，パフォーマンスにも何か変化，あるいは相違があると気づいていますか？　それを説明してください。
- あなたが患者と深くかかわりをもっている場合と，明らかにそうでない場合とでは，自分の実践に違いが見られますか？　具体的な例をあげることができますか？
- 自分の感情的なかかわりが，臨床的パフォーマンスを邪魔したと考える事例をあげてください。
- では，今度は，患者との感情的なかかわりが自分の看護ケアを改善し

たと思う例をあげることができますか？
- 患者ケアをしている時，自分の注意が簡単にそれてしまうと思いますか？　それを説明してください。

# 文 献

Adams, K., Greiner, C., & Corrigan, J. M. (2004). *1st annual crossing the quality chasm summit: A focus on communities*. Washington, DC: National Academies Press.

Agency for Healthcare Research and Quality (AHRQ). (2001). *Making health care safer: A critical analysis of patient safety practices*. Evidence report/technology assessment, No. 43. Rockville, MD: Author, July 2001. AHRQ Publication No. 01-E058. Retrieved July 15, 2008 from http://www.ahrq.gov/clinic/ptsafety/

Aiken, L. H., Clarke, S. P., Cheung, R. B., Sloane, D. M., & Silber, J. H. (2003). Educational levels of hospital nurses and surgical patient mortality. *Journal of the American Medical Association, 290*, 1617–1623.

Aiken, L. H., Smith, H. L., & Lake, E. T. (1994). Lower Medicare mortality among a set of hospitals known for good nursing care. *Medical Care, 32*, 771–787.

Aiken, L. H., Sochalski, J., Lake, E. T. (1997). Studying outcomes of organizational change in health services. *Medical Care, 35*(11 Suppl), NS6–NS18.

Akerlund, B. M., & Norberg, A. (1985). An ethical analysis of double blind conflicts as experienced by care workers feeding severely demented patients. *International Journal of Nursing Studies, 22*, 207–216.

American Association of Colleges of Nurses. Task force on education and regulation for professional nursing practice. Retrieved February 2, 2009, from http://www.aacn.nche.edu/Education/models.html

Arford, P. H. (2005). Nurse-physician communication: An organizational accountability. *Nursing Economics, 23*(2), 72–77.

Aristotle. (1953). *Nicomachean ethics* ( J. K. Thomson, Trans.) as The Ethics of Aristotle. New York: Penguin.

Armitage, G. (2005). Drug errors, qualitative research and some reflections on ethics. *Journal of Clinical Nursing, 14,* 869–875.

Ashley, J. (1976). *Hospitals, paternalism and the role of the nurse.* New York: Teachers College Press.

Ashley, J. (1980). Power in a structured misogyny. *Advances in Nursing Science, 2*(3), 3–14.

Aspden, P., Corrigan, J. M., Wolcott, J., & Erickson, S. M. (Eds.). (2004). *Patient safety: Achieving a new standard for care*. Washington, DC: National Academies Press.

Association of Academic Health Centers. (1989). The supply and education of nurses (Policy Paper No. 1). Washington, DC: Author.

Baggs, J. G. (1989). Intensive care unit use and collaboration between nurses and physicians. *Heart and Lung, 18*, 332–338.
Baggs, J. G., & Schmitt, M. H. (1988). Collaboration between nurses and physicians. *Image: The Journal of Nursing Scholarship, 20*, 145–149.
Baggs, J. G., Schmitt, M. H. (1997). Nurses' and resident physicians' perceptions of the process of collaboration in an MICU. *Research in Nursing Health, 20*, 71–80.
Baggs, J. G., Schmitt, M. H., Mushlin, A. I., Eldredge, D. H., Oakes, D., Hutson, A. D. (1997). Nurse-physician collaboration and satisfaction with the decision-making process in three critical care units. *American Journal of Critical Care, 6*(5), 393–399.
Baggs, J. G., Schmitt, M. H., Mushlin, A. I., Mitchell, P. H., Eldredge, D. H., Oakes, D., et al. (1999). Association between nurse-physician collaboration and patient outcomes in three intensive care units. *Critical Care Medicine, 27*, 1991–1998.
Bain, K. (2004). *What the best college teachers do*. Cambridge, MA: Harvard University Press.
Balasco-Cathcart, E. (2008). The role of the chief nursing officer. *Nursing Administration Quarterly, 32*(2), 87–91.
Barach, P. (2003). The end of the beginning: Lessons learned from the patient safety movement. *Journal of Legal Medicine, 24*, 7–27.
Barnard, D. (1988). "Ship? What ship? I thought I was going to the doctor!" Patient-centered perspectives on the health care team. In N. M. P. King, L. R. Churchill, & A. W. Cross (Eds.), *The physician as captain of the ship: A critical reappraisal* (pp. 89–111). Boston: D. Reidel Publishing Company.
Barnett, G. O. (1982). The computer and clinical judgment. *New England Journal of Medicine, 307*, 493–494.
Beecroft, P. C., Dorey, F., Wenten, M. (2008). Turnover intention in new graduate nurses: A multivariate analysis. *Journal of Advanced Nursing, 62*(1), 41–52.
Beecroft, P., Kunzman, L., & Krozek, C. (2001). RN internship: Outcomes of a one-year pilot program. *Journal of Nursing Administration, 31*(12), 575–582.
Belenky, M. F., Clinchy, B. M., Goldberger, N. R., & Tarule, J. M. (1986). *Women's ways of knowing*. New York: Basic Books.
Bellah, R. N., Madsen, R., Sullivan, W. M., Swindler, A., & Tipton, S. M. (1985). *Habits of the heart*. Berkeley: University of California Press.
Bellinger, S. R., & McCloskey, J. C. (1992). Are preceptors for orientation of new nurses effective? *Journal of Professional Nursing, 8*, 321–327.
Benner, P. (1974). Reality testing a 'reality shock' program. In M. Kramer (Ed.), *Reality shock: Why nurses leave nursing*. St. Louis, MO: Mosby.
Benner, P. (1982). From novice to expert. *American Journal of Nursing, 82*, 402–407.
Benner, P. (1983). Uncovering the knowledge embedded in practice. *Image: The Journal of Nursing Scholarship, 5*(2), 36–41.
Benner, P. (1984a; 2001 2nd Edition). *From novice to expert: Excellence and power in clinical nursing practice*. Menlo Park, CA: Addison-Wesley.
Benner, P. (1984b). *Stress and satisfaction on the job: Work meanings and coping of mid-career men*. New York: Praeger.
Benner, P. (1985). Quality of life: A phenomenological perspective on explanation, prediction, and understanding in nursing science. *Advances in Nursing Science, 8*, 1–14.
Benner, P. (1989, December). *Nursing as a caring profession*. Working paper presented at the meeting of the American Academy of Nursing, Kansas City, MO.

Benner, P. (1990). The moral dimensions of caring. In J. Stephenson (Ed.), *Care, research and state of the art* (pp. 5–17). Kansas City: American Academy of Nursing.

Benner, P . (2000). The quest for control and the possibilities of care. In M. Wrathall & J. Malpas, *Heidegger, coping and cognitive science: Essays in honor of Hubert L. Dreyfus*. Vol. 2. Cambridge, MA: MIT Press

Benner, P. (1994a). Discovering challenges to ethical theory in experience-based narratives of nurses' everyday ethical comportment. In J. F. Monagle & D. C. Thomasina (Eds.), *Health care ethics: Critical issues* (pp. 401–411). Gaithersburg, MD: Aspen.

Benner, P. (1994b). The tradition and skill of interpretive phenomenology in studying health, illness, and caring practices. In P. Benner (Ed.), *Interpretive phenomenology: Embodiment, caring and ethics in health and illness* (pp. 99–127). Newbury Park, CA: Sage.

Benner, P. (1994c). Caring as a way of knowing and not knowing. In S. Phillips & P. Benner (Eds.), *The crisis of care: Affirming and restoring caring practices in the helping professions* (pp. 42–62). Washington, DC: Georgetown University Press.

Benner, P. (1994d). The role of articulation in understanding practice and experience as sources of knowledge. In J. Tully & D. M. Weinstock (Eds.), *Philosophy in a time of pluralism: Perspectives on the philosophy of Charles Taylor* (pp. 136–155). Cambridge, UK: Cambridge University Press.

Benner, P. (2001). Creating a culture of safety and improvement: A key to reducing medical error. *American Journal of Critical Care, 10*(4), 281–284.

Benner, P., & Benner, R. V. (1979). *The new nurse's work entry: A troubled sponsorship*. New York: Tiresias.

Benner, P., & Gordon, S. (1996). The knowledge and skill embedded in caregiving. In S. Gordon, P. Benner, & N. Noddings (Eds.), *The care voice and beyond*. Philadelphia: University of Pennsylvania Press.

Benner, P., Hooper, P., & Stannard, D. (1995). *Nursing therapeutics in critical care: Caring practices linked to treatment*. Unpublished manuscript, University of California, San Francisco.

Benner, P., Hooper-Kyrikides, P, Stannard, D. (2000). *Clinical wisdom and interventions in critical care: A thinking-in-action approach*. Philadelphia: W. B. Saunders.

Benner, P., Janson-Bjerklie, S., Ferketich, S., & Becker, G. (1994). Moral dimensions of living with a chronic illness: Autonomy, responsibility and the limits of control. In P. Benner (Ed.), *Interpretive phenomenology: Embodiment, caring and ethics* (pp. 225–254). Thousand Oaks, CA: Sage.

Benner, P., Malloch, K. Weeks, V. (Eds.). (2010). *Nursing pathways for patient safety*. Pennsylvania: Elsevier International Press.

Benner, P., Sheets, V., Uris, P., Malloch, K., Schwed, K., & Jamison, D. (2002). Individual, practice, and system causes of errors in nursing: A taxonomy. *Journal of Nursing Administration, 32*(10), 509–523.

Benner, P., Sheets, V., Uris, P., Malloch, K., Schwed, K. & Jamison, D, et al. (2006). TERCAP: Creating a national database on nursing errors. *Harvard Health Policy Review, 7*(1), 48–63.

Benner, P., & Sullivan, W. (2005). Current controversies in critical care. Challenges to professionalism: Work integrity and the call to renew and strengthen the social contract of the professions. *American Journal of Critical Care, 14*(1), 78.

Benner, P., & Sutphen, M. (2007). Learning across the professions: The clergy, a case in point. *Journal of Nursing Education, 46*(3), 103–108.

Benner, P., Sutphen, M., Leonard-Kahn, V., & Day, L. (2008). Formation and everyday ethical comportment. *American Journal of Critical Care, 17*(5), 473–476.

Benner, P., Sutphen, M., Leonard-Kahn, V., & Day, L. (2010). *Educating nurses: A Call for Radical Transformation.* San Francisco: Jossey-Bass and Carnegie Foundation for the Advancement of Teaching and Learning.

Benner, P., & Tanner, C. (1987). Clinical judgment: How expert nurses use intuition. *American Journal of Nursing, 87,* 23–31.

Benner, P., Tanner, C., & Chesla, C. (1992). From beginner to expert: Gaining a differentiated clinical world in critical care nursing. *Advances in Nursing Science, 14,* 13–28.

Benner, P., & Wrubel, J. (1982). Clinical knowledge development The value of perceptual awareness. *Nurse Educator, 7,* 11–17.

Benner, P., & Wrubel, J. (1989). *The primacy of caring: Stress and coping in health and illness.* Menlo Park, CA: Addison-Wesley.

Benton, W. (Ed.). (1952). Aristotle. In *The works of Aristotle, Vol. I, Physics Book II, Ch. 8.* Chicago: Encyclopaedia Britannica, Inc.

Bernstein, R. (1983). *Beyond objectivism and relativism: Science, hermeneutics and praxis.* Philadelphia: University of Pennsylvania Press.

Bevis, E., & Watson, J. (1989). *Toward a caring curriculum: A new pedagogy for nursing.* New York: National League for Nursing.

Beyea, S. C. (2004). Improving verbal communication in clinical care. *AORN Journal, 79*(5), 1053–1057.

Bishop, A. H., & Scudder, J. R., Jr. (1990). *The practical, moral and personal sense of nursing: A phenomenological philosophy of practice.* Albany, NY: State University of New York Press.

Bishop, A. H., & Scudder, J. R., Jr. (1991). *Nursing: The practice of caring.* New York: National League for Nursing.

Borgmann, A. (1984). *Technology and the character of contemporary life.* Chicago: University of Chicago Press.

Bosk, C. (1979). *Forgive and remember: Managing medical failure.* Chicago: University of Chicago Press.

Bourdieu, P. (1977). *Outline of a theory of practice.* (R. Nice, Trans.). Cambridge, UK: Cambridge University Press. (Original work published in 1972)

Bourdieu, P. (1990). *The logic of practice.* (R. Nice, Trans.). Stanford, CA: Stanford University Press. (Original work published in 1980)

Bowles, C., & Candela, L. (2005). First job experiences of recent RN graduates. *Journal of Nursing Administration, 35*(3), 130–137.

Boyer, E. (1990). *Scholarship reconsidered: Priorities for the American professoriate.* Princeton, NJ: Carnegie Foundation for the Advancement of Teaching.

Brasler, M. E. (1993). Predictors of clinical performance of new graduate nurses participating in preceptor orientation programs. *Journal of Continuing Education in Nursing, 24,* 158–165.

Brown, L. (1986). The experience of care: Patient perspectives. *Topics in Clinical Nursing, 8,* 56–62.

Bruner, J. (1986). *Actual minds, possible worlds.* Cambridge, MA: Harvard University Press.

Burnard, P. (1987). Towards an epistemological basis for experiential learning in nurse education. *Journal of Advanced Nursing, 2,* 189–193.

Burnard, P. (1989). The "sixth sense." *Nursing Times, 85,* 52–53.
Callahan, D. (1993). *The troubled dream of life, living with mortality.* New York: Simon and Schuster.
Callahan, S. (1988). The role of emotion in ethical decision making. *Hastings Center Report 18*(3), 9–14.
Campbell-Heider, N., & Pollock, D. (1987). Barriers to physician-nurse collegiality: An anthropological perspective. *Social Science and Medicine, 25,* 421–425.
Carnegie Foundation for the Advancement of Teaching. (2003). *Preparations for the Professions Program Phase 2. Overview.* Retrieved December, 9, 2008, from http://www.carnegiefoundation.org/programs/index.asp
Caron, V. F. The Nursing Shortagae in the United States: What Can be Done to Solve the Crisis? Retrieved December 9, 2008, from http://www.uri.edu/research/lrc/research/papers/Caron_Nurse_Shortage.pdf
Carroll, T. L. (2006). SBAR and nurse-physician communication: Pilot testing an education intervention. *Nursing Administration Quarterly, 30*(3), 295–299.
Casey, K., Fink, R., Krugman, M., & Propst, J. (2004). The graduate nurse experience. *Journal of Nursing Administration, 34*(6), 303–311.
Cassel, E. J. (1989). *The nature of suffering and the goals of medicine.* Oxford: Oxford University Press.
Champy, J. (1995). *Reengineering management.* New York: Harper Business.
Chesla, C. A. (1990). Care of the family in critical care. Unpublished manuscript, University of California, San Francisco.
Chesla, C. A. (1996). Reconciling technologic and family care in critical-care nursing practice. *Image: The Journal of Nursing Scholarship, 28*(3), 199–203.
Chesla, C. A. (2008). Translational research: Essential contributions from interpretive nursing science. *Research in Nursing and Health, 31,* 381–390.
Clarke, M. (1986). Action and reflection: Practice and theory in nursing. *Journal of Advanced Nursing, 11,* 3–11.
Clift, R. T., Houston, W. R., & Pugach, M. C. (Eds.). (1990). *Encouraging reflective practice in education.* New York: Teachers College Press.
Cohoon, B. (2003). Learning from near misses through reflection: A new risk management strategy. *Journal of Healthcare Risk Management, 23*(2), 19–25.
Coles, R. (1989). *The call of stories.* Boston: Houghton Mifflin.
Committee on the Quality of Health Care in America. (2001). *Crossing the quality chasm: The Institute of Medicine health care quality initiative.* Washington, DC: National Academy Press.
Cook, A. F., Guttmannova, K., Joyner, J. C. (2004). An error by any other name. *American Journal of Nursing, 104*(6), 32–43.
Corcoran, S. (1986). Planning by expert and novice nurses in cases of varying complexity. *Research in Nursing and Health, 9,* 155–162.
Corcoran, S. A., Narayan, S., & Moreland, H. (1988). "Thinking aloud" as a strategy to improve clinical decision making. *Heart and Lung, 17,* 463–468.
Corcoran, S. A., & Tanner, C. A. (1988). Implications of research on clinical judgment for teaching. In *Curriculum revolution: A mandate for change.* New York: National League for Nursing.
Corless, I. B. (1982). Physicians and nurses: Roles and responsibilities in caring for the critically ill patient. *Law, Medicine and Health Care, 10,* 72–76.

Council on Graduate Medical Education & National Advisory Council on Nurse Education and Practice. (2000). *Collaborative education to ensure patient safety: Report to Secretary of U.S. Department of Health and Human Services and Congress.* Washington, DC: Health Resources and Services Administration.

Cox, K. B. (2001). The effects of unit morale and interpersonal relations on conflict in the nursing unit. *Journal of Advanced Nursing, 35*(1), 17–25.

Cronenwett, L., Sherwood, G., Barnsteiner, J., Disch, J., Johnson, J., Mitchell, P., et al. (2007). Quality and safety education for nurses. *Nursing Outlook, 55*(3), 122–131.

Damrosch, S. P., Sullivan, P. A., & Haldeman, L. L. (1987). How nurses get their way: Power strategies in nursing. *Journal of Advanced Nursing, 13,* 284–290.

Darbyshire, P. (1987). Doctors and nurses: The burden of history. *Nursing Times, 83*(4), 32–34.

Davis, B. G. (1972). Clinical expertise as a function of educational preparation. *Nursing Research, 21,* 530–534.

Davis, B. G. (1974). Effect of levels of nursing education on patient care replication. *Nursing Research, 23,* 150–155.

del Bueno, D. J. (1990). Experience, education, and nurses' ability to make clinical judgments. *Nursing and Health Care, 11,* 290–294.

Descartes, R. (1960). *Meditations on first philosophy.* (L. J. Lafleur, Trans.). Indianapolis: Bobbs-Merrill. (Original work published 1641)

Dewey, J. (1904). The relation of theory to practice in education. In C. A. McMurry (Ed.), *Third yearbook of the National Society for the Scientific Study of Education* (pp. 9–30). Chicago: University of Chicago Press.

Dewey, J. (1922). *Human nature and conduct: An introduction to social psychology* (pp. 177–178). London: George Allen and Unwin.

Dewey, J. (1933). *How we think—A restatement of the relation of reflective thinking to the educative process* (p. 100). Boston: D.C. Heath.

Dewey, J. (1960). *Theory of the moral life.* New York: Holt, Rinehart and Winston.

Dewey, J. (1973). Experience and thinking. In J. J. McDermott (Ed.), *The philosophy of John Dewey* (Vol. 2, pp. 494–506). New York: Putnam's. (Original work published 1916)

Dewey, J. (1987). *Experience and nature* (p. 3). Chicago: Open Court Press

Diekelmann, N. (1991). The emancipatory power of the narrative. In *Curriculum revolution: Community building and activism* (pp. 41–62). New York: National League for Nursing Press.

Diekelmann, N. (1993). Behavioral pedagogy: A Heideggerian hermeneutical analysis of the lived experiences of students and teachers in baccalaureate nursing education. *Journal of Nursing Education, 32*(6), 245–250.

Diekelmann, N. L. (1989). The nursing curriculum: Lived experiences of students. In *Curriculum revolution: Reconceptualizing nursing education* (pp. 25–42). New York: National League for Nursing Press.

Diekelmann, N. L. (1992). Learning-as-testing: A Heideggerian hermeneutical analysis of the lived experience of students and teachers in nursing. *Advances in Nursing Science, 14*(3), 72–83.

Diekelmann, N., & Ironside, P. M. (2002). Developing a science of nursing education: Innovation with research. *Journal of Nursing Education, 41,* 379–380.

Dreyfus, H. L. (1979). *What computers can't do: The limits of artificial intelligence* (Rev. ed.). New York: Harper & Row.
Dreyfus, H. L. (1991a). *Being-in-the-world, a commentary on Heidegger's being and time*, Division I. Cambridge, MA: MIT Press.
Dreyfus, H. L. (1991b). Towards a phenomenology of ethical expertise. *Human Studies, 14,* 229–250.
Dreyfus, H. L., & Dreyfus, S. E. (1986). *Mind over machine, the power of human intuition and expertise in the era of the computer.* New York: Free Press.
Dreyfus, S. E. (1982). Formal models vs. human situational understanding: Inherent limitations on the modeling of business expertise. *Office, Technology and People, 1,* 133–155.
Dunne, J. (2004). Arguing for teaching as a practice. In J. Dunne & P. Hogan (Eds.), *Education and practice upholding the integrity of teaching and learning* (pp. 170–186). Oxford: Blackwell Publishers.
Dworkin, G. (1978). Moral autonomy. In T. Engelhardt & D. Callahan (Eds.), *Morals, science and sociality* (pp. 156–170). Hastings-on-Hudson, NY: Hastings Center.
Dyck, B., & Benner, P. (1989). In silence and tears. *American Journal of Nursing, 89,* 824–825.
Ebright, P. R., Carter Kooken, W. S., Moody, R. C., & Latif Hassan AL-Ishaq, M. A. (2006). Mindful attention to complexity: implications for teaching and learning patient safety in nursing. In Oermann, M. H. & Heinrich, K. T. (Eds.), *Annual review of nursing education* (Vol. 4, pp. 339–359). New York: Springer Publishing Company.
Ebright, P. R., Patterson, E. S., Chalko, B. A., & Render, M. L. (2003). Understanding the complexity of registered nurse work in acute care settings. *Journal of Nursing Administration, 33*(12), 630–638.
Ebright, P. R., Urden, L., Patterson, E., & Chalko, B. (2004). Themes surrounding novice nurse near-miss and adverse-event situations. *Journal of Nursing Administration, 34*(11), 531–538.
Edgerton, R. (1993). A new intellectual adventure [Editorial]. *Change, 25*(6), 4–5.
Ehrenreich, B., & English, D. (1973). *Witches, midwives and nurses: A history of women healers.* Old Westbury, NY: Feminist Press.
English, I. (1993). Intuition as a function of the expert nurse: A critique of Benner's novice to expert model. *Journal of Advanced Nursing, 18,* 387–393.
Eraut, M. (1994). *Developing professional knowledge and competence.* Philadelphia: Falmer Press, Taylor and Francis Inc.
Eraut, M. (2004). End of award report: Learning during the first three years of postgraduate employment. Retrieved October 27, 2008, from http://www.esrcsocietytoday.ac.uk/ESRCInfoCentre/Plain_English_Summaries/LLH/health_wellbeing/index515.aspx
Eraut, M., Hirsh, W. (2007). *The significance of workplace learning for individuals, groups and organisations* (SKOPE Monograph 9). Oxford: Oxford University Department of Economics.
Eubanks, P. (1991). Quality improvement: Key to changing nurse-MD relations. *Hospitals, 65*(8), 26–30.
Fagin, C. M. (1992). Collaboration between nurses and physicians: No longer a choice. *Academic Medicine, 67,* 295–303.
Ferguson, L., & Day, R. A. (2005). Evidence-based nursing education: Myth or reality? *Journal of Nursing Education, 44,* 107–115.

Field, P. A. (1987). The impact of nursing theory on the clinical decision making process. *Journal of Advanced Nursing, 12,* 563–571.
Fisher, J. A., & Connelly, C. D. (1989). Retaining graduate nurses: A staff development challenge. *Journal of Nursing Staff Development, 5,* 6–10.
Fleming, M. H. (1991). The therapist with a three-track mind. *American Journal of Occupational Therapy, 45,* 1007–1014.
Fonteyn, M. E. (1991). Implications of clinical reasoning studies for critical care nursing. *Focus on Critical Care, 18,* 322–327.
Ford, J. S., & Profetto-McGrath, J. (1994). A model for critical thinking within the context of curriculum as praxis. *Journal of Nursing Education, 33*(8), 341–344.
Foster, C. R., Dahill, L. E., Golemon, L. A., & Tolentino, B. W. (2006). *Educating clergy: Teaching practices and pastoral imagination.* San Francisco: Jossey-Bass.
Frank, A. W. (1995). *The wounded storyteller: Body, illness, and ethics.* Chicago: University of Chicago Press.
Freire, P. (1970). *Pedagogy of the oppressed* (M. Ramos, Trans.). New York: Continuum Publishing Corp.
Gadamer, H. (1975). *Truth and method* (G. Barden & J. Cumming, Trans.). New York: Seabury.
Gadow, S. (1988). Covenant without cure: Letting go and holding on in chronic illness. In J. Watson & M. A. Ray (Eds.), *The ethics of care and the ethics of cure: Synthesis in chronicity* (pp. 5–14). New York: National League for Nursing.
Gadow, S. (1991). Clinical subjectivity: Advocacy with silent patients. *Nursing Clinics of North America, 24,* 535–541.
Gardner, H. (1985). *The mind's new science: A history of cognitive revolution.* New York: Basic Books.
Geertz, C. (1987). Deep play: Notes on the Balinese cockfight. In P. Rabinow & W. Sullivan (Eds.), *Interpretive social science: A second look* (pp. 195–240). Berkeley: University of California Press.
Giles, P. F., & Moran, V. (1989). Preceptor program evaluation demonstrates improved orientation. *Journal of Nursing Staff Development, 5,* 17–24.
Gilligan, C. (1982). *In a different voice: Psychological theory and women's development.* Cambridge, MA: Harvard University Press.
Gilligan, C. (1986). On in a different voice: An interdisciplinary forum. *Signs: Journal of Women in Culture and Society, 11,* 327.
Gordon, S., Benner, P., & Noddings, N. (1996). *The care voice and beyond.* Philadelphia: University of Pennsylvania Press.
Gortner, S. R. (1958). Ethical inquiry. *Annual Review of Nursing Research, 3,* 193–214.
Green, L. W., & Ottoson, J. M. (2004). *From efficacy to effectiveness to community and back: Evidence-based practice vs practice-based evidence.* Paper presented at the From clinical trials to community: The science of translating diabetes and obesity research, Bethesda, MD.
Greiner, A. C., Knebe, E. (Eds.). (2003). *Health professions education: A bridge to quality.* Washington, DC: Institute of Medicine, National Academies Press.
Grobe, S. J., Drew, J. A., & Fonteyn, M. E. (1991). A descriptive analysis of experienced nurses' clinical reasoning during a planning task. *Research in Nursing and Health, 14,* 305–314.
Guba, E. G., & Lincoln, Y. S. (1981). *Effective evaluation.* San Francisco: Jossey-Bass.

Gubrium, J. F. H., & Holstein, J. A. (2009). *Analyzing narrative reality*. Los Angeles: Sage.

Gubrud-Howe, P., Shaver, K. S., Tanner, C. A., Bennett-Stillmaker, J., Davidson, S. B., Flaherty-Robb, M., et al. (2003). A challenge to meet the future: Nursing education in Oregon, 2010. *Journal of Nursing Education, 42*(4), 163–167.

Guest, K. A. (1993). APACHE III and assessment of severity of illness. In J. B. Hall, G. A. Schmidt, & L. D. H. Wood (Eds.), *Principles of critical care: Companion handbook*. New York: McGraw-Hill.

Guignon, C. B. (1983). *Heidegger and the problem of knowledge*. Indianapolis, IN: Hackett Publishing Co.

Habermas, J. (1982). A reply to my critics. In J. B. Thompson & D. Held (Eds.), *Habermas critical debates* (pp. 253–258). Cambridge, MA: MIT Press.

Habermas, J. (1992). *Moral consciousness and communicative action* (C. Lenhardt & W. Nicholson, Trans.). Cambridge, MA: MIT Press.

Haddad A. (1991). The nurse-physician relationship and ethical decision-making. *AORN Journal, 53*(1), 151–156.

Hall, J. B., Schmidt, G. A., & Wood, L. D. H. (1993). *Principles of critical care*. New York: McGraw-Hill.

Halpern, J. (2001). *From detached concern to empathy: Humanizing medicine*. Oxford: Oxford University Press.

Hamen, N. (Ed.). (2001). *Front line of defense: The role of nurses in preventing sentinel events*. Oakbrook Terrace, IL: Joint Commission Resources.

Hamilton, E. M., Murray, M. K., Lindholm, L. H., & Meyers, R. E. (1989). Effects of mentoring on job satisfaction, leadership behaviors, and job retention of new graduate nurses. *Journal of Nursing Staff Development, 5,* 159–165.

Hammond, K. R., Hamm, R. M., Grassia, J., & Pearson, T. (1987). Direct comparison of the efficacy of intuitive and analytical cognition in expert judgment. *IEEE Transactions on Systems Man and Cybernetics, 17,* 753–770.

Hartshorn, J. C. (1992). Characteristics of critical care nursing internship programs. *Journal of Nursing Staff Development, 8,* 218–223.

Hartz, A., Krakauer, H., Kuhn, E., Young, M., Jacobsen, S., Gay, G., et al. (1989). Hospital characteristics and mortality rates. *New England Journal of Medicine, 321*(25), 1720–1725.

Hauerwas, S. (1981). *A community of character*. Notre Dame: University of Notre Dame Press.

Health Resources and Services Administration. (2007). The registered nurse population: Findings from the 2004 National Sample Survey of Registered Nurses highlights. Retrieved August 20, 2008, from http://bhpr.hrsa.gov/healthworkforce/rnsurvey04/

Heidegger, M. (1962). *Being and time* (J. Macquarrie & E. Robinson, Trans.). New York: Harper and Row. (Original work published 1926)

Heidegger, M. (1982). *The basic problems of phenomenology* (A. Hofstadter, Trans.). Bloomington, IN: Indiana University Press. (Original work published 1975)

Heims, M. L., Boyd, S. T. (1990). Concept-based learning activities in clinical nursing education. *Journal of Nursing Education, 29*(6), 249–254.

Helmreich, R. L. (2000). On error management: Lessons from aviation. *British Medical Journal, 320,* 781–785.

Helmreich, R. L., & Davies, J. M. (2004). Culture, threat, and error: Lessons from aviation. *Canadian Journal of Anesthesiology, 51*(6), R1–R4.

Hemman, E. (2002). Creating healthcare cultures of safety. *Journal of Nursing Administration, 32,* 419–427.

Henry, S. B. (1991). Effect of level of patient acuity on clinical decision making of critical care nurses with varying levels of knowledge and experience. *Heart and Lung, 20,* 478–485.

Hofman, P. B. (1994). Ethical issues in managed care. *Healthcare Executive, 9*(2), 40.

Holloway, I., & Freshwater, D. (2007). *Narrative research in nursing.* Oxford: Blackwell.

Hooper, P. L. (1995). Expert titration of multiple vasoactive drugs in post-cardiac surgical patients: An interpretive study of clinical judgment and perceptual acuity. Unpublished doctoral dissertation, University of California, San Francisco.

Hornsby, K. (2007). Developing and assessing undergraduate students' moral reasoning skills. *International Journal for the Scholarship of Teaching and Learning, 1,* 2.

Hughes, A. (1988). When nurse knows best: Some aspects of nurse/doctor interaction in a casualty department. *Sociology of Health and Illness, 10,* 1–22.

Huston, C., & Marquis, B. (1987). Use of management and ethical case studies to improve decision-making skills of senior nursing students. *Journal of Nursing Education, 26,* 210–212.

Hutchings, P. (1993a). Windows on practice. *Change, 25,* 14–22.

Hutchings, P. (1993b). *Using cases to improve college teaching.* Washington, DC: American Association for Higher Education.

Institute for Healthcare Improvement. (2007). SBAR technique for communication: A situational briefing model. Retrieved October 29, 2008, from http://www.ihi.org/IHI/Topics/PatientSafety/SafetyGeneral/Tools/SBARTechniqueforCommunicationASituationalBriefingModel.htm

Institute of Medicine. (2001). *The quality chasm: A new health system for the 21st century.* Washington, DC: National Academies Press.

Ironside, P.M. (2003). New pedagogies for teaching thinking: The lived experiences of students and teachers enacting narrative pedagogy. *Journal of Nursing Education, 42,* 509–516.

Issenberg, S. B., McGaghie, W. C., Petrusa, E. R., Gordon, D. L., & Scalese, R. J. (2005). Features and uses of high-fidelity medical simulations that lead to effective learning: A BEME systematic review. *Medical Teacher, 27*(1), 10–28.

Itano, J. K. (1989). A comparison of the clinical judgment process in experienced registered nurses and student nurses. *Journal of Nursing Education, 28,* 120–126.

Jeffries, P. (2005). A framework for designing, implementing and evaluating simulations used at teaching strategies in nursing. *Nursing Education Perspectives, 26*(2), 96–103.

Jenks, J. M. (1993). The pattern of personal knowing in nurse decision making. *Journal of Nursing Education, 32,* 399–405.

Jenny, J., & Logan, J. (1992). Knowing the patient. One aspect of clinical knowledge. *Image: The Journal of Nursing Scholarship, 24,* 254–258.

The Joint Commission. (2008) Joint Commission Alert: Stop Bad Behavior among Health Care Professionals. Rude Language, Hostile Behavior Threaten Safety, Quality. Retrieved November 30, 2008, from http://www.jointcommission.org/NewsRoom/NewsReleases/nr_07_09_08.htm

Jones, J. A. (1989). The verbal protocol: A research technique for nursing. *Journal of Advanced Nursing, 14,* 1062–1070.

Jonsen, A., & Toulmin, S. (1988). *The abuse of casuistry.* Berkeley: University of California Press.

Josselson, R., & Lieblich, L. (Eds). (1993). *The narrative study of lives.* Newbury Park, CA: Sage.

Kalisch, B. J. (1975). Of half gods and mortals: Aesculapian authority. *Nursing Outlook, 23,* 22–28.

Kalisch, B. J., & Kalisch, P. (1977). An analysis of the sources of physician-nurse conflict. *Journal of Nursing Administration, 7,* 51–57.

Kant, I. (1963). *Critique of pure reason* (N. K. Smith, Trans.). New York: St. Martin's Press. (Original work published 1781).

Katefian, S. (1988). Moral reasoning and ethical practice. *Annual Review of Nursing Research, 6,* 173–195.

Katzman, E. M., & Roberts, J. I. (1988). Nurse-physician conflicts as barriers to the enactment of nursing roles. *Western Journal of Nursing Research, 10,* 576–590.

Keddy, B., Jones-Gillis, M., Jacobs, P., Burton, H., & Rogers, M. (1986). The doctor-nurse relationship: An historical perspective. *Journal of Advanced Nursing, 11,* 745–753.

Keenan G, Cooke R, & Hillis S. (1998). Norms and nurse management of conflict: Keys to understanding nurse-physician collaboration. *Research in Nursing and Health, 21*(1), 59–72.

Kelley, G. A. (2002). Living at the sharp end: Moral obligations of nurses in reporting and disclosing errors in health care. *Critical Care Nursing Clinics of North America, 14,* 401–405.

Kerwin, A. (1993). None too solid: Medical ignorance. *Knowledge: Creation, Diffusion, Utilization, 15,* 166–185.

Kierkegaard, S. (1962). *The present age.* (A. Dru, Trans.). New York: Harper and Row. (Original work published 1848)

Kierkegaard, S. (1985). Fear and trembling. (A. Hanney, Trans.). New York: Penguin. (Original work published 1843)

Kintgen-Andrews, J. (1991). Critical thinking and nursing education: Perplexities and insights. *Journal of Nursing Education, 30,* 152–157.

Kleinman, A. (1988). *The illness narratives: Suffering, healing and the human condition.* New York: Basic Books.

Kleinman, A., Eisenberg, L., & Good, B. (1978). Culture, illness and care: Clinical lessons from anthropologic and cross-cultural research. *Annals of Internal Medicine, 88,* 251–258.

Knaus, W. A., Draper, E. A., Wagner, D. P., & Zimmerman, J. E. (1986). An evaluation of outcome from intensive care in major medical centers. *Annals of Internal Medicine, 104,* 410–418.

Koenig, B. (1988). The technological imperative. In M. Lock & D. Gordon (Eds.), *Biomedicine examined.* Boston: Kluwer.

Koerner, B. L., Cohen, J. R., & Armstrong, D. M. (1985). Collaborative practice and patient satisfaction. *Evaluation and the Health Professions, 8,* 299–321.

Koerner, B. L., Cohen, J. R., & Armstrong, D. M. (1986). Professional behavior in a collaborative practice. *Journal of Nursing Administration, 16,* 39–44.

Kohlberg, L. (1981). *The philosophy of moral development: Moral stages and the idea of justice* (Essays on moral development, Vol. 1). San Francisco: Harper and Row.

Kohlberg, L. (1984). *The nature and validity of moral stages* (Essays on moral development, Vol. 2). San Francisco: Harper and Row.

Kohn, L. T., Corrigan, J. M., Donaldson, M. S. (Eds.). (2000). *To err is human: Building a safer health system*. Washington, DC: National Academies Press.

Kramer, M. (1974). *Reality shock*. St. Louis: C. V. Mosby.

Kuhn, T. (1970). The structure of scientific revolutions (2nd ed.). Chicago: University of Chicago Press.

Kuhn, T. (1991). The natural and the human sciences. In D. R. Hiley, J. F. Bohman, & R. Shusterman (Eds.), *The interpretive turn* (pp. 17–24). Ithaca, NY: Cornell University Press.

Larrabbee, J., Ostrow, C., Withrow, M., Janney, M., Hobbs, G., & Burant, C. (2004). Predictors of patient satisfaction with inpatient hospital nursing care. *Research in Nursing and Health, 27,* 254–268.

Larson E. (1993). The impact of physician-nurse interaction on patient care. *Holistic Nursing Practice, 13*(2), 38–46.

Lave, J., & Wenger, E. (2006). *Situated learning: Legitimate peripheral participation*. New York: Cambridge University Press.

Laverty, S. M. (2003). Hermeneutic phenomenology and phenomenology: A comparison of historical and methodological considerations. *International Journal of Qualitative Methods, 2*(3), 1–29.

Leape, L. L. (1994). Error in medicine. *Journal of American Medical Association, 272*(23), 1851–1857.

Leape, L. L. (2004). Learning from mistakes: Toward error free medicine. *Research in Profile, National Program Office of the RWJF Investigator Awards in Health Policy Research 11.* 1–4.

Leape, L. L., & Berwick, D. M. (2005). Five years after to err is human: What have we learned? *Journal of the American Medical Association, 293*(19), 2384–2390. Retrieved May 17, 2005, from http://www.jama.com

Leape, L. L., Brennan, T. A., Laird, N., Lawthers, A. G., Localio, A. R., & Barnes, B. A. (1991). The nature of adverse events in hospitalized patients: Results of the Harvard Medical Practice Study II. *New England Journal of Medicine, 324,* 377–384.

Leners, D. W. (1993). Nursing intuition: The deep connection. In D. A. Gaut (Ed.), *A global agenda for caring* (pp. 223–240). New York: National League for Nursing.

Leonard, V. (1993). Stress and coping in the transition to parenthood of first-time mothers with career commitments: An interpretive study. Unpublished doctoral dissertation, University of California, San Francisco.

Leonard, V. W. (1989). A Heideggerian phenomenologic perspective on the concept of a person. *Advances in Nursing Science, 11*(4), 40–55.

Leonard, V. W. (1994). A Heideggerian phenomenological perspective on the concept of person. In P. Benner (Ed.), *Interpretive phenomenology: Embodiment, caring and ethics* (pp. 225–254). Thousand Oaks, CA: Sage.

Lieb, R. (1978). Power, powerlessness and potential—Nurses' role within the health care delivery system. *Image: The Journal of Nursing Scholarship, 10,* 75–83.

Lock, M., & Gordon, D. R. (Eds). (1988). *Biomedicine examined*. Dordrecht, The Netherlands: Kluwer Press.

Logstrup, K. E. (1971). *The ethical demand* (T. I. Jensen, Trans.). Philadelphia: Fortress Press. (Original work published 1956)

Lopez, K. A., & Willis, D. G. (2004). Descriptive versus interpretive phenomenology: Their contributions to nursing knowledge. *Qualitative Health Research, 14*(5), 726–735.

Lovell, M. C. (1981). Silent but perfect "partners": Medicine's use and abuse of women. *Advances in Nursing Science, 3,* 25–40.

Lovell, M. C. (1982). Daddy's little girl: The lethal effects of paternalism in nursing. In J. Juff (Ed.), *Socialization, sexism and stereotyping: Women's issues in nursing* (pp. 210–220). St. Louis: C. V. Mosby.

Lowenberg, J. S. (1989). *Caring and responsibility.* Philadelphia: University of Pennsylvania Press.

Lyndon, A. (2006). Communication and teamwork in patient care: How much can we learn from aviation. *Journal of Obstetric, Gynecologic, and Neonatal Nursing, 35*(4), 538–546.

Lysaught, J. (1986). Retrospect and prospect in joint practice. In J. E. Steel (Ed.), *Issues in collaborative practice* (pp. 15–33). Orlando, FL: Grune & Stratton.

Mackey, S. (2005). Phenomenological nursing research: Methodological insights derived from Heidegger's interpretive phenomenology. *International Journal of Nursing Studies, 42*(2), 179–186.

MacIntyre, A. (1981). *After virtue.* Notre Dame, IN: University of Notre Dame Press.

MacIntyre, A. (1984). *After virtue* (2nd ed.). Notre Dame, IN: University of Notre Dame Press.

MacLeod, M. (1993). On knowing the patient: Experiences of nurses undertaking care. In A. Radley (Ed.), *Worlds of illness: Biographical and cultural perspectives on health and disease* (pp. 38–56). London: Routledge.

Magnan, M. A., & Benner, P. (1989). Listening with care. *American Journal of Nursing, 89,* 219–221.

Mandelbaum, M. (1955). *The phenomenology of moral experience.* New York: Free Press.

Martinsen, K. (1989). *Omsorg, sykepleie og medisin. Historisk-filosofiske essays* [Caring, nursing and medicine historical–philosophical essays]. Oslo: Tano.

Marx, D. (2001). *Patient safety and the "just culture": A primer for health care executives.* New York: Columbia University. Retrieved November 30, 2008, from http://psnet.ahrq.gov/resource.aspx?resourceID=1582

Mattingly, C. (1991a). The narrative nature of clinical reasoning. *American Journal of Occupational Therapy, 45,* 998–1005.

Mattingly, C. (1991b). What is clinical reasoning? *American Journal of Occupational Therapy, 45,* 979–988.

May, C. (1991). Affective neutrality and involvement in nurse-patient relationships: Perceptions of appropriate behavior among nurses in acute medical and surgical wards. *Journal of Advanced Nursing, 16,* 552–558.

May, W. F. (1988). Adversarialism in America and the professions. In C. H. Reynolds & R. V. Norman (Eds.), *Community in America* (pp. 185–201). Berkeley: University of California Press.

McEwen, M. B., & Brown, S. (2002). Conceptual frameworks in undergraduate nursing curricula: Report of a national survey. *Journal of Nursing Education 4,* 5–13.

McGrath, B. J., & Princeton, J. C. (1987). Evaluation of a clinical preceptor program for new graduates—Eight years later. *Journal of Continuing Education in Nursing, 18,* 133–136.

McLain, B. R. (1988). Collaborative practice: A critical theory perspective. *Research in Nursing and Health, 11,* 391–398.

Mechanic, D., & Aiken, L. (1982). A cooperative agenda for medicine and nursing. *New England Journal of Medicine, 307,* 747–750.

Merleau-Ponty, M. (1962). *Phenomenology of perception* (C. Smith, Trans.). London: Routledge and Kegan Paul.

Miles, M. B., & Huberman, A. M. (1984). *Qualitative data analysis: A source-book of new methods.* Newbury Park, CA: Sage.

Miller, R. A., Harry M. D., Pople, E., Jr., & Myers, J. D. (1982). INTERNIST-1, an experimental computer-based diagnostic consultant for general internal medicine. *New England Journal of Medicine, 307,* 468–476.

Mishler, E. G. (1986). *Research interviewing: Context and narrative.* Cambridge, MA: Harvard University Press.

Mitchell, P. H., Armstrong, S., Simpson, T., & Lentz, M. (1989). American Association of Critical Care Nurses Demonstration Project: Profile of excellence in critical care nursing. *Heart and Lung, 18,* 219–237.

Mohr, W. L., & Mohr, H. (1983). *Quality circles: Changing images of people at work.* Reading, MA: Addison-Wesley.

Mohrmann, M. E. (2006). On being true to form. In C. Taylor & R. Dell'Oro (Eds.), *Health and human flourishing, religion, medicine, and moral anthropology* (pp. 09–102). Washington, DC: Georgetown University Press.

Montgomery, K. (2005). *How doctors think: Clinical judgment and the practice of medicine.* New York: Oxford University Press.

Morse, J. M., Bottorff, J., Neander, W., & Solberg, S. (1991). Comparative analysis of conceptualizations and theories of caring. *Image: The Journal of Nursing Scholarship, 23*(2), 119–126.

Murphy, J. M., & Gilligan, C. (1980). Moral development in late adolescence and adulthood: A critique and reconstruction of Kohlberg's theory. *Human Development, 80,* 79.

National Council of State Boards of Nursing. (2002). *Report of findings from the 2001 Employers Survey* (Research Brief, Vol. 3). Chicago: Author.

National League for Nursing. (1988). *Curriculum revolution: Mandate for change.* New York: National League for Nursing Press.

National League for Nursing. (1989). *Curriculum revolution: Reconceptualizing nursing education.* New York: National League for Nursing Press.

National League for Nursing. (1990). *Curriculum revolution: Redefining the student-teacher relationship.* New York: National League for Nursing Press.

National League for Nursing. (1991). *Curriculum revolution: Community building and activism.* New York: National League for Nursing Press.

National League for Nursing. (1993). *A vision for nursing education.* New York: Author.

National League for Nursing. (2003b). *Position statement. Innovation in nursing education: A call to reform.* Retrieved November 13, 2006, from http://www.nln.org/aboutnln/PositionStatements/innovation.htm

文　献

Nelson, S. (2006). Ethical expertise and the problem of the good nurse. In S. Nelson & S. Gordon (Eds.), *The complexities of care: Nursing reconsidered*. Ithaca, NY: Cornell University Press.

Nielsen, A. (2009). Concept-based learning activities using the clinical judgment model as a foundation for clinical learning. *Journal of Nursing Education*.

Nightingale, F. (1969). *Notes on nursing: What it is and what it is not*. Philadelphia: J.B. Lippincott. (Original work published 1860)

Oregon Consortium for Nursing Education. (2007). Update on progress Retrieved August, 20, 2008, from http://www.ocne.org/media/update_on_progress.pdf

Packer, M. (1989). Analytic hermeneutics and the study of morality in action. In W. Kurtines & J. Gewirtz (Eds.), *Handbook of moral behavior and development* (pp. 262–280). Hillsdale, NJ: Erlbaum.

Packer, M. J., & Addison, R. B. (1989). *Entering the circle: Hermeneutic investigation in psychology*. Albany, NY: SUNY Press.

Page, A. (Ed.). (2004). *Keeping patients safe: Transforming the work environment of nurses*. Committee on the Work Environment for Nurses and Patient Safety, Institute of Medicine. Washington, DC: National Academies Press.

Paget, M. A. (1988). *The unity of mistakes: A phenomenological interpretation of medical work*. Philadelphia: Temple University Press.

Palmer, P. J. (1966). *To know as we are known: A spirituality of education*. New York: Harper and Row.

Palmer, P. J. (1993). Good talk about teaching. *Change, 25*, 8–13.

Pape, T. (2003). Applying airline safety practices to medication administration. *MEDSURG Nursing, 12*(2), 77–93.

Pascale, R. T. (1990). *Managing on the edge*. New York: Simon and Schuster.

Pellegrino, E. D. (1994) Ethics. *Journal of the American Medical Association, 271*, 1668–1670.

Perry, W. B. (1968). *Forms of intellectual and ethical development in the college years; a scheme*. New York: Holt, Rinehart & Winston. As cited in J. M. Murphy & C. Gilligan (1980). Moral development in late adolescence and adulthood: A critique and reconstruction of Kohlberg's theory. *Human Development, 23*(2), 77–104.

Pew Health Professions Commission. (1991). *Healthy America: Practitioners for 2005: An agenda for action for U.S. health professional schools*. Durham, NC: Author.

Phillips, S., & Benner, P. (1994). *The crisis of care: Affirming and restoring caring practices*. Washington, DC: Georgetown University Press.

Piaget, J. (1960). *The moral judgment of the child* (M. Gahain, Trans.). Glencoe, IL: Free Press. (Original work published 1935)

Pike, A. (1991). Moral outrage and moral discourse in nurse-physician collaboration. *Journal of Professional Nursing, 7*, 351–363.

Plato. (1937). *The dialogues of Plato* (B. Jowett, Trans.). New York: Random House.

Plunkett, E. J., & Olivieri, R. J. (1989). A strategy for introducing diagnostic reasoning: Hypothesis testing using a simulation approach. *Nurse Educator, 14*, 27–31.

Polanyi, M. (1962). *Personal knowledge: Towards a post-critical philosophy*. New York: Harper and Row. (Original work published 1958)

Polkinghorne, D. E. (1988). *Narrative knowing and the human sciences*. Albany, NY: SUNY Press.

Pope, B. B., Rodzen, L., & Spross, G. (2008). Raising the SBAR: How better communication improves patient outcomes. *Nursing, 38*(3), 41–43.

Porter-O'Grady, T. (2001). Profound change: 21st century nursing. *Nursing Outlook, 49,* 182–186.

Powell, J. H. (1989). The reflective practitioner in nursing. *Journal of Advanced Nursing, 14,* 824–832.

Prescott, P. A., & Bowen, S. A. (1985). Physician-nurse relationships. *Annals of Internal Medicine, 103,* 127–133.

Prescott, P. A., Dennis, K. E., & Jacox, A. K. (1987). Clinical decision making of staff nurses. *Image: The Journal of Nursing Scholarship, 19,* 56–62.

Pyles, S. H., & Stern, P. N. (1983). Discovery of nursing gestalt in critical care nursing: The importance of the gray gorilla syndrome. *Image: The Journal of Nursing Scholarship, 15,* 42–45.

Reason, J. T. (1990). *Human error.* New York: Cambridge University Press.

Reverby, S. (1976). Health: Women's work. In D. Kotelchuck (Ed.), *Prognosis negative: Crisis in the health care system* (pp. 170–183). New York: Vintage Books.

Reverby, S. (1987). *Ordered to care: The dilemma of American nursing: 1850–1945.* Cambridge, UK: Cambridge University Press.

Rew, L. (1988). Intuition in decision making. *Image: The Journal of Nursing Scholarship, 20,* 150–155.

Rew, L. (1991). Intuition in psychiatric-mental health nursing. *Journal of Child and Adolescent Psychiatric and Mental Health Nursing, 4,* 110–115.

Rew, L., & Barrows, E. M. (1987). Intuition: A neglected hallmark of nursing knowledge. *Advances in Nursing Science, 10,* 49–62.

Rhem, J. (2006). Responding to "student relativism." *National Teaching and Learning Forum, 15*(4), 1–4.

Roberts, S. J. (1983). Oppressed group behavior: Implications for nursing. *Advances in Nursing Science, 5,* 21–30.

Rosenstein, A. H. (2002). Original research: Nurse-physician relationship: Impact on nurse satisfaction and retention. *American Journal of Nursing, 7*(1), 41–51.

Rosenstein, A. J., O'Daniel, M. (2005). Disruptive behavior and clinical outcomes: Perceptions of nurses and physicians. *American Journal of Nursing, 105,* 54–64.

Rubin, J. (1984). Too much of nothing: Modern culture, the self and salvation in Kierkegaard's thought. Unpublished doctoral dissertation, University of California, Berkeley.

Ruddick, S. (1989). *Maternal thinking: Toward a politics of peace.* Boston: Beacon.

Sandel, M. (1982). *Liberalism and the limits of justice.* London: Cambridge University Press.

Sandelowski, M. (1986). The problem of rigor in qualitative research. *Advances in Nursing Science, 8*(3), 27–37.

Sandelowski, M. (2004). Using qualitative research. *Qualitative Health Research, 14*(10), 1366–1386.

Saylor, C. R. (1990). Reflection and professional education: Art, science and competency. *Nurse Educator, 15,* 8–11.

Scheffer, B. K., & Rubenfeld, M. G. (2000). A consensus statement on critical thinking in nursing. *Journal of Nursing Education, 39*(8), 352–360.

Scherubel, J., & Carlson, B. (1991). Nurses' use of cues in the critically ill. *Heart and Lung, 20,* 302–306.

Schmalenberg, C., Kramer, M., King, C., Krugman, M., Lund, C., Poduska, D., et al. (2005). Excellence through evidence: Securing collegial/collaborative nurse-physician relationships. *Journal of Nursing Administration, 35,* 450–458, 507–514.

Schmitt, M. L., & Williams, T. F. (1985). Nurse-physician collaboration and outcomes for patients [Letter to the editor]. *Annals of Internal Medicine, 103,* 956.

Schon, D. A. (1983). *The reflective practitioner: How professionals think in action.* New York: Basic Books.

Schon, D. A. (1987). *Educating the reflective practitioner.* San Francisco: Jossey-Bass.

Schraeder, B. D., & Fischer, D. K. (1987). Using intuitive knowledge in the neonatal intensive care nursery. *Holistic Nursing Practice, 1,* 45–51.

Schwartz, K. B. (1991). Clinical reasoning and new ideas on intelligence: Implications for teaching and learning. *American Journal of Occupational Therapy, 45,* 1033–1037.

Seidel, J. (1987). *The ethnograph.* Boulder, CO: Qualis Research Associates.

Sexton, J., Thomas, E., & Helmreich, R. L. (2000). Error, stress and teamwork in medicine and aviation: Cross-sectional surveys. *British Medical Journal, 320,* 745–749.

Seyffert, O. (1956). *Dictionary of classical antiquities.* New York: Meridian Books.

Shamian, J., & Inhaber, R. (1985). The concept and practice of preceptorship in contemporary nursing: A review of pertinent literature. *International Journal of Nursing Studies, 22,* 79–88.

Shils, E. (1981). *Tradition.* Chicago: University of Chicago Press.

Shulman, L. S. (1993). Teaching as community property. *Change, 25,* 6–7.

Smoyak, S. (1987). Nurses and doctors: Redefining roles. *Nursing Times, 83*(4), 35–37.

Spoth, R., & Konewko, P. (1987). Intensive care staff stressors and life event changes across multiple settings and work units. *Heart and Lung, 16,* 278–284.

Stein, L. I. (1967). The doctor-nurse game. *Archives of General Psychiatry, 16,* 699–703.

Stein, L. I., Watts, D. T., & Howell, T. (1990). The doctor-nurse game revisited. *New England Journal of Medicine, 322,* 546–549.

Stevens, B. J. (1984). Nurse-physician relations: A perspective from nursing. *Bulletin of the New York Academy of Medicine, 60,* 799–806.

Stotland, E. (1969). *The psychology of hope.* San Francisco: Jossey-Bass.

Strauss, A., & Corbin, J. (1998). *Basics of qualitative research, techniques and procedures for developing grounded theory.* Thousand Oaks, CA: Sage.

Sullivan, W. M., & Rosin, M. S. (2008). *A new agenda for higher education: Shaping a life of the mind for practice.* San Francisco: Jossey-Bass.

Sulmasy, D. P. (1992). Physicians, cost control, and ethics. *Annals of Internal Medicine, 116,* 920–926.

Sutcliffe, K. M., Lewton, E., & Rosenthal, M. (2004). Communication failures: An insidious contributor to medical mishaps. *Academic Medicine, 79*(2), 186–194.

Tammelleo, A. D. (2001). Failure to keep physicians informed-death results. *Nursing Law's Regan Report, 41*(2), 2.

Tammelleo, A. D. (2002). Nurses failed to advocate for their patient. *Nursing Law's Regan Report, 42*(8), 2.

Tanner, C. (1987). Teaching clinical judgment. In J. Fitzpatrick & R. Taunton (Eds.), *Annual review of nursing research* (Vol. 5, pp. 153–173). New York: Wiley.

Tanner, C. (1989). Using knowledge in clinical judgment. In C. Tanner & C. Lindeman (Eds.), *Using nursing research* (pp. 19–34). New York: National League for Nursing.
Tanner, C. (1993). Rethinking clinical judgment. In N. Diekelmann & M. Rather (Eds.), *Transforming RN education* (pp. 15–41). New York: National League for Nursing.
Tanner, C. A. (1993). Conversations on teaching [Editorial]. *Journal of Nursing Education, 32*, 291–292.
Tanner, C. A., Benner, P., Chesla, C., & Gordon, D. (1993). The phenomenology of knowing a patient. *Image: The Journal of Nursing Scholarship, 25*, 273–280.
Tanner, C. A., Padrick, K. P., Westfall, U. E., & Putzier, D. J. (1987). Diagnostic reasoning strategies of nurses and nursing students. *Nursing Research, 36*, 358–363.
Tanner, C. A. (1998a). State of the science: Clinical judgment and evidence-based practice: Conclusions and controversies. *Communicating Nursing Research, 31*, 14–26.
Tanner, C. A. (1998b). The curriculum for the 21st century or is it the 21-year curriculum? *Journal of Nursing Education, 37*(9), 383–384.
Tanner, C. A. (1993). Conversations on teaching [Editorial]. *Journal of Nursing Education, 32*, 291–292.
Tanner, C. A. (2002). Clinical education, circa 2010. *Journal of Nursing Education, 41*, 51–52.
Tanner, C. A. (2005a). What have we learned about critical thinking? *Journal of Nursing Education, 44*, 47–48.
Tanner, C. A. (2006a). Thinking like a nurse: A research-based model of clinical judgment. *Journal of Nursing Education, 45*(6), 204–211.
Tanner, C. A. (2006b). The next transformation: Clinical education. *Journal of Nursing Education, 45*, 99–100.
Tanner, C. A., Benner, P., Chesla, C., & Gordon, D. (1993). The phenomenology of knowing a patient. *Image: The Journal of Nursing Scholarship, 25*, 273–280.
Tanner, C. A., Gubrud-Howe, P., & Shores, L. (2008). The Oregon Consortium for Nursing Education: A response to the nursing shortage. *Policy, Politics, and Nursing Practice, 9*(3), 203–209.
Tanner, C. A., Padrick, K. P., Westfall, U. E., & Putzier, D. J. (1987). Diagnostic reasoning strategies of nurses and nursing students. *Nursing Research, 36*, 358–363.
Taylor, C. (1985a). *Philosophical papers* (Vols. I & II). Cambridge, MA: University of Cambridge Press.
Taylor, C. (1985b). What is human agency? In C. Taylor (Ed.), *Philosophical papers* (Vol. I, pp. 15–44). Cambridge, MA: Cambridge University Press.
Taylor, C. (1985c). Social theory as practice. In C. Taylor (Ed.), *Philosophical papers* (Vol. I, pp. 42–57). Cambridge, MA: Cambridge University Press.
Taylor, C. (1989). *Sources of the self.* Cambridge, MA: Harvard University Press.
Taylor, C. (1991). *The ethics of authenticity.* Cambridge, MA: Harvard University Press.
Taylor, C. (1993). *Explanation and practical reason.* In M. C. Nussbaum & A. Sen (Eds.), *The quality of life.* Oxford: Clarendon Press.
Thiele, J. E., Holloway, J., Murphy, D., Pendarvis, J., & Stucky, M. (1991). Perceived and actual decision making by novice baccalaureate students. *Western Journal of Nursing Research, 13*, 616–626.
Thomas, E. J., Sexton, J. B., & Helmreich, R. L. (2003). Discrepant attitudes about teamwork among critical care nurses and physicians. *Critical Care Medicine, 31*, 956–959.

Thomstad, B., Cunningham, N., & Kaplan, B. (1976). Changing the rules of the doctor-nurse game. *Nursing Outlook, 23,* 422–427.

Urden, L. D. (1989). Knowledge development in clinical practice. *Journal of Continuing Education in Nursing, 20,* 18–22.

van Manen, M. (1990). *Researching lived experience: Human science for an action sensitive pedagogy.* Ontario: Althouse.

van Manen, M. (1991). *The tact of teaching: The meaning of pedagogical thoughtfulness.* Albany, NY: SUNY Press.

Verhonick, P. J., Nichols, G. A., Glor, B. A. K., & McCarthy, R. T. (1968). I came, I saw, I responded: Nursing observation and action survey. *Nursing Research, 17,* 38–44.

Versant New Graduate Residency Programs: Versant, http://www.versant.org/

Vetlesen, A. J. (1994). *Perception, empathy and judgment—An inquiry into the preconditions of moral performance.* University Park, PA: University of Pennsylvania Press.

Wachter, R. M. (2004). The end of the beginning: Patient safety five years after 'to err is human'. *Health Affairs (Millwood),* 534–545.

Walters, K. S. (1990). Critical thinking, rationality and the vulcanization of students. *Journal of Higher Education, 61,* 448–467.

Wandel, J. C., & Pike, A. W. (1991). Moral outrage and moral discourse in nurse-physician collaboration. *Journal of Professional Nursing, 7,* 351–363.

Webster, D. (1985). Medical students' views of the nurse. *Nursing Research, 34,* 313–317.

Weick, K. E., & Sutcliffe, K. M. (2001). *Managing the unexpected: Assuring high performance in an age of complexity.* San Francisco: Jossey-Bass.

Weiss, S. J. (1982). The health care team: Changing perceptions of roles and responsibilities in caring for the critically ill patient. In A. E. Doudera & J. D. Peters (Eds.), *Legal and ethical aspects of treating critically and terminally ill patients* (pp. 253–266). Ann Arbor, MI: AUPHA Press.

Weiss, S. J. (1983). Role differentiation between nurse and physician: Implications for nursing. *Nursing Research, 32,* 133–139.

Weiss, S. J. (1985). The influence of discourse on collaboration among nurses, physicians and consumers. *Research in Nursing and Health, 8,* 49–59.

Weiss, S. J., & Davis, H. P. (1985). Validity and reliability of the collaborative practice scales. *Nursing Research, 34,* 299–306.

Weiss, S. J., & Remen, N. (1983). Self-limiting patterns of nursing behavior within a tripartite context involving consumers and physicians. *Western Journal of Nursing Research, 5,* 77–89.

Welk, D. S. (2002). Designing clinical examples to promote pattern recognitions: Nursing education-based research and practical applications. *Journal of Nursing Education, 41,* 53–60.

Wenger, E. (1998). *Communities of practice: Learning, meaning, and identity.* New York: Cambridge University Press.

Westcott, M. R. (1968). *Toward a contemporary psychology of intuition.* New York: Holt, Rinehart & Winston.

Whitbeck, C. (1983). A different reality: Feminist ontology. In C. Gould (Ed.), *Beyond domination, new perspectives on women and philosophy* (pp. 64–88). Totowa, NJ: Rowman & Allenheld.

White, M., & Epston, D. (1990). *Narrative means to therapeutic ends.* New York: W. W. Norton.

Woodhall, L. J., Vertacnik, L., & McLaughlin, M. (2008). Implementation of the SBAR communication technique in a tertiary center. *Journal of Emergency Nursing, 34*(4), 314–317.

Wros, P. (1994). The ethical context of nursing care of dying patients in critical care. In P. Benner (Ed.), *Interpretive phenomenology, embodiment, caring and ethics in health and illness* (pp. 255–277). Thousand Oaks, CA: Sage.

Wrubel, J. (1985). Personal meanings and coping processes: A hermeneutical study of personal background meanings and interpersonal concerns and their relation to stress appraisal and coping. Unpublished doctoral dissertation, University of California, San Francisco.

Wrubel, J., Benner, P., & Lazarus, R. S. (1981). Social competence from the perspective of stress and coping. In J. D. Wine & M. D. Smye (Eds.), *Social competence* (pp. 61–99). New York: Guilford Press.

Young, C. E. (1987). Intuition and nursing process. *Holistic Nursing Practice, 1,* 52–62.

Yu, V. L., Fagan, L. M., Wraith, S. M., Clancey, W. J., Scott, A. C., Hannigan, J., et al. (1979). Antimicrobial selection by a computer. A blinded evaluation by infectious diseases experts. *Journal of the American Medical Association, 242,* 1279–1282.

Zagarell, S. A. (1988). Narrative of community: The identification of a genre. *Signs: Journal of Women in Culture and Society, 13,* 498–527.

# 訳者あとがき

　4年前にパトリシア・ベナーの『ベナー　ナースを育てる』を訳した時，特に印象に残った言葉があります。優れた看護教育のパラダイムケースとして紹介されたワシントン大学准教授のサラ・シャノンが，10章の冒頭で語った次の言葉です。

> 私は学生のためにキール（竜骨のことで，船体構成の基礎となる材）をつくってあげたいのです... 学生は平底のボートのようなことがよくあるのです。平底のボートは，風が吹くと，水面を四方あちこちに漂ってしまいます。風の吹く方向に左右されてしまうのです（p242）

　風に影響されてあっちへふらふら，こっちへふらふらと流されてしまうことがある学生のために，ちゃんと船を安定させて漕いでいけるように，しっかりとしたキールをつくってあげたい，という彼女の教育への熱意と学生への愛情と看護に対する深い思いに，私は胸を打たれました。

　それから4年後，本書を訳し終えて，私は，ベナーとその同僚たちの中に，サラ・シャノンと同じような熱意を感じとります。研究者たちは，6年間にわたるナラティブ調査，臨床現場での観察調査，看護師の小グループインタビューというさまざま形態で，看護実践の実態を把握し続け，そして，その実践の中に，看護師としてステップを踏みながら次のレベルへと看護師が成長していくために，どんなキールが必要なのかを模索しながら，調査し続けたことと思います。付録Aにそのプロセスがつぶさに記されていますが，データ収集後にはすべてのデータの統合と多方面からの多様な解釈の積み重ねが繰り返されます。それは気の遠くなるような緻密な作業の連続だったに違いありません。彼らはなぜこのような根気のいる作業を何年も続けることができたのでしょうか。それは，学生だけでなく，臨床で働くさまざまなレベルの看護師たちに，それぞれのレベルの

キールを作ってあげたいという熱意があったからではないでしょうか。

　研究者たちが，それをサラ・シャノンのいうキールの構築だととらえていたかどうかはわかりませんが，彼らの熱意の根底には，学生や看護師たちに，さらに看護研究者たちに対しても，この研究を通して，キールとなるような指針を示したいという強い思いがあったはずです。さらに，研究者たちの視線のその先にいつもあったのは病む患者に違いありません。患者の回復をできるだけ支えたい，脆弱な患者に少しでも多くの支えを提供したい，そのためにできるだけ優れた看護実践を確立できるような土台を作りたいという思いがあったのではないでしょうか。

　本書は，1984年に原書初版が刊行された『ベナー看護論―初心者から達人へ』の拡大版の趣があります。特に本書の「はじめに」から第5章にいたるまでの前半は，まさにそうです。『初心者から達人へ』より，さらに多様な看護師インタビューやナラティブを紹介しながら，同じ事象への対応についてそれぞれのレベル間でどのような違いが見られるか，また何がそのような違いをもたらすのかを，わかりやすく説明しています。それを読めば，看護師が，看護学生という初心者から，新人，一人前，中堅，達人へとどのように育っていくのか，そこにはどのような思考と行動がかかわっているのかをよく理解できます。ベナーが紹介する看護師たちのナラティブやストーリーを読みながら，私はいつも，看護師がこのような思いで日々の看護に励んでいることを一般の人々に何とか知ってもらう方法はないかと，自分の思いを巡らせます。一般の人々が，看護師のこのような日々の努力と成長のプロセスを知ることができたら，患者体験はもっとよいものになるに違いない，患者と看護師の関係はもっと信頼感に満ちたものになるに違いないと思うのです。

　後半では，さらに，日常の実践現場に埋め込まれている看護の知識，臨床判断，倫理的態度，臨床的知識についての医師との交渉，基礎看護教育への示唆，看護管理者や看護という仕事全体への示唆について，現場の実例を紹介するナラティブと看護師グループインタビューを通じて，深い洞察が展開されます。そこに，ベナーの思想の根底にある哲学，倫理学，現

# 訳者あとがき

象学の理解が織り込まれて，議論はいっそうその深みを増していきます。時に難解な部分にも遭遇しますが，研究者たちが繰り返し指摘するのは，臨床での日常の実践の中で育まれ発展していく看護の知識の重要性です。その中にこそ看護の知は存在していると。この研究は，看護師の語りに耳を傾け，それを丁寧に掘り起こしていく作業であり，それにさまざまな方向から光を当てていく作業だったのではないでしょうか。

　私は，本書をぜひ医師をはじめとする他の医療職にも読んでほしいと強く願います。本書を読めば，看護師たちの臨床的知識の本質をよく理解することができると思うからです。それによって，医師や他の職種の医療者と看護師との関係はより同等でより信頼感に基づいたものになるはずです。そして，その恩恵を患者に提供することができ，それは，医療者すべての最終的な目標である良好な患者アウトカムに貢献することになるはずです。本書は，看護職の中だけに留めておいてはいけないと痛切に感じます。

　本書は，「はじめに」から第5章までは，看護師の成長のプロセスをその流れのままに理解するために，各章を追いながら読むことをお勧めします。この前半部分は，看護学生や新人看護師たちの学習や教育にも十分活用できると考えます。後半は，倫理，哲学，現象学とやや難解な部分がでてきますが，テーマに沿って書かれているので，章の順序にはとらわれずに，興味のあるテーマから少しずつ読んでいただければいいのではないかと思います。長い本ですが，息切れしない方法を見つけて，どうか最後まで読破していただけますことを訳者として切に願っています。

　この本の私の大切なパートナーである医学書院の染谷美有紀さんは，前作同様に，本当に辛抱強く，私を支えてくださいました。難解な部分が多い本書を，できるだけわかりやすい言葉で読者に届けたいという私の思いを理解して，微に入り細に入るサポートを提供してくださいました。また，最初の読者として，理解しづらい箇所を指摘し，よりわかりやすい訳へと私を導いてくださいました。この翻訳は，彼女の頼もしい伴走なしには完成しませんでした。心の底から深く感謝いたします。

本書は，臨床看護師のナラティブやインタビューの抜粋が数多く紹介されているために，看護師に読んでもらい，より適切な表現を模索したほうがよいと感じた箇所は，看護師であり現在千葉大学大学院看護学研究科に在籍する佐藤愛さんに目を通してもらいました。忙しい研究の時間を割いて専門家として適切で貴重な助言を提供してくれたことに心から感謝します。

　本書にかなりの時間を割いたこの3年間，私のイレギュラーな日課に文句ひとつ言わず見守ってくれた私の夫 Paul Zito にも感謝します。

　最後になりましたが，看護師ではない私に，この重要な著書の翻訳を任せる決断をしてくださった医学書院の関係者の皆さま，そして特に北原拓也さんに深く感謝いたします。本書の翻訳が，そうした皆さまのご期待を裏切っていないことを切に願っています。そして，看護学生に，看護師や研究者の皆さまに，ベナーをはじめとする研究者の思いが，本書を通して，どうぞ届きますように，また，その届いた思いが1人でも多くの病む人々を支える力となりますよう，心から願っています。

　2015年9月　初秋の東京にて

早野 ZITO 真佐子

# 索引

イタリック数字は「はじめに」の頁を示す。

## 数字・欧文

3つの徒弟式学習　537, 541
Moralität（原理）　432
OCNE（The Oregon Consortium for Nursing Education；オレゴン看護教育コンソーシアム）
　　　　544-546
OCNE臨床教育モデル　546
present-at-hand（客体的）　603
ready-to-hand（用具的）　603
SBAR　509
Sittlichkeit（習慣と実践）　432
unready-to-hand（非用具的）　603

## あ行

新たなテクノロジーやテクニックを習得すること　365
アリストテレス
　　　*14*, 7, 9, 275, 421, 430, 446
── のいう"善"　283
── のフロネーシス　455
安全な投薬　561
医学実践のスタイル　377
医学中心主義　495
医師
── から適切な反応を引き出す　75
── を知ること　498
意思決定の合理的モデル　296
一人称
── で物語ること　520
── の経験についての臨場感あふれるナラティブ
　　　　*22*, 428, 565, 587
── のナラティブ　134, 393, 396
一人前（competent）　*21*, 13, 16, 83
一般的な意味　515
逸話を用いた医学　500
イデア　4
医療における倫理　424
インフォームドコンセント　241
エウテュプロン　3, 5
延命に関する道徳的葛藤　125
応援のための看護師　569
オレゴン看護教育コンソーシアム（OCNE）　*25*, 544

## か行

カーネギー財団全米看護教育研究
　　　　272, 540, 554

677

カーネギー財団全米看護教育促進 537
解釈学的現象学
　（hermeneutical phenomenology）601
解釈的記述　628
解釈的現象学
　（interpretive phenomenology）
　　　　　　27, 393, 514, 637
　——におけるテキストの解釈
　　　　　　637
解釈のプロセス　30, 617
階層的視点　16
介入　561
解放のナラティブ　415-417
かかわり
　——の不在　172
　——をもたないこと　172, 597
かかわりすぎ　103
かかわりながら行う倫理的・臨床的
　論証　553
かかわりながらの実践的論証　307
かかわりながらの臨床的論証　549
かかわりのスキル　103, 134, 169,
　181, 220, 405, 438, 520, 596
　——を学習する　525
　——を学ぶナラティブ　405
学習
　——する空間　522, 523
　——のナラティブ　395, 396, 403
拡大された末梢のビジョン　207
格率　29, 181
過剰適応　177
過剰な責任感　67, 106
学校から職場への移行期プログラム
　　　　　　562
体の導きに従う　311, 334

関係性
　——のスキル　520
　——の倫理　272
看護師-医師間の協働　504, 507
　——の崩壊　472
看護師-医師ゲーム　466, 467, 487
看護師-医師の関係　465
看護師自身の感情的な反応　285
看護実践の中に埋め込まれた知識
　　　　　　392
看護職ではないスタッフ　569
看護診断　317, 318
観察　622, 623, 635, 639
観察メモ　331, 622, 623
監視　561
患者
　——とその家族を知ること　333
　——についてのストーリー　37
　——の反応パターンを知る　309
　——を知る　304, 312, 393, 394
患者安全　559-561
患者擁護　562
感情　286
　——の役割　148
　——を合わせること　181
感情的反応，一人前の　100
カント　3, 453
関連性の変化についての認識　142
記述的現象学　637
技術的論理的モデル　283, 284, 286
気持ちのやり場　281
教育　461
境界探しの仕事（boundary work）
　　　　　　527
ギリガン　432, 450-453, 456, 457
キルケゴール　27, 601
記録　561

具現化　515
　――されたスキル　351
　――されたノウハウ　204
クリーニングアップ　345, 346
クリティカルシンキング
　　　　　321, 526, 538, 540
　――と臨床的論証の融合　537
クリニカルラダー　567
ケアの倫理　272
ケアリング　27-29
　――の知識　323-325, 384
ケアリング実践
　30, 2, 26, 63, 64, 420, 421, 431, 458
経験　142, 390, 391
　――の役割　486
経験知　72
経験的学習　14, 19, 30, 31, 115
傾向の認識　152
計算的合理性（calculative rationality）
　　　　　　　　　　　　23
経時　515
形式主義の限界　532
形成　524, 542
懸念　515
権限のある医療提供者の処方の解釈
　　　　　　　　　　　　561
幻想から目覚めさせられたナラティブ　409
交渉のスキル　496
構成的・持続的ナラティブ
　　　　　　　　　　395, 396
行動しながらの思考　552
行動しながら理解すること　284
合理的モデル　292, 294
コーチング　563, 564
　――, 新人の　75
　――, 一人前に対する　135

　――, 中堅や達人による　139
コーディング（コード化）
　　　　　　　　624-626, 638
コーピング　73
コールバーグ　449-451
　――の認知主義的モデル　449
コツ　27
言葉では説明されない知　284
個別化されたケア　98
コミュニケーション　461
コミュニティ　419
コミュニティカレッジ　25, 543
ゴルギアス　4

## さ行

細心の注意　561
参加観察　29
自然学　7
疾患（disease）　26
実践　420, 421
　――の構造　237, 270
　――の内省　551, 552
　――の崩壊　562
　――を行っている看護師の観察
　　　　　　　　　　　　613
実践知　26, 292, 296, 458, 529, 535
実践的論証
　16, 72, 146, 198, 275, 320, 364
　――と臨床判断　295
質的な差異
　――の識別
　　　　　243, 244, 312, 315, 393, 549
　――を識別する力の欠如　252
　――を識別するのを困難にする実践の構造　271
死と苦しみに対峙することについてのナラティブ　414

679

社会的ケアリング　128
社会的に埋め込まれた実践　528
社会的に埋め込まれた知識　323
社会的に熟練された身体　358
重要性・非重要性の識別力
　（sense of salience）
　　　　　　19, 58, 142, 165, 187, 290
熟達した倫理的態度　394, 406, 408,
　409, 437-439, 441, 442
　――の現象学的理解　429
　――を発達させること　438
熟達者　5
熟慮するということ　446
熟慮による合理性
　（deliberative rationality）
　　　　　　　　22, 24, 290, 552
熟練したノウハウ
　　　24, 284, 352, 358, 362, 364, 596
主体的な行動（agency）　20, 34, 596
　――，一人前の　105, 114
　――，医療ケアチームにおける　66
　――，達人の　216
　――，中堅の　163
状況　514
　――に感情を合わせる　147
状況下において行動する　364
昇進ポートフォリオ　586
職種間の境界の不明瞭化　473
初心者（novice）　17, 13
初年度研修プログラム　563
人格を明らかにし，それを保つケア
　リング実践　304
新人（advanced beginner）
　　　　　　　　17, 13, 15, 33
新卒者からの教訓　523
診断治療モデル
　　　　　277, 287, 317, 318, 535

推移の中でのかかわりながらの論証
　　　　　　　　　　　　　143
スキル獲得の5段階モデル　11
スキルミクス　568, 575
スキルレベル　567
スタッフ開発　594
ストーリー　22, 520
　――の欠如　520
スローコード　375
正当化　462
責任
　――の委譲　256
　――の転嫁　254-256
善　317
　――の概念
　　　　　296, 297, 389, 392, 402, 555
全体像　41, 94, 105, 149, 166
　――を見る　207
専門職としての責任　562
専門性（expertise）　2, 12, 326
ソクラテス　2, 4-6, 27, 453
組織化　108
　――のスキル　85
組織的崩壊　130
組織の設計と再構築　572
その場にどのように存在するかとい
　うスキル　351

## た行

態度　391, 461
卓越性　365, 380
他者とともに働き，うまくやってい
　く　228
タスク（課せられた仕事）
　　　　　　　　　　34, 36, 37
達人（expert）　21, 13, 21, 187
　――のケアリング実践　571

—— の臨床判断　317
　　—— レベルの臨床的論証　574
チームの構築　584
チームワーク　385
違いをもたらすこと
　（making a difference）　108
チャージナース　360
中堅（proficient）　*21*, 13, 19, 21, 141
直観（intuition）　2, 15, 23, 287-290
直観的スキル　7
直観力　446
ディブリーフィング（デブリーフィング）　32, 137, 548
テイラー　295, 449, 601
データの解釈　615
手がかり　289
デカルト　3
　　—— の懐疑　495
テキストの解釈　*29*
テキストマーキング　638
テクネー（techne）　*14, 15*, 4, 7, 30
テクノロジーの管理　224
デューイ　31, 276, 431, 447
道徳上での主体的な行為者　278
道徳的葛藤　125, 450, 456
道徳的経験　433, 435
道徳的成熟　450, 453, 455
道徳的で主体的な行動
　——, 新人の　79
　——, 達人の　219
　——, 中堅の　178
特定の患者個人を知ること　284
特定の状況の脈絡　285
特定の事例の検証　620

ドレイファス　276, 290, 601
　　—— のスキル獲得モデル（ドレイファスモデル）
　　　　*11, 12, 16, 19*, 30, 271
　——, スチュアート　*11*
　——, ヒューバート　*11*
トンネルビジョン　*24*, 448

## な行

内省（リフレクション）
　　　　46, 442, 548, 565, 586
ナラティブ
　　*22, 23*, 291, 347, 348, 520, 605
　—— で明らかにされた臨床判断の側面　277
　—— による説明　392, 393
　—— のテーマ　395
　—— の役割　291
　—— の役割，学部教育における　513
　—— を語ること　522
ナラティブ・インタビュー
　　*29*, 607, 633, 634, 639
ナラティブ探究法（ナラティブ・インクワイアリー）　634, 635
日常
　—— についての意識しない習熟　276
　—— の倫理的専門性　429
ニトロプルシドゲーム　315, 362
ネーミング　624-628
ノッジング　502

## は行

ハーバーマス
　　　　432, 449, 450, 456, 458
ハイデガー　27, 29, 454, 601

パウロのアガペー　455
パラダイムケース
　　　　　392, 417, 617-619
パラダイムシフト　618, 619, 623
　――を生じたナラティブ　619
反応
　――に基づいた行動　181
　――に基づいたスキル
　　　　　　　177, 354, 355
　――を根拠とする実践　194
ピアジェ　432, 457, 458
非看護職　569
微調整　362
ヒポクラテス　2, 4
病気 (illness)　26
　――のナラティブの解釈　516
標準化されたケア　98
病棟
　――における臨床ナラティブの活
　　用　593
　――のサブカルチャー　371
　――の文化　369
不安, 新人がもつ　36, 47, 50, 52
ブートストラッピング　2, 3
不測の事態　110
フッサール　432, 458
プライマリナーシング　367
プラトン　4, 6, 7, 29, 453
プラトン的合理主義　8
プリセプター
　　　　　70-73, 76, 547, 550, 593
ブルデュー　*16*
フロートナース　569, 575
フロネーシス (phronesis)　*14, 15*
ヘーゲルの人倫　456
変化する関連性の認識　154

変化する状況下での臨床的論証
　　　　　142, 384

## ま行

末梢のビジョン　208
マンデルバウム　433-435, 446
未熟児　197
無関心　172
メルロ＝ポンティ　332, 357
メンタリング　563, 564
物語る　520-522

## や行

優先順位づけ　58
優先順位の設定, 一人前の　107
予期せぬできごとに気づく　209
予想外の状態　98
予防　561

## ら行

ライフワールド (生活世界)
　　　　　286, 326
ラケス　6
理性　286
リソースナース　340, 569
理論的知識　14
理論と実践の関係　175, 531
臨床学習　100, 428, 519, 532, 556
　――のための専門性と風土　570
　――のための組織的風土　591
　――のナラティブ　586
　――への支援的な環境　76
臨床教育　545
臨床実践
　――のナラティブ　587, 588
　――をナラティブで語る　519

臨床状況の把握(clinical grasp)
　　　　　53, 194, 278, 496
臨床促進プログラム　584, 587
臨床知(clinical wisdom)
　　74, 325, 341, 343, 426, 493, 529
臨床的意思決定　*20*
臨床的専門性　429, 431
臨床的知識(clinical knowledge)
　235, 237, 239, 240, 242, 247,
　323-325, 384, 389, 480
　──の開発　549
　──の交渉　465
　──を発達させるような患者ケア
　記録を設計する　595
臨床的ノウハウ　484
臨床的理解の発達　89
臨床的論証　*13-16*, 90, 111, 319,
　320, 429, 538, 561, 571
　──を教える　544
臨床での主体的な行為者
　(clinical agents)　53
臨床での主体的な行動
　(clinical agency), 新人の
　　　　　　　　　34, 52, 69
臨床における倫理的で主体的な行動
　　　　　　　　　　　　262

臨床の世界
　──, 一人前の　84
　──, 達人の　193
臨床発達プログラム委員会　585
臨床判断　8, 239, 240, 273, 275, 277,
　319, 320, 429, 596
　──の合理的モデル　296
　──の側面, ナラティブで明らか
　にされた　277
　──のプロセス　284
　──の本質　535
臨床判断モデル　545
倫理　272
倫理的意思決定
　(ethical decision making)　*20*, 125
倫理的懸念　402
倫理的専門性　427, 431, 432
倫理的態度
　　　　272, 391, 394, 433, 436, 553
倫理的知識　389
倫理的に判断する能力
　　　　　　　　　235, 237, 251
倫理的判断　239, 240, 273, 429
倫理的論証　90, 429
論拠と説得力のある説明
　(making a case)　81, 111, 475
　──を行うスキル　501